糖尿病中西医结合治疗

理论与实践

戴莲仪／名誉主编

简小兵　王文英／主编

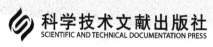

科学技术文献出版社
SCIENTIFIC AND TECHNICAL DOCUMENTATION PRESS

·北京·

图书在版编目（CIP）数据

糖尿病中西医结合治疗理论与实践 / 简小兵，王文英主编. —北京：科学技术文献出版社，2019.6（2021.1重印）

ISBN 978-7-5189-5477-3

Ⅰ.①糖…　Ⅱ.①简…　②王…　Ⅲ.①糖尿病—中西医结合疗法　Ⅳ.① R587.105

中国版本图书馆 CIP 数据核字（2019）第 072758 号

糖尿病中西医结合治疗理论与实践

策划编辑：孔荣华　责任编辑：彭　玉　张　旭　责任校对：文　浩　责任出版：张志平

出　版　者	科学技术文献出版社	
地　　　址	北京市复兴路15号　邮编 100038	
编　务　部	（010）58882938，58882087（传真）	
发　行　部	（010）58882868，58882870（传真）	
邮　购　部	（010）58882873	
官方网址	www.stdp.com.cn	
发　行　者	科学技术文献出版社发行　全国各地新华书店经销	
印　刷　者	北京虎彩文化传播有限公司	
版　　　次	2019 年 6 月第 1 版　2021 年 1 月第 2 次印刷	
开　　　本	787×1092　1/16	
字　　　数	458千	
印　　　张	27　彩插2面	
书　　　号	ISBN 978-7-5189-5477-3	
定　　　价	98.00元	

糖尿病中西医结合治疗理论与实践
编委名单

名誉主编 戴莲仪

主　　编 简小兵　王文英

副 主 编 陈丽兰　李慧枝　赵志祥

编　　委（按姓氏拼音为序）

蔡向红　陈丽兰　陈燕珊　陈玉玲　邓伟明

方惠玉　何万辉　胡柳平　黄爱玲　简小兵

康凌汝　李慧枝　秦　棱　陶　娣　谭萍云

王文英　谢恬恬　许凤蔼　伊　娜　张丽华

赵志祥

序

中医学是中华民族传统文化的瑰宝，曾经为中华民族的繁衍生息做出了不可磨灭的贡献。几千年来沧海桑田，中医药学没有被历史的潮流吞没，而是不断积累、继承、发展、创新，形成了重视整体、强调个体化、突出治未病、弘扬"大医精诚"理念的鲜明特征。近百年来，现代科技飞速发展，思潮激荡，中医无用论沉渣泛起。在质疑和困难中，现代中医人咬定青山不放松，以千磨万击还坚劲的意志潜心研究，谋求发展。桃李不言，下自成蹊，现代中医终于迎来了收获的季节，屠呦呦教授获得了诺贝尔医学奖，中医药的国际地位也不断提高。党的十八大以来，习近平总书记就发展中医药做出一系列重要指示批示，为传承发展中医药事业提供了根本遵循和行动指南。党中央、国务院做出一系列重大决策部署，把中医药摆在更加突出的位置，坚持中西医并重的卫生健康方针，颁布实施《中华人民共和国中医药法》，印发《中医药发展战略规划纲要》，建立国务院中医药工作部际联席会议制度，中医药的振兴发展迎来了天时、地利、人和的大好时机。

糖尿病是常见病、多发病，近几十年来在我国的发病率不断上升，给患者带来了很大的痛苦，也成为了社会关注的公共卫生问题。中医药治疗糖尿病及其并发症疗效确切，但仍面临着规范化、系统化和传承发展的挑战。国家中医药管理局提出，必须深入实施基层中医药服务能力提升工程和中医药传承创新工程，推进重大疑难疾病中西医协作攻关，充分发挥中医药在重大疾病治疗、康复中的作用。

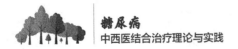

本书秉承以上宗旨，在总结归纳糖尿病及其并发症诊疗新进展的同时，紧扣临床，提供临证经验，为中西医结合治疗糖尿病做出了努力，是值得广大临床工作者参考的书目。

广东省名中医

全国老中医药专家学术经验继承指导老师

第二届邓铁涛中医医学奖获得者

原广州市中医医院院长

全国名老中医药专家传承工作室专家

2019 年 6 月于广州

前　言

2017年，国际糖尿病联盟公布了第八版全球糖尿病概览，与以往对比，全球糖尿病患病率、患者数、病死率及医疗花费仍在节节攀升。我国2017年成年（20～79岁）糖尿病患者，据估算达1.144亿人，稳居全球第一；而2017年全年糖尿病相关医疗花费则上升至全球第二，高达1100亿美元。由此可见，糖尿病的防治工作已成为我国重要的卫生保健课题之一。

值得庆幸的是，随着科学技术的发展，糖尿病及其相关并发症的诊断和治疗技术不断提高，各种研究成果和循证医学证据不断涌现。与此同时，在广大中医同道的努力下，近十余年来，中医中药治疗糖尿病逐渐规范化、系统化，在糖尿病前期、糖尿病及糖尿病并发症治疗中积累了很多经验，为糖尿病的防治提供了卓有成效的贡献。2008年开始，国家中医药管理局就着手分批制定重点病种的中医临床路径和中医诊疗方案，脾瘅、消渴、消渴病痹证、消渴病肾病、消渴淋证、消渴汗证、消渴病脱疽等均位列其中。2017年，中华医学会糖尿病学分会制订的《中国2型糖尿病防治指南》第一次正式出现了中医药治疗糖尿病的章节，标志着中医药治疗糖尿病迈上了新的台阶。习总书记指出，坚持中西医并重，推动中医药和西医药相互补充、协调发展，要促进中医药传承和开放创新发展，发挥中医药在疾病治疗和预防中的特殊作用。党中央把中医药的发展又一次提升到了国家战略高度，激励着我们中医人不断学习，不断总结，不断完善，不断进步。

广州市中医医院内分泌科是广东省"十二五"中医重点专科、广东省中医药强省建设专项中医临床重点专科、广州市中医重点专科、广州市中医名科，在长期的临床实践中，积累了丰富的糖尿病及其并发症治疗经验。这本《糖尿病中西医结合治疗理论与实践》就是这些临床经验和智慧的结晶，在总结归纳糖尿病及其并发症诊疗新进展的同时，紧紧围绕临床，提供中医临证经验，为中西医结合治疗糖尿病提供新的思路。我们希望本书的出版，能促进中医糖尿病诊疗的发展，但由于水平有限，经验不足，虽经反复讨论、斟酌、修改，不妥甚而错漏之处恐难避免，敬请各专家及读者不吝批评指正，提出建议，感谢！

2019 年 6 月于广州

目　录

第一章

糖尿病

第一节 现代医学对糖尿病的认识

糖尿病（diabetes mellitus，DM）是一组由于胰岛素分泌绝对或相对不足（胰岛素分泌缺陷），以及机体靶组织或靶器官对胰岛素敏感性降低（胰岛素作用缺陷）引起的，以血糖水平升高、可伴有血脂异常等为特征的代谢性疾病。

一、流行病学

糖尿病是当前威胁全球人类健康的最重要的非传染性疾病之一，根据国际糖尿病联盟统计，2011 年全球糖尿病患者人数已达 3.7 亿，其中 80% 在发展中国家，估计到 2030 年全球将有近 5.5 亿糖尿病患者。2011 年全球共有 460 万人死于糖尿病，当年糖尿病的全球医疗花费达 4650 亿美元。其中糖尿病患者人数在中国和其他发展中国家的快速增长，已给这些国家的社会和经济发展带来了沉重负担。糖尿病不仅给患病个体带来了肉体和精神上的损害，导致寿命缩短，还给家庭、国家带来了沉重的经济负担。中华医学会糖尿病学分会在 2007 至 2008 年开展的糖尿病经济负担调查发现，与正常血糖人群相比，糖尿病患者住院天数增加 1 倍，就诊次数增加 2.5 倍，医疗花费增加 2.4 倍。病程超过 10 年的糖尿病患者与病程在 5 年之内者相比，医疗费用增加了近 3 倍。

1. 我国 2 型糖尿病的流行病学演进

近 30 年来，我国糖尿病患病率显著增加。1980 年全国 14 省市 30 万人的流行病学资料显示，糖尿病的患病率为 0.67%。1994 至 1995 年进行的全国 19 省、市 21 万人的糖尿病流行病学调查发现，25~64 岁人群的糖尿病患病率为 2.5%（人口标化率为 2.28%），糖耐量减低为 3.2%（人口标化率为 2.12%）。2002 年全国营养调查的同时进行了糖尿病的流行情况调查，该调查以空腹血糖（fast blood glucose，FBG）＞ 5.5mmol / L 作为筛选指标。高于此水平者进行口服葡萄糖耐量试验（oral glucose tolerance test，OGTT）。18 岁以上城市人口的糖尿病患病率为 4.5%，农村为 1.8%。城市中，年龄在 18~44 岁、45~59 岁及 60 岁以上人群的糖尿病患病率分别为 2.96%、4.41% 和 13.13%。而农村相应年龄段的患病率则分别为 1.95%、0.98% 和 7.78%。2007 至 2008 年，在中华医学会糖尿病学分会的组织下，全国 14 个省、市进行了糖尿病的流行病学调查。通过加权分析，考虑性别、年龄、城乡分布和地区差异的因素后，估计我国 20 岁以上成年人的糖尿病患病率为 9.7%。中国成人糖尿病总数达 9240 万，其中农村约 4310 万，城市约 4930 万。2010 年中国国家疾病控制中心和中华医学会内分泌学分会调查了中国 18 岁以上人群糖尿病的患病情况，应用 WHO 1999 年的诊断标准，糖尿病患病率为 9.7%。再次证实我国可能已成为世界上糖尿病患者数最多的国家，若同时以糖化血红蛋白（HbA1C）≥ 6.5% 作为糖尿病诊断标准，则患病率为 11.6%。2013 年我国慢性病及其危险因素监测显示，18 岁及以上人群糖尿病患病率为 10.4%。

2. 1 型糖尿病的流行病学

目前，我们还缺乏有代表性的 1 型糖尿病（type 1 diabetes mellitus，T1DM）患病率和发病率研究。根据推算，我国糖尿病总体人群中 T1DM 患者的比例应小于 5%。上述几次调查结果是糖尿病的总体情况，其中包括了 T1DM 患者。

3. 我国糖尿病流行特点

（1）以 2 型糖尿病（type 2 diabetes mellitus，T2DM）为主，T1DM 及其他类型糖尿病少见。2013 年全国调查中 T2DM 患病率为 10.4%，男性高于女性（11.1%，9.6%）。

（2）各民族间的糖尿病患病率存在较大差异：满族 15.0%、汉族 14.7%、维吾尔族 12.2%、壮族 12.0%、回族 10.6%、藏族 4.3%。

（3）经济发达地区的糖尿病患病率明显高于不发达地区，城市高于农村（12.0%，8.9%）。

（4）未诊断糖尿病比例较高。2013 年全国调查中，未诊断的糖尿病患者占总数的 63%。

（5）肥胖和超重人群糖尿病患病率显著增加，肥胖人群糖尿病患病率升高了 2 倍。2013 年按体重指数（body mass index，BMI）分层显示，BMI < 25kg/m^2 者糖尿病患病率为 7.8%、25kg/m^2 ≤ BMI < 30kg/m^2 者患病率为 15.4%，BMI ≥ 30kg/m^2 者患病率为 21.2%。

4. 中国糖尿病流行的可能影响因素

（1）城市化：随着经济的发展，我国的城市化进程明显加快，城镇人口占全国人口的比例从 2000 年的 34% 上升到 2016 年的 57%。城市化导致人们生活方式改变，体力活动明显减少，生活节奏的加快也使得人们长期处于应激环境，这都与糖尿病的发生密切相关。

（2）老龄化：我国 60 岁以上老年人的比例逐年增加，2000 年为 10%，到 2006 年增加到 13%，2008 年、2013 年的调查中 60 岁以上的老年人糖尿病患病率均在 20% 以上。

（3）超重、肥胖患病率增加：《中国居民营养与慢性病状况报告（2015 年）》显示，全国 18 岁及以上成人超重率为 30.1%，肥胖率为 11.9%，分别比 2002 年上升了 7.3 和 4.8 个百分点，6~17 岁儿童青少年超重率为 9.6%，肥胖率为 6.4%，分别比 2002 年上升了 5.1 和 4.3 个百分点。

（4）中国人的遗传易感性：T2DM 的遗传易感性存在着种族差异。与高加索人比较，在调整性别、年龄和 BMI 后，亚裔人糖尿病的风险增加 60%。在发达国家及地区居住的华人糖尿病患病率显著高于高加索人。目前全球已经定位超过 100 个 T2DM 易感位点，其中仅 30% 在中国人群中得到验证。另外在中国人中发现 PAX4、NOS1AP 等多个 T2DM 易感基因，这些基因可增加中国人 T2DM 发生风险达 5%~25%。与中国人 T2DM 显著相关的 40 个易感位点构建的遗传评分模型可用于预测中国人 T2DM 的发生，且主要与胰岛 β 细胞功能衰退有关。

二、发病机制

目前，糖尿病的确切病因尚不明确，其发病机制亦比较复杂，主要认为与以下几点相关：

1. 人类白细胞抗原相关的遗传易患性

人类白细胞抗原（human leucocyte antigen，HLA）是第一个被发现与疾病有明确联系的遗传系统，这些疾病多病因不明，且与环境或遗传因素有关。目前已知 T1DM 与 HLA 有关，而近年来一些学者发现 T2DM 与 HLA 也存在关联。邓春颖等发现，*HLA-A*0205* 和 *HLA-A*30* 相互作用，共同增加了 T2DM 发病的危险性。Ma 等的研究证实，*HLA-DQA1*0301* 和 *HLA-DQA1*0501* 等位基因为 T2DM 的易患基因，而 *HLA-DQB1*0501* 等位基因与糖尿病肾病的保护作用有关。Al-Daghri 等发现，维生素 D 受体基因多态性和 *HLA-DRB1*04* 相互调节可导致 T2DM 发病。胰岛素受体（insulin receptor，IR）与 HLA 抗原具有高度的相关性。IR 是含 2 个 α 和 2 个 β 亚单位的四聚体，有趣的是 I 类主要组织相容性复合体重链（HLA-A、HLA-B、HLA-C）可成为 IR 的一个亚单位。Kittur 等的研究显示，HLA 抗原可与人类 B 淋巴细胞表面的胰岛素结合位点相结合。可见，T2DM 的发病与 HLA 存在一定的关联，也就是说，T2DM 的遗传易患性是与 HLA 相关的。

2. 胰岛素抵抗

已发现大量的 IR 突变与 T2DM 发病有关。Taylor 等曾将 IR 基因的突变分为 5 个类型：①IR 合成受损；②IR 向胞膜的转运受损；③IR 亲和力下降；④酪氨酸激酶活性下降；⑤IR 降解加速。T2DM 患者除胰岛素分泌不足外，常伴有显著的胰岛素抵抗。研究发现，胰岛素抵抗与 IR 的数目和胰岛素的亲和力有关，即 IR 数目越多或亲和力越强，组织对胰岛素越敏感；反之，IR 数目越少或亲和力越弱，组织对胰岛素越不敏感，即组织对胰岛素产生了抵抗。临床上多见于超重或肥胖的患者，由于患者细胞膜上的 IR 数目减少或存在缺陷，以致胰岛素不能充分发挥其正常的生理效应，产生胰岛素抵抗，最终引起 T2DM。

3. 葡萄糖的跨膜转运

T2DM 患者通常呈现出明显的葡萄糖清除能力下降。葡萄糖清除包含依赖胰岛素和不依赖胰岛素两条途径。葡萄糖跨膜转运经由细胞膜上的葡萄糖转运蛋白（glucose transporters，GLUTs）执行。GLUTs 是含 13 个成员的大家族，促进葡萄糖按热力学平衡行易化扩散（从高浓度向低浓度扩散）。Martin 等在一项长达 25 年的追踪观察中证实，葡萄糖清除能力的下降与胰岛素敏感性下降呈正相关。GLUT1 表达于各类细胞，满足细胞的基础糖需求，GLUT2 表达于胰岛 β 细胞，GLUT3 表达于神经细胞，这些 GLUTs 均不依赖胰岛素。GLUT4 广泛表达于各类细胞，包括肌肉、脂肪组织，与其他 GLUTs 不同的是，GLUT4 依赖胰岛素。人类 GLUT1、GLUT2、GLUT3 的功能障碍或表达不足与 T2DM 的关联尚未见报道，GLUT4 的基因突变或多态性与 T2DM 的关联目前亦无明确的定论。Kusari 等曾报道，GLUT4 基因在 383 位突变（缬氨酸→异亮氨酸）可能与 T2DM 的发病有关，但也有许多学者未能证实此突变与 T2DM 的关联。GLUT4 合成后，90% 以上储存在胞内小泡，并不表达于胞膜上。受胰岛素刺激后，GLUT4 始转运至胞膜发挥葡萄糖转运功能。Weijers 提出，胞膜的脂质构成可以严重影响 GLUT4 的功能，当胞膜的不饱和脂肪酸被饱和脂肪酸替代后，其空间构型的变化会严重干扰受胰岛素刺激的 GLUT4 对葡萄糖的转运，发生胰岛素的敏感性下降（胰岛素抵抗）。肥胖、缺乏运动、高脂血症等 T2DM 的主要发病因素均能导致胞膜的脂质构成异常，这可能是上述因素导致胰岛素抵抗的主要机制，而且胞膜的不饱和脂肪酸被饱和脂肪酸替代后，可引起胞膜僵硬及流动性下降，当红细胞胞膜出现僵硬和变形能力降低后即可导致组织缺氧和微循环功能障碍，后者可能是 T2DM 微血管病的重要基础。

4. 葡萄糖受体

葡萄糖受体存在于胰岛 β 细胞膜上，通过接受血糖的刺激而调控胰岛素的分泌功能，即当胰岛 β 细胞摄入葡萄糖后，就会刺激葡萄糖受体通过环磷酸腺苷，并在 Ca^{2+} 作用下引起胰岛素的释放，而当葡萄糖受体功能异常时，胰岛 β 细胞对血糖刺激的反应能力降低，胰岛素分泌量减少，导致 T2DM 的发病。临床资料表明，T2DM 患者在糖尿病倾向期，β 细胞对葡萄糖刺激的反应降低，胰岛素分泌量减少；在隐性糖尿病期，妊娠或其他应激下可出现糖耐量降低；在化学性糖尿病期，胰岛 β 细胞对血糖的刺激不敏感；而在临床糖尿病期，葡萄糖刺激产生的胰岛素的分泌进一步减少，可见，T2DM 胰岛素相对不足，不仅与 IR 的数目及胰岛素的亲和力下降相关，还可能与胰岛 β 细胞对血糖刺激的反应能力下降有关。

5. 双激素异常

20 世纪 80 年代，Unger 和 Orci 提出了 T2DM "双激素异常" 学说，认为 T2DM 不仅与 β 细胞分泌的胰岛素绝对或相对不足有关，还与 α 细胞分泌的胰高血糖素绝对或相对增高密切相关。研究表明，T2DM 患者出现的高血糖反应均伴有胰高血糖素绝对或相对升高，尤其在 T2DM 中晚期，胰高血糖素比正常值高 2 ~ 4 倍。胰岛中 α 细胞分泌的胰高血糖素在保持血糖稳定中起重要作用。正常情况下，进餐后血糖（post-prandial blood glucese，PBG）增高刺激早时相胰岛素分泌，抑制 α 细胞分泌胰高血糖素，从而使肝糖输出减少，防止出现餐后高血糖。T2DM 患者由于胰岛 β 细胞数量明显减少，α/β 细胞比例显著增高，另外 α 细胞对葡萄糖敏感性降低，从而使胰高血糖素水平升高，肝糖输出增加，最终导致 T2DM 发病。

6. 胃肠道与 T2DM

近年来国外学者研究接受减肥手术后的糖尿病患者发现，胃转流手术对重度肥胖 T2DM 的控制具有意想不到的效果。此后，越来越多的研究证明，胃转流手术可以作为一种治疗糖尿病的新方法。2010 年 11 月中华医学会糖尿病学分会首次将胃转流手术列入中国版糖尿病治疗指南。胃转流手术的独特之处在于改变了食物与胃肠道接触的区域，重新建立了胃肠道激素的动态平衡，最终使胰岛功能得到改善，使病情缓解。在生理状态下，胃肠道激素包括肠促胰岛素分泌肽和抗肠促胰岛素分泌肽，两者保持动态平衡，并通过肠道 - 胰岛轴作用于胰岛细胞，调节胰岛素的分泌功能。正常情况下，进食后营养物质到达小肠，引起肠促胰岛素分泌肽增加，从而使胰岛素分泌增多，同时机体通过负反馈作用产生抗肠促胰岛素分泌肽，调节胰岛素分泌功能，保持餐后血糖稳定。而在病理状态下，肠促胰岛素分泌肽和抗肠促胰岛素分泌肽的失衡将会引起胰岛素抵抗，从而导致 T2DM 的发生。另外，研究发现肠道 L 细胞也具有调节胰岛功能，当致病因素作用于机体时，L 细胞分泌的激素包括胰高血糖素样肽，即胰高血糖素样肽及多肽 YY 等，可以调控胰岛 β 细胞增生、增殖和再生，保持胰岛 β 细胞功能正常；如果肠道 L 细胞功能异常，即 L 细胞分泌激素不能调控胰岛 β 细胞增生、增殖和再生，则胰岛 β 细胞功能减退或凋亡。因此，T2DM 也可能是一种肠道 L 细胞功能缺陷性疾病，即肠道 L 细胞调节胰岛功能障碍也可能是 T2DM 主要发病机制之一。

三、糖尿病的诊断

1. 糖尿病的诊断（表 1、表 2）

表 1 糖代谢分类

糖代谢分类	WHO 1999 年标准（mmol/L）	
	FBG	2h PBG
正常血糖（NGR）	< 6.1	< 7.8
空腹血糖受损（IFG）	6.1~7.0	< 7.8
糖耐量减低（IGT）	< 7.0	7.8~11.1
糖尿病（DM）	≥ 7.0	≥ 11.1

注：IFG 或 IGT 统称为糖调节受损（IGR 即糖尿病前期）；FBG：空腹血糖；PBG：餐后血糖。

表 2 糖尿病的诊断标准

糖尿病	静脉血浆葡萄糖水平 mmol/L（mg/dl）
1. 糖尿病症状（典型症状包括多饮、多尿或不明原因的体重下降）加	
①随机血糖（指不考虑上次用餐时间，一天中任意时间的血糖）	≥ 11.1（200）
②空腹血糖（空腹状态指至少8小时没有进食热量）	≥ 7.0（126）
③葡萄糖负荷后 2 小时血糖	≥ 11.1（200）
2. 无糖尿病症状者，需另日重复检查明确诊断	

注：随机血糖不能用来诊断 IFG 或 IGT。

糖尿病的临床诊断应依据静脉血浆血糖，而不是毛细血管血的血糖检测结果。目前，2017 年《中国 2 型糖尿病防治指南》仍采用 WHO（1999 年）糖尿病诊断、糖代谢状态分类标准和糖尿病分型体系，空腹血浆葡萄糖或 75g OGTT 后 2h 血糖值可单独用于流行病学调查或人群筛查。但我国资料显示仅查空腹血糖，糖尿病的漏诊率较高，理想的调查是同时检查空腹血糖及 OGTT 后 2h 血糖值。OGTT 其他时间点血糖不作为诊断标准。

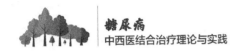
2. 糖尿病的分型

2017 年《中国 2 型糖尿病防治指南》采用 WHO（1999 年）的糖尿病病因学分型体系。主要根据病因学证据将糖尿病分 4 大类，即 T1DM、T2DM、妊娠糖尿病和特殊类型糖尿病。T1DM、T2DM 和妊娠糖尿病是临床常见类型。T1DM 病因和发病机制尚不清楚，其显著的病理生理学和病理学特征是胰岛 β 细胞显著减少和消失，导致胰岛素分泌显著下降或缺失。T2DM 的病因和发病机制目前亦不明确，其显著的病理生理学特征为胰岛素调控葡萄糖代谢能力的下降（胰岛素抵抗），伴随胰岛 β 细胞功能缺陷，导致胰岛素分泌减少（或相对减少）。妊娠期糖尿病是在妊娠期间被诊断的糖尿病或糖调节异常，不包括已经被诊断的糖尿病患者妊娠时的高血糖状态。特殊类型糖尿病是病因学相对明确的高血糖状态。随着对糖尿病发病机制研究的深入，特殊类型糖尿病的种类会逐渐增加。临床上应注意寻找糖尿病的可能病因。

四、糖尿病防治中的三级预防

（一）T2DM 防治中的三级预防概念

一级预防的目标是预防 T2DM 的发生；二级预防的目标是在已诊断的 T2DM 患者中预防糖尿病并发症的发生；三级预防的目标是延缓已发生糖尿病并发症的进展，降低致残率和病死率，并改善患者的生活质量。

（二）T2DM 防治中一级预防的策略

1. T2DM 的危险因素和干预策略

T2DM 的发生风险主要取决于危险因素的数目和危险度。有些因素不可改变，而有些是可改变的。近年来多项 meta 分析提示，他汀类药物与糖尿病发生风险轻度增加相关，但其在预防心血管疾病方面的获益远大于这种危害。由于公共卫生资源的限制，预防 T2DM 应采取分级管理和高危人群优先的干预策略。

2. 高危人群的糖尿病筛查

T2DM 的一级预防应按照高危人群和普通人群不同的原则进行分级管理。因为我国人口众多，在全人群中通过血糖检测筛查糖尿病前期患者，或系统性地发现其他高危人群不具有可行性，所以高危人群的发现主要依靠机会性筛查（如在健康体检中或在进行其他疾病的诊疗时）。糖尿病筛查有助于早期发现糖尿病，提高糖尿病及其并发症的防治水平。因此，在条件允许时，可针对高危人群进行糖尿病筛查。

（1）成年人中糖尿病高危人群的定义：在成年人（> 18 岁）中，具有下列任何一个及以上的糖尿病危险因素者：①年龄 ≥ 40 岁；②有糖调节受损史；③超重（BMI ≥ 24kg/m²）或肥胖（BMI > 28kg/m²）和（或）中心型肥胖（男性腰围 ≥ 90cm，女性腰围 ≥ 85cm）；④静坐生活方式；⑤一级亲属中有 2 型糖尿病家族史；⑥有巨大儿（出生体重 ≥ 4kg）生产史或妊娠糖尿病史的妇女；⑦高血压 [收缩压 ≥ 140mmHg 和（或）舒张压 ≥ 90mmHg（1mmHg=0.133kPa）]，或正在接受降压治疗；⑧血脂异常 [高密度脂蛋白胆固醇 ≤ 0.91mmol／L（≤ 35mg/dl）、甘油三酯 ≥ 2.22mmol／L（≥ 200mg／dl）]，或正在接受调脂治疗；⑨动脉粥样硬化性心脑血管疾病患者；⑩ 有一过性类固醇糖尿病病史者；⑪ 多囊卵巢综合征患者；⑫ 长期接受抗精神病药物和（或）抗抑郁药物治疗的患者。

在上述各项中，糖调节异常者是最重要的 T2DM 高危人群，每年有 1.5%～10.0% 的糖耐量减低患者进展为 T2DM。

（2）儿童和青少年中糖尿病高危人群的定义：在儿童和青少年（≤ 18 岁）中，超重（BMI >相应年龄值、性别的第 85 百分位）或肥胖（BMI >相应年龄值、性别的第 95 百分位）且合并下列任何一个危险因素者：①一级或二级亲属中有 T2DM 家族史；②存在与胰岛素抵抗相关的临床状态（如黑棘皮病、高血压、血脂异常、多囊卵巢综合征）；③母亲怀孕时有糖尿病史或被诊断为妊娠糖尿病。

（3）糖尿病筛查的年龄和频率：对于成年的糖尿病高危人群，不论年龄大小，宜及早开始进行糖尿病筛查，对于除年龄外无其他糖尿病危险因素的人群，宜在年龄 ≥ 40 岁时开始筛查。对于儿童和青少年的糖尿病高危人群，宜从 10 岁开始，但青春期提前的个体则推荐从青春期开始。首次筛查结果正常者，宜每 3 年至少重复筛查 1 次。

（4）糖尿病筛查的策略：在具备实验室条件的医疗机构中，宜对就诊和查体的高危人群进行糖尿病筛查。

（5）糖尿病筛查的方法：空腹血糖检查是简单易行的糖尿病筛查方法，宜作为常规的筛查方法，但有漏诊的可能性。条件允许时，应尽可能行 OGTT（空腹血糖和糖负荷后 2h 血糖）。暂不推荐将 HbA1C 检测作为常规的筛查方法。

（6）普通人群的糖尿病筛查：对于普通人群，为了提高糖尿病筛查的有效性，应根据糖尿病风险程度进行有针对性的糖尿病筛查。

3. 强化生活方式干预预防 T2DM

中华医学会《中国 2 型糖尿病防治指南》建议，糖尿病前期患者应通过饮食控制和运动以降低糖尿病的发生风险，并定期随访，给予社会、心理支持，以确保患者的良好生活方式能够长期坚持；定期检查血糖，同时密切关注其他心血管疾病危险因素（如吸烟、高血压、血脂紊乱等），并给予适当的干预措施。具体目标是：①使超重或肥胖者 BMI 达到或接近 24kg/m^2，或体重至少减少 5%～10%；②每日饮食总热量至少减少 400～500kcal（1kcal=4.184kJ）；③饱和脂肪酸摄入占总脂肪酸摄入的 30% 以下；④中等强度体力活动，至少保持在 150 分钟/周。

4. 药物干预预防 T2DM

在糖尿病前期人群中进行的药物干预试验显示，口服降糖药二甲双胍、α-糖苷酶抑制剂、噻唑烷二酮类、二甲双胍与噻唑烷二酮类联合及减肥药奥利司他、中成药（天芪胶囊）等可降低糖尿病前期人群发生糖尿病的风险。然而，由于目前尚无充分的证据表明药物干预具有长期疗效和卫生经济学益处，故各国制定的临床指南尚未广泛推荐药物干预作为预防糖尿病的主要手段。鉴于目前我国的经济发展欠发达且存在显著的地区不平衡，加之与预防糖尿病相关的卫生保健体制尚不健全。因此，中华医学会《中国 2 型糖尿病防治指南》暂不推荐使用药物干预的手段预防糖尿病。

（三）T2DM 防治中二级预防的策略

1. 血糖控制

中华医学会《中国 2 型糖尿病防治指南》建议，对于新诊断和早期 T2DM 患者，采用严格控制血糖的策略以降低糖尿病并发症的发生风险。

2. 血压控制、血脂控制和阿司匹林的使用

中华医学会《中国 2 型糖尿病防治指南》建议，在没有明显糖尿病血管并发症，但具有心血管疾病危险因素的 T2DM 患者中，采取降糖、降压、调脂（主要是降低 LDL-C）和应用阿司匹林治疗，以预防心血管疾病和糖尿病微血管病变的发生。

（四）T2DM 防治中三级预防的策略

1. 血糖控制

中华医学会《中国 2 型糖尿病防治指南》建议，在年龄较大、糖尿病病程较长和已经发生过心血管疾病的患者中，要充分平衡强化血糖控制的利弊，在血糖控制目标的选择上采用个体化的策略，并制定以患者为中心的糖尿病管理模式。

2. 血压控制、血脂控制和阿司匹林的使用

中华医学会《中国 2 型糖尿病防治指南》建议，对于年龄较大、糖尿病病程较长和已经发生过心血管疾病的 T2DM 患者，应在个体化血糖控制的基础上，采取降压、调脂（主要是降低 LDL-C）和应用阿司匹林的措施，以降低心血管疾病反复发生和死亡的风险。并且降低糖尿病微血管病变的发生风险。

五、T2DM 的治疗

1. 医学营养治疗

医学营养治疗是在临床条件下对糖尿病的营养问题采取的特殊干预措施，包括对患者进行个体化营养评估、营养诊断、制定相应的营养干预计划，并在一定时期内实施及监测，是糖尿病及其并发症预防、治疗、自我管理及教育的重要组成部分。医学营养治疗通过调整营养素结构，有利于血糖控制，有助于维持理想体重并预防营养不良发生。

2. T2DM 的运动治疗

运动锻炼在 T2DM 患者的综合管理中占有重要地位。规律运动可增加胰岛素敏感性，有助于控制血糖、减少心血管危险因素、减轻体重、提升幸福感，而且对糖尿病高危人群一级预防效果显著。流行病学研究结果显示，规律运动 8 周以上的 T2DM 患者，HbA1C 可降低 0.66%，坚持规律运动 12～14 年的糖尿病患者，病死率显著降低。

3. 戒烟

吸烟有害健康。吸烟与肿瘤、糖尿病大血管病变、糖尿病微血管病变、过早死亡的风险增高相关。研究表明对于新发 T2DM 患者，戒烟有助于改善其代谢指标，降低血压和减少白蛋白尿。

4. 药物治疗

（1）口服降糖药物

高血糖的药物治疗多基于纠正导致人类血糖升高的两个主要病理生理改变——胰岛素抵抗和胰岛素分泌受损。根据作用效果的不同，口服降糖药可分为以促进胰岛素分泌为主要作用的药物（磺脲类、格列奈类、二肽基肽酶 -IV 抑制剂）和通过其他机制降低血糖的药物（双胍类、噻唑烷二酮类、α - 糖苷酶抑制剂）。磺脲类和格列奈类直接刺激胰岛 β 细胞分泌胰岛素；二肽基肽酶 -IV 抑制剂通过减少体内胰高血糖素样肽 -1（glucagon-like peptide，GLP-1）的分解而增加 GLP-1 浓度并进而促进胰岛 β 细胞分泌胰岛素；双胍类的主要药理作用是减少肝脏葡萄糖的输出，噻唑烷二酮类的主要药理作用为改善胰岛素抵抗；α - 糖苷酶抑制剂的主要药理作用为延缓碳水化合物在肠道内的消化吸收。

医学营养治疗和运动治疗是控制 T2DM 高血糖的基本措施。在饮食和运动不能使血糖达标时应及时采用包括口服药物治疗在内的药物治疗。T2DM 是一种进展性的疾病。在 T2DM 的自然病程中，胰岛 β 细胞功能随着病程的延长而逐渐下降，胰岛素抵抗的程度变化不大。因此，随着 T2DM 病程的进展，对外源性血糖控制手段的依赖逐渐增大。临床上常需要口服药物及口服药物和注射降糖药（胰岛素、GLP-1 受体激动剂）的联合治疗。

（2）GLP-1 受体激动剂

GLP-1 受体激动剂通过激动 GLP-1 受体发挥降低血糖的作用。其以葡萄糖浓度依赖的方式增强胰岛素分泌、抑制胰升糖素分泌，并能延缓胃排空，通过中枢性的食欲抑制来减少进食量。目前国内上市的 GLP-1 受体激动剂有艾塞那肽、利拉鲁肽等，均需皮下注射。GLP-1 受体激动剂可有效降低血糖，并有显著降低体重和改善甘油三酯水平、血压、体重的作用。单独使用 GLP-1 受体激动剂不明显增加低血糖发生的风险。包括我国 T2DM 患者在内的临床试验显示利拉鲁肽降低 HbA1C 的作用与格列美脲相似，体重下降 1.8~2.4kg，收缩压下降约 3mmHg；艾塞那肽可以使 HbA1C 降低 0.8%，体重下降 1.6~3.6kg。GLP-1 受体激动剂可以单独使用或与其他口服降糖药联合使用。多项临床研究结果显示，GLP-1 受体激动剂在一种口服降糖药（二甲双胍、磺脲类）治疗失效后加用时疗效优于活性对照药物。常见不良反应为胃肠道症状（如恶心、呕吐等），主要见于初始治疗时，可随治疗时间延长逐渐减轻。

（3）钠 - 葡萄糖协同转运蛋白 2（SGLT-2）抑制剂

SGLT-2 抑制剂可以抑制肾脏对葡萄糖的重吸收，使过量的葡萄糖从尿液中排出，降低血糖。为糖尿病的治疗提供了一条新的途径。SGLT-2 选择性抑制剂作为降糖药新靶点，特异性分布在肾脏，对其他组织、器官无显著影响；胰岛素抵抗的糖尿病患者仍可受益；且具有不易发生低血糖、不增加糖尿病患者体重等优势。目前全球共有 6 种 SGLT-2 抑制剂上市，分别为：Canagliflozin（坎格列净）、Dapagliflozin（达格列净）、Empagliflozin（恩格列净）、Ipragliflozin（依格列净）、Luseogliflozin（鲁格列净）及 Tofogliflozin（托格列净）。由于 SGLT-2 抑制剂主要通过肾脏发挥其血糖稳态调节的作用，其肾脏安全性的问题一直备受关注。研究发现，达格列净不仅能有效控制 T2DM 患者的血糖水平，而且对于轻、中度肾功能不全患者还有潜在的肾脏功能保护作用。EMPA-REG OUTCOME 的一项前瞻性临床试验，共纳入 7000 例心血管高危的 T2DM 患者，在平均跟踪 3.1 年后结果显示，给予标准治疗每日 10mg 或 25mg 的 SGLT-2 抑制剂，恩格列净治疗组较安慰剂组心血管病高危 T2DM 患者的心血管病风险（主要包括降低非致死性心肌梗死、心血管死亡和非致死性卒中的发生风险）明显降低。这也是首个在心血管结局研究中被证实具有降低心血管疾病风险的降糖药。2015 美国糖尿病协会（The American Diabetes Association，ADA）和欧洲糖尿病研究协会（the European Association for the Study of Diabetes，EASD）声明均推荐 SGLT-2 抑制剂为 T2DM 的二、三线用药，且可与二甲双胍或其他降糖药联合使用。

（4）胰岛素

胰岛素治疗是控制高血糖的重要手段。T1DM 患者需依赖胰岛素维持生命，也必须使用胰岛素控制高血糖并降低糖尿病并发症的发生风险。T2DM 患者虽不需要胰岛素来维持生命，但当口服降糖药效果不佳或存在口服药使用禁忌时，仍需使用胰岛素以控制血糖并减少糖尿病并发症的发生危险。

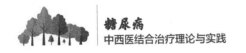

第二节 中医诊治进展

糖尿病是一种以高血糖为特征的代谢性疾病，以口干多饮、多食易饥、多尿、消瘦等为典型表现，属中医消渴病范畴。《素问·奇病论》中首次出现消渴之名。《金匮要略·消渴小便不利淋病脉证并治》中首次立专篇探讨，将消渴分为肺胃热盛、津气两伤和肾气亏虚两型，并提出治疗方药，如"男子消渴……小便一斗，肾气丸主之"。《诸病源候论》首次将消渴及变证分为八候，包括消渴候、渴病候、渴利候等，文中阐明了消渴并发症，并详细论述了每一候的病机特点。中医药在改善糖尿病临床症状、提高患者生活质量及防治糖尿病并发症等方面具有很大的优势。

一、病因病机

消渴病常累及多个脏腑，病变影响广泛，传统理论多从阴虚燥热立论治疗消渴病，主要病因有饮食不节、情志失调、禀赋不足、房劳过度，有诸如消必致瘀，瘀后更消，痰、湿、热互结等病机，而后世医家总结前人认识和临床经验，提出各种病机假说，主要有脏腑病机论，气血津液病机论，痰、湿、毒病机论等，极大地丰富了对消渴病发病机制的认识。

（一）脏腑病机论

清代黄元御所著《四圣心源·消渴根源》中指出："消渴病，足厥阴之病也。"《金匮悬解》载："消渴者，厥阴风木之病，厥阴水母而子火……凡消渴之病，率小便不行，缘土湿木郁，郁生风燥，上而津液消耗，则为消渴。"《四圣悬枢》载：厥阴经为"风木之性，疏泄而枯燥，土湿水寒，木郁风动……肺津枯燥，则为消渴。"从上可以看出多数医家认为消渴病为厥阴之病，土湿木郁。黄元御的《素灵微蕴·消渴解》又载："而消渴之病，则独责肝木，而不责肺金"，以肝气不疏、津液耗伤、相火郁泄论述消渴病机，从气机升降角度认识消渴，是对阴虚燥热论的一种发展及升华。杨甲三教授认为消渴病主要表现为体内津液运化失常，具有阴虚燥热的病理特点，具体而言消渴病初期当为脾阴虚、胃阳燥，脾胃运化功能紊乱，影响津液输布及化生，从而导致消渴病的产生，其发病与脾胃的生理、病理改变密不可分，是消渴病发病基础。但杨甲三教授强调脾胃在消渴病发病中较为重要，并不等于只与脾胃有关，随着病情变化，五脏六腑均会受到影响。史俊恒等临床发现脾阳虚在消渴病中更为重要，生活方式及饮食习惯不当导致脾阳虚，进而发展为糖尿病的患者占绝对比例，脾阳虚，无力推动水谷精微化气，故其一津液不能输布，上不达肺致口渴多饮，中不输于胃致多食易饥；其二脾运化失司，血中糖分不能转化为人体所需精气，滞留血脉，致血糖升高；其三脾阳虚，水湿内停，阻碍气机，出现胃肠推送无力致便秘，清阳不升，下不固摄致多尿。因而温运脾阳，使脾胃运化，则气血通畅，百脉和顺，则消渴愈。

（二）气血津液病机论

叶天士总结四大经典中对消渴病的认识，认为消渴病机乃阴虚燥热，饮食不当、情志损伤、暑热燥邪、体弱元气亏损等是消渴的重要病因病机，他的认识与大多医家观点一致，消渴核心病机即水火失调，阴津亏损和内热炽盛互为因果，以燥热为标，阴虚为本，百证始生。喻嘉言在消渴病的病因病机上有自己的独到见解，认为消渴病病因是气虚，《内经》论述："久之食饮酿成内热……愈消愈渴，其膏粱愈无已，而中消之病遂成矣"，从中可以看出饮食不节，久蕴成热是重要病因。《内经》又云："有所劳倦，形气衰少，谷气不盛"，解释了气虚是饮食内滞化热的重要病因，喻氏认为消渴病起于胃腑，后传于肺肾，不同于传统观点认为的病位首在肾，但与现代医学的观点相近，其著作《寓意草》载："夫既瘅成为消中，随其或上或下，火热炽盛之区，以次传入矣"，点明消渴病中消先成，传为三消的病机特点。

（三）痰、湿、毒病机论

曹翼等认为痰湿是消渴病的根本病因病机，在辨证施治时应将健脾化湿作为贯穿始终的治疗大法。赵润栓等认为在当今T2DM高发情况下，"脾损为本，湿浊为标"在消渴病病机中占主导地位。唐年亚等从"精毒转化"论治消渴病，提出消渴病久，机体功能衰退，后天之精不能归其所，游荡于机体而化毒，水道、血道亦为毒道，毒邪随水液及血液循环运行，致机体功能紊乱，加重功能衰退，最终形成恶性循环。

二、中医药治疗

（一）食疗法

在糖尿病治疗方法的"五驾马车"中，饮食疗法是这套马车的驾辕之马，也是治疗糖尿病的一项基本方法。中医通过饮食来治疗糖尿病最早可追溯到唐朝名医孙思邈，指出少饮酒、少房事、少咸，还特别说明如能从这三点来注意，即使不吃药身体也会有好转；

但如果没有节制，即使有神丹妙药也无济于事。"食疗"一词的起源，当为《千金要方·食治篇》所云："知其所犯，以食治之，食疗不愈，然后命药"。中医认为常食肥甘厚味，损伤脾胃，影响脾胃运化功能，致使积热内蕴，化燥伤津，消谷耗液，引发消渴。中医讲究"药食同源"，认为食物与药物一样，也有四气五味、升降沉浮、归经之说，食物自身的烹调方式也会影响食物的属性。中医食疗在辨证分型理论指导下，注重整体观念、辨证施食和辨体质施食，遵循比例科学、食量有度、性味平衡的原则，限制总热量，考虑低糖、低脂肪及食物的多样化，是集营养与治疗于一体的具有中医特色的传统疗法之一。调查表明，通过中医饮食调节能够一定程度改善身体内部的环境，平衡各个器官功能，进而使得患者可以拥有更强的身体素质，有效控制血糖和预防糖尿病并发症，提高生活质量。张彦妹对 94 例 T2DM 患者中的 48 例进行中医膳食干预，12 周后结果显示中医膳食干预可有效控制血糖水平，提高生活质量。中医饮食疗法精髓为"药食同源"，依据陈亚民、张海波、洪晶安、唐黎标等食疗经验方，应在中医辨证分型理论的指导下为患者提供多种药膳建议，供患者选择。如阴虚热盛可适当采用梨汁、菠菜银耳等汤水；气阴两虚则需要多食各种药粥和参汤；阴阳两虚可尝试核桃、枸杞、兔肉和鹿头汤；瘀血阻滞可食用玉米须虾皮豆腐汤、山楂膏（山楂、桃仁等）、杞果菊花饮（枸杞子、葛根、菊花、山楂等）。杨雪莲等进行相关的比较研究，结果显示糖尿病患者在服用胰岛素同时采用中医饮食治疗，能够一定程度上减少患者的不良症状。周建平通过调查发现，经常服用黄芪玉米须鸭煲及苦瓜淮山鲜炒这两种食物，能有效干预糖尿病。

（二）辨证论治

1. 从肝论治：《临证指南医案》载："心境愁郁，内火自燃，乃消症大病。"这就说明了消渴的发生与情绪失常、肝失疏泄有很大关系。罗寅等认为肝藏血、主疏泄功能与糖尿病发病密切相关，若肝失疏泄，气机逆乱，可化火伤阴，气血津液代谢失常，发为消渴，若肝气横逆，乘于脾土，则脾胃失健，导致脾弱胃热，消谷善饥；肝肾精血同源，若肝血不足，肾精亏损，致肾之封藏失司，火炎于上，津液泄于下，则发为消渴，并建立从肝论治糖尿病五法。范冠杰提出"动-定序贯"八法治疗消渴病，其中疏肝法是重要治法之一，用药：柴胡 10g，白芍 15～30g，薄荷 5～10g，郁金 5～10g，牡丹皮 10～30g，临床疗效显著。姜敏用舒肝化痰益肾活血冲剂（柴胡 9g，赤白芍各 15g，枳壳 10g，生甘草 6g，陈皮 9g，苍术 9g，茯苓 12g，黄芪 15g，女贞子 15g，淫羊藿 9g，山茱萸 9g，知母 9g，虎杖 15g，丹参 15g，葛根 15g）治疗 60 例糖尿病患者，与金芪降糖片相比，临床疗效显著（$P < 0.05$）。王德伟等用疏肝降糖汤（处方：柴胡 10g，佛手 10g，香橼 10g，荔枝核 10g，葛根 15g，薄荷 6g，白芍 15g，山茱萸 15g，枸杞子 20g，淮山药 20g，茯苓 15g）联合格列吡嗪片、二甲双胍肠溶片治疗 T2DM，效果明显优于单纯西药治疗，总有效率为 94%，明显高于对照组的 77%。陈仲英用疏肝解郁法，以柴胡疏肝汤合逍遥散为基本方治疗糖尿病 38 例，总有效率为 94.7%，明显高于服用美吡达的对照组。

2. 从脾论治：脾为后天之本，主运化水谷精微，若脾虚失运则水液代谢障碍。《类证治裁·三消论治》载："小水不臭反甜者，此脾气下脱，证最重。"这就强调了脾气与消渴的发生有关。蔡然等认为消渴病为饮食不节，过食肥甘，久而脾胃运化失职，积滞内蕴而成。侯宇辉等认为糖尿病早期以脾胃虚弱、胃实成郁为特点；糖尿病期以肝胃火盛、脾虚阴亏、脾胃功能失调兼有痰湿为病机特点。西医认为，糖尿病的基本病理为胰岛素分泌绝对或相对不足所引起的糖类、脂肪、蛋白质 3 大营养物质代谢紊乱，这与中医脾胃功能失调相对应。也有临床研究表明降糖消渴 3 方（由生晒参、白术、熟地黄、柴胡、淫羊藿、山药、薏苡仁等药物组成）治疗脾虚湿盛为主的 T2DM 疗效显著，57 例患者餐后 2h 血糖降低总有效率为 61.54%，空腹血糖降低总有效率为 74.36%，中医症状改善的总有效率为 91.49%。田凤英认为相当一部分脾虚兼有痰湿的糖尿病患者除了控制饮食和运动外，应在健脾的同时注重藿香、佩兰等芳香化湿药物应用，可选七味白术散、甘露消毒丹、三仁汤加减治疗。董方正等用自拟滋脾汤（处方：太子参 30g、山药 30g、白芍药 20g、玉竹 15g、石斛 10g、白术 15g、茯苓 20g、薏苡仁 30g、炒扁豆 30g、桔梗 15g、当归 20g、郁金 10g。加减：尿多者加海螵蛸 10g，手足心烦热加黄柏 9g、银柴胡 8g。每天 1 剂，早、晚 2 次口服）治疗糖尿病 52 例，与治疗前比较有显著性差异（$P < 0.05$），提示自拟滋脾汤对糖尿病疗效较好。

3. 从肾论治：消渴的发病与肾的功能密切相关。宋代《太平圣惠方》载："三消者，本起肾虚。"明代《医贯·消渴论》亦载："故治消渴之法，无分上中下，先治肾为急。"均强调了消渴与肾的密切关系。众医家也从不同角度对肾虚致消渴有各自的发挥。肾阴不足而致虚火内生历来受到医家重视。清代医家叶天士在《临证指南医案》中指出消渴病以"阴虚为本，燥热为标"。近年来，现代医家也对此很重视。郑东京等认为肾阴亏损则虚火内生，心肺不得滋润，故烦渴多饮；中灼脾胃则消谷善饥；肾固摄失司，故水谷精微不能正常输布全身，故尿多味甜，甚或混浊如脂膏，故消渴与肾关系密切。朱健萍等运用自拟方剂益肾活血汤（药物组成为生地黄、桑椹、何首乌、泽泻、黄芪、葛根、川芎、丹参、益母草、水蛭、牛膝、山茱萸、牡丹皮）治疗 T2DM 72 例，总有效率为90.3%，明显高于对照组的 73.5%，口渴多饮、多食善饥、尿次频多、肢麻乏力等症状明显改善，表明以滋补肾阴为本，佐以健脾化痰、活血化瘀的方法能明显降低血糖、血脂。刘汉胜等用滋阴益肾降糖汤（处方：熟地黄 25g，生地黄 25g，黄芪 30g，金樱子 25g，山药 15g，土牛膝 15g，黄连 6g，荷叶 10g）治疗 T2DM 200 例，显效 83 例，有效 103 例，无效 14 例，总有效率为 93%；对照组（消糖灵胶囊）100 例中显效 27 例，有效 43 例，无效 30 例，总有效率为 70%，两组比较有显著性差异（$P < 0.01$）。肾气虚衰也是消渴发生的重要病机。肾主纳气，肾气对体内津液的输布与排泄、维持体内津液代谢的平衡起着极为重要的调节作用。方朝晖等认为肾气虚是糖尿病的主要病机，肾气亏虚导致肺脾气虚，布津不足，导致阴液亏乏，三焦元真固摄无力，体内津液代谢失衡，终成阴虚阳亢、津枯液燥之病证。孙军杰等采用常规治疗加服黄芪益肾颗粒（组成为黄芪、淫羊藿、川芎、生大黄、土茯苓、白术、郁金、白茅根、赤芍、晚蚕沙、石菖蒲等）治疗糖尿病 86 例，总有效率为 95.3%，明显优于对照组的 79.1%。也有医家认为，无论肾的阴阳气血哪一方虚损均可致消渴，故临床应辨证施治。高普认为老年人以肾虚为要，消渴病机可归结为肾气虚固摄失司，久则气阴两虚，阴虚火旺灼伤阴精，阴损及阳。房耿浩运用益肾活血片（由人参、黄芪、麦冬、山茱萸、丹参、赤芍、黄连、苍术等药物组成）治疗肾虚血瘀型 T2DM 55 例，与对照组相比，疗效较好（$P < 0.05$）。祁颖欣运用益肾降糖方（由当归、女贞子、五味子、熟附子、车前子、续断、茯神、龟甲、牛膝、龙骨、山药、谷精草、肉苁蓉等药物组成）治疗糖尿病 67 例，明显改善口干、烦渴、尿多等症状，与治疗前相比，有显著差异性（$P < 0.05$），可见温肾阳的方法应予以重视。

4. 从痰瘀论治：饮食不节，过食肥甘，损伤脾胃，或忧思、劳倦伤脾，以致脾虚失健，水湿内聚成痰；或肾虚不能化气行水，水泛为痰；或肝气郁结，气郁湿滞而生痰；或因虚致瘀，热灼津液，炼液成痰。因此，痰浊瘀血是消渴常见的病理产物。李真等认为恣食肥甘，积湿生痰，或脾失健运，湿浊内生，痰湿重浊黏滞，阻遏气机，血行不畅而成瘀血，痰结血瘀气阻则水津不能随气而布散，而成瘀血发渴。李中南等认为血瘀是导致糖尿病的重要病因，并且热灼津亏、气滞、气虚、阳虚寒凝、痰湿阻络、情志及久病均可形成瘀血。周洲等认为消渴的瘀血形成并非只是"阴虚燥热""津耗血枯"，虽与精微不得正化、膏脂痰浊内生密切相关，但主要还是有形之邪入侵血道，阻塞血脉而成。朱震治疗 T2DM，治疗组予基础治疗及西药降糖（如胰岛素促泌剂、双胍类药物、α-糖苷酶抑制剂、格列酮类，使用西药不超过 2 种），治疗组在对照组基础上加用自拟丹黄降糖方（由丹参、黄芪、鬼箭羽、水蛭、川芎、泽兰、当归等药物组成）治疗，煎汁 400ml，每天 1 剂，分早、晚 2 次服。两组均以 4 周为 1 个疗程，总有效率治疗组为 69.6%，明显高于对照组的 36.4%。吕靖中治疗糖尿病多采用活血化瘀法，当归、川芎、红花、鸡血藤、泽兰、益母草、鬼箭羽、丹参、全蝎等活血化瘀药贯穿治疗始终。可见化痰活血化瘀法对糖尿病的治疗有着积极意义。

5. 从浊毒论治：《金匮要略心典》载："毒，邪气蕴结不解之谓。"强调相对于一般邪气来讲，毒性更峻烈。对于浊毒理论，诸医家各抒己见，多数将痰浊、瘀血、糟粕物等病理产物归为浊毒范畴。李佃贵等认为化浊解毒法应贯穿消渴治疗的始终，并佐以疏肝理气、健脾和胃、活血化瘀之品，常用药有藿香、佩兰、黄连、茵陈、黄柏、陈皮、香附、柴胡、丹参、赤芍、蜈蚣、半夏、川贝、芦荟等。罗宇磊等认为痰湿血瘀等内生浊毒之邪侵入血脉，血浊内瘀，精微壅塞，久病毒瘀血结，发为消渴。唐年亚等认为毒为精的化生，后天之精为脾胃运化的水谷精微及肺之清气所化生，其中不能为人体所利用的糟粕物质即可变化成毒，损害机体正常平衡状态，发为消渴。周祥等用自拟化浊解毒饮（由柴胡、清半夏、黄连、熟大黄、佩兰、干姜、白芍、姜黄、僵蚕等药物组成）治疗，效果较好。章清华等用化浊解毒颗粒（处方：黄连 15g，姜黄 15g，大黄 6g，僵蚕 6g，蝉蜕 6g，清半夏 10g，柴胡 15g，枳实 20g，白芍 20g，佩兰 20g，黄芩 15g，干姜 5g）对胰岛素抵抗大鼠实施干预，治疗后实验组血糖、总胆固醇、三酰甘油均低于模型组，但均高于正常组；胰岛素敏感指数高于模型组，低于正常组。除胰岛素敏感指数，模型组各指标均高于正常，且实验组肝脏组织 DGAT2 mRNA 水平（相对拷贝数）低于模型组，改善了胰岛素抵抗大鼠糖、脂代谢紊乱及 IR。王斌等用化浊解毒方——糖毒清颗粒（由黄连、大黄、姜黄、蝉蜕、僵蚕、枳实、清半夏、白芍、柴胡、黄芩、干姜、佩兰等药物组成）对 T2DM 大鼠进行实验研究，与模型组相比，化浊解毒方组 GSP、FBG 及 2h PBG 显著下降（$P < 0.01$），但胰岛素分泌明显增多，GLP-1 水平显著升高（$P < 0.01$），提示化浊解毒方对降低 T2DM 大鼠血糖有积极的作用。

（三）内服中药方剂防治糖尿病的临床证据

1.古代名方的应用：何珂等将102例患者随机分为对照组52例及治疗组50例，2组均以口服二甲双胍片为基础治疗，治疗组加用六味地黄丸，治疗3个月观察血糖、血脂及糖化血红蛋白等的变化。结果显示，两组治疗后各观察指标均较前改善，其中治疗组改善更明显。张超将40只Wistar大鼠随机分为4组，造后肢缺血模型，其中对照组及糖尿病组均予溶药蒸馏水灌胃，对照治疗组及糖尿病治疗组予四妙勇安汤灌胃，结果显示四妙勇安汤可以明显改善患肢血流状况，对糖尿病"多瘀"的症状有较好的疗效。范尧夫等选取70例T2DM胰岛素抵抗患者，随机分为两组，对照组予饮食、运动及口服二甲双胍降糖治疗，观察组予葛根芩连汤（水煎服，每天1剂，早晚口服）治疗，结果提示观察组各项指标，如血糖、血脂、糖化血红蛋白等，均较对照组改善更明显，两组比较差异有统计学意义，表明葛根芩连汤可以提高胰岛素敏感性，抑制胰岛素抵抗，明显降低患者血糖、血脂等，使患者生活水平得到明显改善。

2.经验自拟方治疗：刘晓勇将收治的60例T2DM患者随机分为对照组和观察组，每组各30例，对照组给予饮食、运动控制及赖脯胰岛素治疗，观察组在对照组基础上加用养阴活血方（丹参15g、苍术15g、葛根15g、生地黄20g、天花粉20g、黄芪30g、山药30g、玄参30g），疗程均为12周，结果总有效率观察组为90%，对照组为70%，两组差异有统计学意义，认为中药联合西医治疗可以很好地控制血糖，改善患者症状。杨东雨将110例T2DM患者分为对照组和观察组各55例，对照组采用单纯胰岛素治疗，观察组加用自拟中药方剂治疗（丹参、益母草、黄芪、五味子、乌梅、玄参、沙参、山药、麦冬、红花、玉竹、天花粉、知母，药物剂量随证确定），用药3个月后观察患者血糖及糖化血红蛋白的变化，结果显示对照组和观察组有效率分别为67.27%和85.45%，两组差异具有统计学意义，提示中药辅助治疗有一定的效果。刘剑明选取T2DM胰岛素抵抗患者110例，随机分为治疗组60例和对照组50例，对照组予以盐酸二甲双胍治疗，治疗组在对照组基础上口服健脾汤（熟地黄、山茱萸各30g，红参、干姜、吴茱萸、炙甘草各10g，当归、山药、柴胡、白芍、熟附子、白术各15g）治疗，疗程均为2个月。结果显示总有效率治疗组为91.7%，对照组为76.0%，两组差异有统计学意义；表明联合采用中医温阳健脾法更能有效降低患者血糖，改善患者生活质量，意义重大。

（四）单味中药治疗

在祖国医学中，中药饮片中含有的很多有效成分具有控制血糖的作用，如大黄、绞股蓝、石斛、姜黄、龙血竭、水蛭素、苦瓜粉稀释液等。大黄有效成分大黄酸能够改善糖尿病模型大鼠的肾脏损害；绞股蓝能够有效降低血糖，对糖尿病有明确的治疗效果。石斛总生物碱可降低糖尿病模型大鼠的血糖水平，恢复胰岛 β 细胞；姜黄可使糖尿病模型大鼠的血糖、血脂水平降低，减轻糖尿病炎症反应；龙血竭提取物能增加胰岛素分泌，有效治疗糖尿病模型小鼠；水蛭素可明显改善患者的胰岛素抵抗，使胰岛素敏感性显著提高；苦瓜粉稀释液可以显著降低糖尿病大鼠的血糖水平，且可以明显恢复糖尿病大鼠的体重。

三、其他疗法

宋小梅等将 123 例患者随机分为干预组和对照组，对照组予以常规西医降糖治疗，干预组在此基础上加用耳穴贴压（以王不留行子贴于主穴，分别为耳穴中的阿是穴、屏间、胰胆穴，每天早、中、晚 3 次按压至微痛，每天 1 换）和中药茶方（黄芪 15g，枸杞、决明子、生山楂、野菊花各 10g，乌梅 1 枚，沸水冲洗后浸泡 10min，每天 1 剂），6 个月后观察疗效，结果显示干预组总有效率达 72.62%，远高于对照组的 48.72%，差异有统计学意义，提示中医干预改善糖尿病患者糖脂代谢情况疗效显著。潘虹霞等用中医联合疗法治疗 52 例 T2DM 患者 6 个月，包括内服自拟滋阴降糖汤（生地黄、淮山、天花粉各 30g，山茱萸、泽泻各 12g，太子参、女贞子、墨旱莲各 20g，白术、苍术各 15g，法半夏 6g，知母 9g）、穴位治疗（针刺双侧太溪、足三里、三阴交、胰俞及贴压耳穴脾、胰、肾、肝点）及运动（太极剑等），观察治疗前后血糖变化及临床症状改善情况，结果显示治疗后总有效率 88%，综合治疗糖尿病疗效满意。范榕森等选取 64 例 T2DM 患者，予以血磁治疗联合中药汤剂治疗，研究结果显示有效率达 95.2%，这些全面、灵活的中医内外调节方法降糖效果显著，为糖尿病治疗拓宽了思路。

四、调护

1. 糖尿病教育：教育内容非常广泛，贯穿于糖尿病整个防治过程，通过教育使患者了解治疗不达标的危害性，掌握饮食和运动的方法与实施，了解口服降糖药与胰岛素合理使用及调节，急性并发症临床表现、预防、处理，慢性并发症的危险因素及防治，血糖的监测、自我保健的重要性和必要性。

2. 饮食护理：原则为"五谷为养，五果为助，五畜为益，五菜为充"，应做到合理搭配，食养以尽，勿使太过。谨和五味，膳食有酸、苦、甘、辛、咸五味以入五脏。五味调和，水谷精微充足，气血旺盛，脏腑调和。食应有节，一日三餐应做到定时定量，合理安排。主食量分配：早餐占全日量的25%，午餐为40%，晚餐为35%，或全日主食分为5等份，早餐为1/5，中餐和晚餐各2/5，并提倡适量膳食纤维、优质蛋白、植物脂肪。要戒烟限酒，烟可促使患者大血管病变的发生与加重；酒精可诱发使用磺酰脲类药或胰岛素患者的低血糖，可限定1~2份标准量/日（每份标准量啤酒285ml、白酒30ml等约含10g酒精）。另应限盐，每天限制食用盐摄入在6g内，高血压患者应更严格。

3. 运动护理：运动方式多样，内容丰富。日常选择散步、中速或快速步行、慢跑、广播操、太极拳、气功八段锦、五禽戏、游泳、打球、滑冰、划船、骑自行车等。提倡比较温和的有氧运动，避免过度激烈。运动量可按心率衡量。有效心率计算：男性最高心率=205−年龄/2；女性最高心率=220−年龄/2。最适合运动量，心率应控制在最高心率的60%～85%。运动必须个体化，尤其老年或有较严重并发症者，量力而行。

4. 心理护理：人的心理状态、精神情绪对疾病发生、病情转归等发挥重要作用。情志过激，超越生理调节限度，使脏腑、阴阳、气血功能失调，气机升降失司可诱发疾病，或使疾病加重或恶化。"喜则气和志达，营卫通利"，精神愉悦，正气旺盛以利战胜疾病。

5. 药物护理：了解药物的功效、主治和服用时间，注意药物之间的交互作用，预防药害。

五、经验举要

笔者认为"阴津亏虚，燥热偏盛"乃消渴病的基本病机，消渴病迁延日久或治疗不当，导致脏腑功能失调，气血阴阳亏虚，气虚生痰，久病致瘀，痰瘀互结，则变证由生。

（一）辨证分型

（1）痰（湿）热互结证

症状：形体肥胖，腹部胀大，口干口渴，喜冷饮，饮水量多，脘腹胀满，易食多饥，心烦口苦，大便干结，小便色黄，舌质淡红，苔黄腻，脉弦滑。或见五心烦热，盗汗，腰膝酸软，倦怠乏力，舌质红，苔少，脉弦细数。

治法：清热化痰。

方药：温胆汤（《三因极一病证方论》）加减。

半夏 12g　　竹茹 10g　　枳实 15g　　陈皮 6g

茯苓 15g　　甘草 6g

加减：口渴喜饮加生石膏、知母；腹部胀满加炒莱菔子、焦槟榔。偏湿热困脾者，治以健脾和胃，清热祛湿，用六君子汤加减治疗。

（2）热盛津伤证

症状：口干咽燥，渴喜冷饮，易食多饥，尿量频多，心烦易怒，口苦，溲赤便秘，舌干红，苔黄燥，脉细数。

治法：清热生津止渴。

方药：消渴方（《丹溪心法》）或白虎加人参汤（《伤寒论》）加减。

天花粉 15g　　石膏 30g　　黄连 6g　　生地黄 20g

太子参 30g　　葛根 15g　　麦冬 15g　　甘草 6g

加减：肝胃郁热，大柴胡汤（《伤寒论》）加减；胃热，三黄汤（《备急千金要方》）加减；肠热，增液承气汤（《温病条辨》）加减；热胜津伤甚，连梅饮（《温病条辨》）加减。

（3）痰瘀互结证

症状：口干，渴不多饮。胸闷多痰，或肢体麻木，大便不通畅。舌紫暗或有瘀点，苔腻，脉弦涩。

治法：化痰祛瘀清热。

方药：加味桃核承气汤（《伤寒论》）。

桃仁 10g　　桂枝 10g　　大黄 10g　　芒硝 5g

炙甘草 6g　　生地 15g　　玄参 15g　　麦冬 15g

加减：大便不通，大黄后下；大便通畅者可减芒硝，大黄不用后下。

（4）气阴两虚证

症状：咽干口燥，口渴多饮，神疲乏力，气短懒言，形体消瘦，腰膝酸软，自汗盗汗，五心烦热，心悸失眠，舌红少津，苔薄白干或少苔，脉弦细数。

治法：益气养阴。

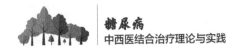

方药：糖一方（本科协定方）。

熟地 15g　　山萸肉 12g　　茯苓 15g　　丹参 30g

天花粉 15g　　知母 15g　　黄连 6g　　仙鹤草 30g

莲须 15g　　玉米须 15g　　黄芪 15g

加减：倦怠乏力甚重用黄芪；口干咽燥甚重加麦冬、葛根。

（5）阴阳两虚证

症状：小便频数，夜尿增多，浑浊如膏如脂，甚至饮一溲一，五心烦热，口干咽燥，神疲，耳轮干枯，面色黧黑；腰膝酸软无力，畏寒肢凉，四肢欠温，阳痿，下肢浮肿，甚至全身皆肿，舌质淡，苔白而干，脉沉细无力。

治法：滋阴补阳。

方药：金匮肾气丸（《金匮要略》）加减，水肿者用济生肾气丸（《济生方》）加减。

制附子 10g（先煎）　　桂枝 15g　　熟地黄 20g　　山茱萸 15g

山药 20g　　泽泻 15g　　茯苓 15g　　丹皮 15g

加减：偏肾阳虚，选右归饮加减；偏肾阴虚，选左归饮加减。

（6）寒热错杂证

症状：口干咽燥、多饮，多食易饥，大便溏，手足不温。舌质淡或红，苔白或黄，脉沉紧，或轻按弦、重按无力。

治法：清胃热，温脾土。

方药：葛根芩连汤合附子理中丸加减。

葛根 30g　　黄芩 10g　　黄连 10g　　制附子 10g（先煎）

党参 15g　　干姜 10g　　白术 15g　　炙甘草 6g

加减：上盛下虚者用乌梅丸加减。

（二）特色治疗

内治：本科协定方糖一方（熟地 15g，山萸肉 12g，茯苓 15g，丹参 30g，天花粉 15g，知母 15g，黄连 6g，仙鹤草 30g，莲须 15g，玉米须 15g，黄芪 15g）养阴清热降糖，可用于气阴两虚糖尿病患者，随证加减。

外治：阴证：本草帖 1 号敷贴（穴位：足三里、脾俞、肾俞、三阴交、华佗夹脊等）；阳证：本草帖 2 号敷贴（穴位：足三里、脾俞、天枢、华佗夹脊等）。

六、验案举要

病案一

患者何某，女，79 岁，因"发现血糖升高 10 余年，头晕乏力半个月"为主诉于 2018 年 2 月 6 日就诊。

现病史：缘患者 10 余年前在外院被诊断为"2 型糖尿病"，平素自觉口干多饮，服用阿卡波糖 50mg，tid、瑞格列奈分散片 0.5mg，qd 降糖，具体血糖控制不详。患者 10 余天前无明显诱因出现头晕，视物旋转，不伴体位改变时头晕加重，在外院住院治疗，诊断为"①2 型糖尿病不伴并发症；②腔隙性脑梗死（双侧基底节区、双侧放射冠多发）；③冠状动脉粥样硬化性心脏病"，治疗上西医予瑞格列奈分散片、阿卡波糖胶囊口服控制血糖，脑苷肌肽注射液改善脑代谢，甲硫酸倍他司汀片口服止晕，盐酸曲美他嗪片口服营养心肌，阿托伐他汀钙片口服调脂稳斑，硫酸氢氯吡格雷片口服抗聚，富马酸比索洛尔片（康忻）口服控制心率，达比加群酯胶囊口服抗凝。经治疗后患者头晕改善不明显，为求进一步系统诊治，遂由外院转入我院治疗。

患者精神疲倦，口干欲饮，夜间明显，头晕，无视物旋转，无恶心呕吐，无恶寒发热，间有心悸，无胸闷，胃纳欠佳，睡眠欠佳，梦多，大小便调。

查体：血压 131/98mmHg，心率 82 次 / 分，心律绝对不齐，各瓣膜区未闻及病理性杂音。舌淡暗，苔薄白，脉沉。

辅助检查：血常规：血红蛋白 106.00g/L，红细胞比容 32.40L/L。急诊生化：碳酸氢盐 33.10mmol/L，葡萄糖 9.31mmol/L，尿素 2.84mmol/L，白蛋白 34.10g/L，白蛋白 / 球蛋白 =1.06，天门冬氨酸氨基转移酶 44.00U/L。心酶五项：乳酸脱氢酶 274.80U/L，α- 羟基丁酸脱氢酶 256.70U/L。肝功：丙氨酸氨基转移酶 56.00U/L，总蛋白 59.80g/L，白蛋白 31.50g/L，白蛋白 / 球蛋白 =1.11。血脂四项：总胆固醇 2.89mmol/L，甘油三酯 0.54mmol/L，高密度脂蛋白胆固醇 1.13mmol/L，低密度脂蛋白胆固醇 1.25mmol/L。

中医诊断：消渴（阴阳两虚）。

西医诊断：①2 型糖尿病；②脑梗死后遗症；③冠状动脉粥样硬化性心脏病、心律失常、心房颤动、心功能 Ⅱ 级；④肝功能不全。

治法：滋阴潜阳。

处方：茯苓四逆汤合桂甘龙牡汤加减。

茯苓 15g	茯神 15g	熟附子 15g	干姜 15g
炙甘草 6g	党参 20g	龙骨 30g	牡蛎 30g
磁石 30g	肉桂 4g（焗服）	知母 15g	

7 剂，日 1 剂，水煎服。

复诊：2018 年 2 月 27 日二诊，精神较前好转，口干减轻，头晕较前减轻，无视物旋转，无恶心呕吐，无胸闷心悸，诉间有手足麻木，胃纳好转，睡眠较前改善，大小便调。舌淡暗，苔薄白，脉沉。

方药：苓桂术甘汤合桂甘龙牡汤加减。

茯神 15g	茯苓 15g	柴胡 10g	黄芩 10g
炙甘草 6g	法半夏 10g	白术 15g	桂枝 10g
赤芍 15g	龙骨 15g（先煎）	牡蛎 15g（先煎）	肉桂 3g（焗服）
细辛 3g	地龙 10g		

7 剂，水煎服，日 1 剂。

按：《伤寒论》69 条"发汗，若下之，病仍不解，烦躁者，茯苓四逆汤主之。"缘患者素体阳虚，加之久病消渴，耗伤气阴，阴阳两虚，阳虚尤甚。无虚不作眩，阳虚则气化温煦无力，清阳失养则见眩晕。心阳受损，不得下行以暖肾，肾水无以蒸化，下焦水寒之气上泛，心神不宁则见失眠、梦多。治疗予茯苓四逆汤合桂甘龙牡汤以回阳、养阴、安神。茯苓四逆汤具有回阳益阴、宁心安神、阴阳同治之功效，主治少阴阴阳俱虚，阴阳不交，水火不济之烦躁；桂枝甘草龙骨牡蛎汤出自《伤寒论》，具有温补心阳，安神定悸之功效，主治心阳不足证。方中茯苓健脾益气，茯神健脾安神，熟附子、干姜温里散寒，党参益气养血，龙骨、牡蛎、磁石重镇安神，肉桂温阳散寒，引火下行，知母清热生津，炙甘草调和诸药。

病案二

患者王某，男，48 岁，因"反复口干多饮、多尿 10 余年，加重伴汗多 2 个月"为主诉于 2018 年 4 月 6 日就诊。

现病史：缘患者 10 余年前无明显诱因出现口干多饮、多尿、体重下降，到荔湾医院就诊，测空腹血糖 15mmol/L，诊断为 2 型糖尿病，曾口服多种降糖药物控制血糖（具体用药不详），2009 年因血糖控制不佳改用胰岛素治疗，具体方案不详。2017 年 1 月患者因血糖升高入住我院，诊断为 2 型糖尿病、慢性乙型病毒性肝炎，予胰岛素泵（基础量 33U，三餐前大剂量各为 10U）强化降糖，撤泵后改门冬胰岛素 30 三餐前皮下注射降糖，病情好转出院。目前降糖方案为：诺和锐 30 笔芯早 26U、午 26 U、晚 26 U 餐前皮下注射，未系统监测血糖。2 个月前患者口干多饮、多尿症状加重，伴乏力，现为进一步系统诊疗，由门诊收入我科。

精神疲倦，口干多饮，多尿，无尿频急涩痛，乏力，无四肢麻痹，无发热恶寒，无咳嗽咯痰，无胸闷心悸，无头晕头痛，无腹胀腹痛，怕热多汗，多食易饥，眠差，梦多，夜尿 1~2 次 / 夜，大便正常。

既往史：有乙肝大三阳、肝功能异常病史，目前予恩替卡韦 0.5mg qd 抗病毒治疗，未定期监测肝功能。

查体：血压 119/90mmHg，心率 89 次 / 分，律整，未闻及早搏，心音有力，各瓣膜区未闻及病理性杂音。舌红，苔薄白干，脉大有力。

辅助检查：血清 β - 羟基丁酸测定 + 急诊生化一组 + 急诊生化二组 + 心酶五项：HCO_3 29.70mmol/L，GLU 9.88mmol/L，UA 492.00μmol/L，CR 55.72μmol/L；血常规未见异常。甲功五项正常。

中医诊断：消渴（气阴两虚）。

西医诊断：①2 型糖尿病；②慢性乙型病毒性肝炎；③高脂血症；④脂肪肝。

治法：益气养阴清热。

处方：白虎加人参汤合竹叶石膏汤加减。

石膏 30g（先煎）	知母 15g	山药 15g	淡竹叶 10g
柏子仁 10g	郁金 15g	远志 10g	玄参 20g
麦冬 15g	甘草 15g	生地黄 20g	牛膝 15g
太子参 10g			

3 剂，水煎服，日 1 剂。

二诊：2018 年 4 月 22 日就诊，患者诉多食易饥改善，汗多，夜间尤甚，口腔溃疡疼痛。舌红，少苔，脉细。

治法：养阴清热。

处方：当归六黄汤加减。

当归 10g	黄连 10g	黄芩 10g	黄柏 10g
黄芪 20g	生地黄 15g	熟地黄 15g	栀子 10g
鳖甲 10g（先煎）	龟甲 10g（先煎）	知母 15g	丹参 20g
茯苓 15g	两面针 10g	蜂房 10g	牛膝 15g

7剂，水煎服，日1剂。

三诊：2018年5月5日就诊，汗出减少，口腔溃疡发作次数减少，纳眠可，二便调。舌淡红，苔薄白，脉弦。

按：《伤寒论》182条"……阳明病……身热，汗自出，不恶寒，反恶热也。"《伤寒论》168条"热结在里，表里俱热，时时恶风，大渴，舌上干燥而烦，欲饮水数升者，白虎加人参汤主之。"《伤寒论》169条"伤寒无大热，口燥渴，心烦，背微恶寒者，白虎加人参汤主之。"白虎加人参汤主治阳明热证兼气阴两伤。凡伤寒化热内传阳明之经，温病邪传气分，皆能出现本证。竹叶石膏汤主治热病之后，余邪留恋，里热未清而气津已伤，胃气不和所致病证。本例患者消渴日久，加之平素经常熬夜，气阴两伤，里热炽盛，故壮热不恶寒；热灼津伤，故见烦渴引饮；热蒸外越，故汗出；脉洪大有力，为热盛于经所致。因其病变为里热实证，邪既离表，故不可发汗；里热炽盛，尚未致脏腑实便秘，又不宜攻下；热盛伤津，又不能苦寒直折，以免伤津化燥，愈伤其阴。当以清热生津为法。方中石膏甘寒，能清热以治阳明气分内盛之热，并能止渴除烦；知母苦而性寒质润，寒助石膏清热，润助石膏生津，二者相须为用，加强清热生津之功；淮山、炙甘草和中益胃，并可防止石膏、知母之大寒伤中之弊；竹叶清热除烦；太子参益气养阴；生地、玄参、麦冬养阴清热生津。患者眠差，加用柏子仁、远志宁心安神。二诊患者以阴虚火旺为主，予当归六黄汤滋阴降火。方中用当归、生地黄、熟地黄滋阴养血，壮水之主，以制阳光；黄连、黄芩、黄柏苦寒清热，泻火坚阴；黄芪益气固表。汗出多，加龟甲、鳖甲养阴清热；口腔黏膜溃疡，加用蜂房、两面针加强清热解毒止痛之力，牛膝引火下行。

病案三

患者梁某，男，67岁，因"反复口干多饮、多尿6年，加重10余天"为主诉于2018年10月14日就诊。

现病史：缘患者6年前无明显诱因出现口干、多饮、多尿，体重下降，至当地医院就诊，完善相关检查后诊断为"2型糖尿病"。曾口服"格列吡嗪控释片"降糖，后因肝功能异常予甘精胰岛素（来得时）22U 上午 9 时皮下注射及阿卡波糖 100mg，tid 降糖。近期三餐前口服阿卡波糖片 50mg、三餐后二甲双胍片 0.25g 控制血糖，未规律监测血糖。10 余天前患者口干多饮、多尿等症较前加重，外院门诊查糖化血红蛋白 7.8%，考虑血糖控制不佳，遂至我院门诊就诊。

精神尚可，口干多饮，无头晕头痛，无恶心呕吐，无咳嗽咯痰，无胸闷胸痛，无四肢麻痹，易汗出，怕冷，纳眠可，小便多，大便调。体重无明显下降。

既往史：有"高血压病、血脂异常"病史。

体格检查：血压 136/80mmHg，心率 80 次 / 分，律齐，各瓣膜区未闻及病理性杂音。身高 168cm，体重 71kg，BMI 25.18kg/m²，双足背动脉搏动尚可，10g 尼龙丝试验阴性。舌淡暗，苔薄白，脉弦细。

辅助检查：（1/10）糖化血红蛋白：7.8%。

中医诊断：消渴（脾阳亏虚）。

西医诊断：2 型糖尿病。

治法：温阳健脾，收敛固摄。

处方：附桂理中汤加减。

熟附子 10g（先煎）	桂枝 15g	党参 15g	干姜 10g
白术 15g	炙甘草 6g	砂仁 6g（后下）	黄芪 30g
白芍 15g	煅牡蛎 30g（先煎）	煅龙骨 30g（先煎）	

5 剂，水煎服，日 1 剂。

复诊：2018 年 10 月 20 日患者诉服药后口干减轻，汗出较前明显减少，无头晕头痛，无胸闷胸痛，纳眠可，二便调。舌淡红，苔薄白，脉弦细。

守上方，4 剂，水煎服，日 1 剂。

按：脾主四肢，主肌肉，脾为后天之本、气血生化之源，脾主升清，人的四肢需要气输送营养。李东垣《脾胃论》曰："大抵脾胃虚弱，阳气不能生长，是春夏之令不行，五脏之气不生。"缘患者消渴日久，加之平素饮食不节，恣食生冷，脾胃亏虚，寒湿内生，困阻脾阳，阳气不达四末而见肢寒怕冷；四肢经络失于温养，不荣则痛，故见肢体麻木疼痛。舌淡暗，苔薄白，脉弦细，皆为脾阳亏虚之表现。患者易汗出，故治疗以附桂理中汤加减温中健脾，收敛固摄。简教授认为治疗糖尿病应注重温补脾阳，顾护后天之本，脾气充实，则四肢得以温养。方中熟附子、桂枝温通经脉，干姜温中健脾，党参、白术、黄芪益气健脾，砂仁化湿行气，白芍、煅龙骨、煅牡蛎收敛固涩止汗，炙甘草调和诸药。

（李慧枝　王文英）

参考文献

[1] 纪立农.丰富中国2型糖尿病防治措施的临床证据链，建立基于中国人群证据的糖尿病防治指南——纪念第1版《中国2型糖尿病防治指南》发布10周年.中国糖尿病杂志，2014，22（1）：1-4.

[2] Pan XR，Yang WY，Li GW，et al.Prevalence of diabetes and its risk factors in China，1994.National Diabetes Prevention and Control Cooperative Group.Diabetes Care，1997，20（11）：1664-1669.

[3] 李立明，饶克勤，孔灵芝，等.中国居民2002年营养与健康状况调查.中华流行病学杂志，2005，26（7）：478-484.

[4] Yang W，Lu J，Weng J，et al.Prevalence of diabetes among men and women in China.N Engl J Med，2010，362（12）：1090-1101.

[5] Xu Y，Wang L，He J，et al.Prevalence and control of diabetes in Chinese adults.JAMA，2013，310（9）：948-959.

[6] Wang L，Gao P，Zhang M，et al.Prevalence and Ethnic Pattern of Diabetes and Prediabetes in China in 2013.JAMA，2017，317（24）：2515-2523.

[7] 国家统计局.中华人民共和国2016年国民经济和社会发展统计公报.（2017-02-28）[2017-05-20].http：//www.stats.gov.cn/tjsj/zxfb/201702/t20170228_1467424.html.

[8] 国家卫生计生委疾病预防控制局.中国居民营养与慢性病状况报告（2015年）.北京：人民卫生出版社，2015.

[9] Cho YS，Chen CH，Hu C，et al.Meta-analysis of genome-wide association studies identifies eight new loci for type 2 diabetes in east Asians.Nat Genet，2011，44（1）：67-72.

[10] Ma RC，Hu C，Tam CH，et al.Genome-wide association studyn a Chinese population identifies a susceptibility locus for type 2 diabetes at 7q32 near PAX4.

Diabetologia, 2013, 56 (6)：1291-1305.

[11] Li H, Gan W, Lu L, et al.A genome-wide association study identifies GRK5 and RASGRP1 as type 2 diabetes loci in Chinese Hans.Diabetes, 2013, 62 (1)：291-298.

[12] Hu C, Wang C, Zhang R, et al.Association of genetic variants of NOS1AP with type 2 diabetes in a Chinese population.Diabetologia, 2010, 53 (2)：290-298.

[13] Yan J, Peng D, Jiang F, et al.Impaired pancreatic beta cell compensatory function is the main cause of type 2 diabetes in individuals with high genetic risk：a 9 year prospective cohort study in the Chinese population.Diabetologia, 2016, 59 (7)：1458-1462.

[14] Zalloua PA, Shbaklo H, Halaby G, et al.Type 2 diabetes family historydalays the onset of type 1 diabetes.J Clin Endocrinol Metab, 2002, 87 (7)：3192-3196.

[15] 邓春颖，童南伟，李秀钧.基因 HLA-A0205、HLA-A30 与成人迟发自身免疫性糖尿病的关系研究.生物医学工程学杂志，2010，27 (5)：1089-1094.

[16] Ma ZJ, Sun P, Guo G, et al.Association of the HLA-DQA1 and HLA-DQB1 Alleles in Type 2 Diabets Mellitus and Diabetic Nephropathy in the Han Ethnicity of China.J Diabetes Res, 2013：452537.

[17] Al-Daghri NM, Al-Attas O, Alokail MS, et al.Vitamin D receptor gene poly-morphisms and HLA DRB1* 04 cosegregation in Saudi type 2 diabetes patients.J Immunol, 2012, 188 (3)：1325-1332.

[18] Kittur D, Shimizu Y, DeMars R, et al.Insulin binding to human Blymphoblasts is a function of HLA haplotype.Proc Natl Acad Sci USA, 1987, 84 (5)：1351-1355.

[19] Taylor SI, Cama A, Accili D, et al.Genetic basis of endocrine disease 1：molec-ular genetics of insulin resistant diabetes mellitus.J Clin Endocrinol Metab, 1991, 73 (6)：1158-1163.

[20] Martin BC, Warram JH, Krolewski AS, et al.Role of glucose and insulin resis-tance in development of type 2 diabetes mellitus：results of a 25-year follow-up study.Lancet, 1992, 340 (8825)：925-929.

[21] Kusari J, Verma US, Buse JB, et al.Analysis of the gene sequences of the insulin receptor and the insulin-sensitive glucose transporter (GLUT-4) in patients with common-type

non-insulin-dependent diabetes mellitus.J Clin Invest，1991，88（4）：1323-1330.

［22］Weijers RN.Lipid composition of cell membranes and its relevance in type 2 diabe-tes mellitus.Curr Diabetes Rev，2012，8（5）：390-400.

［23］Oka R，Yagi K，Sakurai M，et al.Insulin secretion and insulin sensitivity on the oral glucose tolerance test（OGTT）in middle-aged Japanese.Endocr J，2012，59（1）：55-64.

［24］Unger RH，Orci L.Glucagon and the A cell physiology and pathophysiology.N Engl J Med，1981，304（25）：1518-1524.

［25］Wang Q，Liang X，Wang S.Intra-islet glucagon secretion and actionin the regula-tion of glucose homeostasis.Front Physiol，2013，3：485.

［26］Fried M，Ribaric G，Buchwald JN，et al.Metabolic surgery for the treatment of type 2 diabetes in patients with BMI ＜ 35kg/m^2：anintegrative review of early studies.Obes Surg，2010，20（6）：776-790.

［27］高宏凯.胃肠型糖尿病———糖尿病发病机制新学说.中国医药科学，2011，1（22）：9-12.

［28］顾亦斌，徐建云.近现代中医对消渴病的病因病机的认识.四川中医，2014，32（8）：31-33.

［29］王东军，俞屹婷，田雪瑞，等.黄元御治疗消渴病的理论探析.浙江中医杂志，2016，51（4）：235-236.

［30］胡慧.试论杨甲三教授对消渴病的认识.现代中医临床，2015，22（1）：9-12.

［31］史俊恒，易玮.论脾阳虚与消渴病的联系.中国中医基础医学杂志，2015，21（8）：928-929.

［32］徐国峰，颜芳，何文星，等.叶天士治疗消渴病学术思想探讨.新中医，2012，44（7）：181-182.

［33］张超.喻嘉言证治消渴病学术思想浅析.世界中西医结合杂志，2012，7（9）：747-748.

［34］曹翼，杨志新，肖燕倩，等.从消渴病的历史沿革来认识"健脾化湿"法.中国医药指南，2016，16（7）：126.

［35］赵润栓，刘欢.从"脾损为本，湿浊为标"的角度论消渴病.环球中医药，

2015, 8 (12)：1478-1480.

[36] 唐年亚，张岳."精毒转化"识消渴.中医临床研究，2015，7 (2)：44-45.

[37] 杨建宇.糖尿病食疗方案一本通.北京：中国中医药出版社，2013：33.

[38] 李少云.从孙思邈的养生"十二少"想起.科学养生，1996 (12)：19.

[39] 杨维华.中华医书集成·千金要方·卷二十六食治.北京：中医古籍出版社，1999.

[40] 王世民，梁晓威，穆志明，等.小议"药食同源"与"神农尝百草".山西中医，2011，27 (12)：44-45.

[41] 张瑞，牛乐，宋建平，等.饮食对糖尿病的影响探析.中华中医药学刊，2012，30 (10)：2239-2241.

[42] 周建平.中医食疗干预对糖尿病患者生存质量的影响.浙江中医杂志，2011，46 (4)：261-262.

[43] 许文超，骆瑛，俞建.用药指导对 2 型糖尿病患者服药行为的影响.中国现代医生，2011，49 (18)：169.

[44] 党军丽.糖尿病患者控制血糖及预防并发症中的护理干预.中国实用医药，2013，8 (2)：194-195.

[45] 张彦妹.中医膳食对 2 型糖尿病患者生存质量的影响.齐鲁护理杂志，2011，17 (25)：18-19.

[46] 陈亚民，焦建秀.食疗在糖尿病治疗中的作用.新疆中医院，1999，17 (1)：8.

[47] 张海波.糖尿病的中医辨证与食疗.时珍国医国药，2002，13 (1)：58.

[48] 洪晶安.糖尿病的中医食疗.云南科技管理，2009，22 (2)：36.

[49] 唐黎标.治糖尿病的食疗方、药膳方.东方药膳，2007 (5)：6-11.

[50] 沈鑫.中医辨证分型的糖尿病食疗系统的设计与实现.电脑知识与技术，2015，11 (14)：83-84.

[51] 杨雪莲，汪秀华.胰岛素注射配合中医食疗治疗糖尿病疗效观察.中国误诊杂志，2011，11 (27)：6602.

[52] 罗寅，郭巍.从肝论治糖尿病.中医杂志，2015，56 (8)：719-720.

[53] 林玉平，范冠杰.范冠杰教授运用疏肝药串治疗消渴的经验.时珍国医国药，

2014, 25 (11): 2779-2880.

[54] 姜敏. 舒肝化痰益肾活血法对 2 型糖尿病胰岛素抵抗的影响. 北京中医药大学学报, 2007, 30 (7): 501-502.

[55] 王德伟, 华晓珊, 金新返, 等. 疏肝降糖汤对糖尿病患者血糖和血脂的影响. 现代中西医结合杂志, 2008, 17 (15): 2334-2335.

[56] 陈仲英. 疏肝解郁法治疗糖尿病 38 例. 四川中医, 2005, 23 (6): 48-49.

[57] 蔡然, 卢薇. 浅谈从脾论治消渴病. 四川中医, 2010, 28 (2): 16-17.

[58] 侯宇辉, 孙丰雷, 刘来彪. 从脾胃论治糖尿病浅析. 山东中医杂志, 2011, 30 (8): 533-534.

[59] 高思华, 龚燕冰, 倪青, 等. 肝脾肾同治法辨证治疗 2 型糖尿病的临床研究. 中华中医药杂志, 2009, 24 (8): 1007-1010.

[60] 田凤英. 健脾化湿法治疗 2 型糖尿病体会. 天津中医药大学学报, 2005, 24 (3): 153-154.

[61] 董方正, 王晓林, 桂锦华. 滋脾汤治疗 2 型糖尿病 52 例. 中国中医药现代远程教育, 2015, 13 (6): 40-41.

[62] 郑东京, 郑东海, 郑伟鸿, 等. 郑伟达治疗消渴病经验探析. 世界中西医结合杂志, 2014, 9 (11): 1154-1156.

[63] 朱健萍, 巩如伦. 益肾活血汤治疗 2 型糖尿病的临床观察. 天津中医药, 2006, 23 (5): 377-378.

[64] 刘汉胜, 郭皖北, 刘庆武, 等. 滋阴益肾降糖汤治疗 2 型糖尿病的临床疗效研究. 实用预防医学, 2005, 12 (2): 288-289.

[65] 方朝辉, 贾典荣, 李家云, 等. 糖尿病从肾气虚论治理论初探. 中医药临床杂志, 2010, 22 (8): 679-681.

[66] 孙军杰, 齐静, 武巧月, 等. 探讨急诊内科糖尿病的黄芪益肾颗粒治疗. 糖尿病新世界, 2015 (19): 34-36.

[67] 许建梅, 宋芊, 靳冰, 等. 高普教授从肾论治老年糖尿病. 中医药学报, 2015 (1): 89-91.

[68] 房耿浩. 益肾活血片治疗肾虚血瘀型 2 型糖尿病疗效观察. 新中医, 2014, 46

（6）：154-155.

[69] 祁颖欣. 益肾降糖方治疗 2 型糖尿病 67 例临床观察. 甘肃中医，2006，19（6）：17-18.

[70] 李真，赵敏. 从痰瘀论治消渴初探. 河南中医学院学报，2009（1）：14-15.

[71] 李中南，方朝晖，张进军，等. 糖尿病从瘀论治探析. 中医药临床杂志，2012，24（2）：154-157.

[72] 周洲，黄为群. 重温消渴再析瘀. 中国中医基础医学杂志，2012，18（9）：955-956.

[73] 朱震. 活血化瘀法治疗 2 型糖尿病 23 例临床观察. 江苏中医药，2007，39（5）：37.

[74] 王至婉. 吕靖中教授运用活血化瘀法治疗糖尿病经验介绍. 新中医，2007，39（12）：5-6.

[75] 王辉，吕金仓，何华，等. 李佃贵教授从"浊毒"理论治疗糖尿病经验介绍. 中国临床医生，2014，42（2）：83-84.

[76] 罗宇磊，陈秋. 从"浊毒"论治消渴病. 新中医，2014，46（7）：232-233.

[77] 唐年亚，张岳. "精毒转化"识消渴. 中医临床研究，2015，7（2）：44-45.

[78] 周祥，王斌，吴深涛. 分期运用化浊解毒法治疗糖尿病心得. 中医杂志，2014，55（23）：2055-2056.

[79] 章清华，吴深涛，闫冬雪，等. 化浊解毒方对大鼠糖脂代谢的影响. 四川中医，2013，31（4）：50-52.

[80] 王斌，吴深涛，王亭，等. 化浊解毒方对糖尿病大鼠血清 GLP-1 的影响. 中华中医药杂志，2016（1）：269-271.

[81] 何珂，朱丽华，陆西宛. 六味地黄丸联合二甲双胍片治疗 2 型糖尿病临床疗效观察. 中成药，2016，38（1）：50-52.

[82] 张超. 四妙勇安汤对糖尿病大鼠肢体缺血的治疗作用及对 Akt、p38MAPK 通路. 北京：首都医科大学，2013.

[83] 范尧夫，曹雯，胡咏新，等. 葛根芩连汤对新发 2 型糖尿病胰岛素抵抗的影响研究. 现代中西医结合杂志，2017，26（2）：115-121.

[84] 刘晓勇. 中医治疗 2 型糖尿病 60 例疗效分析. 当代医学，2012，18（22）：147.

［85］杨东雨.中医治疗 2 型糖尿病的临床作用研究.糖尿病新世界，2016（22）：141-142.

［86］刘剑明.中医温阳健脾法联合降糖药治疗 2 型糖尿病胰岛素抵抗患者的效果分析.中国实用医药，2016，11（8）：180-181.

［87］杨婧.对内分泌科 70 岁以上 2 型糖尿病患者开展入院药物重整的实践探索.中国药师，2017，20（2）：305-308.

［88］曾艳，许婷，周培，等.中医外治法治疗糖尿病周围神经病变的研究进展.云南中医中药杂志，2017，38（1）：92-94.

［89］宋小梅，肖燕兰.中医干预治疗对社区中心糖尿病患者血糖、血尿酸和血脂水平的影响及疗效观察.成都医学院学报，2016，11（6）：727-730.

［90］潘虹霞，陈志明，李军.多种中医方法治疗新诊断 2 型糖尿病 52 例.现代中西医结合杂志，2010，19（6）：670-671.

［91］范榕森，王玉考，樊心荣.血磁疗法联合中医中药治疗 64 例 2 型糖尿病疗效观察.现代医药卫生，2005，21（9）：1119.

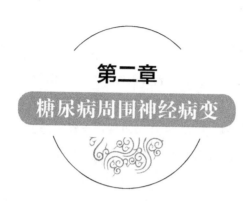

第二章
糖尿病周围神经病变

第一节　现代医学对糖尿病周围神经病变的认识

　　糖尿病周围神经病变（diabetic peripheral neuropathy，DPN）是糖尿病最常见的慢性并发症之一，病变可累及中枢神经及周围神经，以后者为常见。由于缺乏统一的诊断标准和检测方法，其患病率有较大差异，为 10%～96%。患者糖尿病病程在 10 年以上，常有明显的临床 DPN，其发生风险与糖尿病的病程、血糖控制不佳等相关。糖尿病中枢神经病变是指大脑、小脑、脑干及脊髓神经元及其神经纤维的损伤。DPN 是指在排除其他原因的情况下，糖尿病患者出现周围神经功能障碍相关的症状和（或）体征，如糖尿病远端对称性多发性神经病变（distal symmetrical polyneuropathy，DSPN）是具有代表性的糖尿病神经病变。无症状的 DPN，依靠体征筛查或神经电生理检查方可诊断。

一、流行病学

　　DPN 是糖尿病最常见的慢性并发症，患病率高达 60%～90%。该病早期呈相对可逆性，后期发展为顽固性难治性神经损伤。本病患者性别差异不明显，男女几乎相当，患病年龄 7～80 岁不等，随年龄增长患病率上升，高峰见于 50～60 岁人群，患病率与病程关系不明显，约有 20% 的 T2DM 患者神经病变先于糖尿病症状出现，患病率与糖尿病病情严重程度无明显关系，但糖尿病高血糖状态控制不良者患病率明显增高。DPN

是糖尿病患者足溃疡和截肢的危险因素，严重影响患者的生活质量，是糖尿病致残的原因之一。

二、DPN 分型

DPN 可根据受损的部位及临床表现进行分型，常用的分型如下。

（1）远端对称性多发性神经病变：是 DPN 最常见类型。

（2）近端运动神经病变：一侧下肢近端严重疼痛为多见，可与双侧远端运动神经同时受累，伴迅速进展的肌无力和肌萎缩，是肌肉最常受到累及的类型。

（3）局灶性单神经病变（或称为单神经病变）：可累及单颅神经或脊神经。颅神经损伤以动眼神经最常见，其次为面神经、外展神经、三叉神经及听神经。

（4）非对称性的多发局灶性神经病变：同时累及多个单神经的神经病变称为多灶性单神经病变（或非对称性多神经病变）。

（5）多发神经根病变：最常见的为腰段多发神经根病变，主要为 L2、L3 和 L4 等高腰段神经根病变引起的一系列症状。

（6）自主神经病变：可累及心血管、消化、呼吸、泌尿生殖等系统，还可出现体温调节、泌汗异常及神经内分泌障碍。

三、DPN 的筛查与诊断

1. DSPN 的筛查

糖尿病 DSPN 是 DPN 的最常见类型，T2DM 确诊时，T1DM 在诊断后 5 年，至少每年筛查一次。有典型症状者易于发现和诊断，无症状者需要通过体格检查或神经电生理检查做出诊断。在临床工作中联合应用踝反射、针刺痛觉、震动觉、压力觉、温度觉等 5 项检查来筛查 DPN。最常用的方法为用 128Hz 音叉评估震动觉及 10 g 尼龙丝评估压力觉以明确足溃疡和截肢的风险，更适用于基层医疗单位或大规模人群筛查。

2. 糖尿病 DSPN 的诊断

（1）诊断标准：①明确的糖尿病病史。②诊断糖尿病时或之后出现神经病变。③临床症状和体征与 DPN 的表现相符。④有临床症状（疼痛、麻木、感觉异常等）者，5 项检查（踝反射、针刺痛觉、震动觉、压力觉、温度觉）中任 1 项异常；无临床症状者，5

项检查中任 2 项异常，临床诊断为 DPN。⑤排除以下情况：其他病因引起的神经病变，如颈腰椎病变（神经根压迫、椎管狭窄、颈腰椎退行性变），脑梗死，格林 - 巴利综合征，严重动静脉血管性病变（静脉栓塞、淋巴管炎）等，以及药物尤其是化疗药物引起的神经毒性作用及肾功能不全引起的代谢毒物对神经的损伤。如根据以上检查仍不能确诊，需要进行鉴别诊断，可以做神经肌电图检查。

（2）临床诊断流程：主要根据临床症状和体征，临床诊断有疑问时，可以做神经传导功能检查等。DSPN 的诊断流程图见图 1。

（3）诊断分层：确诊：有糖尿病 DSPN 的症状或体征，同时存在神经传导功能异常；临床诊断：有糖尿病 DSPN 的症状及 1 项体征为阳性，或无症状但有 2 项以上（含 2 项）体征为阳性；疑似：有糖尿病 DSPN 的症状但无体征或无症状但有 1 项体征阳性；亚临床：无症状和体征，仅存在神经传导功能异常。

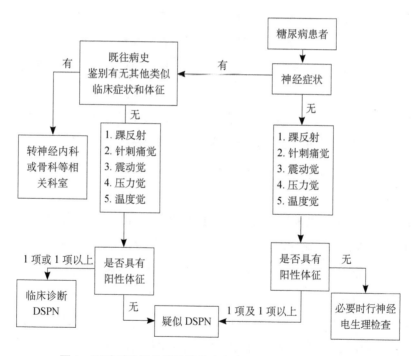

图 1　远端对称性多发性神经病变（DSPN）诊断流程

四、治疗及难点

1. 预防

（1）一般治疗：良好控制血糖，纠正血脂异常，控制高血压。

（2）定期进行筛查及病情评价：全部患者应在诊断为糖尿病后至少每年筛查一次 DPN；对于糖尿病病程较长或合并有眼底病变、肾病等微血管并发症的患者，应该每隔 3~6 个月进行复查。

（3）加强足部护理。

2. 治疗

（1）对因治疗

①血糖控制：细胞内过多的葡萄糖会激活细胞内一个或多个代谢葡萄糖的通路，因此长期高血糖导致包括 DPN 在内的糖尿病并发症的发生。积极严格控制高血糖并保持血糖稳定是预防和治疗 DPN 的最重要措施。开始越早，治疗效果越明显。

②神经修复：DPN 的神经损伤通常伴有节段性脱髓鞘和轴突变性。主要通过增强神经细胞内核酸、蛋白质及磷脂的合成，刺激轴突再生、促进神经修复。常用药如甲钴胺、生长因子等。

③抗氧化应激：氧化应激是机体在高糖、缺血缺氧等损伤因素的作用下，体内产生的高活性分子如活性氧过多或清除减少导致的组织损伤。通过抑制脂质过氧化，增加神经营养血管的血流量，增加神经 Na^+-K^+-ATP 酶活性，保护血管内皮功能。常用药如硫辛酸等。

④改善微循环：周围神经血流减少是导致 DPN 发生的一个重要因素。通过扩张血管、改善血液高凝状态和微循环，提高神经细胞的血氧供应，可有效改善 DPN 的临床症状。常用药如前列腺素 E_1、贝前列素钠、西洛他唑、己酮可可碱、胰激肽原酶、钙拮抗剂和活血化瘀类中药等。

⑤改善代谢紊乱：通过抑制醛糖还原酶、糖基化产物、蛋白激酶 C、氨基己糖通路、血管紧张素转化酶而发挥作用。如醛糖还原酶抑制剂依帕司他等。

⑥其他：如神经营养，包括神经营养因子、肌醇、神经节苷脂和亚麻酸等。

（2）疼痛管理：治疗痛性糖尿病神经病变的药物如下：

①抗惊厥药：包括普瑞巴林、加巴喷丁、丙戊酸钠和卡马西平等。普瑞巴林可以作

为初始治疗药物，改善症状。

②抗忧郁药物：包括度洛西汀、阿米替林、丙米嗪和西肽普兰等。度洛西汀可以作为疼痛的初始治疗药物。

③阿片类药物（曲马多、羟考酮）和辣椒素（capsaicn）等。由于具有成瘾性和发生其他并发症的风险较高，阿片类药物曲马多不推荐作为治疗 DSPN 疼痛的一线、二线药物。

3. 难点分析

DPN 是糖尿病所致神经病变中最常见的一种，主要症状为肢体麻木、感觉异常、挛急疼痛、肌肉无力和萎缩等，而且肢体疼痛尤以夜间为甚，严重影响了患者的生活质量。由于发病机制没有完全明确，所以使用营养神经及抗氧化应激的药物常常并不能缓解患者的疼痛症状。而抗抑郁药物及镇痛药物常常有嗜睡、成瘾等不良反应，临床应用受到限制。因此，如何解决患者的肢体麻木疼痛、感觉异常是临床治疗的一个难点。

第二节　消渴病痹证

DPN 是糖尿病最常见的并发症之一，在古代文献中并无关于 DPN 病名的确切记载，但各医家对本病病因病机及症状表现的论述在相关著作中均有体现，如《丹溪心法》有"消渴，肾虚受之，腿膝枯细，骨节烦疼"的描写，《证治要诀·三消》载："三消得之气之实，血之虚也，久久不治，气尽虚则无能为力矣"。均提出消渴病发之后，易耗伤气血，病久或失治后渐致气血阴阳俱虚，气血亏虚则不能濡养肢体筋肉，阳虚则温煦推动失职，血行瘀滞，脉络痹阻，故见肢体疼痛、萎缩等症，对消渴病向本病的病机演变有了深刻的理解。又如《兰室秘藏》"上下齿皆麻，舌根强硬，肿疼，四肢痿弱，前阴如冰"；清代《王旭高医案》载"消渴日久，但见手足麻木，肢冷如冰"，以上文献详细描述了消渴病患者并发本病时表现的临床症状。现代医家在古代文献研究的基础上，根据 DPN 的临床症状及发病特点将其归属"麻木""血痹""痛证""痿证"等范畴。在 2010 年公布的《糖尿病周围神经病变中医诊疗规范初稿》中，认为 DPN 的中医病名当统一命名为"消渴病痹证"。

一、病因病机

"阴津亏虚，燥热偏甚"乃消渴病的基本病机，随着消渴病病程的迁延或失治误治，而致气阴两虚，气虚则血化生不足，血虚不能载气，二者互为因果，最终导致气血阴阳俱虚，气虚生痰，久病致瘀，痰瘀互结，则变证由生。正如朱章志等认为消渴病痹证是消渴日久，气阴两虚，血脉痹阻，气虚血瘀，阳气不达所致。

DPN 亦属于"消渴病"变证范畴。随着现代医家对中医学不断地研究及探索，对 DPN 的病因病机有了更加深刻的理解，但因研究的侧重点不同，又有着不同的见解，主要有以下观点。

1. 气阴两虚学说

消渴病最易伤阴耗气，病久渐致气血阴阳俱虚，气虚则无力推动血行，血滞成瘀，瘀久化热，和（或）感受外邪，易致瘀血、痰浊、热毒等病理产物蓄积，使肢体、筋脉、皮肤失养，以致麻木渐生。王瑶等认为 DPN 的主要病机是气阴两虚，瘀阻血络，其贯穿 DPN 发展始终，为主要病理基础，同时在不同阶段又可兼夹湿热、寒湿、痰浊等病理因素。

2. 阳虚血瘀学说

消渴病久，或因劳逸失度，或饮食不节，或年老体弱，或失治误治等，皆可耗伤阳气，尤以脾肾阳虚为主，阳气虚衰渐致五脏俱弱，机体气机失调，致血运受阻，水液不化，终使痰湿、瘀血、热毒等邪丛生，正虚邪盛则变证由生。有医家认为糖尿病与消渴病不尽相同，提出糖尿病病机乃阳虚为本，燥热为标，认为脾肾阳虚既是 DPN 主要的致病因素，也是贯穿病变全过程的重要病机环节，是 DPN 的根本病机，兼有瘀血、痰湿等标邪。

3. 痰瘀痹阻学说

消渴病久，损及阴阳，阴虚则易凝液生痰，阳虚则温运失调、聚水成痰，血滞成瘀，痰瘀胶着，阻涩脉络，出现肢麻、冷痛等表现。玉山江等总结前人观点，痰、瘀二者单独为病，又或相兼为病，几乎贯穿于 DPN 发展的全程，痰浊、瘀血互相搏结，阻滞经脉，经脉不通则发为本病。

4. 瘀血内阻学说

沈璐等认为 DPN 的病机早期阴虚夹瘀，逐渐发展为气阴两虚夹瘀，最终为阴阳两虚夹瘀，瘀血贯穿整个疾病发展过程的始终。大部分DPN患者存在着血瘀证，表明瘀血内阻是本病的病机关键。

除了以上观点，尚有医家认为DPN的病机与肝郁气滞、脾虚等有关，综合看来，中医学对DPN病机的认识多以脏腑定病位，气血阴阳察虚实，痰湿瘀血观病邪，从总的病机来说DPN属本虚标实之证，初期以阴虚为主，病情逐渐进展，阴损及气，出现气阴两虚，阴虚日久，阳失涵养则阴阳两虚，终致气血阴阳俱虚，痰浊瘀血等病理因素影响疾病的发生发展。病位主要内及肝、肾、脾等脏腑，外表于肌肤、筋肉、脉络。

二、中医治疗

1. 辨证论治

笔者认为本病发病机制多表现为本虚标实，本虚以气虚、阳虚为主，标实以血瘀、气郁、上热为主，临床上注重标本同治，寒温并用，内外合治。主要分为阳虚血瘀型、气虚血瘀型、阴虚血瘀型、痰瘀阻络型、肝肾亏虚型及寒热错杂型。其中阳虚血瘀为主要证型，占60%以上。

2. 辨证分型

（1）阳虚血瘀证（主要证型）

症状：足发凉，皮温低，皮肤苍白或紫暗，冷痛，得温痛减，遇寒痛剧，沉而无力，间歇性跛行或剧痛，夜间更甚，腰酸，畏寒肢凉，肌瘦乏力，舌淡，苔白腻，脉沉迟无力或细涩，趺阳脉弱或消失。

治法：温阳活血，养血通脉。

主方：归龙丸加减。

当归10g　　细辛6g　　桂枝10g　　赤芍15g

地龙15g　　路路通15g

加减：肢端不温，冷痛明显，重用制附子10～20g，加干姜10g、木瓜15g；气虚明显，加用黄芪20g。

该证型的主要病因病机是消渴病久迁延，致阴阳气血俱虚，气虚则无力推动血行，血脉瘀滞，不通则痛，出现肤色黯淡、肢端疼痛等症；另一方面阳气不足，四末不温，筋脉失养，出现手足麻痹、皮温下降等表现。因此治疗应以温阳养血活血为法，以归龙汤治疗。归龙汤为当归四逆汤加减，去掉苦寒有毒之木通而改用银杏叶，另去甘草、大枣，加地龙、路路通，以加强活血通络作用。成无己曰："手足厥寒者，阳气外虚，不温四末；脉细欲绝者，阴血内弱，脉行不利。与当归四逆汤助阳生阴也。"当归四逆汤源于汉·张仲景的《伤寒论·厥阴病脉证并治》351条，原文曰："手足厥寒，脉细欲绝者，当归四逆汤主之"。主治营血不足，寒凝经脉，气血运行不畅，四末失于温养所致之厥证，全方温经散寒，养血通脉，为治疗血虚寒凝证之首选方剂。经现代药理学研究，当归四逆汤水提液有明显镇痛、抗感染及活血化瘀效果。

我科致力于防治DPN（消渴病痹证）及0级糖尿病足工作多年，采用归龙汤治疗DPN的总有效率达94.1%，课题"归龙丸对糖尿病周围神经病变内皮素、一氧化氮的影响"（广东省中医药管理局立项）结果证实，以温阳养血活血法立方的归龙丸方能明显改善DPN患者的临床症状，提高其腓神经的运动神经传导速度和感觉神经传导速度。而另一项临床研究"归龙丸方治疗糖尿病下肢血管病变的临床研究"证实归龙丸方能明显改善糖尿病下肢血管病变患者的下肢疼痛、麻木及间歇性跛行感，改善血液黏稠度及高凝状态，减轻血管的免疫炎症反应，改善ABI值及下肢彩超评分。另一项广东省中管局立项课题"归龙汤对糖尿病周围神经病变抗氧化应激的影响"证实，归龙汤能够减轻DPN患者临床症状，抑制氧化应激反应，改善神经营养状态。而实验研究结果显示，归龙丸方能提高早期糖尿病足大鼠血清脂联素含量，降低早期糖尿病足大鼠血清纤溶酶原激活物抑制物-1水平，改善糖尿病血管病变大鼠的高凝状态、免疫失衡状态。

（2）气虚血瘀证

症状：双足麻木，如有蚁行，肢末时痛，多呈刺痛，入夜痛甚，少气懒言，神疲倦怠，腰膝酸软，或面色㿠白，自汗，易于感冒，舌质淡紫，或有紫斑，苔薄白，脉沉涩。

治法：补气活血，化瘀通痹。

主方：补阳还五汤（《医林改错》）加减。

生黄芪20g	当归尾15g	川芎10g	赤芍15g
桃仁15g	红花10g	地龙15g	

加减：下肢麻木、抽搐，加川牛膝 15g、木瓜 15g。若四末冷痛，得温痛减，遇寒痛剧，下肢为著，入夜更甚，可选用当归四逆汤（《伤寒论》）合黄芪桂枝五物汤（《金匮要略》）化裁。

（3）阴虚血瘀证

症状：足挛急，酸胀疼痛，肢体麻木，或小腿抽搐，夜间为甚，五心烦热，失眠多梦，腰膝酸软，头晕耳鸣，口干多饮，多有便秘，舌质嫩红或暗红，苔花剥少津，脉细数或细涩。

治法：滋阴活血，柔肝（筋）缓急。

主方：芍药甘草汤（《伤寒论》）合四物汤（《太平惠民和剂局方》）加减。

白芍 15g　甘草 10g　生地黄 15g　当归 10g

川芎 10g　木瓜 10g　牛膝 15g　炒枳壳 15g

加减：脚足挛急、时发抽搐，加全蝎 6g、蜈蚣 3 条；五心烦热加地骨皮 15g、胡黄连 10g。

（4）痰瘀阻络证

症状：麻木不止，常有定处，足如踩棉，肢体困倦，头重如裹，昏蒙不清，体多肥胖，口黏乏味，胸闷纳呆，腹胀不适，大便黏滞，舌质紫暗，舌体胖大有齿痕，苔白厚腻，脉沉滑或沉涩。

治法：祛痰化瘀，宣痹通络。

主方：桂枝茯苓丸（《金匮要略》）合黄芪桂枝五物汤（《金匮要略》）加减。

茯苓 15g　姜半夏 12g　枳壳 10g　黄芪 15g

桂枝 10g　白芍 15g　苍术 12g　川芎 10g

生甘草 10g　薏苡仁 30g

加减：胸闷呕恶，口黏加藿香 15g、佩兰 15g，枳壳易枳实 15g；肢体麻木如蚁行较重者加独活 15g、防风 12g、僵蚕 10g；疼痛部位固定不移加白附子 15g、白芥子 15g、麻黄 6g。

（5）肝肾亏虚证

症状：肢体萎软无力，肌肉萎缩，甚至萎废不用，腰膝酸软，骨松齿摇，头晕耳鸣，舌质淡，少苔或无苔，脉沉细无力。

治法：滋补肝肾，填精益髓。

主方：左归丸（《景岳全书》）加减。

龟板 15g（先煎）	黄柏 15g	知母 15g	熟地黄 15g
白芍 15g	锁阳 15g	牛膝 15g	当归 10g
鹿角霜 15g			

加减：肾精不足加菟丝子 15g、黄精 15g；阴虚明显加枸杞子 15g、女贞子 15g。

（6）寒热错杂证

症状：口干、口苦，下肢麻痹、疼痛，灼热感，但肤冷，大便或结或烂，舌淡暗苔薄，脉弦滑。

治法：清上温下，攻补兼施。

主方：乌梅丸加减。

乌梅 15g	黄连 10g	黄柏 10g	熟附子 10g（先煎）
干姜 10g	细辛 4g	桂枝 15g	当归 15g
川牛膝 15g	黄芪 20g	白芍 15g	鸡血藤 15g

3. 经验举要

DPN 属中医"消渴病痹证"范畴，其发病机制多表现为本虚标实，本虚以气虚、阳虚为主，标实以血瘀、气郁、上热为主，临床上注重标本同治，寒温并用，内外合治。

（1）注重温阳养血，活血通络

消渴病患者素体阳虚，摄生不慎，或消渴病日久迁延，气血阴阳俱虚，阳虚失于温煦，四末不温，筋脉失养，则见手足麻痹，肢体发凉；气虚无力推动血行，留而为瘀，瘀血阻脉，不通则痛，出现肢端疼痛等症。阳虚血瘀为 DPN 主要病机，治疗当以温阳养血、活血通络为法，临证常选用归龙丸方加减。归龙丸方由当归、地龙、桂枝、赤芍、细辛、路路通、银杏叶七味药组成，是以当归四逆汤为基础化裁而成。《伤寒论》云："手足厥寒，脉细欲绝，当归四逆汤主之。"当归四逆汤主治寒凝经脉之厥证，符合 DPN 阳虚血瘀病机。临证中若患者疼痛明显，可加透骨消 15g，两面针 15g，两头尖 15g，取其中一两味加强止痛之力。若麻痹明显，可加炙麻黄 10g，白芥子 10g，使邪气走表以达到通络止痛之效。若口干明显，可加用玉竹 20g，丹参 30g 以养阴生津止痛。

（2）治病求本，注重温补脾阳，顾护后天之本

脾主四肢，主肌肉，脾为后天之本、气血生化之源，脾主升清，人体的四肢需要气输送营养。李东垣《脾胃论》曰："大抵脾胃虚弱，阳气不能生长，是春夏之令不行，五脏之气不生。"消渴日久，加之平素饮食不节，恣食生冷，脾胃亏虚，寒湿内生，困阻脾阳，阳气不达四末而见肢寒怕冷；四肢经络失于温养，不荣则痛，故见肢体麻木疼痛。笔者认为治疗DPN应注重温补脾阳，顾护后天之本，脾气充实，则四肢得以温养。临证多选用附桂理中汤加减。附桂理中汤为理中丸加附子、桂枝而成，脾肾双补，先后天并调，有温中祛寒止痛之效。若患者舌淡，苔白腻，考虑痰湿重，可加用佩兰10g，石菖蒲10g，砂仁6g以芳香化湿。

（3）注重寒温并用

消渴日久，患者病情复杂，亦可见寒热错杂。一方面阳气亏虚不能温煦，四肢失于温养，见肢体麻痹疼痛冰凉，畏寒怕冷，大便稀溏；另一方面阴津不足，阴不潜阳，虚阳浮越于上，见口干苦，面红、胸中烦热，舌红苔黄等症。治疗当寒温并用，攻补兼施。临证常选乌梅丸加减。《伤寒论》第338条"伤寒脉微而厥，至七八日肤冷，其人躁无暂安时者，此为脏厥，……，乌梅丸主之。"乌梅丸作为厥阴病的代表方，寒温攻补兼用，临床上，笔者灵活运用经方，运用乌梅丸治疗DPN属寒热错杂之证。结合广东地域特点，许多广东人饮食清淡，不能耐受方中蜀椒芳香辛辣之气，吾师运用乌梅丸多去蜀椒，代之以吴茱萸加强温里散寒之效，并嘱患者煎煮前用水冲洗吴茱萸以去其刺激之味。患者寒多热少，重用附子、肉桂、干姜、当归，加用淫羊藿15g，巴戟天10g；热多寒少，重用黄芩、黄连，绵茵陈，绵茵陈既可清热祛湿，又可止痛，宜重用；但仍需兼顾胃气，加用陈皮6g，砂仁6g，大枣10g。

（4）重视心理疏导，疏肝理气

DPN患者多病程长，症状明显，给患者带来极大精神和肉体上的痛苦。该病患者多有肝气郁结之象，临床可见肢体麻木疼痛，部位走窜，精神抑郁寡欢，睡眠差，喜太息，默默不欲饮食，口干苦，脉弦等。因此，治疗上需重视心理疏导，在诊病时要耐心对待患者，做好细致的解释工作，减轻患者心理负担，使他们自觉配合治疗，更好地发挥药效。气为血之帅，气行则血行，临证多嘱患者调畅情志，在温补脾阳基础上适当加用疏肝理气、宁心安神之品，如柴胡10g，合欢皮30g，夜交藤30g，素馨花15g等，或选用柴胡桂枝

龙骨牡蛎汤加减，从而改善患者睡眠，减轻肢体麻木疼痛症状，提高临床疗效。

（5）注重内外合治，综合治理

《理瀹骈文》："外治之理即内治之理，外治之药即内治之药，所异者法也。"治疗DPN，在辨证选方内服基础上，还应重视内外合治。内服用药重在辨证论治、整体治疗，外用药物侧重于治标、局部治疗。将两者结合应用可缩短病程、提高疗效。可多嘱患者中药复煎饮两次，第3煎可用来熏洗手足肢体，不仅可使药物直达病所，改善局部供血，起到活血通络止痛之效，还为患者节约医疗费用，起到综合治疗的作用。

三、中成药及外治法

（一）中成药

"久病及瘀"，病情严重或病程日久的患者，均可见血瘀表现。以上证型都可选用一种活血化瘀的中成药，如桂枝茯苓胶囊、脉复生口服液（本院制剂）等，住院患者可予云南灯盏细辛针、血栓通、丹参注射液等针剂。

（二）外治法

消渴病痹证可配合中药熏洗及穴位贴敷等外治法，药物直接作用于病变局部，具有活血化瘀、通络止痛、清热解毒、利湿消肿、改善肢体微循环等多种功能，增加临床疗效。

1. 中药熏洗

中药熏洗疗法，是用药物煎汤趁热在皮肤或患处进行熏蒸、淋洗的治疗方法（一般先用药汤蒸气熏，待药液温时再洗）。此疗法促使腠理疏通、脉络调和、气血流畅，从而达到预防和治疗疾病的目的。由于DPN早期病位在手部或足部，泡洗等外治法可以直接作用于病位，药物浓度高，药力专注。中医认为，血得寒则凝，得热则散，熏洗法是在热能的作用下通过皮肤孔穴、腧穴等直接吸收药物，进入血络输布全身发挥作用，促进血液循环，改善微循环和神经病变，从而防止溃疡的发生和发展，有效率达94%。

根据寒热不同，选用不同的中药熏洗治疗，凡患肢发凉、皮色不变或紫暗者为寒凝经脉所致，以羌活外洗方熏洗泡足，患肢皮色泛红而灼热者为瘀阻日久化热所致，以灵草外洗方熏洗泡足。

①羌活外洗方：羌活 30g、艾叶 30g、海桐皮 30g、当归 15g、生川乌 10g、吴茱萸 15g、细辛 10g 等。

功效：温阳活血止痛。血瘀重者加入白酒；疼痛明显者加入白醋。

羌活外洗方由羌活、独活、细辛、艾叶、归尾、川红花、麻黄、吴茱萸、海桐皮组成。羌活、独活祛风湿、散寒邪、利关节而止痹痛，共为君药。《本草正文》云："独活为祛风通络之主药……气味雄烈，芳香四溢，故能宣通百脉，调和经络，通筋骨而利机关，凡寒湿邪之痹于肌肉，着于关节者，非利用此气味雄烈之味，不能直达于经脉骨节之间，故为风痹痿软诸大证必不可少之药。"《本草汇言》曰："羌活功能条达肢体，通畅血脉，攻彻邪气，发散风寒风湿。"古代羌活、独活不分，后世医家认为羌活气清属阳，善行气分，能直上顶巅，横行肢臂，而独活善行血分，其味较厚，则以专治腰膝足胫等证。但正如《本草正文》所云二活通利机关，宣行脉络，其功若一，固此在本方中相须为用，效果尤佳。红花活血化瘀止痛，《景岳全书》指出其"惟入血脉……能破血通瘀"；当归尾补血活血止痛。两药相合活血化瘀力强，助君药起通经络、除痹痛之功，共为臣药。艾叶、吴茱萸、海桐皮同为佐药。艾叶温经散寒止痛，《景岳全书》指出其"能通十二经……善于温中逐冷除湿，行血中之气，气中之滞"；吴茱萸助阳散寒止痛，《神农本草经》载"主治温中下气，止痛，除湿血痹，逐风邪"；海桐皮祛风通络止痛，《本草纲目》指出其"主腰脚不遂，血脉顽痹，腿膝疼痛……能行经络，达病所"。三药合用，助君臣药祛风通络、温经散寒、除痹止痛，同为佐药。麻黄性温，善开发肌肤腠理；与细辛相合，温通肌肤腠理，又能引诸药直达病所，共为使药。全方共奏活血、祛风、通络、止痛之功。我科在既往的研究中证实，羌活外洗方熏洗下肢能有效改善 DPN 患者的临床症状，改善神经传导功能。

②灵草外洗方：羊蹄草 30g、蚤休 30g、虎杖 30g、野菊花 30g、三丫苦 30g 等。

功效：清热活血止痛。

灵草外洗方为我院名老中医从民间征集，多以羊蹄草、三丫苦等清热解毒的南药为主。煎药外用一方面可以直达病所，另一方面又可以减少口服汤剂药物苦寒对脾胃功能的影响，对于以红肿热痛等阳热症状为主的消渴病痹证患者屡有奇效，且方中羊蹄草、野菊花等药物经现代药理研究发现，其煎剂对真菌、绿脓杆菌、溶血性金黄色葡萄球菌等病原体有明显的抑制作用。笔者曾接诊一消渴病痹证合并丹毒的患者，辗转多家医院经西医青霉素系统抗感染治疗后仍有右上肢肿痛，手指屈伸不利，加用地奥司明、草木犀流浸片等药物消肿效果仍不明显。余视其舌淡黯，苔白，脉细，为气虚血瘀之表现，但右前臂、右手掌肤色鲜红，肤温升高，屈伸不利，触之疼痛，乃舍脉从证，予灵草外洗方外洗患肢以清热活血止痛。患者自诉单次使用已觉热痛症状减轻，1周后肿胀大减，继续使用两周后红肿热痛症状消失，手指屈伸较前大为改善，凸显了中医药简便廉验的优势特点。

阳虚血瘀证、气虚血瘀证、痰瘀阻络证、肝肾亏虚证选用羌活外洗方；阴虚血瘀证选用灵草外洗方。

2. 本草帖贴敷

阴证：本草帖1号贴敷（穴位：气海、血海、肾俞、脾俞、足三里、三阴交等）。

阳证：本草帖2号贴敷（穴位：胃俞、脾俞、足三里、曲池等）。

3. 针灸疗法

①体针：气虚血瘀证取内关、气海、合谷、血海、足三里、三阴交、胰俞、肺俞等。阴虚血瘀证取肝俞、肾俞、胰俞、足三里、三阴交、太溪、曲池、合谷等。痰瘀阻络证取合谷、曲池、脾俞、胰俞、血海、足三里、三焦俞、三阴交、丰隆、解溪、太冲、梁丘等。肝肾亏虚证取穴肝俞、脾俞、肾俞、胰俞、足三里、三阴交、承山、伏兔等。阳虚寒凝证取外关、曲池、肾俞、命门、腰阳关、关元、环跳、阳陵泉、阴陵泉、绝骨、照海、足临泣、胰俞、手三里等。湿热阻络证取穴大椎、阴陵泉、曲池、内庭、合谷、三阴交、太溪、养老等。

②艾灸：用于气虚血瘀证、痰瘀阻络证。取太溪、三阴交、足三里、合谷、曲池、涌泉、承山、委中、太冲、行间等。

四、调护

DPN患者因下肢麻痹、疼痛，严重影响生活，且惧怕糖尿病足的发生，因此日常调护非常重要。

（1）心理：关心开导患者，使患者对自己的病情有正确的认识，解除不必要的恐惧、焦躁和消极悲观情绪，树立战胜疾病的信心，积极配合治疗，控制血糖，减少此病的发生及发展。可采用耳穴埋豆、足底按压改善心理症状。

（2）定期评估足部感觉减退、麻木、刺痛的程度；足背动脉搏动有无减弱，做相关检查，如神经阈值、ABI等。

（3）加强足部护理：防止足部病损，要指导高危患者做以下几方面：每天检查双脚1~2次：包括有无鸡眼、厚茧、水疱、发红；每个脚趾间有无裂痕、感染、水疱或皮肤变色；足部皮肤是否干燥。保持足部的清洁：每天以温和肥皂清洗，洗脚水先由他人测好水温（水温不超过37℃），洗毕，用柔软浅色毛巾擦干。冬天注意保暖，避免使用热水袋保暖，谨防烫伤皮肤而引起感染；经常按摩足部；每天进行适度运动，如散步、起坐等，以促进血液循环。修剪趾甲时要用趾甲钳，勿用剪刀，趾甲要剪平直，齐趾端，勿剪成尖或圆形，趾甲修剪后用钝头锉刀磨平趾甲面，如本人视力不佳或活动欠灵活，应由家人代劳；嵌入性趾甲或硬厚趾甲勿自行处理，应找整形、外科或足部医生处理。鸡眼和厚茧也应由足部医生处理。鞋袜要宽松、柔软、透气。

五、验案举要

病案一

患者男，65岁。2016年5月16日初诊。因"口干多饮伴手足麻痹疼痛5年"就诊。现予格列美脲4mg，qd，二甲双胍0.50g，tid，口服降糖。初诊时症见：精神疲倦，手足麻痹疼痛，疼痛剧烈，影响夜间睡眠，遇温痛减，平素怕冷，喜饮热水，纳一般，睡眠差，大便干结，2~3日一次，质硬。查体：四肢肤温低，舌淡胖暗，苔薄白，脉沉细。空腹血糖10.9mmol/L。

西医诊断：糖尿病周围神经病变。

改用胰岛素降糖，门冬胰岛素30注射液早12U晚8U餐前皮下注射。复测餐后血糖：8.9mmol/L。

中医诊断：消渴病痹证，证属阳虚血瘀。

治以温阳养血，活血通络，方用归龙丸方加减。

细辛6g	桂枝15g	当归15g	白芍30g
地龙6g	桃仁10g	厚朴30g	威灵仙20g
党参30g			

每日1剂，复煎再饮，服5剂，辅以羌活外洗方熏洗局部。

二诊：手足冷痛减轻，大便较前顺畅，仍睡眠欠佳，原方加夜交藤30g、柴胡10g、柏子仁15g，服7剂。

三诊：患者手足冷痛明显减轻，睡眠改善，大便每日一次，继续上方加减治疗3个月，诸症消失。

按：患者怕冷、遇温痛减，舌淡胖暗，苔薄白，脉沉细，为阳虚血瘀之征象，故选用温阳活血通络的归龙汤。归龙汤为我科的协定处方，由经方当归四逆汤化裁而来。成无己曰："手足厥寒者，阳气外虚，不温四末；脉细欲绝者，阴血内弱，脉行不利。与当归四逆汤助阳生阴也。"当归四逆汤全方以散寒通脉立治，临证时若见血虚寒滞、湿痹挛痛之证，不拘何病皆可用本方治疗。归龙汤正是由当归四逆汤去通草、白芍改用赤芍，加地龙、银杏叶、路路通组成。方中当归甘温，养血和血；赤芍主入血分，活血通经，散瘀行滞，二者共为君药；桂枝辛温，善祛血中之寒，温经通血脉；地龙咸寒，既通利经络、除痹止痛，又可制约他药温燥太过，二者共为臣药；细辛辛温，既温经散寒，又助桂枝温通血脉；路路通味苦性平，微香行散，通经脉，以畅血行；银杏叶味甘苦而涩，活血化瘀，通络止痛，四者共为佐药。诸药合用，共奏温阳养血、活血通络之功，体现了本方活血通络而无伤阴之弊，寒温并用，既不温燥耗津，又不寒凉留滞的配伍特点。另辅以辛温通络的羌活外洗方浸泡双足，加强散寒活血通络，故患者手足冷痛等症状明显减轻。

病案二

患者男，62岁，因"发现血糖升高10年余，双足底麻痹1周"于2017年5月24日就诊。患者10年前体检发现血糖升高，具体不详，在外院诊断为"2型糖尿病"，一直予运动饮食控制，近期服用"糖脉康5g, tid"，自诉空腹血糖控制在5.6~6.5mmol/L，餐后血糖7.0~9.0mmol/L。1周前患者受凉后开始出现咳嗽，咳少量白色稀痰，双足底麻痹、灼热感，无恶寒发热，无周身骨痛，予中药（射干麻黄汤之类）调理后，咳嗽、咳痰症状较前明显减轻，但双足底麻痹、灼热感无明显改善，遂至我科就诊。现症见：双足底麻痹、灼热感，间有蚂蚁咬感，左小腿内侧灼热疼痛，疼痛为针刺感，几声咳嗽，咳少量白痰，怕冷，无发热，纳眠可，二便正常，平素常觉手足心热。既往否认"高血压""冠心病"等病史。否认有药物、食物过敏史。体格检查：BP 150/80mmHg，HR 80次/分，律齐。双足底浅感觉减弱，基本对称。舌暗红，苔薄白，脉弦无力。FBG 6.5mmol/L。

中医诊断为消渴病痹证，证属上寒下热。

西医诊断为 2 型糖尿病并周围神经病变。治以寒热并调，予乌梅丸加减。

乌梅 15g   桂枝 10g   白芍 30g   熟附子 10g（先煎）

黄连 10g   黄柏 10g   牛膝 15g   炙甘草 15g

柴胡 10g   干姜 10g   细辛 4g   木瓜 30g

水煎服，日 1 剂，共 7 剂。

二诊：患者咳嗽、咳痰症状好转，足底灼热感减轻，仍觉左侧小腿上针刺感。舌暗红，苔薄白，脉弦无力。上方去木瓜，加黄芪 30g，鸡血藤 30g，连服 7 剂。

三诊：诸症基本消除。舌暗红，苔薄白，脉沉。

按：乌梅丸出自《伤寒论•厥阴病脉证并治》，由乌梅、细辛、蜀椒、桂枝、干姜、附子、黄连、黄柏、当归、人参等药物组成。原主治蛔厥、久痢。而吾师认为乌梅丸乃肝气亏虚，厥阴不合，阳气外越，虚寒内生，相火内郁化热导致的寒热错杂之证，对虚实兼有、阴阳错杂、寒热混淆的病证尤为有效。本案患者既有"咳嗽、咳白痰、怕冷"等上寒之象，又有"足底灼热"之下热之象，属寒热错杂之证，故选用乌梅丸加减，以温上清下，寒温并用，攻补兼施，终获良效。在临床上亦有许多疑难杂症寒热错杂，虚实并见，选方用药一时很难定夺，但凡病机符合寒热错杂者，不必拘泥于条文，均可选用乌梅丸，随证加减，异病同治。

病案三

患者男，41 岁，因体重下降 1 年半，口干多饮半年余，双足麻木 2 个月，于 2016 年 5 月 10 日在我科住院。诊断为：2 型糖尿病，高血压病。患者 2015 年初至 2015 年 5 月，无明显诱因下出现体重逐渐下降，两年共下降 5kg，未予重视，2015 年 10 月开始出现口干多饮多尿，多食易饥，单位体检测空腹血糖 17mmol/L，仍未予重视，未予药物治疗。2016 年 3 月底开始出现双下肢麻木，至荔湾医院神经内科就诊，查空腹血糖 16mmol/L，诊断为"2 型糖尿病并周围神经病变"，予口服降糖药物治疗，具体不详，未监测血糖情况，2016 年 5 月入院，症见：精神疲倦，口干多饮，无视物模糊，双足麻痹、疼痛，无心悸胸闷，无咳嗽、咳痰，纳可，眠一般，小便多，夜尿 3～4 次/晚。既往有高血压病史。入院后予胰岛素泵强化降糖，甲钴胺分散片营养神经，硫辛酸抗氧化，依帕司他抗多元醇，坎地沙坦降压，灯盏细辛注射液活血化瘀，患者双下肢仍疼痛，以下肢针刺感、烧灼感、蚁咬感等感觉异常为主，夜间为甚，下肢怕风，遇冷加重。手指尖麻，四肢肌肉萎缩。

疲倦，乏力，动则汗出，多饮，喜温水，每日约 1500ml。口气重，无腹胀，无口腔溃疡，喉中无痰。大便 3~4 日 1 次，难解。舌淡偏暗，苔薄黄偏腻。脉偏滑，重取无力。先予桂枝加葛根汤加味：

桂枝 15g	白芍 30g	炙甘草 10g	麻黄 5g
黑枣 10g	生姜 10g	葛根 30g	川牛膝 15g
威灵仙 20g	鸡血藤 15g	赤芍 15g	忍冬藤 15g

患者服用后略有好转，但上症仍在。考虑患者脉滑苔腻，为湿邪内蕴，湿为阴邪，遇寒加重。患者脉象重取无力，六脉偏沉、偏弱，右边寸、尺脉沉弱，左边寸脉偏浮，关、尺脉虚。表明患者本质虚寒，兼太阳表证。寒主收引，寒湿则痛甚。舌暗为夹有瘀血。予小续命汤加减，以健脾化湿，通络止痛。配合中药穴位贴敷双涌泉穴、三阴交、足三里。

石膏 30g（先煎）	干姜 15g	当归 30g	赤芍 15g
川芎 30g	大黄 10g	红参 10g	水蛭粉 1g（冲）
蜈蚣 1 条	全蝎 10g	天麻 30 g	炙甘草 10g
麻黄 10g	桂枝 15g		

7 剂后，患者症状好转，恶风明显减轻，疼痛好转，夜间睡眠好转。面色较前红润。上方去麻黄、桂枝，加熟附子 15g（先煎）。

按：患者病机为虚寒、湿邪、胃火，又兼太阳表证，病情较为复杂。考虑《古今录验》续命汤，"治中风痱，身体不能自收，口不能言，冒昧不知痛处，或拘急，不得转侧"，"麻黄、桂枝、当归、人参、石膏、干姜、甘草各三两，穹穷一两，杏仁四十枚"。患者无拘挛，口齿不清，运动功能障碍，但冒昧不知痛处与之类似，是一种感觉障碍，本患者也有感觉障碍。另外，从处方上看：①续命汤中有桂枝麻黄各半汤，就是针对表寒证，其中麻黄可以散寒止痛，"太阳病，头痛，发热，身疼，腰痛，骨节疼痛，恶风，无汗而喘者，麻黄汤主之"。麻黄汤主证均为一派痛证，故推测麻黄止痛效果好。麻黄一药，首载于《神农本草经》："主中风，伤寒头痛，温疟，发表出汗，去邪热气，止咳逆上气，除寒热，破癥坚积聚"。桂枝辛温，通经络散寒止痛。②本方含有石膏、大黄。石膏清阳明胃热，大黄通阳明腑气。③本方还有干姜，奇妙之处在于本方能斡旋中焦气机。若中焦气机紊乱，脾气不升，脾不升清，肌肉得不到气血供养，则易疲倦；

胃气浊阴不降，"四肢皆禀气于胃"，故中焦的气机斡旋、升降出现问题，则影响肌肉功能。刘方柏认为石膏清降胃气，干姜温升脾气，从而恢复中焦正常的气机。《内经》："帝曰：脾病而四肢不用，何也？岐伯曰：四肢皆禀气于胃而不得至经，必因于脾乃得禀也。今脾病不能为胃行其津液，四肢不得禀水谷气，气日以衰。脉道不利，筋骨肌肉皆无气以生，故不用。"④本方中还有当归养血，川芎活血，附子温阳祛寒湿。另外，本病患者还应用了虫类药物，如全蝎、蜈蚣、水蛭等。

病案四

患者女，65岁，因双手麻木痹痛3年余，加重1周于2017年1月25日就诊。患者于3年前无明显诱因出现双手痹痛，无关节肿胀变形及晨僵，少许活动不利，未做特殊处理，后痹痛加重，渐出现麻木，伴双手发凉，痹痛多于寒湿天气发作，夏天减轻，曾去当地医院就诊查风湿三项提示："类风湿因子阴性"，与中成药对症处理（具体不详），经治疗后症状好转但时有反复，期间未再规律用药，1个月前做家务，接触冷水受凉后双手麻木痹痛加重，指间关节冷痛，局部发凉，热水泡手后减轻，疼痛多于夜间及晨起时加重，甚则影响睡眠，无明显晨僵，为求进一步诊治，遂至我院门诊就诊，症见：患者神情，精神疲倦，双手麻木痹痛，双手发凉，无抽搐及晨僵，关节无肿胀变形，纳食欠佳，伴口干口苦，小便黄，大便稍硬，睡眠一般。既往有2型糖尿病10余年，规律用药，现血糖控制可，否认肝炎、结核等传染病，否认手术史及输血史。体格检查：血压120/84mmHg，心率85次/分，律整。双肺呼吸音清，未闻及干湿性啰音。腹平软，无压痛，无反跳痛，腹部未扪及包块，肝右肋下、剑突下未及。四肢关节无畸形。舌暗红，苔薄黄干，脉弦数。外院查风湿三项阴性。2016年10月8日我院检查自身抗体二项正常。中医诊断为痹证，证属寒热错杂。西医诊断为糖尿病周围神经病变。治以温经散寒，清热除湿。予桂枝芍药知母汤加减：

桂枝 15g	白芍 15g	知母 10g	麻黄 5g
白术 15g	防风 10g	熟附子 10g（先煎）	葛根 15g
黄连 10g	炙甘草 6g	川牛膝 10g	玉米须 15g
生地黄 15g	全蝎 10g		

二诊：患者双手痹痛及发凉感较前明显减轻，小便仍色黄，大便可，心烦，夜间难以入睡，减用熟附子至5g，去麻黄，加用黄芪30g，肉桂3g。

按：患者为老年女性，既往有 2 型糖尿病史 10 余年，双手指间关节麻木痹痛，须与风湿性及类风湿性关节炎相鉴别，根据辅助检查及症状可排除，考虑由糖尿病周围神经病变引起。《内经》："风寒湿三气杂至，合而为痹也"，中医认为通则不痛，风寒湿邪侵袭人体，阻滞于肌肉经络之间，局部气血循行不畅故见痹痛，经脉失养则麻木。《金匮要略·中风历节病脉证并治》："诸肢节疼痛，身体魁羸，脚肿如脱，头眩短气，温温欲吐，桂枝芍药知母汤主之"。患者双手麻木痹痛，伴发凉，且口干口苦，小便黄，属于痹证之寒热错杂。舌暗红，苔黄干，脉弦数皆为寒热错杂之象。本病为感受寒湿之气，郁而化热。桂枝与附子通阳宣痹，温经散寒；桂枝配麻黄、防风，祛风而温散寒湿；白术助附子除湿；知母、芍药益阴清热。加用川牛膝活血化瘀，引血火下行；黄连清中焦胃热；玉米须清热利尿；生地黄清热凉血，养阴生津。温散寒湿之邪，佐以清热。《医学入门》曰："麻，气虚也。……盖麻犹之痹，虽不知痛痒，尚觉气微流行。"故二诊时加用黄芪 30g 益气补虚，肉桂 3g 引火归元。本病治疗体现了辨病与辨证治疗的结合。

病案五

患者女性，69 岁，因"发现血糖升高伴下肢麻痹、痛性痉挛 8 年"于 2017 年 2 月 20 日首诊。8 年前体检发现空腹血糖达 8.1mmol/L，当时无明显口干多饮、多尿、多食易饥、消瘦，有双足麻木痹痛、双小腿夜间阵发性痛性痉挛，曾在我院住院，完善口服葡萄糖耐量 +C 肽释放试验、下肢感觉阈值测量等检查确诊 2 型糖尿病并糖尿病性周围神经病变，予优泌乐 25R 笔芯早晚餐前皮下注射控制血糖；2 年前患者无专科随诊，自行停用胰岛素，在社区卫生中心取药，当时具体服药方案不详；1 年前患者开始出现口干多饮、多尿，双下肢麻木痹痛、痛性痉挛加重，到某三级甲等医院就诊，调整降糖方案为格列美脲片 3mg，qd，服药期间自测空腹血糖波动于 7~12mmol/L，餐后血糖最高达 18mmol/L，口干多饮、多尿、双下肢麻痹等症状逐渐加重，遂回我科门诊复诊。患者就诊时见：精神一般，口干多饮、多尿、夜尿 2~4 次，双踝关节以下麻木、痹痛，双小腿阵发性痛性痉挛，双下肢麻痹挛痛每于夜间加重，干咳，夜间尤甚，无痰、无呼吸困难，无下肢间歇性跛行，无明显多食易饥，体重稍下降，睡眠差，大便干结。患者有高血压病、高血压性心脏病病史，现服硝苯地平控释片 30mg，qd，日常血压波动在 120/70mmHg 左右。查体：心肺腹部无异常体征，四肢关节未见畸形。双下肢皮色正常，双踝关节以下皮温稍降低，双足背动脉、胫后动脉搏动存在；10g 尼龙丝试验阳性，双足第一趾振动觉及温度觉减退，双踝反射及双膝反射均消失。舌淡白、边有齿痕、舌尖少量瘀点，苔薄白，脉细略沉。辅助检查：糖化血红蛋白 11.6%；UACR 16.81mg/mmol。血常规、尿常规、ALT、AST、γ-GGT、BUN、CR、UA 均正常。

中医诊断：消渴病痹证（阳虚血瘀）。

西医诊断：①2 型糖尿病并糖尿病性周围神经病变、糖尿病性肾病；②高血压 3 级，很高危组；③高血压性心脏病。

西医治疗：调整降糖方案为重组甘精胰岛素注射液 10U 睡前皮下注射，格列美脲片 2mg，qd，二甲双胍片 0.25g，tid。

中药内服：
归尾 15g	地龙 10g	赤芍 15g	细辛 3g
桂枝 10g	路路通 15g	熟附子 5g（先煎）	干姜 10g
南杏仁 15g	紫苏子 15g	桔梗 10g	甘草 6g

4 剂，每日 1 剂、双煎。

中药羌活外洗方（羌活、独活、细辛、艾叶、归尾、川红花、麻黄、吴茱萸、海桐皮，以上各药按本院固定处方剂量配比，全部研磨成粉末，布袋包装）4 包，每日 1 包。用法：2 升沸水冲调，水温大于 40℃时以蒸汽熏蒸双足，待水温降至 40℃时浸泡双下肢，以液面浸泡至双小腿足三里穴附近为宜。2017 年 2 月 23 日复诊：患者咳嗽大减、偶有轻咳，双小腿痛性痉挛止、双足麻木痹痛明显减轻，咳嗽、足部麻木均不影响睡眠，口干多饮缓解，食欲正常，夜尿 1 次，大便通畅。查体：双足皮温基本正常。其余体征基本同前。舌尖稍红，少许齿痕、瘀点，苔薄白，脉沉细。

中药内服：
归尾 15g	地龙 10g	赤芍 15g	细辛 3g
桂枝 10g	路路通 15g	熟附子 9g（先煎）	干姜 10g
南杏仁 15g	桔梗 10g	川牛膝 15g	知母 10g
甘草 6g			

7 剂，每日 1 剂、双煎。

中药羌活外洗方 7 包熏洗双足，方法同前。2017 年 3 月 2 日复诊：患者咳嗽已止，无明显口干多饮，夜尿 1 次，双足麻木轻微，无痹痛，小腿无痛性痉挛，胃纳、睡眠正常，大便正常。此后以归尾 15g、地龙 10g、赤芍 15g、细辛 3g、桂枝 10g、路路通 15g、熟附子 9g（先煎）、干姜 10g、川牛膝 15g、黄芪 15g、甘草 6g 为基本方，随证加减，配合羌活外洗方熏洗双足 1 个月。至 2017 年 4 月 6 日复诊，患者下肢麻木痹痛诸症已消失。

　　按：本例患者临床表现为冷、麻、痹、痛并存且入夜加重，膝踝反射消失，双足对称性感觉异常，是一则典型的糖尿病性周围神经病变病例。且本例患者存在干咳夜甚、口干、大便干结等众多兼杂证候，若临证施治缺乏整体观，则容易犯"一叶障目不见泰山"之误。从舌脉象可见，本例患者下肢冷麻痹痛与口干、干咳、大便干结皆因消渴日久，肺、脾、肾三脏阳气亏虚、瘀血内阻所致，故内服汤剂以归龙丸方联合四逆汤作为基本方，取温阳散寒、活血通络、养血和血之意，适当配合杏仁、桔梗调节肺之宣肃，另配合羌活外洗方熏洗双下肢，取祛风通络之意，内外合治 4 天诸症大减，持续用药 1 个月冷麻痛痹基本消失，且咳嗽、口干、大便干结均一举除之。由此可见温阳养血活血法内外合治方案疗效确切。既往临床研究结果显示，归龙丸方能改善 DPN 患者的症状，且能改善 DPN 患者神经传导速度、血液流变学、血清内皮素和一氧化氮水平。羌活外洗方熏洗下肢能有效改善 DPN 患者的临床症状。既往实验研究结果显示，归龙丸方能提高早期糖尿病足大鼠血清脂联素含量、降低早期糖尿病足大鼠血清纤溶酶原激活物抑制物 -1 水平，改善糖尿病血管病变大鼠的高凝状态、免疫失衡状态。

　　病案六

　　患者女，62 岁，因"口干多饮多尿 8 年，四肢麻痹 1 年"来诊，缘患者 8 年前无明显诱因出现口干多饮多尿等症，到我院门诊就诊，测空腹血糖 9.2mmol/L，餐后 2 小时血糖 14.6mmol/L，诊断为 2 型糖尿病，平素服用格列美脲 2mg、qd、伏格列波糖 0.2mg、tid 降糖，血糖控制可。2015 年 8 月 11 日至 8 月 21 日因右下肢皮肤破溃在我科住院，诊断为：①糖尿病足；②糖尿病周围神经病变；③ 2 型糖尿病。予以降糖、抗感染、营养神经等治疗，病情好转后出院。现症见：精神疲倦，双足麻痹，右小腿疼痛，无抽搐，右小腿伤口，纳欠佳，睡眠可，二便调。舌淡，苔薄白，脉沉细。既往有高血压病、骨质疏松病史。体格检查：血压 130/75mmHg，心率 84 次 / 分，律整，双足足背动脉搏动减弱。辅助检查：感觉阈值检查：双下肢震动感觉阈值 24V，提示双下肢有中度神经病变风险。踝肱指数：左 1.0，右 1.2，提示双下肢血管供血未见明显异常。

中医诊断：消渴病痹证。证候诊断：阳虚血瘀。

西医诊断：糖尿病周围神经病变。

治法：温阳健脾，活血化瘀，通络止痛。

处方：附子理中丸加减。

熟附子 10g（先煎）	桂枝 15g	党参 15g	白术 15g
干姜 10g	炙甘草 6g	砂仁 6g（后下）	稻芽 30g
麦芽 30g	陈皮 6g		

7剂，日1剂，水煎服。

二诊：

症状：间歇性跛行，时有下肢牵扯痛，无抽搐，右小腿伤口愈合尚可，纳眠可，大便2日一行。舌淡，苔薄白，脉沉细。

方药：熟附子 10g（先煎）	桂枝 15g	党参 15g	白术 15g
干姜 10g	炙甘草 6g	当归 15g	川芎 15g
地龙 10g	牛膝 15g	白芍 30g	细辛 4g
毛冬青 20g	丹参 30g		

7剂，日1剂，水煎服。

三诊：

症状：双下肢疼痛减轻，大便量少。舌淡，苔薄白，脉沉细。

方药：熟附子 10g（先煎）	柴胡 10g	路路通 15g	白术 30g
玄参 20g	炙甘草 6g	麻黄 6g	川芎 15g
连翘 15g	桂枝 15g	党参 10g	丹参 30g
地龙 10g	牛膝 15g	白芍 30g	细辛 4g
毛冬青 20g			

7剂，日1剂，水煎服。

四诊：

症状：双下肢疼痛明显减轻，双足趾稍许麻痹，大便烂。舌淡，苔薄白，脉沉细。

方药：熟附子 10g（先煎）	路路通 15g	麻黄 6g	白芥子 10g
干姜 10g	当归 15g	连翘 15g	桂枝 15g
党参 10g	白术 15g	炙甘草 6g	川芎 15g

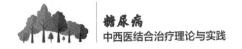

| 地龙 10g | 牛膝 15g | 白芍 30g | 细辛 4g |
| 毛冬青 20g | 丹参 30g | | |

7 剂，日 1 剂，水煎服。

五诊：

症状：诉服上次中药后大便难解，呈羊屎状，现觉双足末端畏寒，双下肢时有疼痛，时有皮肤新发皮疹。纳眠可，大便 2~3 日一行。舌淡，苔薄白，脉沉细。

方药：熟附子 10g（先煎）　路路通 15g　麻黄 6g（先煎）　干姜 10g

枳实 15g	桂枝 15g	党参 10g	白术 30g
炙甘草 6g	川芎 15g	地龙 10g	牛膝 15g
白芍 30g	细辛 4g	毛冬青 20g	丹参 30g

7 剂，日 1 剂，水煎服。

六诊：

症状：四肢散在新发皮疹，色淡，针刺感，双足麻痹，双下肢灼热感。纳眠可，时腹痛，大便次数增多，质稀。舌淡，苔薄白，脉沉细。

方药：熟附子 10g（先煎）　路路通 15g　麻黄 6g（先煎）　干姜 10g

枳实 15g	赤芍 15g	桂枝 15g	党参 10g
白术 15g	炙甘草 6g	川芎 15g	地龙 10g
牛膝 15g	细辛 4g	毛冬青 20g	丹参 30g

7 剂，日 1 剂，水煎服。

七诊：

症状：四肢仍有新发皮疹，疼痛，色暗红，双足后跟时有瘙痒，双足麻痹减，双膝疼痛减，大便 2~3 日一行。舌淡，苔薄白，脉沉细。

方药：熟附子 10g（先煎）　路路通 15g　麻黄 6g（先煎）　干姜 10g

苦杏仁 10g	白花蛇舌草 15g	桂枝 15g	党参 10g
白术 30g	炙甘草 6g	川芎 15g	地龙 10g
牛膝 15g	细辛 4g	毛冬青 20g	丹参 30g

7 剂，日 1 剂，水煎服。

八诊：

症状：双膝稍许疼痛，无双下肢抽筋，无新发皮疹，纳可，眠差，大便2日一行。舌淡，苔薄白，脉沉细。

方药：熟附子10g（先煎）　路路通15g　　　麻黄6g（先煎）　干姜10g

　　　苦杏仁10g　　　　白花蛇舌草15g　桂枝15g　　　　党参10g

　　　白术30g　　　　　炙甘草6g　　　　川芎15g　　　　地龙10g

　　　牛膝15g　　　　　细辛4g　　　　　毛冬青20g　　　丹参30g

　　　日1剂，水煎服。

按：该案患者消渴日久，加之平素饮食不节，恣食生冷，脾胃亏虚，寒湿内生，困阻脾阳，阳气不达四肢而致肢体怕冷；四肢经络失于温养，不荣则痛，故见肢体麻木疼痛。李东垣《脾胃论》曰："大抵脾胃虚弱，阳气不能生长，是春夏之令不行，五脏之气不生。"《医权初编》中曰："一切虚证，不问在气在血，在何脏腑，而只专补脾胃；脾胃一强，则饮食自倍，精血日旺，阳生而阴亦长矣。"吾师认为，脾主四肢，脾主肌肉，脾为后天之本，脾胃为气血生化之源，脾主升清，人体的四肢需要气输送营养。治疗糖尿病周围神经病变应在温阳养血、活血通络同时注重从脾论治，培补后天之本。临证多选用附子理中汤加减。方中党参益气健脾，干姜温中散寒，白术健脾燥湿，炙甘草温中缓急。加用附子温补肾阳，共奏脾肾双补，先后天并调，温中祛寒止痛之效。若患者小腿抽筋，与芍药甘草汤合用缓急止痛；疼痛明显，考虑瘀血内阻，不通则痛，加用毛冬青、丹参加强活血化瘀之力，细辛止痛。

（赵志祥）

参考文献

[1]《中国2型糖尿病防治指南》编写组.中国2型糖尿病防治指南.北京：北京大学医学出版社，2013：1-2.

[2] American Diabetes Association.Standards of medical care in diabetes 2007.Diabetes Care，2007，30 Suppl 1：S4-S41.

[3] 中华中医药学会.糖尿病中医防治指南.北京：中国中医药出版社，2007：11.

[4] 林兰.现代中医糖尿病学.北京：人民卫生出版社，2008：600-616.

[5] 中华中医药学会.糖尿病周围神经病变中医防治指南.中国中医药现代远程教育，2011，9(22)：119-121.

［6］冷雪，谷丽艳，朱芳.2 型糖尿病中医证型流行病学调查及其中医病因病机初探.中华中医药杂志，2015，30(3)：732-735.

［7］伊娜，简小兵，王文英，等.归龙丸对糖尿病周围神经病变患者血液流变学、ET、NO 影响的临床观察.新中医，2009，41(2)：36-38.

［8］谢恬恬，简小兵.归龙汤对阳虚血瘀型糖尿病周围神经病变患者 TNF-α、IL-6 水平的影响.陕西中医，2017，38(12)：1703-1705.

第三章
糖尿病足

第一节　现代医学对糖尿病足的认识

一、流行病学

糖尿病足（diabetic foot，DF）是指糖尿病患者由于合并神经病变及各种不同程度末梢血管病变而导致的下肢感染、溃疡形成和（或）深部组织破坏。其临床特点为早期肢端麻木、疼痛（静息痛）、发凉和（或）有间歇性跛行，继续发展则出现下肢远端皮肤变黑、组织溃烂、感染、坏疽。由于此病变多发生于四肢末端，因此又称为"肢端坏疽"。DF溃疡使患者生活质量严重下降，且因治疗相当困难，治疗周期长，医疗费用高，因此本病的预防和治疗就成了医学界研究的重点。且其也是使我国糖尿病患者致残、致死的严重慢性并发症之一。DF病变包括糖尿病神经性病变、周围血管疾病、神经性关节病、溃疡形成、DF性骨髓炎和DF最终发展结果截肢。文献报道，近年来在发达国家DF有非常高的发病率和死亡率，DM患者中DF的发病率高达25%。据估计，全球每年有超过100万的DM患者因DF而施行截肢术，给个体、社会和经济发展都带来了重大的影响。

二、发病机制

现代医学认为 DF 的发病与糖尿病并发血管病变、神经病变、肌病变、感染等多种诱因有关。其病理基础是动脉粥样硬化、毛细血管基膜增厚、内皮细胞增生、红细胞变形能力下降、血小板聚积黏附力增强、血液黏稠度增加、中小动脉管腔狭窄或阻塞、微循环发生障碍，致使组织器官缺血、缺氧及并发神经病变等造成坏疽。目前，糖尿病足发病机制比较复杂，主要认为与以下几点相关：

1.DM 神经性病变发病机制

DM 神经性病变主要通过不同程度地影响机体感觉、运动和自主功能，引起机体发生病变，从而出现相应的临床症状，包括灼热感、麻刺感、麻木感、夜间腿痛等。感觉神经病变致使足部对刺激敏感性降低，这将使足部易受到外伤，直到足部形成溃疡后才能引起重视。临床上研究显示，DF 高危者应注意足部保护，如穿特制的鞋、保持足部清洁等，能够降低 DF 的发病率。运动神经病变导致肌肉萎缩，形成足部畸形，改变足部生物力学，进而导致足部压力重新分布，从而易于形成足部溃疡。自主神经病变导致有感蒸发（出汗）增多，致使皮肤干燥易于破裂，此外，皮肤自主调节的改变也促使皮肤干燥。缺失感觉的足部因反复外伤形成微型破裂，长期负重而延长裂口，加上内在肌肉的失衡、韧带伸长和关节自发脱位，且皮肤干燥，从而加速足部溃疡的发生。

2.DM 周围血管病变发病机制

DM 患者大多存在动脉粥样硬化，DM 患者机体外周血管异常以下肢动脉病变为主，表现为下肢疼痛、感觉异常和间歇性跛行，导致足部供血严重不足，最终发展为 DF。已知动脉粥样硬化的一些易感因素如肥胖、高血压、脂质及脂质蛋白代谢异常等，在 DM 人群中的发病率均明显高于非 DM 人群。研究表明，停止吸烟、控制高血压和血脂异常、常规使用抗血小板药物等方法减少动脉粥样硬化高危因素，能有效地降低 DM 患者 DF 的发病率。此外，临床实验表明，对部分 DF 患者采用旁路分流术促成血管再通或经皮球囊成形术或经皮球囊成形术联合支架置入术，效果显著。

3.夏科氏关节病（Charcot 关节病）发病机制

Charcot 是发生于足部的灌流不良和感觉迟钝的一种非感染过程，以骨和关节的破裂、破碎为特征。根据神经、血管标记研究显示，关节破坏继发于自发的血管调节反应，引起血流减少和关节周围骨髓减少（通过激活破骨细胞）。目前研究显示，DM 是其发病的重要原因。足部疼痛可能由于关节运动受到限制，致使过度的跖肌压力所导致，尤其是踝关节、距下关节和第一跖趾关节。可以通过专门的仪器测定赤足和穿鞋时跖肌的压力分布。鉴定 Charcot 足很重要，早期 Charcot 足不易发现，且 Charcot 足有易感足部溃疡的危险，因此要特别注意鉴别足部的结构异常如皮肤硬结、拇囊肿、槌状足、鹰爪趾和扁平足等。急性 Charcot 足由于感染出现肿胀、疼痛不适和皮温升高，使用红外线温度计测试皮温，有助于监视急性 Charcot 足的活动情况。此外，急性 Charcot 足可能由于蜂窝织炎、骨髓炎、炎症活动、深静脉血栓形成等而延误诊断。一旦 Charcot 足急性期消退进入慢性期，则易形成 DF 溃疡。

4.DF 溃疡形成

DF 溃疡通常由于外伤而诱发，这些外伤可能是穿不合脚的鞋、赤足、鞋内异物或烫伤等所致，且常常不受患者重视。Lemaster 等研究表明，且常常不受患者重视，日常活动不会诱发新的溃疡或促使溃疡复发，一旦溃疡形成，便要重视观察其病程。Schaper 以灌流（动脉血流）、范围（区域）、深度、感染及感觉为基础将 DF 分级。在临床上，感染通常以脓性分泌物或炎症为临床表现，表明感染的其他征象包括存在易碎组织、暗边、异味等。如全身感染症状严重或白细胞增高，则表明存在严重感染。DF 溃疡感染常见的病原菌包括金黄色葡萄球菌、β 溶血性链球菌、凝血酶阴性葡萄球菌等，通常为单一病原菌感染。但由于 DF 患者长期使用抗生素，容易诱导多种病原菌感染。专性厌氧菌在足部严重缺血的 DF 患者中常见。其他病原体，如铜绿假单胞菌、产气菌属或肠球菌等，亦可通过潜入而出现。DF 患者局部或全身炎症信号可能由于周围血管疾病和免疫抑制而减少，加上受感染的足部可能由于神经病变而无痛觉，最终导致延迟救治。

5.DF 性骨髓炎和截肢

DF 足部溃疡出现骨外露或形成瘘道可扪及死骨时，易形成 DF 性骨髓炎。在临床上，潜在骨髓炎难以明确诊断。当红细胞沉降率（erythrocyte sedimentation rate，ESR）明显升高时（> 70mm/h），可能是骨髓炎的暗示，但敏感性不高。DF 溃疡发生感染至少达 2 周以上，骨髓炎征象才可能在 X 线片上有显示。但是，X 线片上骨骼异常征象也可能是

Charcot 所致。在临床上，鉴别骨髓炎和 Charcot 非常困难，尤其在出现足部溃疡时。因此，需要更先进的放射学技术如骨扫描、白细胞扫描和磁共振成像等来鉴别。DF 最终结果为截肢，流行病学显示，DM 患者与非 DM 患者相比，前者截肢发生率为后者的 10~30 倍。DF 截肢患者死亡率高，1 年内死亡率为 13%~40%，5 年内死亡率为 39%~80%。

6. 其他

DM 全身因素控制不良，可通过损伤胶原交联和基质金属蛋白酶来阻碍 DM 创伤愈合。此外，血糖过高，损伤多形核白细胞功能和诱发甲癣及趾蹼癣感染，导致皮肤破裂，形成 DF 溃疡。临床实验显示，应激与 DF 发生、发展密切相关。在动物模型实验中，抑制应激与循环中高激素水平相关，使 DF 发病率上升了 27%。抑郁症和焦虑症与 DM 神经性病变相关，患者不可预测的神经病变、不可控制的结果、活动受限、伤残程度的增加及感染的发展，都可能引起抑郁症和焦虑症的发生。研究显示，伴有抑郁症的 DF 患者死亡率提高了 3 倍。

三、糖尿病足的诊断

（一）糖尿病足诊断

根据糖尿病病程、临床症状、体征，结合微循环检查、皮肤温度检查、压力测定、踝/肱指数（ABI）、下肢血管彩色多普勒超声检查、动脉造影等理化检查手段，进行综合分析，动态观察予以诊断。

1. 病史

有糖尿病病史。

2. 临床表现

（1）症状：除糖尿病的临床表现外，伴肢端感觉异常，包括双足袜套样麻木，以及感觉迟钝或丧失。多数可出现痛觉减退或消失，少数出现患处针刺样、刀割样、烧灼样疼痛，夜间或遇热时加重。常有步履不便（间歇性跛行）、疼痛（静息痛）、皮肤瘙痒、肢端凉感等。

（2）体征：皮肤无汗、粗糙、脱屑、干裂，毳毛少，颜色变黑并伴有色素沉着。肢端发凉、苍白、潮红、浮肿，或形成水泡，足部红肿、糜烂、溃疡，形成坏疽或坏死。肢端肌肉萎缩，肌张力差，易出现韧带损伤，骨质破坏，甚至病理性骨折。可出现跖骨头下陷，跖趾关节弯曲等足部畸形。形成弓形足、槌状趾、鸡爪趾、Charcot 关节等。

患足发热或发凉，或趾端皮肤空壳样改变，肢端动脉搏动减弱或消失，双足皮色青紫，有时血管狭窄处可闻及血管杂音，深浅反射迟钝或消失。足部感染的征象包括红肿、疼痛和触痛，脓性分泌物渗出、捻发音，或深部窦道等。

糖尿病足诊断标准：糖尿病足的诊断应结合病史、临床表现和理化检查等，诊断标准如下：

①糖尿病患者并发肢端血管和神经病变或合并感染。

②糖尿病患者肢端有湿性或干性坏疽的临床表现和体征，并符合 0 ~ 5 级坏疽标准者。

③踝 / 臂血压指数比值 0.9 以下并有缺血的症状和体征。

④彩色多普勒超声检查肢端血管变细，血流量减少造成缺血或坏疽者。

⑤血管造影证实血管腔狭窄或阻塞，并有临床表现者。

⑥电生理检查示周围神经传导速度减慢，或肌电图体感诱发电位有异常改变者。

⑦微循环障碍明显。

⑧跨皮氧分压测定（transcutaneous oxygen tension，$TcPO_2$）小于 30mmHg，提示周围血管供应不足，溃疡不易愈合。

⑨皮肤温度检查可见皮温下降。

⑩X 线检查示骨质疏松脱钙、骨质破坏、骨髓炎或关节病变、手足畸形及 Charcot 关节等改变者。

具备前 2 条并具备后 3~10 条中的任何 1 条即可确诊。

（二）糖尿病足溃疡分类

糖尿病足的表现为感染、溃疡和坏疽。溃疡依据病因可分为神经性、缺血性和混合性溃疡。

（1）神经性溃疡：神经性溃疡患者通常有患足麻木、感觉异常、皮肤干燥，但皮温正常，足背动脉搏动良好。病情严重者可发展为神经性关节病（Charcot 关节病）。

（2）单纯缺血性溃疡：此类患者无周围神经病变，以缺血性改变为主，较少见，需根据症状、体征及相关检查排除周围神经病变后方可诊断。

（3）混合性溃疡：同时具有周围神经病变和周围血管病变，糖尿病足患者以此类居多。患者除了有神经性溃疡症状外还有下肢发凉感、间歇性跛行、静息痛等，足背动脉搏动减弱或消失，足部皮温减低，在进行清创换药时创面渗血少。

（三）糖尿病足临床分型

根据糖尿病足的局部临床表现，可将其分为湿性坏疽、干性坏疽和混合性坏疽，这种分类方法切合临床实际，具有一定的代表性和可行性，是目前比较常用的分类方法。

1. 湿性坏疽：临床所见到的糖尿病足多为此种类型，约占糖尿病足病例总数的75%。多因肢端循环及微循环障碍引起，常伴有周围神经病变、皮肤损伤感染化脓。坏疽轻重不一，可表现为浅表溃疡或严重坏疽。局部常有红、肿、热、痛、功能障碍，严重者常伴有全身不适、毒血症或败血症等临床表现。

2. 干性坏疽：糖尿病患者的足部干性坏疽较少，仅占足坏疽患者总数的5%。多由于糖尿病患者肢端动脉及小动脉粥样硬化，使血管腔严重狭窄；或动脉血栓形成，致使血管腔阻塞，血流逐渐或骤然中断，足部皮肤苍白、发凉，足趾部位有大小、形状不等的黑色区，足趾疼痛常发生于足及趾的背侧，有时整个足趾或足变黑，但静脉血流仍然畅通，造成局部组织液减少，导致阻塞动脉供血的远端肢体相应区域发生干性坏疽，其坏疽的程度与血管阻塞部位和阻塞程度相关。动脉阻塞较小则坏疽面积较小，常形成灶性干性坏死，若是较大动脉阻塞则干性坏疽的面积较大，甚至整个肢端完全坏死。

3. 混合性坏疽：糖尿病患者混合性坏疽较干性坏疽稍多见。约占糖尿病足患者总数的1/6，是湿性坏疽和干性坏疽的病灶同时发生在同一个肢端的不同部位。因肢端某一部位动脉阻塞，血流不畅，引起干性坏疽，而另一部分合并感染化脓。混合性坏疽患者一般病情较重，溃烂部位较多，面积较大，常涉及大部分或全部手足。感染严重时可有全身不适，体温升高及白细胞增多，多有毒血症或败血症发生。肢端干性坏疽时常并发其他部位血管栓塞，如脑血栓、冠心病等。

（四）糖尿病足的分级

依据不同的病变程度需要对糖尿病足进行分级，目前临床上广为接受的分级方法主要有 Wagner 分级和 Texas 分级。

1.Wagner 分级：此分级是目前临床及科研中应用最为广泛的分级方法（表 3）。

表 3 糖尿病足的 Wagner 分级

分级	临床表现
0 级	有发生足溃疡的危险因素，但目前无溃疡
1 级	足部表浅溃疡，无感染征象，突出表现为神经性溃疡
2 级	较深溃疡，常合并软组织感染，无骨髓炎或深部脓肿
3 级	深部溃疡，有脓肿或骨髓炎
4 级	局限性坏疽（趾、足跟或前足背），其特征为缺血性坏疽，通常合并神经病变
5 级	全足坏疽

2.Texas 分级（表 4）：Texas 分级法从病变程度和病因两个方面对糖尿病足溃疡及坏疽进行评估，更好地体现了创面感染和缺血的情况，相对于 Wagner 分级在评价创面的严重性和预测肢体预后情况上更好。

表 4 糖尿病足的 Texas 分级

分级	特点	分期	特点
0 级	足部溃疡史	A 期	无感染和缺血
1 级	表浅溃疡	B 期	合并感染
2 级	溃疡累及肌腱	C 期	合并缺血
3 级	溃疡累及骨和关节	D 期	感染和缺血并存

四、治疗及难点

（一）原发病的治疗

严格控制血糖、血压、血脂。此外，积极处理心、脑、肾并发症及影响坏疽愈合的各种不良因素，限制活动，减少体重负荷，抬高患肢，以利于下肢血液回流。

（二）神经性足溃疡的治疗

可用 B 族维生素、神经生长因子等以促进神经细胞核酸及蛋白质合成、促进轴索再生和髓鞘形成；另可进行局部换药等处理。

（三）缺血性病变的处理

内科治疗可采用扩血管、改善微循环、抑制血小板积聚药物等方法；对于严重的周围血管病变，可采用外科治疗，包括手术治疗、介入治疗、自体干细胞移植术、截肢（趾）术等。局部有气性坏疽感染者可采用高压氧舱治疗，但对于非厌氧菌的严重感染患者，尤其是合并肺部感染者不宜用高压氧治疗。

（四）抗感染治疗

对于合并感染的患者，应尽量在局部处理前取分泌物进行细菌培养，根据药物敏感实验结果选用有效的抗生素。在病原菌未知的情况下，可根据经验选用喹诺酮类、β-内酰胺类广谱抗生素，并可加用抗厌氧菌的药物。

（五）外治法

1. 一次性清法：①适应证：生命体征稳定，全身状况良好；湿性坏疽（筋疽）或以湿性坏疽为主，而且坏死达筋膜肌肉以下，局部肿胀明显、感染严重、血糖难以控制者。②方法：双氧水快速冲洗3次以上，然后碘伏消毒铺巾，采用局部浸润麻醉或者腰麻及硬膜外麻醉。切开坏死皮肤或组织，逐层分离，彻底清除变性坏死的肌腱、韧带和筋膜等致密结缔组织；沿筋膜钝性分离，探查坏死组织的边缘，注意保持引流通畅，防止死腔形成，然后用无菌敷料填塞适度压力包扎。

2. 蚕食清法：①适应证：生命体征不稳定，全身状况不良，预计一次性清创难以承受；干性坏疽（脱疽）分界清楚或以干性坏疽为主，伴有湿性坏疽，分界不清者；感染、血糖控制良好者。②方法：逐渐清除坏死组织，一般从远到近，疏松的先除，牢固的后除；坏死的软组织先除，腐骨后除，并尽量保护筋膜及肌腱组织。③注意事项：糖尿病足的局部处理要根据组织坏疽和感染的程度而定，急性期不宜急于清创。在糖尿病足急性期，局部红肿热痛较为明显，但除急性化脓切开引流外，不宜急于做大面积彻底清创手术，以防止坏疽蔓延扩大，诱发全身性感染，危及生命。在全身和局部循环及微循环改善、足部感染基本控制、病情相对稳定的情况下，予以切开清创，清除变性坏死肌腱及坏死组织，保持有效引流，同时要加强控制感染，改善体循环与微循环，以防止溃疡蔓延扩大。蚕食清法主要针对缺血性坏疽，在糖尿病足感染基本控制、病情相对稳定、坏疽较为局限的情况下，此时足坏疽局部与健康组织界限比较清楚，可进入去腐阶段。此阶段重点是采取"蚕食"的方法，逐步清除坏死组织。在清除骨组织时应先照 X 线片了解骨残端情况，以便确定手术范围，如果死骨部分距离近端关节很远，可将死骨部分清除，直至见到血液流出；如果死骨部分距离近端关节很近，可将死骨与近端关节一同切除。清除死骨时一定要注意清除低价骨，保留高价骨。

3. 外敷药方法：在应用抗生素的基础上，同时对创面进行严格消毒，去除创面坏死组织、骨坏死及窦腔内的老化白色假膜等，在此基础上，根据患者情况，辨证选择外敷药物，用法为每次取适量调成糊状，敷于创面，每日 1 次。

第二节　糖尿病足中医诊治进展

糖尿病属于中医学"消渴病"范畴，而糖尿病足则可归属于"脱疽"范畴。"脱疽"最早见于《灵枢·痈疽》："发于足趾，名脱疽。其状赤黑者死，不治；不赤黑者不死，治之不衰，急斩之，不则死矣。"这是对糖尿病足的最早认识。历代医家在《内经》的基础上，对本病又有研究，宋代《卫生家宝》曾记载："消渴患者可以足膝发恶疮，至死不救"。隋朝《诸病源候论》指出："（消渴）其病变多发痈疽。"元代《丹溪心法》指出"脱疽生于足趾之间，手指生者间或有之，盖手足十指乃脏腑支干，未发之先烦躁发热，颇类消渴，日久始发此患。"《华佗神医秘传》中载"此症发于手指或足趾之端，先痒而后痛，甲现黑色，久则溃败，节节脱落。"明代《外科正宗》云："夫脱疽者，外腐而内坏也。此因平素厚味膏粱熏蒸脏腑，丹石补药消灼肾水，房劳过度，气竭精伤……其毒积于骨髓者，终为疽毒阴疮""脱疽者，外腐而内坏也……其形骨枯筋纵，其秽异臭难辨，其命仙方难治"。故中医学亦可称本病为"消渴病脱疽"。

一、病因病机

糖尿病足是基于糖尿病血管和神经感染的并发症。《古今录验》中记载："消渴病有三：一渴而饮水多，小便数，无脂似麸皮甜者，皆是消渴病也；二吃食多，不甚渴，小便少，似有油而数者，此是消中病也；三渴饮水不能多，但腿肿，脚先瘦小，阴痿弱，数小便者，此是肾消病也，特忌房劳。"消渴日久，则阴津不足，津液不足以濡养脏器血脉，则致代谢异常、血脉病变。足部周围血脉病变是影响糖尿病足的最重要因素。《素问·生气通天论篇》中的"膏粱之变，足生大丁……营气不从，逆于肉理，乃生痈肿"，指出饮食不节、营气运行不畅则会使足部发生病变，营气瘀阻于肌肉腠理之间，血郁热聚，久则生疽。中医认为本病属本虚标实、错综复杂的证候，本虚主要以阴虚和气虚为主，标实则以气滞、血瘀、寒凝、热毒、痰湿为主。其病机有以下几方面：

1. 气阴亏虚

糖尿病患者因久病耗伤气血阴阳，气随液脱，真阴亏损，则元气大伤。《临证指南医案·三消》中论述到："三消一证，虽有上中下之分，其实不越阴亏阳亢，津涸热淫而已。"指出糖尿病患者因消渴而致气阴两虚，阴虚则内热，热盛则肉腐，肉腐则为脓，痈脓以致。再者，气阴亏虚则经脉失养，脏腑受损则无力抗邪，邪入筋脉则痈疽至。

2. 瘀血阻络

《灵枢·痈疽篇》中记载："夫血脉营卫，周流不休……寒邪客于经络之中，则血泣，血泣则不通……不得复反，故痈肿。"说明血脉不通，则经脉筋骨失于濡养，气血凝结涩滞不通，则患者出现疼痛，久则皮肉失养，脱而为疽。血瘀则停滞不行，瘀阻日久，脉道不通，皮肤筋脉不能得气血之荣养，进而坏死而成坏疽。现代临床研究也证实糖尿病足患者普遍存在着瘀血阻滞和脉络痹阻的病理改变。

3. 寒湿阻滞

血遇热则行，遇寒则凝。马培之在《医略存真》中写道："严寒涉水，气血冰凝，……始则足指木冷，继现红紫之色，足跗肿热，足指仍冷，皮肉筋骨俱死，节缝渐次裂开，污水渗流，筋断骨离而脱。"说明寒邪入侵，停滞体内，进而化湿。寒湿伤人经脉，致使气血涩滞，足部血行不畅，则致痈疽。

4. 热毒炽盛

饮食不节，恣食膏粱厚味，此时易致热毒炽盛，燔灼营血，阻隔经络，可致皮损。《灵枢·九针论》又曰："音者，冬夏之分，分于子午，阴与阳别，寒与热争，两气相搏，合为痈脓者也。"指出寒邪入经，血行不畅，瘀血阻滞经脉而化热，血热则肉腐，发于四肢，即发为脱疽。

糖尿病足病程较长，病机复杂，根据其病机演变和症状特征可分为三个阶段。

（1）早期：气阴两虚，脉络闭阻。本病因糖尿病日久，耗气伤阴，气虚则血行无力，阴虚则热灼津血，血行滞，均可酿成血瘀，瘀阻脉络，气血不通，阳气不达，肢端局部失养而表现为肢冷、麻木、疼痛。

（2）中期：湿热瘀毒，化腐成疽。若燥热内结，营阴被灼，络脉瘀阻；或患肢破损，外感邪毒，热毒蕴结；或肝经湿热内蕴，湿热下注，阻滞脉络；或脉络瘀血化热，淫气于筋，发于肢末，则为肢端坏疽，而肉腐、筋烂、骨脱。若毒邪内攻脏腑，则高热神昏，病势险恶。

（3）晚期：若迁延日久，气血耗伤，正虚邪恋，伤口迁延难愈。表现为虚实夹杂，以肝肾阴虚或脾肾阳虚夹痰瘀湿阻为主。病情发展至后期则阴损及阳，阴阳两虚，阳气不能敷布温煦，致肢端阴寒凝滞，血脉瘀阻而成。若治疗得当，正气复，气血旺，毒邪去，则可愈合。

二、中医药治疗

（一）辨证论治

医家对糖尿病足的辨证分型、治疗方案意见并不统一。沈远东根据糖尿病足病程分期及坏疽类型的不同，将本病分为湿热毒盛、筋腐肉烂证（多见于湿性坏疽），脾肾阳虚、痰瘀阻络证（多见于干性坏疽），以及气阴两虚、络脉瘀阻证（多见于后期）；刘大芳将本病分为寒凝血瘀、脉络瘀阻及正虚邪恋三个证型，而其中脉络瘀阻型又分为血瘀型、瘀热型、瘀毒型、湿热型及热毒炽盛型，各分型间交叉、重叠成分较多，临床辨识有一定难度；李晓燕根据临床体会，侧重于抓主证，将本病分为寒湿阻滞型、瘀血内停型、湿热炽盛型及气阴两虚型；2011 年中华中医药学会糖尿病中医防治指南对糖尿病足的辨证论治则强调整体辨证与局部辨证相结合，将本病分为湿热毒蕴、筋烂肉腐，热毒伤阴、瘀阻脉络，气阴两虚、络脉瘀阻，肝肾阴虚、瘀阻脉络，以及脾肾阳虚、痰瘀阻络五个证型。各医家对本病的辨证分型虽不尽相同，但对本病本虚标实，虚实夹杂的基本病机却有着高度共识，其中正虚不外乎阴阳气血亏损，邪实不外乎寒、湿、热、毒、瘀、痰。

（二）内服中药方剂防治糖尿病足的临床证据

糖尿病足患者的症状类型不同，各家在临床实践中不断继承与创新，故出现了许多临床有效的专方专药，且其简便的优势日益凸显。吴开明等对 32 例气阴两虚型糖尿病足患者采用中医通络化浊基础方治疗。服药 2 个月后，患者的总胆固醇、三酰甘油水平均明显降低，治疗总有效率为 83.87%。王玉梅自拟温经养血方，以白芍、赤芍、甘草、地龙、桂枝、牛膝、天花粉、姜黄、玄参、葛根、当归、黄芪煎服，治疗 34 例气血两虚兼血瘀型糖尿病患者 2 个月，结果显示，治疗后患者的临床检测指标均有明显改善。黄丽萍等对 24 例瘀血阻络型糖尿病足患者采用黄芪桂枝五物汤治疗，结果显示，该方治疗后的总有效率为 91.7%。何朋芝等采用具有清热燥湿、理气化瘀功效的黄连温胆汤治疗寒湿阻滞兼有瘀血型糖尿病足患者 34 例。结果显示，患者治疗后的总有效率为 88.2%。李剑莹采用仙方活命饮合透脓散加减治疗 32 例气阴两虚型糖尿病足患者，该方以益气养阴为主，佐以清热活血通络药物，治疗结果显示，该法可明显缩小患者足部溃疡面积，治疗总有效率为 96.88%。向淑珍采用丹红注射液治疗气阴两虚兼有瘀血型糖尿病足患者 50 例，经过 4 周的治疗后，患者的溃疡面积明显减小且足背动脉管径和血流速度明显优于治疗前，治疗后的总有效率为 84%。姚晓玲等认为在治疗糖尿病足时应标本兼治，使养阴血而不滞，破瘀积而不伤正，清而不寒，温而不燥，因此采用具有活血化瘀、温通经脉功效的舒血宁注射液治疗瘀血阻络型糖尿病足患者 34 例，结果显示，治疗后患肢足背动脉血管内径、血流量均较治疗前增加，治疗组总有效率为 97.06%。李亦聪运用加味四妙勇安汤清热解毒、活血止痛，进而达到治疗目的。李智等运用四妙勇安汤合仙方活命饮内服联合拔腐祛瘀方与生肌散分期外敷治疗湿热内蕴型糖尿病足（脱疽），内外结合治疗有效地减轻了症状，改善了血液循环及营养神经，从而显著改善患者症状，其操作简单方便，值得推广。

三、中药制剂及外治法

（一）单味中药及其提取物治疗糖尿病足

当前人们利用现代技术对中草药进行加工制作，方便患者使用的同时也促进了中医药的发展。单味中药及其提取物因纯度高、不良反应少、生产周期短，在国内外引起了广泛关注。目前治疗糖尿病足的常用单味中药及提取物有鲜蟾皮、丹参、黄芩、黄芪多糖、葛根素等。

1. 鲜蟾皮

鲜蟾皮内含蟾酥，具有解毒止痛之功效，可促进细胞迁移、生存及伤口修复。张晓义等将鲜蟾皮外敷于糖尿病足大鼠皮肤溃疡处，结果发现鲜蟾皮可增加创面组织中血管内皮生长因子的表达，继而修复血管功能，最终加速溃疡面的愈合。

2. 丹参

丹酚酸 A（salvianolic acid A，SalA）是丹参的水溶性成分，Yang 等探讨了其对糖尿病足大鼠的影响，研究结果表明，大鼠足底的血管舒张，血液灌注增加，血管内皮型一氧化氮合酶的表达降低，推测可能与 SalA 能抑制 AGEs 的形成并提高抗氧化作用有关。

3. 黄芩

温井奎等用琼脂稀释法稀释黄芩中药颗粒剂，研究其对常见糖尿病足致病菌的抑制作用。结果发现，黄芩可有效抑制金黄色葡萄球菌、大肠杆菌及绿脓杆菌，且黄芩的浓度越大效果越好。但由于抑菌浓度较大，其作用机制尚不明确。

4. 黄芪多糖

邓来明等研究黄芪多糖对糖尿病足溃疡组织成纤维细胞 AGEs 浓度及 RAGE mRNA 表达的影响，发现其能够显著下调成纤维细胞 AGEs 浓度及 RAGE mRNA 表达，从而促进 DF 破溃伤口的愈合，推测其机制可能与 AGEs 抑制成纤维细胞的增殖有关。当 AGEs 表达减少时，成纤维细胞增殖迅速，从而促进肉芽组织生长，缩短了愈合时间。

5. 葛根素

葛根素是从中药葛根中提取的异黄酮化合物。研究表明，葛根素通过提高坐骨神经组织超氧化物歧化酶的活性，减轻氧化应激损伤，改善多元醇代谢等途径起到治疗作用。董富宏等在常规治疗的基础上加用葛根素注射液，结果明显提高了患者的神经传导速度。

（二）复方制剂治疗糖尿病足

目前治疗糖尿病足的常用复方有通塞脉片、丹蛭降糖胶囊、通心络和蚓黄散等。

1. 通塞脉片

研究表明，通塞脉片不仅能改善血液黏稠度及微循环，还有降低血脂、抑制炎症反应等作用。在此基础上，郭静等运用高糖高脂饮食联合链脲佐菌素再行足部手术建立 DF 大鼠模型，通过灌胃方法使用通塞脉片，发现其能调节 DF 大鼠糖脂代谢，改善血液流变性，从而提高内皮细胞功能，加速 2 型糖尿病足的创面愈合。

2. 丹蛭降糖胶囊

凌含鹏等研究发现，用足浴 1 号联合丹蛭降糖胶囊治疗患有糖尿病足的大鼠，可显著提高大鼠血清中促生长因子的表达水平。而促生长因子能够增强机体对葡萄糖的代谢，进而达到降糖功效，最终减轻 DF 的症状。足浴 1 号（黄芪、川芎、丹参、牛膝、附子、细辛等）辅以丹蛭降糖胶囊（丹皮、水蛭、太子参、生地黄、泽泻、菟丝子），二药合用以益气养阴为主，活血化瘀为辅，可有效减轻患者的症状。

3. 通心络

郭勇英等运用中成药通心络联合干细胞技术干预治疗糖尿病足，效果良好。推测通心络可促进干细胞向内皮细胞的分化，而内皮细胞有利于血管功能的恢复，从而起到治疗作用。

4. 蚓黄散

蚓黄散的主要成分由清热解毒的黄柏、活血祛瘀通脉的地龙和散瘀生肌的血竭等传统中药组成。李友山等发现，蚓黄散能加速 DF 大鼠伤口愈合，其机制可能与改善大鼠的炎症程度、降低其血清 AGEs 水平、刺激成纤维细胞的增殖和新生毛细血管生成相关。

（三）中医外治法

1. 清创法

目前临床清创法是处理污染伤口所必需的步骤，及时清创能为后续伤口愈合创造有利条件。吴玉泉等采用该方法根据创面发展情况应用不同膏药，早期及时清除脓性分泌物及坏死组织，有利于正常组织生长，创面用朱红膏纱条覆盖，待无脓性分泌物时改用祛瘀生肌膏，以促进局部血液循环；后期则使用黄芪生肌散以敛疮生肌，治疗 2 个月后其残端创面完全愈合。

2. 熏蒸法

中药熏蒸疗法是运用蒸汽的渗透作用使药物直接作用于病变组织，通过共同发挥药物及物理温热的作用而起效。覃应莲等采用药物熏蒸结合护理干预的方法，将特定的中药饮片用纱布包好，放入 41℃的熏蒸机中进行熏蒸，每日 1 次，每次 30 分钟，连续 20 天，并在熏蒸的同时对患者进行综合护理干预。临床观察结果表明，该方法能够缓解患足麻、凉、痛等症状，同时能使患者身心愉悦进而促进康复。蔡炳勤采用中药筋疽外洗方泡脚，处方为大黄、乌梅、五倍子各 30 g，每日煎汤泡足，效果良好。

3. 中药足浴法

中药足浴通过热、药的双重作用取得疗效。热能松弛肌筋、疏松腠理、活血通络。药物在热能的作用下通过皮肤直接吸收进入血络、输布全身而发挥药效作用，可促进血液循环、扩张血管、改善周围组织营养、激发机体自身调节功能。柯帆等在给予糖尿病常规治疗的基础上，充分清创引流后给予三黄苦参汤泡洗患足，1 个月为 1 个疗程，结果显示，患者足部触觉、感觉障碍有所缓解。其治疗机制可能是泡洗法能扩张足部血管，改善足部血供，促进局部新陈代谢，因此能较好地缓解局部症状。黄平等在清创后运用荆芥连翘汤足浴法治疗，足浴结束后将血竭或珍珠粉撒敷创面，外覆纱布每天更换 1 次，疗程为 4 周，随着创面坏死部分脱落、疼痛减轻，伤口也随之愈合。王建春等在基础治疗上加用中药渴疽洗方（大黄、乌梅、五倍子各 30g）熏洗泡足，治疗 60 例，总有效率 91.7%。马蓉用足愈汤（透骨草 20g，威灵仙 20g，伸筋草 20g，桂枝 25g，大黄 40g，当归 20g，红花 20g，乳香 30g，没药 30g，黄柏 20g，黄连 20g）泡足治疗糖尿病足 30 例，总有效率 96.67%。吴刚花等以补阳还五汤加味（黄芪 120g，鸡血藤 50g，当归尾、赤芍、川芎、桃仁、地龙、牛膝各 20g，桂枝、红花各 15g）煎汤泡足，治疗糖尿病足 41 例，总有效率 90.2%。吕蕾等以脚康洗方（忍冬藤 15g，连翘 15g，败酱草 15g，冰片 3g，乳香 15g，没药 15g，片姜黄 12g，红花 12g 等）泡足治疗糖尿病足 31 例，总有效率 89.5%。元鲁光教授以局部清洁换药结合外科清创去腐生肌处理为基础，以中药外洗方（黄芪、苦参、大黄、红花、蒲公英等）煎煮外洗浸泡，可有效改善疮面的外部环境，促进疮面愈合。

4. 中药外敷法

中医学认为本病是由于气血凝滞，脉络瘀阻，日久化热，热盛则肉腐，肉腐则为脓，终致溃烂不愈。本病可在常规内科治疗的基础上配合外用中药局部外敷。王安宇等在基础治疗后，联合丹黄散使用局部外敷法，通过临床观察发现，此方法不仅能刺激肉芽组织生长，促进创面修复，而且可以明显抑制溃疡局部的细菌繁殖，加速伤口愈合。刘彦等也在基础治疗后，把干燥芒硝放入干净的棉布药袋中，将其固定在皮肤红肿处并定时更换药袋，结果患处皮肤红肿消退。中医认为，芒硝不仅可以内服，还可外用清热消肿，且其价格低廉。糖尿病足局部血液循环不佳且出现皮肤红肿时，用芒硝外敷确为佳选。王鹏采用分期中药外敷：红肿溃疡期用消疽 1 号膏（由黄柏、白芷、延胡索、蒲公英、当归、赤芍、乳香、三七、冰片、血竭、蜈蚣等药组成）外敷；溃疡形成期用消疽 2 号膏（由黄芪、当归、牛膝、白芷、白及、乳香、没药、煅炉甘石粉、冰片、血竭等药组成）外敷治疗糖尿病足 30 例，总有效率 93.33%。陈婵娟以复方中药煎剂（大黄 140g，白芷 94g，川芎 94g）浸湿纱布，外敷治疗糖尿病足 30 例，能明显缩短创面愈合时间，提高溃疡创面的换药效果。戴德珍根据溃疡面的大小选取珍珠粉适量，用生理盐水调匀，外敷于创面，治疗溃疡 60 例，总有效率 93.1%。曹永泉应用祖传效方肤愈散（地骨皮 60g，大黄、当归、黄连各 50g，络石藤、白芷 30g，制炉甘石 20g，冰片 15g，珍珠粉 10g）外敷治疗糖尿病足 36 例，总有效率 88.88%。

5. 足底按摩法

房莉萍等采用足底按摩法预防 DF 效果明显。按摩步骤如下：首先以揉捏手法放松腿部肌肉，接着用大拇指指腹推压足底内脏反射区，由内侧至外侧；然后用食指第 2、第 3 指间关节推压足底及足背重点穴位，点穴后用掌心摩擦足底及足背产热，最后握住脚踝做放松运动。由于人的足底部有各脏腑系统的反射点，因此可通过刺激足部改善相应脏腑功能，同时改善局部血液循环，从而有效预防糖尿病性足溃疡的发生。

6. 针灸疗法

针灸是中医的重要特色疗法，近年来在糖尿病足的治疗中发挥重要作用，并逐渐受到重视。目前临床常见治疗糖尿病足的针灸方法有艾灸、温针灸、循经穴位艾灸等方法，都取得了较好的临床治疗效果。陈万红等对 27 例糖尿病足患者实施艾灸治疗，每次换药时取患者患肢足三里、上巨虚、丰隆、解溪、阴陵泉、地机、三阴交、照海、然谷、隐白、涌泉穴进行艾灸，辅以按摩。结果显示，患者经治疗后愈合时间明显减少，治疗总有效率达 96.3%。董勤等在双侧足三里和肾俞处采用电针和穴位注射方法，结果显示这两种方法都可显著提高 DF 大鼠的神经传导速度，进而改善症状。针灸有疏通经络、调和阴阳、扶正祛邪的功效，李兵等在常规清创的基础上加以温针灸治疗，温针灸在针灸基础上，有效利用热胀冷缩的原理缓解患者的血管痉挛状态，扩张血管，改善患者临床症状。齐静等为探究循经穴位艾灸对早期糖尿病足患者的治疗作用，对 31 例糖尿病足患者采用循经穴位艾灸治疗。取足三里、上巨虚、解溪、内庭、商丘、公孙、照海、复溜、太溪、涌泉等穴每日艾灸 1 次。结果表明，患者的糖尿病足症状、踝臂指数和足背动脉超声血流动力学指标均有明显改善，治疗总有效率为 87.1%。

7. 穴位注射疗法

穴位注射是将药物注入相关穴位以治疗疾病的一种方法。该方法是以传统经络理论为基础，但又不同于传统的针灸，因为药物进入经络，其治疗规律和传统的针灸治疗规律不尽相同。目前临床最常用的治疗糖尿病足的穴位注射疗法为足三里穴位注射法。苏娟采用丹红注射液穴位注射治疗糖尿病足患者 60 例，每日 1 次对足三里穴位进行药物注射，连续治疗 4 周，结果显示，患者经治疗后各项临床检测指标均有好转，治疗后总有效率为 90%。李国秀为探究复方当归注射液穴位注射治疗糖尿病足的临床疗效，对 27 例糖尿病足患者取穴足三里注射治疗，结果表明，患者经治疗后主要症状和体征均有明显的改善，治疗后治疗组的总有效率为 88.9%。杨冬梅等将 84 例糖尿病足患者随机分为治疗组和对照组各 42 例，治疗组予红花黄色素注射液足三里穴位注射治疗，而对照组静滴红花黄色素注射液，连续治疗 1 个月，结果显示，治疗组患者的治疗总有效率为 84.47%，远高于对照组的 62.46%，说明足三里穴位注射疗法更有利于药物在患者体内的吸收和利用。

中医药外治在治疗糖尿病足上有其独特的优势，通过熏洗、足浴、针灸、穴位注射等方法直接刺激患处，调动患者身体功能，不仅能在患病初期扶正祛邪，做到"既病防变"，还能在疾病未发展时达到"未病先治"的效果。

四、调护

1. 严格戒烟

2. 控制饮食

糖尿病足患者饮食以低糖、高蛋白、高纤维素、适量脂肪为原则，忌肥甘油腻、膏粱厚味。

3. 合理运动

合理运动可以控制体重，提高患者的综合身体素质。患者应选择适合自身的运动方式进行锻炼，注意减轻足部病变部位的负重和压迫。以柔顺的养生运动为主，如太极拳、八段锦、气功等，避免剧烈运动。必要时使用拐杖或限制活动。此外，还要注意足部的保护，避免足部受伤。

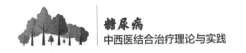

4. 心理调摄

由于糖尿病足致残率和截肢率较高，治疗过程长，因此要加强有关糖尿病足的健康教育，解除其思想负担，使其积极配合治疗。

5. 患肢护理

尽量避免交叉腿、盘腿、"跷二郎腿"、膝下垫枕、抬高患肢、长时间采用坐位等姿势，患肢避免过冷热刺激，避免足部碰撞、压伤。糖尿病足患者多伴有周围神经病变，感觉异常，中药熏洗时建议药液温度不超过40℃。

6. 功能锻炼

适量运动，当患肢出现疼痛时应原地休息至疼痛缓解。

五、经验举要

笔者认为，糖尿病足在糖尿病的各个阶段均可以起病，与湿、热、火毒、气血凝滞、阴虚、阳虚或气虚有关，为本虚标实之证。由于本病既有糖尿病和其他合并症的内科疾病的表现，又有足部病变的外科情况，临床处理较为棘手，一旦发病，病情发展急剧，病势险恶。故临证辨治要分清标本，强调整体辨证与局部辨证结合，注意扶正与祛邪并重。有时全身表现与患足局部症状并不统一，虽然全身表现为一派虚象，局部表现却可能是实证，要根据正邪轻重而有主次之分，或以祛邪为主，或以扶正为主。

（一）0级糖尿病足

1.0级糖尿病足辨证论治

（1）阳虚血瘀证（主要证型）

症状：足发凉，皮温低，皮肤苍白或紫暗、冷痛，得温痛减，遇寒痛剧，沉而无力，间歇性跛行或剧痛，夜间更甚，腰酸，畏寒肢凉，肌瘦乏力，舌淡，苔白腻，脉沉迟无力或细涩，趺阳脉弱或消失。

治法：温阳活血，养血通脉。

主方：归龙丸加减。

　　当归10g　　细辛6g　　桂枝10g　　赤芍15g

　　地龙15g　　银杏叶15g　　路路通15g

加减：肢端不温，冷痛明显，重用制附子10~20g、吴茱萸10g、干姜10g、木瓜

15g；麻痹明显，加用黄芪 20g、麻黄 10g、白芥子 10g；冷麻痛痹明显者，可加蜈蚣、水蛭等虫类药加强祛风通络之力。

疗效评估：阳虚血瘀证是 0 级糖尿病足最常见的证型。广东省中医药管理局、广州市卫生局立项课题"归龙丸对糖尿病周围神经病变内皮素、一氧化氮的影响""归龙丸方早期干预糖尿病足的疗效评价""归龙丸对早期糖尿病大鼠 PAI-1、APN 的影响"等系列研究，证实归龙丸是治疗 0 级糖尿病足的有效方剂。

（2）气虚血瘀证

症状：双足麻木，如有蚁行，肢末时痛，多呈刺痛，入夜痛甚，少气懒言，神疲倦怠，腰膝酸软，或面色㿠白，自汗畏风，易于感冒，舌质淡紫，或有紫斑，苔薄白，脉沉涩。

治法：补气活血，化瘀通痹。

主方：补阳还五汤（《医林改错》）加减。

生黄芪 20g　当归尾 15g　川芎 10g　　赤芍 15g

桃仁 15g　　红花 10g　　地龙 15g

加减：下肢麻木、抽搐，加川牛膝 15g、木瓜 15g。若四末冷痛，得温痛减，遇寒痛剧，下肢为著，入夜更甚，可选用当归四逆汤（《伤寒论》）合黄芪桂枝五物汤（《金匮要略》）化裁。

（3）阴虚血瘀证

症状：气虚血瘀证，足挛急，酸胀疼痛，肢体麻木，或小腿抽搐，夜间为甚，五心烦热，失眠多梦，腰膝酸软，头晕耳鸣，口干多饮，多有便秘，舌质嫩红或暗红，苔薄少津或苔花剥，脉细数或细涩。

治法：滋阴活血，柔肝荣筋，缓急解痉。

主方：芍药甘草汤（《伤寒论》）、四物汤（《太平惠民和剂局方》）合防己地黄汤（《金匮要略》）加减。

白芍 30g　　炙甘草 10g　生地黄 15g　当归 10g

川芎 10g　　木瓜 10g　　牛膝 15g　　炒枳壳 15g

防风 15g　　防己 10g　　桂枝 10g

加减：脚挛急、时发抽搐，加全蝎 6g、蜈蚣 3 条；五心烦热，加地骨皮 15g、胡黄连 10g。

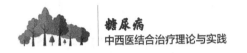

（4）痰瘀阻络证

症状：麻木不止，常有定处，足如踩棉，肢体困倦，头重如裹，昏蒙不清，体多肥胖，口黏乏味，胸闷纳呆，腹胀不适，大便黏滞，舌质紫暗，舌体胖大有齿痕，苔白厚腻，脉沉滑或沉涩。

治法：祛痰化瘀，宣痹通络。

主方：桂枝茯苓丸（《金匮要略》）合黄芪桂枝五物汤（《金匮要略》）加减。

茯苓 15g　　姜半夏 12g　　枳壳 10g　　黄芪 15g

桂枝 10g　　白芍 15g　　苍术 12g　　川芎 10g

生甘草 10g　薏苡仁 30g

加减：胸闷呕恶，口黏，加藿香 15g、佩兰 15g、枳壳易枳实 15g；肢体麻木如蚁行较重者加独活 15g、防风 12g、僵蚕 10g；疼痛部位固定不移加白附子 15g、白芥子 15g、麻黄 6g。

（5）肝肾亏虚证

症状：肢体萎软无力，肌肉萎缩，甚至痿废不用，腰膝酸软，骨松齿摇，头晕耳鸣，舌质淡，少苔或无苔，脉沉细无力。

治法：滋补肝肾，填精益髓。

主方：左归丸（《景岳全书》）加减。

龟板 15g（先煎）　黄柏 15g　　知母 15g　　熟地黄 15g

白芍 15g　　　　锁阳 15g　　牛膝 15g　　当归 10g

鹿角霜 15g

加减：肾精不足明显，加菟丝子 15g、黄精 15g；阴虚明显，加枸杞子 15g、女贞子 15g。

（6）寒热错杂证

症状：口干、口苦，下肢麻痹、疼痛，灼热感但肤冷，大便或结或烂，舌淡暗苔薄，脉弦滑。

治法：清上温下，攻补兼施。

主方：乌梅丸加减。

乌梅 15g　　　黄连 10g　　黄柏 10g　　熟附子 10g（先煎）

| 干姜 10g | 细辛 4g | 桂枝 15g | 当归 15g |
| 川牛膝 15g | 黄芪 20g | 白芍 15g | 鸡血藤 15g |

2. 中成药

（1）针剂：以上证型均可选择一种具有活血化瘀功效的中药注射液，如灯盏细辛针、血栓通、丹参注射液等。阳虚明显者加用参附注射液；气虚明显者加用北芪注射液；气阴两虚者加用参麦针。

（2）口服药：桂枝茯苓胶囊。疗效评估：桂枝茯苓胶囊原方出自汉代张仲景《金匮要略》，具有化痰活血之功，广东省中医药局、广州市卫生局立项课题"桂枝茯苓胶囊对 2 型糖尿病下肢血管病变 ABI、TXB2、6-Keto-PGF1α 的影响"研究表明，桂枝茯苓胶囊可更好地调节 2 型糖尿病患者下肢血管血浆 TXB2、6-Keto-PGF1α 和 T/P 值，改善血管内皮细胞功能，是治疗 2 型糖尿病下肢血管病变的有效药物。以上证型均可服用桂枝茯苓胶囊。

脉复生口服液（批准文号：粤药制字：Z06022715）为院内制剂。主要功效：活血化瘀、温阳通脉。方药：归尾、熟地、牛大力、入地金牛、白花蛇舌草等。适用于 0～5 级糖尿病足患者。

3. 外治

（1）中药熏洗：根据寒热不同选用不同的中药熏洗治疗，凡属患肢发凉、皮色不变或紫暗者为寒凝经脉所致，以羌活外洗方熏洗泡足，患肢皮色泛红而灼热者为瘀阻日久化热所致，以灵草外洗方熏洗泡足。

①羌活外洗方：羌活 30g、艾叶 30g、海桐皮 30g、当归 15g、生川乌 10g、吴茱萸 15g、细辛 10g 等。

功效：温阳活血止痛。血瘀重者加入白酒；疼痛明显者加入白醋。

适应证：辨证属阳虚血瘀证、气虚血瘀证、痰瘀阻络证、肝肾亏虚证者。

②灵草外洗方：羊蹄草 30g、蚤休 30g、虎杖 30g、野菊花 30g、三丫苦 30g 等。

功效：清热活血止痛。

适应证：辨证属阴虚血瘀证者，或有热毒、湿毒证者。

（2）本草帖贴敷

阴证：本草帖 1 号贴敷（吴茱萸、肉桂研末，以醋调制而成）。

取穴：气海、血海、肾俞、脾俞、足三里、三阴交等。

阳证：本草帖 2 号贴敷（大黄、透骨消研末，醋调制而成）。

取穴：胃俞、脾俞、足三里、曲池等。

（3）"归龙通痹液"离子导入治疗

方药：当归、桂枝、细辛、吴茱萸、制川乌、地龙等。

主要功效：温经散寒、通络止痛。

适应证：适用于 0 级糖尿病足中医辨证属虚证、寒证者。

4. 护理

由糖尿病专科护士对糖尿病患者进行糖尿病足教育，防止足部病损，包括以下几个方面：

（1）每天检查双脚

①检查足部有无鸡眼、厚茧、水疱、发红；

②检查每个脚趾间有无裂痕、感染、水疱或皮肤变色；

③足部皮肤是否干燥；

④如患者不能自己检查时可由家人或他人代劳。

（2）保持足部的清洁

①每天以温和肥皂清洗，洗脚水先由他人测好水温（41~43℃），洗毕，用柔软浅色毛巾擦干；

②若泡脚，不要浸泡 10 分钟以上。

（3）趾甲的修剪

①用软刷子擦洗脚趾；

②修剪趾甲时要用趾甲钳，勿用剪刀；

③趾甲要剪平直，齐趾端，勿剪成尖或圆形，趾甲修剪后用钝头锉刀磨平趾甲面；

④嵌入性趾甲或硬厚趾甲勿自行处理，应找整形、外科或足部医生处理；

⑤以乳性或液体性润肤液擦拭趾甲根部上皮。

（4）皮肤的保养

①以适量的不含酒精成分的乳液擦拭皮肤；

②去除老皮的方法：以柔软的刷子或细致浮石或海绵轻轻刷洗，并每天观察局部的皮肤；

③避免烫、灼伤。

（5）鸡眼和厚茧的处理

①用温水泡足 10 分钟，用软刷子或浮石、海绵以同一方向轻轻擦。用乳液擦拭；

②每天观察局部有无发红；

③仍无法去除或局部发红时，请找医生处理。

（6）穿鞋的注意事项

①尽量穿包鞋，保护足部；

②鞋子要柔软、透气，切勿不穿鞋；

③穿鞋前，应先检查鞋内有无异物；

④穿着新鞋前应先仔细检查内部有无粗糙边、暴露的钉子、突出的表面，有的话要立即更换；

⑤至少应备两双鞋，买鞋应选择下午或傍晚时刻。

（7）袜子

①应选择能吸汗的白色或浅色棉袜或毛袜，袜子应无突出的缝线、破洞，或缝补突出物，以避免足部的损伤；

②鞋带勿绑过紧。松紧带要宽（不可以有束缚的痕迹），使脚趾能舒张；

③每天要更换袜子。

（8）改变生活习惯

①戒烟酒，适当运动，控制体重、血压、血脂、血糖；

②避免二腿交叉于膝盖而坐或盘腿而坐。

（二）1~5 级糖尿病足

临床表现：肢体远端麻木、刺痛、感觉障碍、皮温降低，足背动脉搏动减弱或消失，溃疡，严重者出现坏疽。

1. 辨证论治

（1）湿热毒盛，正气未虚

症状：足局部漫肿、灼热、皮色潮红或紫红，触之患足皮温高或有皮下积液，有波动感，切开可溢出大量污秽臭味脓液，周边呈实性漫肿，病变迅速，严重时可累及全足，甚至小腿，舌质红绛，苔黄腻，脉滑数，跗阳脉可触及或减弱。

治法：清热利湿，解毒化瘀。

主方：四妙勇安汤加味（出自《验方新编》）。

处方：金银花 15g　　玄参 15g　　当归 10g　　大黄 10g（后下）
　　　薏苡仁 30g　　绵茵陈 15g

加减：热甚加蒲公英 15g、虎杖 15g；肢痛加白芍 20g、木瓜 15g。

（2）热毒内盛，正气已虚

症状：足局部红、肿、热、痛，或伴溃烂，分泌物较多，或伴臭味脓液，下肢麻木疼痛，感觉障碍，皮温降低，神疲乏力，舌质淡红，苔黄，脉细数，跗阳脉减弱或消失。

治法：清热活血、托里排脓。

主方：仙方活命饮加减（出自《校注妇人良方》）。

处方：蒲公英 30g　　紫花地丁 30g　山药 30g　　天花粉 30g　　生黄芪 30g
　　　生薏苡仁 30g　当归尾 12g　　赤芍 12g　　三七 10g
　　　皂角刺 10g　　白芷 10g

加减：兼气虚者黄芪用量 30~60g，加用党参 15g；阴虚者加生地 15g、龟板 15g（先煎）；血虚者改当归尾为当归 15g，加鸡血藤 30g；阳虚者加桂枝 15g、鹿角霜 15g；热毒甚者加野菊花 15g；疼痛明显者加延胡索 15g、蜈蚣 3 条等。后期疮面难以愈合加鹿角霜 15g、龟板 15g。

脉复生口服液（批准文号：粤药制字：Z06022715）为本院制剂，主要功效：活血化瘀、温阳通脉。方药：归尾、熟地、牛大力、入地金牛、白花蛇舌草等。

2. 外治

1 级糖尿病足：予烧伤 I 号外敷。

2~5 级糖尿病足：

（1）清创术：主要分为一次性清法和蚕食清法两种。

①一次性清法

适应证：生命体征稳定，全身状况良好；湿性坏疽（筋疽）或以湿性坏疽为主，而且坏死达筋膜肌肉以下，局部肿胀明显、感染严重、血糖难以控制者。

②蚕食清法

适应证：生命体征不稳定，全身状况不良，预知一次性清创难以承受；干性坏疽（脱疽）分界清楚者或混合坏疽，感染、血糖控制良好者。

（2）外敷药

①止痛生肌膏

主要功效：活血化瘀，止痛生肌。

适应证：适用于1~5级糖尿病足。伤口未分界，坏死组织多，无肉芽组织生长，予厚约2mm的止痛生肌膏外敷；伤口已分界，坏死组织较少，肉芽组织生长较好，予厚约0.5mm止痛生肌膏外敷。择期行点状植皮术。伤口感染严重，血水淋漓，及时行手术清除坏死组织及肌腱。

②马黄酒精

主要功效：清热祛湿解毒。

适应证：患者伤口坏死组织多，体质比较差，预后不良，且无法行截肢术者。湿敷马黄酒精使伤口干性坏死，减轻患者疼痛，属坏疽姑息治疗。

（3）根据伤口情况分别使用创面负压引流、超声清创机、光子治疗仪等治疗。

3. 护理

（1）运动：尽量减少下地行走，可防止血栓脱落，否则会影响伤口愈合；嘱患者适当床上运动，多拍背，防止褥疮及肺部感染。

（2）口腔护理：由于患者长期使用抗生素，要坚持每天漱口，必要时用含漱液。如可口服生蒜头（每日2粒）防止真菌感染。

（3）饮食：对于伤口感染得以控制、肉芽组织生长较好的患者，嘱其多食胶质丰富的食物，如花胶、鱼汤等，以促进肉芽生长、伤口愈合。对于感染严重、伤口分泌物多的患者，嘱其进食清淡、富有营养的食物，禁煎炒、油炸、辛辣食物。

（三）特色治疗

本科室有针对糖尿病足下肢血管病变，能特异反应血管僵硬度的特异性指标ABI检测设备SMART DOP ES-1000SPM多普勒血流探测仪，以及检测糖尿病周围神经病变的震动感觉阈值检查仪，可用于糖尿病足的早期排查并作为治疗效果的检测依据。

针对糖尿病足的发生发展规律，本科室也有一系列的中医中药特色疗法，有干预0

级糖尿病足发生、发展的归龙汤、桂枝茯苓胶囊、脉复生口服液，配合羌活外洗方、灵草外洗方等中药熏洗，本草帖系列穴位贴敷。而针对糖尿病足2期、3期、4期患者以"蚕食清法"进行局部处理，以本院制剂止痛生肌膏、马黄酒精外敷创面，以利于肉芽组织生长，促进创面愈合。在临床应用中疗效得到肯定。

六、验案举要

病案一

患者男，56岁。因"反复多饮10余年，右足溃疡8个月，加重1个月"于2018年9月29日来诊。

病史：患者于10余年前无明显诱因出现口干、多饮、多尿，至中山二院就诊，测随机血糖大于38.0mmol/L，入院完善相关检查，诊断为"1型糖尿病"，予胰岛素降糖（具体不详）等治疗，病情稳定后出院。患者出院后长期门冬胰岛素30注射液皮下注射治疗，期间血糖控制情况不详，偶有低血糖发作。8个月前患者右足跟开始出现溃疡，伴有腐臭，于我院门诊换药处理，创面无明显愈合，门诊行右足MR提示右足跟骨骨质破坏并病理性骨折，遂前往我院骨科住院治疗，诊断为"右侧跟骨骨髓炎（慢性）"，并于2018年6月14日在我院行"右足跟部溃疡清创＋皮肤牵拉＋石膏固定术"，经抗感染、降糖、局部清创换药等处理，伤口情况好转后出院。1个月前患者出现右足背红肿、疼痛，伴脓性液体渗出，为求系统诊治，遂至我科住院行专科治疗。

症见：患者精神疲倦，少许口干，右侧小腿中段至右足背疼痛，右足跟及右足背溃疡，少许脓性分泌物，右足背红肿疼痛，味臭，四肢麻痹，无恶寒、发热，无头晕、头痛，无恶心、呕吐，无胸闷、心悸，无腹胀、腹痛，纳眠可，二便调。舌淡暗，苔薄白，脉弦。

查体：右足跟可见一3.0cm×1.5cm×0.4cm创面，可见数块不连贯新生胬肉，80%基底红，右足背可见一2.2cm×1.4cm×0.5cm创面，基底红，足踝前侧可见一3.5cm×1.8cm创口，无明显渗血、渗液，足踝内前侧可见一1.0cm×0.5cm创口，向上潜行13cm，无渗血，可见少量黄白色脓液，局部皮肤红肿，无臭味，足背至踝部明显压痛，局部肤温稍高。双下肢无浮肿。双侧胫后、足背动脉搏动减弱。

辅助检查：伤口分泌物培养提示产酸克雷伯菌，头孢他啶、头孢吡肟、头孢替坦、亚胺培南、庆大霉素、呋喃妥因、厄他培南敏感，氨苄西林/舒巴坦、复方新诺明、左氧氟沙星、哌拉西林/他唑巴坦耐药。右足背正侧位：①上述右足第4趾骨骨质及软组织改变，请结合临床考虑。②右侧跟骨局部骨质吸收、边缘模糊，建议进一步检查。③右足部多条血管硬化。右侧下肢动脉+静脉彩超：①右侧下肢动脉硬化，多发斑块。②右侧胫后动脉下段狭窄。③右侧下肢静脉未见明显异常。④右侧腹股沟淋巴结肿大。

诊断：中医诊断：消渴病脱疽（热毒内盛，正气已虚）。

西医诊断：①1型糖尿病足病；②1型糖尿病；③右侧跟骨骨髓炎（慢性）；④下肢动脉粥样硬化。

治疗经过：西医治疗：予胰岛素泵持续皮下注射降糖，前列地尔注射液改善循环，亚胺培南抗感染，硫酸氢氯吡格雷片抗血小板聚集，小牛血去蛋白促进伤口愈合。局部伤口先后予安尔碘、藻酸盐辅料清创换药。

中医治疗：以清热解毒，益气托脓生肌为法，方用仙方活命饮加减。

方药如下：

金银花 10g	赤芍 15g	防风 15g	陈皮 6g
天花粉 15g	皂角刺 15g	白芷 15g	浙贝母 10g
炙甘草 6g	牛膝 15g	黄芪 30g	白术 30g
茯苓 15g	肉苁蓉 15g		

水煎服，每日1剂。

按：阳证痈疡多为热毒壅聚，气滞血瘀，痰瘀互结而成。《灵枢·痈疽篇》说："营卫稽留于经脉之中，则血泣不行，不行则卫气从之而不通，壅遏不得行，故热。大热不止，热盛则肉腐，肉腐则为脓，故命曰痈。"热毒壅聚，营气郁滞，气滞血瘀，聚而成形，故见局部红肿热痛；邪正交争于表，故身热凛寒；正邪俱盛，相搏于经，则脉数有力。阳证痈疮初起，治宜清热解毒为主，配合理气活血、消肿散结为法。方中金银花性味甘寒，最善清热解毒疗疮，前人称之为"疮疡圣药"，故重用为君。然单用清热解毒，则气滞血瘀难消，肿结不散，又以当归尾、赤芍、陈皮行气活血通络，消肿止痛，共为臣药。疮疡初起，其邪多羁留于肌肤腠理之间，更用辛散的白芷、防风相配，通滞而散其结，使热毒从外透解；气机阻滞每可导致液聚成痰，故配用贝母、天花粉清热化痰散结，可使脓未成即消；皂角刺通行经络，透脓溃坚，可使脓成即溃，均为佐药。甘草清热解毒，并调和诸药；诸药合用，共奏清热解毒，消肿溃坚，活血止痛之功。

本方以清热解毒，活血化瘀，通经溃坚诸法为主，佐以透表、行气、化痰散结，其药物配伍较全面地体现了外科阳证疮疡内治消法的配伍特点。前人称本方为"疮疡之圣药，外科之首方"，适用于阳证而体实的各类疮疡肿毒。若用之得当，则"脓未成者即消，已成者即溃"。本方与普济消毒饮均属清热解毒方剂。但普济消毒饮所治为大头瘟，系肿毒发于头面者，以清热解毒、疏风散邪为法，并佐以升阳散火、发散郁热；本方则通治阳证肿毒，于清热解毒中，伍以行气活血、散结消肿之品，对痈疮初起更宜。

病案二

患者主因"双下肢麻痹1年余，右足溃烂2月余，加重3天"于2018年7月25日来诊。既往病史：患者1年余前无明显诱因出现双下肢麻痹，呈对称性，无明显口干、多饮多尿、消瘦等不适，当时未予重视。2月余前患者因骑摩托车不慎跌倒致右足背、双下肢胫前等多部位皮肤擦伤，当时无明显出血，自行涂擦消毒液后逐渐愈合。后逐渐出现下肢靴型区皮肤色素沉着，下肢反复水肿，右足第一趾瘀肿，右足第二趾溃烂、麻木，经休息后症状无缓解，遂于1个月前在我院外科住院治疗，查随机血糖15.25mmol/L，HbA1C 11.00%，诊断为：①2型糖尿病；②2型糖尿病足病；③右侧第一远节趾骨骨折。经五水头孢唑林钠抗感染，胰岛素（门冬胰岛素30 8U、8U、8U）控制血糖及改善循环等对症治疗后患者症状好转出院，出院后降糖方案为阿卡波糖片0.1g，tid、盐酸二甲双胍片0.25g，tid，未监测血糖，血糖控制不详。3天前患者右足第二趾溃烂、双下肢麻痹较前加重，遂至我院内分泌科门诊就诊，测空腹血糖为12.7mmol/L，予格列美脲片2mg，qd，盐酸二甲双胍片0.5g，tid，并嘱患者两日后复诊。今日复诊时发现患者右足第二趾及足底部溃烂，为求系统治疗，以"2型糖尿病足病"收入我科。

症见：患者精神可，双下肢麻痹，右足第二趾及左足第一趾溃烂，右足第一趾肿胀明显，稍头晕，无天旋地转感，无头痛、口干、多饮，暂无发热，无胸闷、胸痛，无腹胀、腹痛，无恶心、呕吐，无夜间静息痛，纳差，眠可，偶有泡沫尿，夜尿1次，大便可。近1个月内体重减轻4kg。舌暗红，苔白厚腻，脉细数。

查体：身高170cm，体重64kg，BMI 22.1kg/m²。右足第二趾溃烂，右足部肿胀明显，右足第二趾瘀暗，顶端可见一0.5cm×0.5cm×4.9cm伤口，有腐肉，脓性渗出物多，味臭；左足第一趾可见黄豆大小的未愈合伤口，伤口未见腐肉及渗液，味不臭，伤口周围皮肤未见红肿，肤温正常。足背动脉搏动减弱，双下肢见大片色素沉着，双足10g尼龙丝试验（＋）。

辅助检查：X 线片：①右足第一远节趾骨骨折伴感染？愈合不良。②腰椎退行性骨关节病，建议进一步检查排除椎间盘病损。③骶—椎弓先天性隐裂。④右踝骨、关节未见异常。双下肢血管彩超：左侧腘动脉局部内膜增厚；右侧腓动脉下段未见血流，不排除血栓；双侧足背动脉流速增高。余双下肢动脉血流通畅，未见血栓。双侧下肢静脉血流通畅，未见血栓。双侧腹股沟淋巴结肿大。

中医诊断：消渴病脱疽（湿热毒盛，正气未虚）。

西医诊断：①2 型糖尿病足病；②2 型糖尿病性周围神经病；③右侧第一远节趾骨骨折。

治疗经过：西医治疗：予胰岛素泵持续皮下注射降糖，哌拉西林舒巴坦抗感染，硫酸氢氯吡格雷片抗血小板聚集，小牛血去蛋白促进伤口愈合。局部伤口先后予安尔碘清创换药。中医治疗：五味消毒饮加减。经治疗后患者伤口愈合。

按：痈疮疔毒多为脏腑蕴热，火毒结聚。故治用清热解毒为主，以便积热火毒清解消散。方以金银花两清气血热毒为主；紫花地丁、紫背天葵、蒲公英、野菊花均有清热解毒之功，配合使用，清解之力尤强，并能凉血散结以消肿痛。加酒少量行血脉以助药效。方中金银花、野菊花功擅清热解毒散结，金银花入肺胃，可解中上焦之热毒，野菊花入肝经，专清肝胆之火，二药相配，善清气分热；蒲公英、紫花地丁均具清热解毒之功，为痈疮疔毒之要药；蒲公英兼能利水通淋，泻下焦之湿热，与紫花地丁相配，善清血分之热结；紫背天葵能入三焦，善除三焦之火。五药合用，气血同清，三焦同治，兼能开三焦热结，利湿消肿。

（李慧枝）

参考文献

［1］Larena-Avellaneda A，Diener H，Kolbel T，et al.Diabetic foot syndrome.Chirurg, 2010, 81（9）：849-861.

［2］Karrer S.Diabetic foot syndrome.Hautarzt, 2011, 62（7）：493-503.

［3］Londahl M.Hyperbaric oxygen therapy as treatment of diabetic foot ulcers.Diabetes Metab Res Rev, 2012, 28（1）：78-84.

［4］Brownrigg JR，Apelqvist J，Bakker K，et al.Evidence-based management of PAD

& the diabetic foot.Eur J Vasc Endovasc Surg, 2013, 65 (2)：78-84.

[5] Vileikyte L.Diabetic foot ulcers：a quality of life issue.Diabetes Metab Res Res, 2001, 17 (4)：246-249.

[6] 叶任高, 陆再英, 谢毅, 等 . 内科学 . 北京：人民卫生出版社, 2004：794-795.

[7] Tyrrell W.Orthotic intervention in patients with diabetic foot ulceration.J Wound Care, 1999, 8 (10)：530-532.

[8] Cavanagh PR, Lipsky BA, Bradbury AW, et al.Treatment for diabetic footulcers. Lancet, 2005, 366 (9498)：1725-1735.

[9] Hobbs SD, Bradbury AW.Smoking cessation strategies in patients with peripheral arterial disease：an evidence-based approach.Eur J Vasc Endovasc Surg, 2003, 26 (8)：341-347.

[10] Whaley-Connell A, Sowers JR.Hypertension management in type 2 diabetes mellitus：recommendations of the Joint National Committee Ⅶ .Endocrinol Metab Clin North Am, 2005, 34 (7)：63-75.

[11] Dormandy JA, Rutherford RB.Management of peripheral arterial disease（PAD）. TASC working group.Trans Atlantic Inter-Society Consensus（TASC）.J Vasc Surg, 2000, 31 (1)：S291-S296.

[12] Edmonds ME, Clarke MB, Newton S, et al.Increased uptake of bone ra-diopharmaceutical in diabetic neuropathy.Q J Med, 1985, 57 (3)：843-855.

[13] Young MJ, Marshall A, Adams JE, et al.neurological dysfunction, and the development of Charcot neuroarthropathy.Diabetes Care, 1995, 18 (6)：34-38.

[14] CMumoli N, Camaiti A.Charcot foot.CMAJ, 2012, 184 （12）：1392-1393.

[15] Baglioni P, Malik M, Okosieme OE.Acute Charcot foot.BMJ, 2012, 34 (4)：1397-1399.

[16] Sinha S, Munichoodappa CS, Kozak GP.Neuro-arthropathy （ Charcot joints) in diabetes mellitus （clinical study of 101 cases）.Medicine （Baltimore）, 1972, 51 (3)：191-210.

[17] Lemaster JW, Reiber GE, Smith DG, et al.Daily weight-bearing activity does not

increase the risk of diabetic foot ulcers.Med Sci Sports Ex-erc, 2003, 35 (7) : 1093-1099.

[18] Schaper NC.Diabetic foot ulcer classification system for research purposes: a progress report on criteria for including patients in research studies.Diabetes Metab Res Rev, 2004, 20 (1) : S90-S95.

[19] Heggers JP.Defining infection in chronic wounds: does it matter ? J Wound Care, 1998, 7 (8) : 389-392.

[20] Pittet D, Wyssa B, Herter-Clavel C, et al.Outcome of diabetic foot infections treated conservatively: a retrospective cohort study with long-term follow-up.Arch Intern Med, 1999, 159 (8) : 851-856.

[21] El-Tahawy AT.Bacteriology of diabetic foot.Saudi Med J, 2000, 21 (4) : 344-347.

[22] Bader MS, Brooks A.Medical management of diabetic foot infections.Postgrad Med, 2012, 124 (2) : 102-113.

[23] Gerding DN.Foot infections in diabetic patients: the role of anaerobes.Clin Infect Dis, 1995, 20 (2) : S283-S288.

[24] Cunha BA.Antibiotic selection for diabetic foot infections: a review.J Foot Ankle Surg, 2000, 39 (4) : 253-257.

[25] Pierret C, Tourtier JP, Bordier L, et al.Subintimal angioplasty and diabetic foot revascularization.Presse Med, 2011, 40 (1) : 10-16.

[26] Ramanujam CL, Zgonis T.Salvage of charcot foot neuropathy superimposed with osteomyelitis: a case report.J Wound Care, 2010, 19 (11) : 485-487.

[27] Soysal N, Ayhan M, Guney E, et al.Differential diagnosis of charcot arthropathy and osteomyelitis.Neuro Endocrinol Lett, 2007, 28 (5) : 556-559.

[28] Siitonen OI, Niskanen LK, Laakso M, et al.Lower-extremity amputations in diabetic and nondiabetic patients.Diabetes Care, 1993, 16 (1) : 16-20.

[29] Trautner C, Haastert B, Giani G, et al.Incidence of lower limb amputations and diabetes.Diabetes Care, 1996, 19 (9) : 1006-1009.

[30] Lobmann R, Ambrosch A, Schultz G, et al.Expression of matrix-metallopro-

teinases and their inhibitors in the wounds of diabetic and nondiabetic patients.Diabetologia, 2002, 45 (7): 1011-1016.

[31] Geerlings SE, Hoepelman AI.Immune dysfunction in patients with diabetes mellitus (DM).FEMS Immunol Med Microbiol, 1999, 26 (34): 259-265.

[32] Gupta AK, Humke S.The prevalence and management of onychomycosis in diabetic patients.Eur J Dermatol, 2000, 10 (5): 379-384.

[33] Cole-King A, Harding KG.Psychological factors and delayed healing in chronic wounds.Psychosom Med, 2001, 63 (2): 216-220.

[34] Padgett DA, Marucha PT, Sheridan JF.Restraint stress slows cutaneous wound-healing in mice.Brain Behav Immun, 1998, 12 (1): 64-73.

[35] Vileikyte L, Leventhal H, Gonzalez JS, et al.Diabetic peripheral neuropathy and depressive symptoms: the association revisited.Diabetes Care, 2005, 28 (10): 2378-2383.

[36] Ismail K, Winkley K, Stahl D, et al.A cohort study of people with diabetes and their first foot ulcer: the role of depression on mortality.Diabetes Care, 2007, 30 (6): 1473-1479.

[37] 彭智, 黄海华, 郭晓瑞, 等.糖尿病足病因研究进展.广东医学, 2010, 31 (11): 1500-1502.

[38] Kim S, Kim JH, Choi J, et al.Polydeoxyribonucleotide improves peripheral tissue oxygenation and accelerates angiogenesis in diabetic foot ulcers.Arch Plast Surg, 2017, 44 (6): 482-489.

[39] 王玮雨, 王旭.中医药治疗糖尿病足最新研究进展.时珍国医国药, 2012, 23 (10): 2596-2597.

[40] 张筱玲, 冯建华.糖尿病足中医药治疗的研究进展.辽宁中医药大学学报, 2009, 11 (2): 71-74.

[41] 沈远东, 柳国斌.糖尿病足溃疡的中医药治疗.江苏中医药, 2007, 39 (12): 5-6.

[42] 刘大芳.糖尿病足的辨证治疗.世界中医药, 2008, 3 (3): 169.

[43] 李晓燕.糖尿病足的中医疗法临床体会.中国现代药物应用, 2008, 2 (22): 101-102.

［44］中华中医药学会.糖尿病中医防治指南糖尿病足.中国中医药现代远程教育，2011，9（19）：140-143.

［45］吴开明，常健菲，李显筑，等.通络化浊法治疗糖尿病足临床研究.中医学报，2017，32（3）：365-367.

［46］王玉梅.温经通络、益气养血法方剂治疗糖尿病足临床观察.新中医，2017（1）：71-73.

［47］黄丽萍，张冷，齐辉明，等.黄芪桂枝五物汤治疗老年糖尿病高危足的临床观察.中华老年心脑血管病杂志，2014，16（5）：500-502.

［48］何朋芝，向卓越，喻婷.黄连温胆汤治疗糖尿病足34例临床疗效观察及中医护理体会.四川中医，2016（7）：214-217.

［49］李剑莹.仙方活命饮合透脓散加减治疗糖尿病足64例临床观察.新中医，2013（6）：113-114.

［50］向淑珍.丹红注射液治疗糖尿病足50例.河南中医，2017，37（4）：661-663.

［51］姚晓玲，王杰超，张少华，等.舒血宁注射液联合基础疗法治疗糖尿病足临床观察.河北中医，2017（9）：1325-1327.

［52］李亦聪，孙惠华，钟启腾.中西医结合治疗热毒血瘀型糖尿病足20例疗效观察.中医临床研究，2012，4（1）：81-82.

［53］李智，李国信，赵婷婷.四妙勇安汤合仙方活命饮联合拔腐祛瘀方与生肌散分期外敷治疗湿热内蕴型糖尿病足（脱疽）78例临床观察.实用中医内科杂志，2015，29（1）：31-33.

［54］张晓义，唐祝奇，刘春，等.鲜蟾皮外敷促进糖尿病大鼠皮肤溃疡愈合的实验研究.交通医学，2013，27（5）：435-438.

［55］Yang XY，Sun L，Xu P，et al.Effects of salvianolic scid A on plantar microcirculation and peripheral nerve function in diabeticrats.Eur J Pharmacol，2011，665（1-3）：40-46.

［56］Lai PK，Chan JY，Cheng L，et al.Isolation of antiinflammatory fractions and compounds from the root of Astragalus membranaceus.Phytother Res，2013，27（4）：581-587.

［57］温井奎，徐丽梅，吴镝，等.中药对糖尿病足常见细菌敏感性研究.中华中医药杂志，2013，28（2）：535-537.

[58]邓来明，肖正华，陈定宇.黄芪多糖对糖尿病足溃疡成纤维细胞 AGE 及 RAGEm RNA 表达的影响.今日药学，2014，24（5）：313-315.

[59]胡明财，章卓，刘剑，等.葛根素、甲钴胺联合用药对糖尿病大鼠周围神经病变的作用机制.中国老年学杂志，2013，33（23）：5945-5947.

[60]董富宏.葛根素注射液辅助治疗糖尿病周围神经病变的疗效及对血液流变学的影响.实用临床医药杂志，2015，19（17）：114-115.

[61]陈荣明，杨能华，吴亚利，等.通塞脉片对大鼠缺血后肢侧支循环建立的影响.南京中医药大学学报，2009，25（6）：434-436.

[62]郭静，孟庆海，殷秋忆，等.通塞脉片治疗 2 型糖尿病足模型大鼠的实验研究.南京中医药大学学报，2014，30（3）：239-243.

[63]凌含鹏，方朝晖.自拟足浴 1 号配合丹蛭降糖胶囊对糖尿病足大鼠 IGF-1、IL-6 表达水平的实验研究.中医药临床杂志，2014，26（8）：840-841.

[64]郭勇英，位庚，李红蓉，等.通心络联合外周血间充质干细胞移植对糖尿病足大鼠血管新生磷脂酰肌醇 3- 激酶 / 蛋白激酶 B 信号通路的影响研究.中国全科医学，2016，19（13）：1602-1606.

[65]李友山，杨博华."蚓黄散"干预糖尿病足溃疡愈合过程中 AGEs 与促愈合因子相关性研究.世界科学技术 - 中医药现代化，2015，17（2）：350-355.

[66]吴玉泉.中医祛腐清创法治疗糖尿病足坏疽初探.中医药信息，2014，31（4）：70-72.

[67]覃应莲.中药熏蒸结合护理干预治疗早期糖尿病足的效果观察.国际护理学杂志，2015，34（6）：844-846.

[68]王建春，傅强，林鸿国，等.蔡炳勤教授分期外治糖尿病足筋疽型的经验.陕西中医，2009，30（6）：704-705.

[69]柯帆.三黄苦参汤对糖尿病足治疗的临床研究.中西医结合研究，2012，4（3）：125-127.

[70]黄平，朱莎，谭永法.荆芥连翘汤足浴治疗糖尿病足的疗效观察.现代临床护理，2011，10（3）：37-38.

[71]王建春，刘明，林鸿国，等.消渴疽洗方足浴治疗糖尿病足筋疽型 60 例疗效

观察.广州中医药大学学报,2009,26(4):343-346.

[72]马蓉.足愈汤足浴治疗护理糖尿病足的临床观察.湖北中医杂志,2009,31(3):42-43.

[73]吴刚花,李春艳.补阳还五汤加味泡足治疗0级糖尿病足临床观察.中国医药导报,2008,5(28):65-66.

[74]吕蕾,尹翠梅,郭俊杰,等.脚康洗方浸泡治疗糖尿病足早期疗效观察.中国实验方剂学杂志,2004,10(1):54-55.

[75]王永刚,荆志斌.元鲁光教授中西医结合防治糖尿病湿性坏疽的经验.四川中医,2009,27(3):1-3.

[76]王安宇,徐寒松,赵胜,等.基因表达谱差异分析丹黄散对糖尿病足创面修复的作用.中国组织工程研究与临床康复,2011,15(28):5233-5236.

[77]刘彦,孙晓芳,陈晖,等.芒硝外敷对糖尿病足治疗作用的研究.实用临床医药杂志,2011,15(15):33-36.

[78]王鹏.分期应用中药外敷治疗糖尿病足临床观察.中国中医药信息杂志,2009,16(4):70-71.

[79]陈婵娟.复方中药偏方治疗糖尿病足的疗效观察及护理.南华大学学报(医学版),2008,36(5):706-707.

[80]戴德珍.珍珠粉外敷治疗糖尿病1级得疗效观察.护理与康复,2009,8(8):709-710.

[81]曹永泉.祖传效方肤愈散外敷治疗糖尿病足.中国民族民间医药杂志,2003,8(3):148.

[82]房莉萍,王津.温肾通脉法配合足部按摩治疗糖尿病足高危患者27例.中医研究,2011,24(7):72-74.

[83]陈万红,黄碧燕,吴必嘉,等.艾灸按摩治疗糖尿病足疗效观察.广东医学,2010,31(7):914-915.

[84]董勤,曹雯萍,鲁佳,等.电针与穴位注射对糖尿病周围神经病变大鼠神经保护作用的比较研究.时珍国医国药,2013,24(4):1001-1003.

[85]李兵.温针灸辅助治疗糖尿病足患者的疗效及对血清中IGF-1和MMP-9的影

响.中国老年学杂志，2013，33（1）：164-165.

[86]齐静，刘晓明，郑秋月，等.循经穴位艾灸对早期糖尿病足患者的干预作用.解放军医药杂志，2013，25（6）：63-64.

[87]苏娟.丹红注射液穴位注射治疗糖尿病周围神经病变疗效观察.现代中西医结合杂志，2015，24（28）：3107-3109.

[88]李国秀.足三里穴位注射复方当归注射液治疗糖尿病下肢神经病变27例临床观察.中医药导报，2012，18（12）：68-69.

[89]杨冬梅，戴丽芬.红花黄色素注射液穴位注射治疗糖尿病周围神经病变42例临床观察.云南中医中药杂志，2010，31（8）：16-17.

附 糖尿病足处理手册

第一节 概 述

一、糖尿病足定义

糖尿病足是糖尿病患者合并了周围神经及下肢血管病变，并由此引起的足部异常改变，以及由各种诱因引发的足部溃疡形成和（或）深部组织破坏。

二、糖尿病足 Wagner 分级

0 级：皮肤完整无开放性损伤，可有骨骼畸形。

1 级：表皮损伤未涉及皮下组织。

2 级：全层皮肤损害涉及皮下组织，可见骨骼、肌腱暴露。

3 级：全层皮肤损害，伴有脓肿或骨髓炎。

4 级：足部分坏疽（足趾或足前段）。

5 级：全部足坏疽。

三、糖尿病足伤口治疗过程创面分期

可分为：绿期、黑期、黄期、红期、粉期。

1. 绿期：有可能造成皮肤溃疡的因素存在，但溃疡尚未形成，应着重预防。

2. 黑期（组织坏死期）：缺乏血流的坏死组织，常有结痂。

3. 黄期（炎性渗出期）：由渗液中堆积的坏死细胞组成。

4. 红期（肉芽组织增生期）：牛肉红样，鲜亮坚实，圆卵石样外观，健康肉芽组织。

5. 粉期（上皮化期）：上皮组织生长，上皮爬行。

四、糖尿病足伤口护理评估

（一）整体性评估

1. 皮肤受损的原因。

2. 伤口持续时间、位置、Wagner 分级。

3. 了解患者心理、生理、社会经济状况，判断患者是否能够配合治疗。

4. 了解患者的全身性疾病及接受正规治疗的程度。如血糖情况、营养状况、新陈代谢疾病、年龄、免疫系统疾病、是否使用类固醇药物、有无神经系统障碍、组织血液灌注情况、局部及全身用药情况、过敏史等。

5. 分析阻碍伤口愈合的主要原因。如伤口疼痛、伤口异物、结痂及坏死组织的清创情况、是否发生感染、敷料的选择是否合适。

（二）伤口评估

1. 常用测量伤口的工具

（1）常用直尺、敷料包装袋附着的格纸、塑料尺，或专用的伤口测量尺测量伤口的长、宽。

（2）常用探针、止血钳、镊子或戴有无菌手套的手指测量伤口的深度。

（3）常用透明贴膜，无菌面放置在伤口上描绘伤口的形状、大小，留在病历里。

（4）用数码相机直接拍摄伤口保存在电脑里。

2. 测量伤口的方法

（1）长与宽：应测量伤口的最长和最宽处，长为患者身体的纵轴方向，宽为身体纵轴的垂直方向。

（2）深：把探针、止血钳、镊子或戴有无菌手套的手指深入伤口内，记住与表皮的平齐点，用直尺测量长度后即为伤口的深度。

（3）潜行：即窦道、空腔的深度，潜行是用肉眼看不到的深部被破坏的组织，通常表皮看见伤口边缘内卷，周围组织有局部或广泛的炎性反应。潜行使用钟表式描述，伤口视为钟表，将伤口与患者的头相对应的点设为 12 点，相反方向为 6 点，12 点与 6 点相连接，此线的垂直平分线与钟表圆形外圈的交叉点为 3 点和 9 点。描述潜行在 n 点的位置，长多少厘米，或潜行为 n_1 点至 n_2 点，长 n 厘米，如"伤口 12 点潜行 4cm"。

3. 伤口描述

描述伤口颜色所占的百分比，用 25%、50%、75%、100% 来描述红、黄、黑色部分各占的比例，例如 25% 黑色组织，75% 黄色组织，还可添加大于或小于；例如小于 25% 黄色组织，大于 75% 红色组织。

4.渗液量及性质

（1）渗液量

少量：指渗出量少于 5ml/24h，每天更换 1 块纱布。

中等：指渗出量在 5～10ml/24h，每天至少更换 1 块纱布，但不超过 3 块。

大量：指渗出量超过 10ml/24h，每天需更换 3 块或更多纱布。

（2）渗液性状：分为血清性、血性、浆液性及脓性四种。

（3）渗液气味：无味、臭味。伤口粪臭味可提示为金黄色葡萄球菌感染，绿脓杆菌感染时伤口呈腥臭味。要确诊必须行伤口分泌物培养。

5.伤口周边状况

有无红斑、苍白、坏死、浸渍、皮炎、水肿、色素沉着及硬度等。

6.伤口感染

感染的伤口局部表现为红、肿、热、痛、有脓性液伴恶臭。慢性伤口感染的体征：

（1）伤口腐肉增多。

（2）渗出液增多，颜色与黏稠度发生变化。

（3）肉芽组织生长不良。

（4）伤口周围发热。

（5）患者突然血糖升高。

（6）疼痛或敏感。

（7）异味。

（8）伤口变大或出现新的损伤。

7.疼痛评估

采用视觉模拟标尺数字等级评估工具进行评估，从 0 级（没有疼痛）到 10 级（极度疼痛），让患者确认自己的疼痛级数。

（三）伤口分泌物培养方法及注意事项

1.在使用抗生素之前进行培养。

2.去除伤口敷料。

3.用 0.9% 的氯化钠溶液清洗伤口，用无菌棉签按顺时针或逆时针方向旋转，应用十点取材法"之"字形涂抹，并用棉签挤出组织内深部的渗液。

4. 避开脓性液及黑痂或硬痂处，不可使棉签沾到伤口外的皮肤，若伤口很小，无法使用十点旋转方式采样时，则用棉签挤压伤口组织并滚动蘸取组织渗液。

5. 做厌氧菌培养时须深入伤口内部蘸取（或者用注射器抽取分泌物，注入培养管内）。

6. 尽快送检。

五、常用伤口清洁剂、消毒液作用

1. 生理盐水：与机体组织等渗，对活体组织无有害影响，无抗菌性。生理盐水是临床最常用的伤口清洁剂。

2. 碘酊：消毒防腐药，用于感染皮肤的消毒。

3. 碘伏：属中效、速效、低毒消毒液，用于手术及注射部位的消毒。

4. 依沙吖啶溶液（雷佛奴尔溶液）：消毒杀菌剂，用于外科创伤、黏膜感染等消毒，并可用于化脓性皮肤病的消毒，可用于漱口。用法：外用、洗涤或湿敷、口腔含漱等。

5. 过氧化氢溶液：是一种弱防腐剂，用途：

（1）释放出的氧气产生的气泡效应可辅助创面碎片的机械清理。

（2）由于氧气的释放，可能会对厌氧菌具有杀菌效果。

（3）注意：对成纤维细胞具有毒性，可溶解血块造成出血，不建议加压下使用或用于闭合或狭窄腔道，用后必须用生理盐水冲洗干净，无残留。

第二节　换药技术操作流程

一、评估

（一）病史

1. 一般状况：病情、年龄、体型、意识状态、心理反应、自理能力、合作程度、沟通能力等。

2. 既往病史：血糖情况，贫血、低蛋白、高血压、免疫系统疾病、恶性肿瘤、肾功能衰竭等病史。

3.曾接受过何种治疗及换药处置等。

（二）局部伤口情况

1.伤口类型、部位、分类、范围（长 × 宽 × 深）、潜行深度。

2.伤口颜色：黑、黄、红色组织各占百分比。

3.伤口渗出：量（少量、中等、大量），颜色（黄色、黄褐色、红色），气味（无味、臭味）。

4.伤口周边状况：有无红斑、苍白、坏死、浸渍、皮炎、水肿、色素沉着及硬度。

5.伤口愈合阶段：肉芽生长阶段、上皮移行阶段。

二、准备

1.操作人员：按要求着装、洗手、修剪指甲、戴口罩、戴帽子。

2.环境：环境清洁，换药前 30 分钟通风换气后关好门窗，房间保暖。

3.物品：0.9% 的氯化钠、安尔碘、75% 的酒精、3% 的双氧水、一次性非无菌手套、一次性治疗巾、医用黄垃圾袋、灭菌换药包（含止血钳 1 把、镊子 1 把、剪刀 1 把、方纱、棉球）、无菌纱布、绷带、胶布、伤口尺、油纱、藻酸盐、水胶体、泡沫敷料、照相机等。

4.患者：体位舒适，情绪稳定，愿意合作或家属配合，伤口充分暴露，注意遮挡患者，保暖。

三、实施

1.核对医嘱，必要时签署知情同意书。

2.向患者解释换药的目的，评估环境准备。

3.备齐物品，放在治疗车上，推至患者床旁。

4.洗手，打开换药包，倒取生理盐水，伤口下垫一次性治疗单，戴手套，用手打开外层敷料，右手持止血钳揭去内层敷料，评估渗液量，测量伤口大小，左手持镊子传递无菌物品至右手止血钳，消毒及清洗伤口。

（1）清洁伤口：用碘伏或 75% 的酒精消毒伤口两遍，方向是缝合伤口处自上而下消毒，然后旋转向外消毒周围皮肤。

（2）污染伤口：用生理盐水由内向外清洗伤口。

（3）感染伤口：用生理盐水清洗后用蘸有3%双氧水的棉签或棉球擦拭伤口、窦道、潜行部位，再用生理盐水冲洗伤口及周边皮肤，最后用无菌纱布擦干伤口内的液体。

5.清创，采用剪刀或超声波清创机逐步清除腐肉。

6.伤口内放置所需的填充敷料（生肌膏、藻酸盐、银离子藻酸盐、清创胶等），盖上外敷料（纱布、棉垫、一次性敷料等），胶布或绷带固定，胶布粘贴方向要与身体纵轴垂直。

7.处理用物：做好垃圾分类，换药包物品齐全，送消毒。

8.洗手，填写记录单。

9.做好卫生宣教，告知患者或家属下次换药时间及注意事项。

（1）间隔换药时间。

（2）伤口不能沾水。

（3）敷料脱落时随时更换。

（4）伤口出血、渗出多、红肿等病情发生变化，随时到医院就诊。

（5）注意控制饮食，按时服药，监测血糖，控制血糖至正常或接近正常水平并维护。

四、注意事项

正确评估伤口，选择合适敷料。

严格无菌操作，避免交叉感染，减少伤口暴露时间。

换药顺序：清洁伤口→污染伤口→感染伤口；简单伤口→复杂伤口；一般感染伤口→特殊感染伤口。

对特殊感染伤口的患者，工作人员操作时应穿隔离衣，器械应双泡双蒸，一次性用品及敷料应放入医用黄色垃圾袋内，换药后应脱去手套，需洗手或手消毒。

操作过程中避免跨越无菌区域，清洁物品与污物分开放置。

清洗伤口腔隙或窦道时需用止血钳夹紧棉球，防止棉球掉入腔内，填充内敷料时必须将伤口擦干。

绷带固定要从远心端向近心端螺旋缠绕，跨越关节处需"8"字包扎，包扎不宜过紧，防止肢端坏死，指（趾）端要外露，以便观察血运情况。

第三节 糖尿病足伤口处理方案

一、Wagner 分级 0 级糖尿病足

Wagner 0 级：高度溃疡危险的足皮肤无开放性病灶。

临床表现（图 2）：肢端供血不足，颜色发绀或苍白，肢端发凉、麻木，感觉迟钝或丧失，肢端刺痛或灼痛，常伴有足的畸形等。

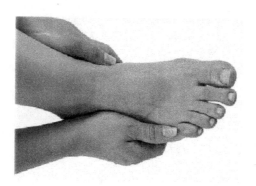

图 2　Wagner 0 级

（彩图见插图 1）

护理要点：加强健康教育，预防糖尿病足部破损。

（一）指导患者自我护理

患者的自我观察和护理是预防糖尿病足的最关键措施，特别是那些已经发生了糖尿病性神经病变或血管病变及曾经有过糖尿病足部溃疡病史的患者。更应该注意对足部的观察与护理。

1. 每天观察足部有无细小外伤、破溃或者感染迹象，做好足部保护，包括选择合适的鞋袜及皮肤清洁护理。

2. 听从医生、护士及营养师的指导，按规定用药及饮食治疗，定时监测血糖，将血糖控制在正常或基本正常的水平。

（二）让患者充分了解溃疡发生的原因

1. 穿鞋过紧造成足趾挤压伤。

2. 热水洗脚、泡脚时间超过 5 分钟或用力过大、水温过高而致伤。

3. 使用热水袋、电热毯、电暖炉、电吹风等致烫伤。

4. 足癣破溃或感染。

5. 鸡眼处理不当损伤。

6. 修脚、剪指甲造成外伤。

7. 小外伤未及时发现或未正规处理而感染。

8. 皮肤营养不良起水疱。

9. 足部干裂未使用润肤露而造成皮肤小裂伤。

10. 神经病变造成足部畸形导致的摩擦破损，局部胼胝形成致局部受压。

11. 吸烟引起血液的含氧量降低。

12. 已有溃疡及截肢者健侧足部受压或摩擦。

（三）选择合适鞋袜

1. 买鞋的注意事项

（1）购买鞋的时间最好是下午至傍晚。

（2）若双足大小不一样，买鞋时以较大的一只为准。

（3）买鞋时要测量足的准确尺码，以免购买的鞋过大或过小。

（4）选择鞋面质地柔软并且透气性好的鞋，最好是圆头、厚软底，鞋口是系带或尼龙拉扣，禁忌尖头鞋及高跟鞋。

（5）要穿密闭鞋头的鞋，不穿凉鞋、拖鞋外出行走。

2. 穿鞋的注意事项

（1）首次穿新鞋的时间不宜过久。

（2）穿新鞋后要仔细检查双足是否起水疱、破损甚至红肿，如有损伤说明此鞋不合适，不宜再穿。

（3）每次穿鞋前要仔细检查鞋底有无钉子、碎玻璃等尖锐异物，并且要把鞋内杂物清除。

（4）鞋内面若开线或鞋垫有皱褶应弄好后才能穿。

（5）不能赤足穿鞋、走路。

3. 穿袜子的注意事项

（1）穿棉质袜。

（2）选择浅色的袜子，以便足部有破损能及时发现。

（3）不要穿弹性过强的袜子，避免影响血液循环。

（4）不要穿有破洞或反复修补后的袜子，避免足部的损伤。

（5）每天要更换袜子，保持足部的清洁、干爽。

（6）冷天可穿厚棉袜或毛袜保温，切忌用热水袋、暖炉、电热毯取暖，以免足部烫伤。

（四）注重足部检查、中医药特色治疗与护理

1. 足部检查

（1）养成每天检查足部的习惯，有无鸡眼、厚茧、发红，每个脚趾间有无裂痕、感染、水疱或皮肤变色；足部皮肤是否干燥；注意有无胼胝、皮肤擦伤变色及内生甲等，足底可用镜子检查，眼部视力障碍者可请家人代为检查。

（2）足趾甲应平行修剪，不可自行用刀片或鸡眼水修理鸡眼。

（3）足部皮肤干燥者可用护肤膏轻轻涂抹足部皮肤表面。

（4）指导患者不要赤脚或穿拖鞋走路，以防扎伤；足部疾患应及时治疗。

（5）应每年到医院全面正规的检查一次足部（内分泌专科检查）。

2. 中医药特色治疗

（1）中药熏洗：按医嘱予羌活外洗方泡足，每天一次，每次 15~20 分钟，水温 38℃。

（2）神经血管治疗仪局部治疗，改善局部血液循环，缓解麻木、疼痛。

（3）穴位贴敷：取双涌泉穴。

（4）中药离子导入：取足三里、地机、太溪、涌泉穴。

（5）耳穴贴压：取皮质下、内分泌、脾、胰等穴。

（6）四肢气压波治疗，每天 2 次。

3.饮食指导

原则：糖尿病饮食，宜低糖、低盐、低脂，以高维生素、高纤维素饮食为主，根据患者性别、年龄、体重和运动强度计算每日进食量。

中医辨证饮食指导：

（1）气虚血瘀证：宜食健脾益气的食品，如黄芪、山药、党参、丹参等，煎水代茶饮用。

（2）阴虚血瘀证：宜食滋阴化瘀的食品，如麦冬、银耳、黑木耳、沙参、玉竹等，煎水代茶饮用。

（3）寒凝血瘀证：宜食温经通络的食品，如肉桂、茴香、花椒等。

（4）痰瘀阻络证：宜食行气化痰的食品，如山楂、陈皮、金橘等。

（5）肝肾亏虚证：宜食滋补肝肾的食品，如淮山、枸杞子等。

（6）肢体萎软者：宜食补中益气的食品，如黄芪、党参、山药、鱼肉、香菇等。

（7）腰膝酸软者：适当食用枸杞、黑豆、核桃等固肾之品。

二、Wagner 分级 1 级糖尿病足

Wagner 1 级：浅表溃疡，无感染。

临床表现（图3）：趾端皮肤有开放性病灶，例如：水疱、血泡、鸡眼或胼胝。冻伤、烫伤或其他皮肤损伤所引起的浅表溃疡，但病灶尚未波及深部组织。

（一）护理评估

1.评估溃疡发生的原因。

2.溃疡发生的部位、颜色、大小、深浅，有无感染、渗液、疼痛情况。

3.评估患者所穿鞋袜情况。

4.评估血糖等全身情况。

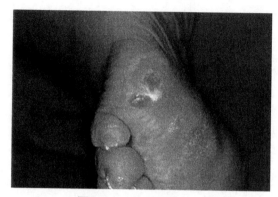

图 3　Wagner 1 级

（彩图见插图 2）

（二）伤口处理

1. 创面水疱未破

用安尔碘消毒水疱及周围皮肤，用无菌注射器扎破水疱，抽出液体后予安尔碘湿敷 1 天，后用依沙吖啶溶液湿敷，每天换药；或用水胶体敷料，换药间隔 5～7 天。

2. 水疱已破损，渗液少

①予生理盐水清洗伤口后修剪周围死皮，再用依沙吖啶溶液湿敷，每天更换敷料。

②用生理盐水清洗伤口后用水胶体敷料（溃疡贴、透明贴），换药间隔 3～7 天。

③每日予蓝、红光照射治疗 20 分钟，以杀菌抗感染，促进愈合。

3. 创面有腐肉、血痂或渗液较多时

①外科清创或超声清创机清创后予止痛生肌膏外涂，凡士林油纱覆盖创面，再予纱布 2～3 块或棉垫覆盖，绷带固定，每天换药。

②亦可于清创后使用藻酸盐或亲水纤维覆盖创面，外用水胶体敷料，或直接覆盖泡沫敷料，换药间隔 3～5 天。

4. 血糖高且创面感染者

①清创后用安尔碘湿敷 1～2 天，每天换药。

②应用银离子藻酸盐抗菌敷料，外加纺纱包扎，换药间隔 3 天。每天予蓝、红光照射治疗 20 分钟，以杀菌抗感染，促进愈合。

5. 鸡眼或胼胝

用安尔碘消毒皮肤，待干后，用刀片把厚的硬皮削去。用 1 ～ 2 层纱块保护皮肤。

（三）健康宣教

1. 减轻足部压力，必须减少承重，限制站立和行走时间，或持拐杖；机械减压，可穿特制的鞋或用可减压的鞋垫。

2. 禁止泡足，以免引起伤口感染。

3. 伤口愈合后应定期到专科门诊检查足部情况，发生皮损、鸡眼、胼胝要及时进行专科处理。

4. 戒烟戒酒，多食新鲜蔬菜，可增加鸡蛋、牛奶、瘦肉等优质蛋白的摄入。

5. 中医辨证施膳指导：根据患者证型个性化指导。

三、Wagner 分级 2 级糖尿病足

Wagner 2 级：感染病灶已侵犯深部肌肉组织。

临床表现（图 4）：深入皮肤的溃疡，感染病灶已侵犯深部肌肉组织。常伴有软组织炎症，或感染沿肌间隙扩大造成足底、足背贯通性溃疡或坏疽，脓性分泌物较多，足趾皮肤干性坏死，但肌腱韧带尚无破坏。

（一）护理评估

1. 评估全身情况：血糖、体温、营养状况。

2. 局部伤口的评估：测量伤口大小、深浅，探清窦道、伤口颜色；分泌物颜色、性质、量及气味，是否疼痛，皮温。坏死组织、腐肉、肉芽、上皮化以百分比表示。

3. 每周拍摄照片。

4. 足部拍摄 X 线片了解骨质情况。

5. 了解全身治疗情况：控制血糖，抗感染，疏通血管，营养支持。

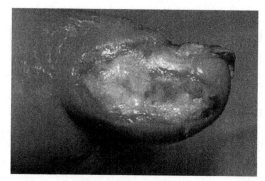

图 4　Wagner 2 级

（彩图见插图 3）

（二）伤口处理

1. 彻底清创去除坏死组织，促进肉芽生长。

2. 用生理盐水清洗后取伤口分泌物培养。

3. 用双氧水清洗感染的创面，再用生理盐水彻底冲洗，避免残留。

4. 超声波清创机结合外科清创法逐步清除坏死组织和黄色分泌物，直至呈现红色组织。

5. 深部组织感染，有积脓、积液时应切开引流，必要时请外科会诊指导或由外科医生予伤口切开清创或截肢 / 趾处理。

6. 清创后可用碘纺纱湿敷 1~2 天，不能长时间使用，炎症控制后立即停止，否则影响上皮组织的生长及创面的愈合，换药时间间隔 1~2 天。

7. 用止痛生肌膏外敷可达到祛腐生肌膏的效果。用法：将生肌膏涂在凡士林纱布上，厚约 2mm，覆盖伤口表面或填塞腔道内，每天换药。

8. 根据伤口分泌物培养结果，有细菌感染可使用银离子抗菌敷料，换药间隔 3 ~ 5 天。

9. 腐肉清除后可改用藻酸盐敷料、泡沫敷料或水胶体敷料，为伤口提供湿性愈合环境，有利于肉芽生长。

10. 每天予蓝、红光照射治疗 20 分钟，以杀菌抗感染，促进愈合。

11. 伤口分泌物多可采用伤口负压引流术清除。

（三）注意事项

1. 骨骼、肌腱外露时，清创时要保护好肌腱、骨骼。可使用水凝胶保护，预防其脱水干性坏死。

2. 关注患者血糖、炎症指标和伤口分泌物培养情况，动态评估。

3. 评估患者对疼痛的耐受程度，必要时换药前使用止痛药，减少患者痛苦。

4. 了解患者对疾病的认识程度、情绪变化及家庭支持情况，是否能积极配合治疗。

5. 根据不同时期不同情况指导患者加强营养，促进肉芽生长。

①感染期：宜多食新鲜蔬菜、牛奶、肉汁，以提高肌体抵抗力。患者早餐保证有鸡蛋、牛奶，睡前增加牛奶一次，减少碳水化合物的摄入量，控制血糖。

②肉芽生长期：可多食高蛋白、高维生素、高纤维素的食物，如鸡汤、鱼汤、花胶瘦肉汤等促进肉芽生长。

③上皮爬行期：可指导患者进食花胶、猪皮等可促进上皮生长的食物。

④必要时按医嘱予白蛋白或免疫球蛋白静脉滴注。

四、Wagner 分级 3 级糖尿病足

Wagner 3 级：肌腱韧带组织破坏；骨质破坏。

临床表现（图 5）：深部溃疡伴发脓肿或骨髓炎，肌腱韧带组织破坏。蜂窝组织炎融合形成大脓腔，脓性分泌物及坏死组织增多。有骨髓炎证据，但骨质破坏尚不严重。

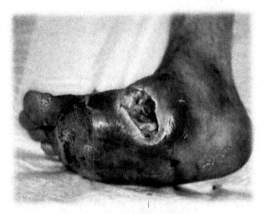

图 5　Wagner 3 级

（彩图见插图 4）

（一）护理评估

1. 全身情况评估：血糖、体温、营养状况。

2. 局部伤口的评估：测量伤口大小、深浅，探清窦道、潜行、伤口颜色；分泌物颜色、性质、量及气味，是否疼痛，皮温。坏死组织、腐肉、肉芽，以百分比表示。

3. 每次换药拍摄照片。

4. 足部拍摄 X 线片了解骨质情况（图 6）。

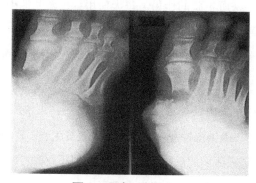

图 6　足部 X 级

（二）处理

1. 全身治疗：控制血糖，抗感染，疏通血管，营养支持。

2. 伤口处理流程：

（1）用生理盐水清洗后取伤口分泌物做细菌培养。

（2）再用 3% 的双氧水清洗，最后用生理盐水彻底冲洗干净。

（3）用探针探查清楚伤口潜行和窦道。

（4）痂下积脓或脓肿形成时：

①立即切痂或早期彻底切开引流，若多个间隙感染均行多处对口切开引流，将脓肿的每个间隔打开，确保引流通畅，避免因脓肿压迫局部动脉导致循环障碍，最终引起远端足趾及全足坏死。填塞碘伏纱条止血兼抗感染治疗 2~3 天。

②肢体红肿处用依沙吖啶溶液湿敷，外层用加厚棉垫覆盖，绷带缠绕固定，固定时注意不要加压，以免影响远端血液循环，术后 24 小时换药。

③切开引流术后换药时，用注射器冲洗腔隙，常规冲洗液为 0.9% 的氯化钠，恶臭

伤口用 3% 的双氧水，之后再用 0.9% 的氯化钠冲洗。彻底清创去除坏死组织，可用机械清创或超声机清创。

④有腐肉附着时用祛腐生肌膏涂于凡士林纱布上，厚约 2mm，填塞潜行伤口，并敷于伤口表面，外盖方纱或棉垫，每天换药，腐肉出现松动时随时清除。清创胶也有软化黑痂、清除腐肉的作用，可在黑痂腐肉表面涂上清创胶后外贴溃疡贴，每周换药两次。

⑤根据伤口分泌物培养结果选择换药敷料，结果阳性可选用生肌膏、银离子抗菌敷料，具有抗菌抗感染祛腐生肌的作用。每天使用红、蓝光照射，每次各 10 分钟，可增进杀菌抗感染，达到促进愈合的效果。

⑥腐肉清除后伤口进入红期，促进肉芽生长可选用生肌膏每天换药；或使用藻酸盐敷料，有止血、促进肉芽生长的作用，每周换药两次。

⑦伤口进入粉红期，伤口内的肉芽组织填平之后，可用藻酸盐、溃疡贴、透明贴或泡沫敷料覆盖，为伤口提供湿性愈合环境，促进上皮生长，3~7 天换药一次。

（5）当创面出现大面积的皮肤全层及皮下组织坏死时：

①可首先将坏死组织剪除，用止痛生肌膏 2mm 外敷每天更换，以去腐生肌，伤口周围皮肤红肿可用依沙吖啶溶液湿敷，外加红蓝光照射，每天两次。

②或使用银离子藻酸盐敷料，其在吸收大量渗液的同时可锁住细菌；换药间隔 3~5 天。

③用超声清创机或机械清创，一周 2~3 次，逐步清除坏死组织。

④伤口清创及抗感染阶段过后，若骨骼、筋膜肌腱等外露，则用凡士林油纱覆盖；腔隙用生肌膏油纱填塞，每天换药，直至骨膜、肌腱被肉芽组织包裹并且填充。或用藻酸盐填充条、水胶体膏剂填塞腔隙，外用水胶体敷料覆盖，保持湿润，预防干性坏死，维持足部及脚趾基本功能正常。换药间隔 3~5 天。

⑤若肉芽组织水肿或高出周边皮肤，需去除高出周围皮缘的肉芽，干纱布压迫止血后用藻酸盐及比伤口稍大的泡沫类敷料，藻酸盐可吸收的渗液量是自身重量的 17~20 倍，同时可以参加组织间钙离子的交换，加强止血；或用藻酸盐、纱布及自粘绷带同样局部加压固定，为伤口提供轻度湿润或开放式环境，防止肉芽组织高出创口周围皮缘而影响上皮组织的移行生长。

（三）注意事项

1. 关注患者血糖、白细胞计数、营养状况和伤口分泌物培养情况，动态评估。

2. 评估患者对疼痛的耐受程度，必要时换药前使用止痛药，减少患者痛苦。

3. 了解患者对疾病的认识程度和情绪变化及家庭支持情况，是否积极配合治疗。

4. 根据不同时期情况指导患者加强营养，促进肉芽生长。

①感染期：宜多食新鲜蔬菜、牛奶、肉汁，以提高肌体抵抗力。患者早餐保证有鸡蛋、牛奶，睡前增加牛奶一次；减少碳水化合物的摄入量，控制血糖。必要时按医嘱输注人血免疫球蛋白，以提高免疫力，控制感染。

②肉芽生长期：可多食高蛋白、高维生素、高纤维素的食物，如鸡汤、鱼汤、花胶瘦肉汤等促进肉芽生长。必要时静脉输注人血白蛋白。

③上皮爬行期：可指导患者进食花胶、猪皮等可促进上皮生长的食物。

五、Wagner 分级 4 级糖尿病足

Wagner 4 级（图7）：足部远端坏疽。严重感染已造成骨质破坏、骨髓炎、骨关节破坏或已形成假关节，部分足趾发生坏疽。

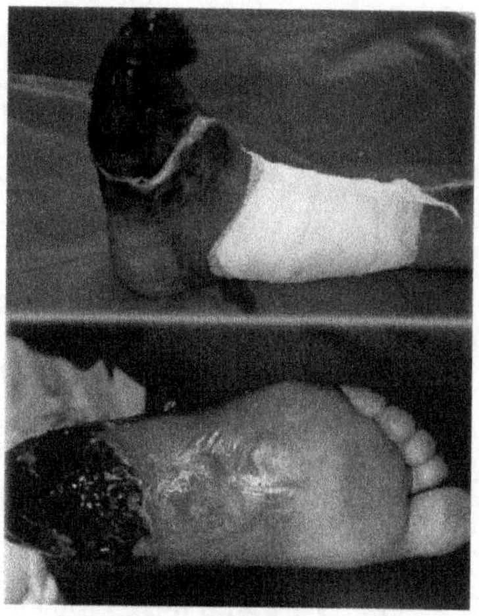

（一）护理评估

1. 全身情况：神志精神状况，血糖、体温、营养状况。

2. 局部伤口的评估：测量伤口大小、深浅，探清窦道、潜行、伤口颜色；分泌物颜色、性质、量及气味，是否疼痛、皮温。坏死组织、腐肉、肉芽，以百分比表示。

3. 每次换药拍摄照片。

4. 足部拍摄 X 线片了解骨质情况。

图7　Wagner 4 级

（彩图见插图5）

（二）处理

1. 全身治疗：控制血糖，抗感染，疏通血管，营养支持。

2. 伤口处理流程

当足部感染脓肿形成，压迫动脉影响血运而出现足趾甚至跖骨坏死时，应立即行多

处切开引流，将脓腔全部打开，确保引流通畅，暂不做死骨摘除，清创后用单次填塞碘伏纱条止血兼抗感染治疗，外层用加厚棉垫覆盖，绷带缠绕固定，固定时注意不要加压，以避免远端循环障碍而致坏死，术后 24 小时换药。

换药时继续清除坏死组织，使用生肌膏或脂质水胶体敷料引流，同时保护外露骨膜肌腱防止坏死，需每天换药，直至炎症控制。

炎症控制后，坏死趾跖骨与周边正常组织边界清楚并分离，此时可去除死骨。并用咬骨钳多截骨质，直至截骨的断端周围有软组织，这样才能确保创面被肉芽和上皮组织包裹，断面要整齐，不要残留碎骨，截骨完毕，用碘伏纱条填塞止血并抗感染，用加厚棉垫覆盖，绷带固定。截骨 24 小时后换药。

截骨创面及外露肌腱覆盖凡士林油纱，防止其坏死，外层使用止痛生肌膏外敷，减轻伤口粘连和疼痛，加速伤口愈合，每天换药；若渗液较多可加用藻酸盐或亲水纤维银敷料，3~5 天换药一次，直至腔隙被肉芽组织完全填充。

当伤口内的肉芽组织填满后，用藻酸盐和水胶体敷料封闭包扎或用泡沫敷料直接覆盖创面 7 天，此两种敷料可充分吸收渗液，能有效防止肉芽组织过度生长至高出周围皮缘表面。

小动脉栓塞并感染导致趾跖骨坏死时，先用碘伏湿敷控制炎症后改用马黄酒精湿敷，每天换药；待死骨与周边正常组织边界分离清楚后，再用咬骨钳去除死骨。

大动脉栓塞而出现趾跖骨坏死时先用马黄酒精湿敷，待死骨与周边正常组织边界分离清楚，用上述方法去除死骨和换药。

饮食指导：辨证施膳，促进肉芽生长（同 Wagner 分级 3 级）。

六、Wagner 分级 5 级糖尿病足

Wagner 5 级（图 8）：足部广泛坏疽。足的大部分或全部感染或缺血，导致严重坏疽，肢端变黑，常波及踝关节及小腿。

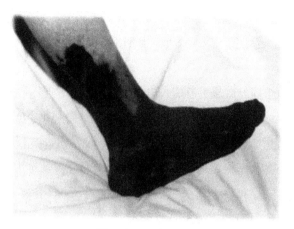

图 8　Wagner 5 级

（彩图见插图 6）

处理：外科处理。

发生全足坏死，有大动脉栓塞时先用马黄酒精或碘伏湿敷或者银敷料控制感染，开放式敷料包扎，控制感染，勿加压，等重建后截肢。

血管重建，截肢后伤口愈合不佳，仍可使用上述方法进行换药处置，直至伤口愈合。

七、 糖尿病足的中医药特色疗法

糖尿病足是指因糖尿病血管病变和（或）神经病变、感染等因素，导致糖尿病患者足或下肢组织破坏的一种病变。属于中医痹证、坏疽病范畴。主要表现为：肢体远端麻木、刺痛、感觉障碍、皮温降低，足背动脉搏动减弱或消失，足部发生溃疡，严重者出现坏疽。

针对糖尿病足的发生发展，本科室有一系列的中医中药特色疗法，有干预 0 级糖尿病足发生发展的归龙汤、桂枝茯苓胶囊、脉复生口服液，配合羌活外洗方、灵草外洗方、骨洗方等中药熏洗，本草帖系列穴位贴敷。而针对糖尿病足 2 期、3 期、4 期患者以"蚕食清法"进行局部处理，以本院制剂止痛生肌膏、马黄酒精外敷创面，以利于肉芽组织生长，促进创面愈合。在临床应用中疗效得到肯定。

1. 消渴病痹证（0 级糖尿病足）

（1）中药熏洗：根据寒热不同选用不同的中药熏洗方法治疗，凡患肢发凉、皮色不变或紫暗者为寒凝经脉所致，以羌活外洗方或骨洗方熏洗泡足，患肢皮色泛红而灼热者为瘀阻日久化热所致，以灵草外洗方熏洗泡足。

①羌活外洗方：羌活 30g、艾叶 30g、海桐皮 30g、当归 15g、生川乌 10g、吴茱萸 15g、细辛 10g 等。

功效：温阳活血止痛。血瘀重者加入白酒；疼痛明显者加入白醋。

②灵草外洗方：羊蹄草 30g、蚤休 30g、虎杖 30g、野菊花 30g、三丫苦 30g 等。

功效：清热活血止痛。

注：阳虚血瘀证、气虚血瘀证、痰瘀阻络证、肝肾亏虚证选用羌活外洗方；阴虚血瘀证选用灵草外洗方。

（2）本草帖贴敷

①阴证：本草帖 1 号贴敷（穴位：气海、血海、肾俞、脾俞、足三里、三阴交等）。

②阳证：本草帖 2 号贴敷（穴位：胃俞、脾俞、足三里、曲池等）。

2.消渴病脱疽（1~5 级糖尿病足）

（1）外敷药

①止痛生肌膏

主要功效：活血化瘀，止痛生肌。

适应证：适用于 1~5 级糖尿病足。伤口未分界、坏死组织多、无肉芽组织生长者，予厚约 2mm 的止痛生肌膏外敷；伤口已分界、坏死组织较少、肉芽组织生长较好，予厚约 0.5mm 止痛生肌膏外敷。择期行点状植皮术。伤口感染严重、血水淋漓者，及时手术清除坏死组织及肌腱。

②马黄酒精

主要功效：清热、祛湿、解毒。

适应证：患者伤口坏死组织多、体质较差、预后不良，且无法行截肢术者，予湿敷马黄酒精使伤口干性坏死，减轻患者疼痛，属坏疽姑息治疗。

（2）饮食

对于伤口感染得以控制、肉芽组织生长较好的患者，嘱其多食胶质丰富的食物，如花胶、鱼汤等，以促进肉芽生长、加快伤口愈合。对于感染严重、伤口分泌物多的患者，嘱其进食清淡、富有营养食物，禁煎炒、油炸、辛辣食物。

八、负压伤口治疗

（一）负压伤口治疗作用机制

正常的个体通常有能力完成伤口愈合过程，但有时伤口愈合不能完全依靠个体本身的功能，需要借助技术性处理去创造适当的修复环境，负压治疗法的主要功能是提供适宜的环境，增进人体本能以协助伤口修复。主要原理如下：

1. 移除伤口过多的渗液；

2. 增进血管新生，促进肉芽组织生长；

3. 提供一个保护性屏障，减少伤口处细菌的数量及降低伤口感染的机会。

（二）负压伤口治疗适应证

1. 慢性开放性伤口，包括糖尿病伤口和 3 期、4 期压疮。

2. 急性或亚急性伤口，包括创伤、切开的伤口、网状植皮和肌肉皮瓣移植。

3. 烧伤。

4. 术后纵隔腔炎。

5. 足部截肢伤口。

6. 翻裂性伤口。

7. 妇科慢性伤口。

8. 儿科软组织缺损。

9. 其他。

（三）负压伤口治疗禁忌证

1. 恶性肿瘤伤口：负压伤口治疗法使用机械性的负压抽吸伤口床，可促进组织细胞增生，由于恶性细胞在机械性压力的环境下也会加速繁殖，因此当伤口为恶性肿瘤造成，或是伤口附近有恶性肿瘤时勿使用。

2. 未治疗的骨髓炎：由于此治疗对发炎性骨无作用，故未治疗的骨髓炎不考虑使用。组织出现坏死或有较厚痂皮时，建议进行清创手术后再使用。

3. 有坏疽组织的伤口。

4. 有瘘管的伤口：文献指出，当伤口有瘘管通到气管或体腔时，使用负压伤口治疗

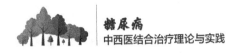

法易造成器官受伤，故不建议使用。

5. 伤口附近有大血管，使用负压伤口治疗法会增加急性出血的机会。所以曾发生急性出血的伤口或使用抗凝血剂，有血友病、镰状细胞疾病等血液方面障碍的患者虽不是绝对禁忌，但使用时需严密监测甚至调降压力。

（四）负压伤口治疗的操作流程

1. 评估

（1）评估患者病情、心理状态、合作程度、理解程度。

（2）伤口评估：伤口类型、大小、部位、基底颜色、渗液量、伤口周围皮肤情况。

（3）评估患者对伤口的认识程度。

（4）告知负压引流的目的及注意事项。

（5）环境评估：评估环境是否清洁安静，是否利于伤口换药。

2. 备物

真空吸引瓶、接头、一次性连接管、普通滴管1条、换药包、测量工具、无菌剪刀、无菌手套，根据评估情况备伤口清洗液、适量贴膜、玻瓶1个、边带、12号针头1个。

3. 操作步骤

（1）充分暴露伤口，铺治疗巾。

（2）清洗伤口：非感染伤口清洗由内到外；感染性伤口根据伤口培养结果选择合适消毒液，抗菌清洗液由外到内清洗，再用 NS 清洗干净伤口。

（3）选择敷料：根据伤口情况选择合适敷料，并固定。修剪滴管至合适长度，开口处剪4~6个数量不等小孔。用敷料包卷滴管放至伤口最深处（根据伤口潜行情况，窦道可放多条滴管），无菌3U贴膜覆盖，形成真空环境，滴管粗针头接玻瓶处。

（4）按负压：真空负压装置接上墙头真空负压处，按白色连接管接一次性连接管，连接管另一头接12号针头，植入玻瓶处开负压，缓慢调节负压压力，压力不超过0.04mPa。观察伤口贴敷处有无收缩压扁，滴管有无压扁（或墨菲氏管），观察伤口处有无漏气，询问患者感觉（有无负压形成）。

4. 整理

（1）协助整理衣服及床单。

（2）整理用物分类放置，消毒用具，有多重耐药的分类包装。

（3）指导患者尽量卧床休息，保护伤口及管道，避免管道脱落；如发生出血、松脱、脱落等现象需及时告知护士。

（五）护理

1. 接引流瓶、负压泵后观察薄膜逐渐塌陷，敷料紧贴溃疡表面，引流管上的输液壶瘪陷，患者自觉疼痛，则封闭成功。

2. 维持压力 0.04mPa，如伤口敷料完全湿透则行持续负压吸引（维持时间为 24h），如敷料未完全湿透，则采用间断负压吸引，每日可间断休息 1~2 次，每次 2~4h。如创面出血则减小吸引的压力，甚至暂停吸引。

3. 视分泌物多少或局部封闭情况决定换药时间，如纱布污浊、分泌物多（超过 50ml），则每日换药 1 次，分泌物少于 50ml 则每 2~3 天换药 1 次。

4. 观察使用封闭负压前后溃疡肉芽生长情况并做好记录。肉芽生长良好、分泌物少则可停止负压吸引。

5. 保持溃疡周围皮肤清洁，注意负压引流装置的无菌操作。

6. 注意观察皮肤状况，监测负压引流及压力使用情况，做好交接班记录。

（谭萍云　黄爱玲　蔡向红）

第四章 糖尿病肾病

第一节　现代医学对糖尿病肾病的认识

糖尿病肾病是由糖尿病引起的肾脏损伤，以往用 DN（diabetic nephropathy）表示，2007 年美国肾脏病基金会制定了《肾脏病生存质量指导指南》，简称 NKF/KDOQI，该指南建议用 DKD（diabetic kidney disease）取代 DN。2014 年美国糖尿病协会与 NKF 达成共识，认为 DKD 是指由糖尿病引起的慢性肾病，主要包括肾小球滤过率（glomeruar filtration rate，GFR）低于 60ml/（min·1.73m²）或尿白蛋白/肌酐比值高于 30mg/g 持续超过 3 个月。

糖尿病肾病是临床常见的糖尿病微血管并发症之一，也是导致糖尿病患者发展至终末期肾衰竭的重要原因，现已成为致死的主要原因。其发病隐匿，难及时发现，发展至 DN 临床期后通常难以逆转，患者不得不接受透析或肾移植治疗，因而进行早期干预治疗对预后具有重要意义。

一、流行病学

国外研究资料显示，20 年以上病程的糖尿病肾病患者进展为终末期肾功能衰竭（end-stage renal disease，ESRD）的发生率为每年 40.8/1000 人，需要进行透析或移植等肾脏替代治疗。我国糖尿病肾病的患病率亦呈快速增长趋势，2009 至 2012 年我国 2 型糖尿病患者的糖尿病肾病患病率在社区患者中为 30% ~ 50%，在住院患者中为 40% 左右。糖尿病肾病起病隐匿，一旦进入大量蛋白尿期后，进展至 ESRD 的速度大约为其他肾脏病变的 14 倍，因此早期诊断、预防与延缓糖尿病肾病的发生发展对提高糖尿病患者存活率、改善其生活质量具有重要意义。

二、发病机制

糖尿病肾病的发病机制涉及多个方面，高血糖是目前公认的引发 DKD 的主要元凶，近年来有关"代谢记忆"的观点指出，若在糖尿病早期未能及时有效地控制血糖，至晚期即使控制住血糖水平，同样会导致各种微血管病变的发生。

（一）高血糖造成的代谢紊乱

糖代谢紊乱引发肾脏损害的机制主要包括：①己糖胺通路：糖酵解的第三步，6- 磷酸果糖通过 6- 磷酸果糖酰基转移酶转化为 6- 磷酸葡萄糖胺。葡萄糖胺可上调肾小管上皮细胞转化生长因子 - β（transforming growth fator β，TGF- β）的表达，且作为一种底物增加肿瘤坏死因子 - α（tumor necrosis factor α，TNF- α）的转录水平。② AGEs 的形成：高糖状态下葡萄糖与蛋白质、脂类和核酸发生一系列非酶性生化反应，可通过增加 TGF- β、血管内皮生长因子（vascular endothelial growth factor，VEGF）和结缔组织生长因子的产生，诱导 IL-1、IL-6、TNF- α 等炎症因子表达，增强氧化应激反应，对肾脏产生损害。③多元醇通路的激活：高血糖使醛糖还原酶（aldose reductase，AR）表达增加，葡萄糖在 AR 作用下转变为山梨醇，进而转变为果糖，果糖堆积会导致 GFR 降低、肾小球与近端肾小管损伤和蛋白尿等症状。④蛋白激酶 C（protein kinase C，PKC）途径的激活：被认为是促进 DN 发展的中心信号分子。PKC- α 可上调 VGEF 的表达，导致蛋白尿。PKC- β 可通过上调 TGF- β 的表达，促进Ⅳ型胶原蛋白、层粘连蛋白、纤连蛋白（fi-bronectin，FN）聚集，诱导肾纤维化。这些通路的激活已被证实共同参与诱导肾脏损伤。

（二）肾脏血流动力学异常

肾素 - 血管紧张素 - 醛固酮系统本质上是一种和血管存在非常密切关系的内分泌系统，在人体内十分常见。其主要作用是合理调节水与电解质的平衡状态，确保循环血压动态平衡。血管紧张素Ⅱ（Ang Ⅱ）作为 RAAS 的关键介质，可通过激活血管紧张素 1 型和 2 型受体对机体起调节作用。活化血管紧张素 1 型受体：能够加快细胞的生长，促进血管的收缩,抑制尿钠的排出及使血压升高。活化血管紧张素2型受体延缓细胞的生长,加快细胞的分化及衰亡,促进尿钠的排出,舒张血管及降低血压等。有研究表明,组织特异性 RAAS 活化于肾脏是 DN 发生的重要机制。2 型糖尿病患者的肾内或局部 RAAS 被不恰当地激活,导致肾小球上皮细胞、膜细胞及近端肾小管上皮细胞等均呈现出局部 Ang Ⅱ 上升的趋势。而又因为 Ang Ⅱ 具备加快细胞因子生成的功能,因此,其能够有效阻隔肾病的蛋白表达,缓解糖尿病肾病症状。

(三)细胞因子的参与

在 DKD 发展进程中,多种细胞因子发挥重要的作用,如 TGF-β、TNF-α 等。TGF-β 及其下游信号是肾纤维化进程中最强有力的驱动者;TNF-α 被认为是在高血糖或糖尿病状态下引起多种生理病理改变从而导致 DN 的中介物质。在 DN 状态下可观察到 TGF-β 和 TNF-α 的含量增加。TGF-β 及其下游信号可刺激成纤维细胞、系膜细胞等肾脏固有细胞活化增殖,并分泌大量胶原、FN 等胞外基质(extra-cellular matrix,ECM)成分,以及基质蛋白降解酶的抑制物,引起肾组织硬化,损伤足细胞,破坏肾小球滤过屏障的完整性从而导致蛋白尿,加速 DN 的进展。TGF-β/Smad 信号通路可促进肾小管上皮细胞向成纤维细胞发生转化,导致肾间质纤维化。TNF-α 主要通过与两种特殊受体 TNFR-1、TNFR-2 的结合发挥作用,进而影响 DN 的发展。2017 年的一项最新研究评估了 DN 患者 TNFR-1、TNFR-2 和肾损伤分子 -1 基线水平与 DN 发生和进展间的相关性,发现早期和进展期患者 TNFR-1、TNFR-2、KIM-1 水平与 GFR 下降的风险之间存在独立相关性。

(四)氧化应激活性氧

氧化应激活性氧(reactive oxygen species,ROS)是超氧负离子、过氧化氢、羟自由基等的总称,在信号传导、细胞衰老等生理过程中起着重要作用。其主要产生于下述几种途径:多元醇激活、AGEs、葡萄糖的自动氧化、NADPH 氧化及线粒体呼吸链异常等。有实验证实,活性氧在葡萄糖介导的肾小球系膜细胞蛋白激酶 C 的激活中发挥了重要作用,进而造成 TGF-β 水平显著提升,这是肾脏纤维化的重要介质。不仅如此,ROS 还可以激活系膜细胞中的 NF-κB 信号,诱发炎症反应,借助 NADPH 氧化酶抑制剂,能够明显抑制蛋白尿的出现,同时还能够有效防止肾小球硬化,对肾脏疾病有一定的治疗效果。

（五）自噬行为

自噬是一种高度保守的细胞内分解代谢过程，包括溶酶体对细胞内蛋白和细胞器的降解，以维持不同应激状态下的细胞稳态，调节机体的糖脂代谢。体外研究发现，培养在高糖中的足细胞可明显观察到自噬减少和足细胞的损伤。Lenoir O 等在高糖刺激足细胞和糖尿病小鼠模型中的研究均证实，肾脏内皮细胞和足细胞的自噬行为可以保护肾脏，防止 DN 的发生。经饮食限制处理的 fa/fa 大鼠尿蛋白含量和肌酐清除率都有所改善，且对自噬具有正性调控作用的酶 Sirt1 水平增加。大量研究表明，线粒体自噬系统的减弱直接引起肾小球硬化症和肾小管间质纤维化，导致肾脏病理损伤的加剧，这也进一步证实了自噬行为在 DN 发生中的作用。在 DN 患者的肾活组织检查中也发现足细胞的自噬行为减弱。另外，与非肥胖型患者相比，肥胖型患者近端肾小管上皮细胞中的自噬行为减少，表明肥胖型糖尿病患者可能因为自噬行为减少而导致肾脏损伤。但迄今针对自噬行为和肾脏损伤之间的研究还较为简单和笼统，有待深入阐明。

（六）遗传因素

非裔美国人中 T2DM 患者发生 DKD 的风险较欧裔美国人高出近 40%，ESRD 的发生率是后者的 3 倍，上述种族差异说明 DKD 的发生与遗传因素密切相关。研究发现多个基因如 ELOM1、MTHFR、ACEI/D、AGTR1、AFF3、APOL、CDCA7-Sp3 的多态性或突变与 DKD 的发生发展密切相关，可见 DKD 是由多基因参与，在一定遗传背景下发生的疾病。以 ELOM1 为例，日本的全基因组关联研究显示，ELOM1 基因第 18 位内含子的一个 SNP 位点与 T2DM 所致肾脏病密切相关，从而确定了 ELOM1 基因参与 DKD 发病机制。在亚利桑那州的印第安人中也发现，ELOM1 中位于内含子 13 的 rs1345365A 等位基因和 rs10951509A 等位基因与 2 型 DKD 具有高度连锁不平衡。此外，在汉族人群中也发现 ELOM1 基因与 2 型 DKD 易感性相关。不仅如此，研究也证实 ELOM1 是白种人患 1 型 DKD 的易感基因。

三、糖尿病肾病的筛查

病程 ≥ 5 年的 1 型糖尿病患者、所有 2 型糖尿病患者及所有伴有高血压的患者，至少每年定量评估尿白蛋白（如随机尿的尿白蛋白 / 肌酐比值）和检测血肌酐。血肌酐用来估算肾小球滤过率和评价慢性肾脏病的分期情况。

四、糖尿病肾病的诊断

糖尿病主要引起肾小球病变，表现为肾小球系膜增生、基底膜增厚和 K-W（Kimmelstiel-Wilson）结节等，是病理诊断的主要依据。糖尿病还可以引起肾小管间质、肾微血管病变，如肾间质纤维化、肾小管萎缩、出球动脉透明变性或肾微血管硬化等，这些改变亦可由其他病因引起，在诊断时仅作为辅助指标。既往 2 型糖尿病导致的肾脏损害参考 1 型糖尿病所致肾损害分为 5 期，每期在病理上有一定的特征。Ⅰ期：肾小球高滤过，肾脏体积增大；Ⅱ期：间断微量白蛋白尿，患者休息时晨尿或随机尿白蛋白与肌酐比值正常（男＜ 2.5mg/mmol，女＜ 3.5mg/mmol），病理检查可发现肾小球基底膜轻度增厚及系膜基质轻度增宽；Ⅲ期：早期糖尿病肾病期，以持续性微量白蛋白尿为标志，白蛋白与肌肝比值为 2.5～30mg/mmol（男），3.5～30mg/mmol（女），病理检查肾小球基底膜增厚及系膜基质增宽明显，小动脉壁出现玻璃样变；Ⅳ期：临床糖尿病肾病期，显性白蛋白尿，白蛋白与肌肝比值＞ 30mg/mmol，部分可表现为肾病综合征，病理检查肾小球病变更重，部分肾小球硬化，灶状肾小管萎缩及间质纤维化；Ⅴ期：肾衰竭期。糖尿病肾病为慢性肾脏病变的一种重要类型。病理检查在排除非糖尿病性肾病时具有重要参考价值。

糖尿病肾病为慢性肾脏病变的一种重要类型，对糖尿病肾病应计算 eGFR，采用肾脏病膳食改良试验或 Cockcroft–Gault（C–G）公式进行估算。肾脏病改善全球预后指南建议联合慢性肾脏病（chronic kidney disease，CKD）分期（G1～G5）（表 5）和白蛋白尿分期描述来判定糖尿病肾病的严重程度。A1 期 UACR ＜ 30mg/g；A2 期 UACR 为 30~300mg/g；A3 期 UACR ＞ 300mg/g。

表 5　慢性肾脏病（CKD）分期

CKD 分期	肾脏损害程度	eGFR[ml/（min·1.73m^2）]
1 期（G1）	肾脏损伤伴 eGFR 正常	≥ 90
2 期（G2）	肾脏损伤伴 eGFR 轻度下降	60 ~ 89
3a 期（G3a）	eGFR 轻中度下降	45 ~ 59
3b 期（G3b）	eGFR 中重度下降	30 ~ 44
4 期（G4）	eGFR 重度下降	15 ~ 29

续表

CKD 分期	肾脏损害程度	eGFR[ml/（min·1.73m²）]
5 期（G5）	肾衰竭	＜ 15 或透析

注：eGFR：预估肾小球滤过率；肾脏损伤定义：白蛋白尿（UACR ≥ 30mg/g，或病理、尿液、血液或影像学检查异常）。

诊断时要排除非糖尿病性肾病，以下情况应考虑非糖尿病肾病：糖尿病病程较短、单纯肾源性血尿或蛋白尿伴血尿、短期内肾功能迅速恶化、不伴视网膜病变、突然出现水肿和大量蛋白尿而肾功能正常、显著肾小管功能减退、合并明显的异常管型。鉴别困难时可通过肾穿刺病理检查进行鉴别。

检测尿液微量白蛋白最简单的方法是测定晨尿或随机尿中 ACR，如结果异常，则应在 3 个月内重复检测以明确诊断。如三次 ACR 中有两次升高，排除感染等其他因素时，可诊断为微量白蛋白尿。24 小时内运动、感染、心力衰竭、显著高血糖及显著高血压均可使尿白蛋白排泄升高。当肾脏功能减退时，慢性肾脏病分期便于指导临床用药。伴有慢性肾脏病的糖尿病患者应用口服药物治疗时，均应注意其肾脏安全性。绝大多数降糖、调脂和降压药物对处于慢性肾脏病 1~2 期的患者是安全的。

五、糖尿病肾病的治疗

（一）糖尿病肾病的生活方式干预

近期研究证明控制多种危险因素（降糖、降脂、降压并注意生活干预）后，糖尿病肾病发展至肾功能衰竭的比例明显下降，患者生存率明显升高。因此，在糖尿病肾病早期对患者饮食、运动、用药进行指导，使患者掌握糖尿病肾病的相关知识，自觉采取健康生活行为能明显减少和延缓糖尿病肾病的发生。体育锻炼和饮食疗法是糖尿病肾病治疗的两大基石。忽视这两样，仅使用药物不可能成功控制住病情。

1. 医学营养

合理计划饮食，低盐、低蛋白、低胆固醇、低脂肪饮食是糖尿病肾病的饮食原则。

（1）总能量和碳水化合物的摄入：总能量控制在每天每公斤体重 125.5~146.5kJ，但肥胖的 2 型糖尿病患者需适当限制热能（总热量摄入可比上述推荐量减少

1046~2092kJ/d），直到达到标准体重。在控制总热能的基础上，合理分配糖、脂肪和蛋白质的比例。糖类应占总能量60%～70%；限制脂肪（包括植物油），使其占总热能的20%～25%；蛋白质占总热能的15%～20%。适当增加一定量的膳食纤维，能增加食物的黏稠度，有助于延缓胃排空速度，延缓葡萄糖的吸收，有利于改善餐后血糖浓度，减少高胰岛素血症的发生。

（2）蛋白质摄入：高蛋白摄入（超过总热量20%）与轻度肾损伤糖尿病患者肾功能的下降、糖尿病合并高血压患者微量白蛋白尿的发展相关联。因此糖尿病肾病患者应避免高蛋白饮食，严格控制蛋白质每日摄入量，不超过总热量的15%。微量白蛋白尿者每千克体重应控制在0.8~1.0g，显性蛋白尿者及肾功能损害者应控制在0.6~0.8g，但大量蛋白尿（＞3g/d）患者，则要适度增加蛋白的摄入量，每千克体重应控制在1.0~1.5g或以上，以免发生营养不良，加速肾损害进展。透析患者由于透析时丢失一部分氨基酸、多肽和少量血液，所以透析患者的蛋白摄入量要比非透析患者多，一般以每日每千克体重1.2~1.5g为好，并应选择50%以上的高级蛋白食物，如鱼、瘦肉、牛奶、鸡蛋等。低蛋白饮食能减少尿蛋白排泄及改善蛋白质代谢，降低肾脏高灌注、高滤过代谢的病理损害，减少胍类物质的形成，减轻微血管损伤，减轻胰岛素抵抗，改善脂肪代谢等，使糖尿病肾病患者有较好的预后。

（3）脂肪摄入：长期高脂饮食可导致肾小球胶原纤维的增生，促进炎症的发生、发展及全身脏器的损伤。当糖尿病并发肾病时，由于脂代谢紊乱，血脂水平升高，加速肾动脉硬化的发生和发展，因此，必须严格控制脂肪的摄入量，一般控制在每天每公斤体重0.6g，占每日总热量的20%～25%（包括烹调用油和食物中所含的脂肪）或更低。尽可能选用花生油、大豆油、葵花籽油及橄榄油等富含不饱和脂肪酸的植物油，但每日植物油的摄入也应控制在50g以下。美国胆固醇教育计划推荐由脂肪提供的能量不超过总量的30%，其中饱和脂肪酸与多聚不饱和脂肪酸提供的能量分别不超过10%，剩余的由单不饱和脂肪酸提供，同时每日饮食摄入胆固醇不超过0.3g，血清低密度脂蛋白升高时，饱和脂肪酸小于总能量的7%，避免进食胆固醇及饱和脂肪酸含量高的食物，如坚果类（花生、瓜子、核桃、开心果等），胆固醇摄入少于0.2g。

（4）钠盐摄入：WHO推荐的正常人群食盐摄入量为6g/d，糖尿病肾病患者每日食盐的摄入量应在3g以下，同时酱油也不能摄入过多，6ml酱油约等于1g盐的量。不但要限制烹调用盐，同时还应避免所有含盐量高的食物，如腌制品、熏干制品等。

（5）维生素、微量元素摄入：糖尿病肾病患者应注意补充水溶性维生素，如维生素C、维生素B等，尤其是有周围神经病变者应多食含B族维生素的食物。同时应多摄入牛奶等含钙丰富的食物，可以防止肾脏损伤时维生素D_3的合成能力减退，影响钙的吸收。根据化验结果对待含钾食物，每日尿量大于1500ml和血钾正常时，不必限制钾的摄入，可以随意选择蔬菜。高血钾患者应适当限制含钾高的食物，每日低于1500mg。慢性肾衰患者的肾功能受损，引起血磷升高，高磷血症进一步损害肾脏，并继发低血钙、甲状旁腺功能亢进。因此，应避免摄入含磷丰富的食物。低磷有助于延缓肾衰的进展，防止甲状旁腺功能亢进，饮食中应避免含磷较高的食物，如动物内脏、坚果等。

2. 科学规律运动

长期以来对肾病患者多倾向于限制其运动，这是因为急性运动会导致肾血流量和肾小球滤过率下降，使其肾脏病变进一步恶化。但是近年来许多研究证明运动训练对改善慢性肾病患者的心血管功能、高血压、高脂血症及贫血有一定的好处，而且还能增加这些患者的最大耗氧量，增强体力，提高其营养状况和生活质量。流行病学研究显示，缺乏体育锻炼是慢性肾脏疾病和有关并发症发生、发展的独立危险因素。糖尿病、高血压、心血管疾病患者的研究发现，缺乏运动的人患慢性肾脏疾病的风险比对照组高10倍。早期的研究表明，长期游泳运动训练能减轻肾损害模型的尿蛋白排泄量，从而延缓肾损害的进展。通常在肾脏疾病的早期，血生化异常出现之前，身体适应性就已经下降，而到了透析阶段达到最低点。慢性肾病（CKD）2~3期的65岁以上患者，增加运动可以使肾损害降低37%。慢性肾病3~5期的患者，长期缺乏运动，以及血液透析期间要求保持休息的姿态，这种不运动状态达500~800h/年，使患者的运动能力进一步降低，肾功能也更加低下，导致这类患者尤其是终末期肾衰竭患者生活质量下降和病死率增加。研究表明，在透析期间，进行适当的锻炼可以提高生活质量，改善睡眠质量，减轻身体疼痛或厌食症的反应程度，产生积极有益的效果并且减少抑郁症状的发生。DN患者运动干预的主要目标是提高生理储备能力、增强肌肉力量和减少身体功能的局限性，或尽可能长时间阻止病情恶化，减少慢性肾病症状出现的次数及降低慢性肾病症状的严重程度，预防心血管并发症。许多临床研究显示运动训练对降低终末期肾衰竭患者心血管危险事件的发生、改善炎症及内皮功能都有好处。同时，运动训练有利于提高患者的体力水平及生活质量，改善糖脂质代谢。运动训练使慢性肾脏病患者骨骼肌纤维数量显著增加，肌肉力量和强度呈现不同程度的改善。终末期肾脏病患者进行有氧运动能有效改善肌肉萎缩及肌纤维肥大，从而改变终末期肾脏病患者的肌肉耐力及最大运动能力。由于大多数慢性肾病患者都伴有心血管和代谢性疾病，在开始运动之前，首先应该常规评估患者的运动能力、心血管危险因子及身体机能等，必要时需进行运动试验和心肺功能试验，检测心电图、心率、血压、最大耗氧量和血乳酸水平，这样有利于设定适于不同患者的个体化运动训练方案。每周 3 次或 3 次以上长期低至中等度运动强度的有氧运动训练对慢性肾病患者是安全有效的，方式应以步行和踏车等为主。开始时以相对低运动强度持续 10～20 分钟，逐步根据耐受性增加运动强度和持续时间，以免运动导致受伤及训练中断。总之，慢性肾脏病患者运动康复训练首先旨在恢复进行日常活动的能力，然后逐渐增加功能容量使慢性肾脏病患者在日常活动中不过早感到疲劳。建议终末期肾脏病患者在透析前进行康复训练，选择个体化的运动模式、运动强度和时间，持之以恒地进行运动，才能获得最大、最持久的临床益处。长期运动的肾保护作用机制还不是很明确，可能是通过改善系统高血压及肾小球内高血压，改善糖脂质代谢等，从而对抑制肾功能的恶化起到重要作用。

综上所述，对 DN 患者给予必要的饮食运动干预，能延缓糖尿病肾病的发展。但在实施饮食疗法的同时避免营养不良的发生，实施运动干预的同时避免骨骼肌肉损伤、心律失常、心肌缺血等不良心血管事件的发生，这需要医生、护士、营养师、患者及患者家属的共同参与。

3. 戒烟

吸烟不仅是糖尿病发生的危险因素，也是 DN 发生和发展的独立危险因素，因此，DN 患者必须戒烟。

（二）治疗糖尿病肾病的药物

DN 的防治分为三个阶段：第一阶段为糖尿病肾病的预防，对重点人群进行糖尿病筛查，发现糖耐量受损或空腹血糖受损的患者，采取改变生活方式、控制血糖等措施，预防糖尿病及糖尿病肾病的发生。第二阶段为糖尿病肾病早期治疗，出现微量白蛋白尿的糖尿病患者，予以糖尿病肾病治疗，减少或延缓大量蛋白尿的发生。第三阶段为预防或延缓肾功能不全的发生或进展，治疗并发症，出现肾功能不全者考虑肾脏替代。在糖尿病肾病防治过程中需要降糖、降脂、降压等。

1. 控制血糖

糖尿病控制和并发症（diabetes control and complications trial，DCCT）研究及后续的糖尿病干预和并发症流行病学研究、英国2型糖尿病前瞻性研究分别验证了在1型糖尿病和2型糖尿病患者中，严格控制血糖可减少糖尿病肾病的发生或延缓其病程进展。强化治疗控制血糖，可明显减少糖尿病患者发生微量白蛋白尿和临床DKD的危险。

糖尿病肾病患者的血糖控制目标应遵循个体化原则。糖化血红蛋白不超过7%，对中老年患者，HbA1C控制目标适当放宽至不超过9%。由于慢性肾病患者的红细胞寿命缩短，HbA1C可能被低估。在CKD 4～5期的患者中，用果糖胺或糖化血清白蛋白反映血糖控制水平更可靠。另外各种降糖药应根据eGFR调整用量。一般而言，大部分降糖药在CKD 3a期之前应用是安全的，少数降糖药（如那格列奈、瑞格列奈、利格利汀等）CKD 5期患者应用无需减量。

2. 控制血压

UKPDS研究显示，在处于糖尿病早期的糖尿病患者中采用强化的血压控制，不但可以显著降低糖尿病大血管病变发生的风险，还显著降低了微血管病变发生的风险。大量临床观察也证实，严格控制高血压能明显降低糖尿病肾病患者尿蛋白水平，延缓肾功损害的进展。

糖尿病患者血压控制目标为140/90mmHg，对年轻患者或合并肾病者血压控制目标为130/80mmHg。降压药首选ACEI或ARB，血压控制不佳者可加用其他降压药物。RAS阻断剂在2型糖尿病患者中肾脏保护作用的系统回顾和网络荟萃分析结果显示：ACEI或ARB制剂肾脏保护作用优于CCB等降压药物。ACEI或ARB在糖尿病肾病的治疗中有控制血压、减少蛋白尿、延缓肾功能损害进展的作用，在目前治疗糖尿病肾病的药物中临床证据较多，被推荐作为糖尿病肾病的一线药物。

3. 血脂控制

高脂血症不仅直接参与糖尿病胰岛素抵抗和心血管并发症的发生，低密度脂蛋白胆固醇还可以通过作用于肾小球系膜细胞上的LDL受体，导致系膜细胞和足细胞的损伤，加重蛋白尿和肾小球及肾小管间质纤维化的进展。糖尿病患者出现肾病综合征和肾功能不全，又会进一步加重高脂血症。因此，积极纠正 DN 患者体内脂质代谢紊乱，亦对 DN 治疗具有重要意义。陈凡等对 2000 至 2006 年他汀类药物的 meta 分析可见，他汀类药物通过改善血管内皮功能，可以减少 DKD 患者的尿蛋白排泄。宋薇等报道他汀类药物可减少 DKD 患者的尿蛋白，延缓 DKD 的进展。

DN 患者血脂干预治疗切点：血 LDL-C > 3.38mmol/L（130mg/dl），甘油三酯 > 2.26mmol/L（200mg/dl）。治疗目标：LDL-C 水平降至 2.6mmol/L 以下（并发冠心病降至 1.86mmol/L 以下），TG 降至 1.5mmol/L 以下。尽管目前有证据表明两药合理联用是安全的，但除非特别严重的混合性血脂异常，一般应单药治疗；必要时谨慎联合，但剂量应小，两药分开服用；当他汀类和贝特类药物联用时，首选非诺贝特。

4. 其他治疗

（1）微循环扩张剂：胰激肽原酶肠溶片有改善微循环作用，主要用于微循环障碍性疾病，如糖尿病引起的肾病、周围神经病、视网膜病，禁用于脑出血及其他出血性疾病的急性期。

（2）羟苯磺酸钙：羟苯磺酸钙通过抑制醛糖还原酶，改善血管内皮功能、代谢异常及血流动力学障碍，降低肾小球跨膜压及滤过膜通透性，减少尿蛋白的排出，从而起到保护肾脏作用，可用于糖尿病性微血管病变，视网膜病及肾小球影硬化症（基-威氏综合征）。严重肾功能不全需透析的患者应减量。

5. 透析治疗和移植

当 eGFR 低于 60 ml/（min•1.73m^2）时，评估并治疗潜在的慢性肾脏病并发症。DN 肾衰竭者需透析或移植治疗时，应该尽早开始。一般肾小球滤过率降至 15~20ml/min 或血清肌酐水平超过 442μmol/L（5mg/dl）时应积极准备透析治疗，透析方式包括腹膜透析和血液透析。有条件的糖尿病患者可行肾移植或胰-肾联合移植。

6. 针对糖尿病肾病发病机制的药物

如抗 AGE 药物吡多胺（Pyridorin）、抗纤维化类药物舒洛地昔，内皮受体拮抗剂阿曲生坦。吡多胺治疗后，患者血肌酐水平较基线值下降，证实吡多胺可以延缓 DKD 进展。最新 DAVET 研究显示小剂量舒洛地昔也可以降低 DN 患者的尿白蛋白排泄率。

第二节　中医诊治进展

DN 自古无独立的中医病名记载。至唐·王焘的《外台秘要》中则根据消渴病症见小便频多而明确提出了"肾消"的病名。而《景岳全书》则对肾消做出了更加明确的定义："下消者,下焦病也。小便黄赤,为淋为浊,如膏如脂,面黑耳焦,日渐消瘦,其病在肾,故又名肾消也",指出小便浑浊如膏脂,即蛋白尿,是肾消的主要特征性表现。由此可见,糖尿病肾病在古代可被归属于"消渴""肾消""虚劳""下消""水肿""尿浊"及"关格"等范畴。直至 2010 年,国家中医药管理局颁布中医诊疗方案,首次明确把糖尿病肾病定名为"消渴病肾病"。

一、病因病机

（1）肾虚：历代古医家多重视肾虚,认为肾虚是导致消渴病肾病发展的主要原因,并从肾虚立论来研究本病的辨证治疗。肾为先天之本,主藏精;脾胃为后天之本。先后天相滋,故消渴病久,脾虚损及肾气,肾气虚则收藏固涩失职,精微物质外泄而从小便排出。正如《圣济总录》所云："消渴病久,肾气受伤,肾主水,肾气虚衰,气化失常,开阖不利,水液聚于体内而出现水肿。"《论治要诀》亦有言："三消久而小便不臭,仅作甜气,在溺中滚涌,更有浮溺如猪脂,此精不禁,真元竭矣。"《灵枢·本藏》曰"肾脆则善病消瘅",肾虚气化不利与消渴病肾消的发病密切相关。

（2）脾虚湿胜："诸湿肿满皆属于脾"。脾主运化,脾虚则运化水湿不能,湿邪泛溢肌表则发为水肿。《圣济总录》中言"消渴饮水过度,脾土受湿而不能有所制,聚为浮肿胀满而成水也",说明肾消与脾虚湿胜密切相关。脾主升清,若脾虚不能升清,则精微物质外泄,可发为蛋白尿。

（3）阴虚燥热：阴虚燥热为消渴发病的主要原因,也有古医家认为消渴病肾病的发病与燥热关系密切。宋·杨士瀛《仁斋直指方论》言"热伏于下,肾虚受之,腿膝枯细,骨节酸痛,精走髓虚,引水自救,此渴水饮不多,随即溺下,小便多而浊,病属下焦,谓之消肾",认为肾消与燥热及脏腑本虚相关。

（4）瘀血：也有部分古医家将消渴病肾消的病机归于瘀血。张仲景《金匮要略》云："病者如热状,烦满,口干燥而渴,其脉反无热,此为阴状,是瘀血也,当下之""血不利则为水"。认为患者出现烦热及水肿均与瘀血相关。《血证论》曰："瘀血在里则口渴。所以然者，血与气本不相离，内有瘀血，故气不得通，不能载水津上升，是以发渴，名曰血渴。瘀血去则不渴矣""病血者未尝不病水，病水者未尝不病血""瘀血流注亦发水肿，乃血变水之证"等。唐容川认为瘀血是肾消水肿的致病因素；血瘀则气行受阻，气不能行津，津液不能上承于口而下行，留滞肢体经络、泛溢肌表，发为水肿。现代医家总结为脾肾气血阴阳虚损、痰瘀湿浊阻络、邪毒损伤肾络等。

国医大师邹燕勤认为 DN 的病机以脾肾亏虚为本，湿浊毒瘀兼夹，治疗上标本相持。韩晶晶等认为气阴两虚为病机之本，并分为三期进行论治，三期病位不同，认为早期 DN 应从脾和肾着重论治。王淑兰等认为脾肾气不足可致阳衰，渐至气化不利，乃至水液内停、阴阳皆虚。陆健则认为消渴肾病的主要病机在于毒损肾络，毒邪在该病的发病过程中发挥重要作用，消渴病治不得法或失治时各种病邪难以及时化解，在损伤经脉之余可因病久而传化，毒邪可循经入络，波及肾已虚之体，损伤肾络，同时毒聚可致痰、瘀毒等再生，进行形成恶性循环，导致肾络气血运行和津液输布失常，进至于血络瘀结肿胀，至肾体损伤，肾用失职。

二、中医药治疗

（一）辨证论治

赵进喜参照现代医学分期方法，结合多年临床经验，临床主张把 DN 分为早、中、晚期辨证论治，认为本病早中期普遍存在肾气虚，肾之络脉瘀结，早期益气补肾的同时，应重视化瘀散结，提出活血化瘀治法应贯穿始终；晚期肾元虚衰，湿浊邪毒内停，则应以保肾元、护胃气为念，故更应重视和胃泄浊解毒治法。叶任高教授将 DN 分为 4 种证型：①肝肾阴虚型：方用六味地黄汤加减；②气阴两虚型：方用生脉散加减；③阴阳两虚型：方用金匮肾气汤加减；④阳虚水泛型：方用真武汤加减。陈以平认为 DN 可分为气阴两虚型（患者表现为口渴欲饮、神疲乏力、形体消瘦、心悸气短、苔白和脉沉细数无力），脾肾阳虚型（表现为腰以下水肿、小腹肿大、胸闷气促、神疲畏寒、苔白腻和脉沉细无力），阴阳两虚型 3 型（表现为下肢水肿、尿量短少、五心烦热或畏寒肢冷、阳痿早泄、舌质黯淡、苔白干和脉沉细无力），而王改勤则根据临床观察将该病分为肝肾阴虚型（表现为头晕耳鸣、尿频且量多、腰膝酸软、舌红少苔和脉细数），气阴两虚型（表现为口渴欲饮、神疲乏力、五心烦热、形体消瘦、肢体浮肿、尿频、大便干结、舌红苔薄和脉细无力），湿热内蕴型（表现为口苦且黏、腰酸痛、脘闷纳呆、尿频数、大便不畅、舌淡红苔黄腻和脉滑数）和阳虚血瘀型（表现为渴饮多尿、四肢不温、面色发黯、形体消瘦、下肢浮肿、腰膝酸软、舌质紫黯和脉沉细）4 型。

（二）单味中药及其提取物

近年来，糖尿病肾病治疗的研究热点也包括单味中药及提取物，主要原因为中药具有多成分、多靶点的特点，在现代疾病的治疗上有着独特的优势。陈建伟等在 DN 大鼠模型实验的研究中发现，大黄酸可以抑制足突细胞 *Nephrin* 基因的表达，从而可以起到对 DN 大鼠的保护作用。王晓男将 63 例 DN 患者随机分为 2 组，对照组 31 例给予西医常规治疗，治疗组 32 例则在对照组治疗的基础上联合黄芪颗粒治疗，治疗时间均为 3 个月。结果治疗组有效率 90.6%，对照组有效率 51.6%，两组比较差异有统计学意义（$P < 0.01$），并且治疗组的临床疗效优于对照组，与治疗前相比，治疗组治疗后血肌酐和尿 β2-微球蛋白浓度均降低（$P < 0.05$），24 小时尿蛋白定量减少（$P < 0.05$）。两组治疗后比较，治疗组尿 β2-MC 浓度、血 CK 及 24h 尿蛋白定量均低于对照组（$P < 0.05$，$P < 0.01$）。宋白利等在分子水平上研究，发现红花注射液有抗凝血、扩血管作用，还能清除氧自由基和抗脂质过氧化，降低转化生长因子等细胞因子表达，使肾脏细胞外基质蛋白代谢异常得到改善，能更好地发挥抗纤维化作用，从而延缓和防止糖尿病肾病的发展。

（三）中药复方

方六一等采用金芪玉泉方治疗气阴两虚夹瘀型 DN 并与西医常规治疗相对照，结果发现两组患者的临床症状、血糖、血液流变学、24 小时尿蛋白定量与治疗前比较均有明显改善，但治疗组的疗效优于对照组。高彦彬等采用糖肾宁颗粒益气固肾、化瘀通络治疗 DN，结果发现治疗组总有效率为 86.0%，对照组总有效率为 58.8%，治疗组的疗效明显优于对照组；治疗组和对照组相比，糖尿病肾病的相关指标显著改善。洪晓华等及张安娜发现芪术颗粒可明显改善 DKD 大鼠蛋白尿及肾功能，其作用机制有待进一步研究；进一步临床研究反映了芪术颗粒能有效改善 DKD 患者的血糖及血脂水平、保护患者肾功能，临床疗效确切。钟艳花等研究发现藿朴夏苓汤可保护 DKD 大鼠肾脏，可能通过抑制 TGF-β1 信号通路的表达，提高足细胞 *Nephrin*、*Podocin* 的表达，从而减轻足细胞凋亡来发挥作用的。

三、中成药及外治法

（一）中成药治疗

金水宝胶囊具有保肺益肾、补诸虚劳损、抗衰老等作用，早期、全程使用，对于降低尿微量白蛋白、改善微循环有一定作用。吴晓燕等就人工虫草（金水宝胶囊）对早期 DN 辅助 T 细胞 1/2 平衡的影响进行了研究，结果表明金水宝胶囊对早期 DN 患者肾脏的保护作用可能是通过调节外周血 Th1/Th2 淋巴细胞的失衡，减轻其免疫炎性反应来实现的。住院患者可选用活血化瘀针剂，血栓通（三七）、云南灯盏花、丹参等，这些药物都有扩张血管、降低血压、增加肾血流、降低血液黏稠度、防止血栓的作用。

通过对复方丹参滴丸辅助治疗 DN 疗效的 meta 分析发现，复方丹参滴丸对糖尿病肾病患者的肾功能和血糖无显著性影响，但可显著降低尿蛋白水平，具有较高的临床应用价值。吴欣莉等通过对黄葵胶囊治疗 DN 疗效和安全性的系统评价研究发现，黄葵胶囊可减少 DKD 患者的尿蛋白、改善肾功能，具有较好的安全性；近年来，夏靖、苏清敏等及杜渊等进一步研究证明，黄葵胶囊可明显延缓 DKD 患者病程进展。杨晶晶采用黄葵胶囊灌胃治疗 DKD 大鼠，发现黄葵胶囊可保护 DKD 大鼠足细胞。魏洪坤等和武文斌等研究证明肾炎康复片可保护 DKD 大鼠及患者的足细胞；肾炎康复片联合西医常规疗法治疗 DN 有效性的 meta 分析发现，肾炎康复片联合西医常规疗法治疗 DKD 疗效明显，且优于单一西医疗法，值得临床推广。

（二）中医外治法

1. 针灸

针灸是中医的特色治疗方式之一，以经络理论为指导，对功能性疾病疗效较好。针灸治疗 DN 多以健脾补肾为主，可配合中药治疗，在改善患者症状及降低蛋白尿水平方面疗效显著。张健豪等通过针灸治疗糖尿病肾病选穴研究的 meta 分析发现，针灸治疗糖尿病肾病以脏腑和经络辨证为主，发现使用穴位有 83 个，肾经、膀胱经上的穴位偏多，肾俞、足三里、太溪、脾俞、三阴交、关元穴位的使用频率最高，提示我们在临床上可使用这些穴位对 DN 进行针灸治疗。褚芹等将 54 例 DN 患者随机分为针刺组

30例，对照组24例，对照组采用西药常规治疗，口服糖适平或胰岛素皮下注射控制血糖，针刺组在此基础上，针刺关元、肝俞、胃脘下俞、脾俞、肾俞等穴，1个疗程30d后针刺组总有效率为93.3%，对照组为66.7%，与对照组比较有显著性差异（均 $P < 0.05$）；另外，针刺组胆固醇、甘油三酯显著降低，高密度脂蛋白显著升高，与对照组相比，差异亦有显著性意义（均 $P < 0.05$）。

2. 中药灌肠治疗

中药灌肠以张仲景蜜煎导法为基础，是完善发展的中医外治法之一，主要作用原理是将中药自肛门灌入，使其保留在肠管中一段时间。因直肠壁组织是具有选择性吸收和排泄功能的半透膜，此外直肠富有丰富的静脉丛，可将药物吸收，同时将血液中积累的氮质、肌酐等毒素进行降解或直接交换出来，降低体内的蓄积毒素。可有效改善DN患者的低蛋白血症，延缓肾功能损害进展，提高患者生活质量，操作简便，易于接受，疗效肯定，不良反应极少，具有较高的应用价值。同时所用灌肠中药可根据患者个体差异，进行辨证分型，遣方用药，因人施治。赵晨男等通过阅读大量文献资料，研究发现中药灌肠方结合西医基础治疗，可有效降低DKD患者已升高的微量白蛋白、尿素氮、肌酐，从而延缓DKD的病程进展。中药灌肠治疗糖尿病肾病有效性及安全性评价发现，中药灌肠可有效降低患者蛋白尿、血肌酐及尿素氮水平，其疗效明显优于肠道吸附、中药及其他西药常规治疗。

3. 其他中医外治法

（1）热奄包疗法：热奄包分为干奄和湿奄两种，是将中药药汁加热后纳入纱布中，敷在患处，使患处接触药汁的蒸汽，通过药力和热力起到治疗的作用。热奄包多用于皮肤科及伤科疾病。近年来热奄包在其他领域亦有研究，郑新颖和曹亮使用热奄包对糖尿病肾病进行辨证施治，发现热奄包治疗可显著改善DN患者乏力、腰酸等症状，降低蛋白尿水平，对早期糖尿病肾病疗效较好，可达临床痊愈。

（2）穴位敷贴法：穴位敷贴以中医经络学说为理论指导，将药物研成细末，用水、酒、蜂蜜等将药粉调成糊状，或将中药熬成膏状，直接贴敷患处或所选经穴来治疗疾病的一种方法，具有穴位和药物的双重治疗作用，是中医治疗学的重要组成部分。李志宏等观察60例早期糖尿病肾病患者，用参芪地黄汤联合穴位敷贴进行治疗，发现联合治疗后患者的中医症候明显改善，且可以降低蛋白尿及胱抑素水平，调整血脂。

（3）耳穴治疗：王晓君等运用王不留行粒耳穴贴压（选穴：胰胆、内分泌、脾、肾、膀胱）治疗 31 例早期 DN，对照组 31 例给予糖尿病基础用药控制血糖，结果显示治疗组总有效率为 83.87%，对照组总有效率为 58.06%，两组疗效比较，差异有统计学意义（$P < 0.05$），提示耳穴贴压治疗 2 型糖尿病早期 DN 效果明确。

此外，还有中药足浴、灸法疗法、穴位埋线疗法等中医外治法，均对早期糖尿病肾病有一定的疗效。

四、调护

1.饮食护理：优质低蛋白、低盐、低脂、低磷饮食。

2.生活护理：适当休息，劳逸结合。

3.情志护理：保持心情舒畅，避免烦躁、焦虑等不良情绪。

五、经验举要

（一）辨证论治

笔者擅长中西医结合治疗 DN，经过多年临床经验总结，将糖尿病肾病分为气阴两虚、气血阴阳俱虚、阳虚水泛三大主证及精微下注、浊阴上逆、膀胱湿热三个兼证，治疗以益气滋阴养血、温阳活血利湿为法，方药以笔者科室自创协定处方芪丹饮为主方，对于减轻 DN 临床症状、降糖降脂、减轻炎症反应、保护肾脏效果显著，尤其是减轻水肿及减少蛋白尿效果尤著。

1.气阴两虚

症状：口渴多饮，小便频数，形体消瘦，倦怠乏力，声低懒言，易感冒，大便干结，五心烦热，舌质红，苔薄，脉细无力。

治法：益气养阴，佐以活血。

主方：益肾合剂（本院制剂）。

熟地 20 g	山茱萸 20 g	丹皮 15 g	山药 15 g
茯苓 15 g	泽泻 15 g	北芪 20 g	丹参 15 g
益母草 30 g	仙灵脾 15 g		

2. 气血阴阳俱虚

症状：神疲乏力，面色苍白，头晕目眩，腰膝酸软，小便频数或尿量减少，浑浊如膏，泡沫多，甚则饮一溲一，面浮肢肿，形寒肢冷，男子阳痿，舌质淡，苔白，脉沉细。

治法：益气养血，滋阴温阳，活血利湿。

主方：芪丹饮。

黄芪 15g	党参 15g	熟附子 10g（先煎）	熟地黄 15g
山萸肉 10g	丹参 30g	益母草 30g	玉米须 15g
大黄 10g（后下）	白花蛇舌草 15g	猫须草 15 g	

3. 阳虚水泛

症候：神疲乏力，少气懒言，腰膝酸软，畏寒肢冷，腰背冷痛，面浮肢肿，口干口渴，纳呆呕恶，胸闷脘痞，夜尿频多，小便频数或尿量减少，浑浊如膏，泡沫多，甚则饮一溲一，男子阳痿，大便溏，舌质淡，苔白，脉沉细。

治法：益气温阳利水。

方药：真武汤。

| 熟附子 10 g（先煎） | 茯苓 20 g | 白术 20 g | 生姜 10 g |
| 白芍 15 g | | | |

4. 兼证

（1）精微下注

症状：兼见大量泡沫尿。

治法：升清降浊，散风清热。

主方：升降散加减。

| 白僵蚕 6 g（酒炒） | 全蝉蜕 3 g（去土） | 姜黄 9 g（去皮） | 生大黄 12 g |
| 猫须草 15 g | 桑螵蛸 30 g | 覆盆子 15 g | |

（2）浊阴上逆

症状：兼见口中尿味明显或大便不通。

治法：通腑降浊、活血利湿。

主方：大黄 12 g（后下）　虎杖 15 g　熟附子 10 g（先煎半小时）　桃仁 15 g
枳实 12 g　　　　　川朴 12 g

并以糖肾灌肠方（大黄 30g，公英 30g，牡蛎 30g）灌肠通便。

（3）膀胱湿热

症状：兼见尿频、急迫、灼热、涩痛等小便不利，舌苔黄腻，脉滑数。

治法：清热利湿。

主方：白花蛇舌草 15g　　鱼腥草 15g　　车前子 15g　　玉米须 15g

　　　广金钱草 15g　　　茯苓 30g　　　猪苓 15g　　　川草薢 10g

　　　太子参 15g

兼见身倦乏力，易感冒者，加黄芪 30g，防风 10g。

（二）扶正为本，顾护阳气

常用药物有熟附子、熟地、山茱萸、补骨脂、淫羊藿等。附子是补火助阳、"回阳救逆第一品"及"补下焦命门阳虚之要药"。临床用炮制过的熟附子，久煎，且配伍甘草，可去其毒性。吾师善用熟附子，常用剂量为 10～30g。同时注意顾护脾胃，脾主运化水湿，"脾主升清，胃主降浊"，脾胃虚弱则水湿运化失常，易致湿邪阻络，水湿留聚。常用党参、北芪、茯苓益气健脾化湿。

（三）注重"阴中求阳"

DN 的临床症状多表现为以阳虚为主的一派寒象，如畏寒肢冷、小便清长、夜尿频多等，尽管如此，此类患者却不耐温补，如果温热药用量过多，患者往往会感觉不适甚至会出现病情加重，究其原因，该病的基本病机为阴虚，易产生内热，因此，在治疗时要做到"阴中求阳"，或者加用少量清热药，而不是一味温补。湿邪盛的患者，可先加强化湿后再行温补，以防湿邪阻遏阳气通路。

（四）强调分期论治，辅以活血和泄浊

因为糖尿病肾病各期的病机特点各异，治疗侧重点也不应相同。病变早期以气虚、阴虚为主，治疗应重视益气养阴。中期则侧重温肾阳，而到了晚期，患者普遍存在浊毒内停、气血损伤病机，治疗应重视益气养血和和胃泄浊解毒。泄浊毒、护胃气即可保肾元。升清降浊选升降散（大黄、姜黄、蝉衣、僵蚕）化裁，清热解毒常用白花蛇舌草、猫须草、大黄。由于各期普遍存在血瘀病机，因此，治疗上活血化瘀治法应贯穿始终。常用益母草、丹参。

（五）内外合治，解毒祛邪

可予本草帖 1 号贴敷（白芥子、羌活、吴茱萸）肾俞、脾俞、命门、三阴交、足三里等穴位。对于血肌酐升高的患者，辅以中药糖肾灌肠方（大黄 30g、蒲公英 30g、煅牡蛎 30g）保留灌肠。中药灌肠祛邪排毒，治疗 DN 慢性肾衰，可延缓患者进展到终末期肾病的病程，通过肠道给药的途径，刺激肠道蠕动使患者排便次数和量增加，吸附毒素，促进代谢产物从肠道排出，达到胃肠道透析的作用。

（六）注重饮食调配

糖尿病肾病饮食四原则：①优质低蛋白饮食：要控制蛋白质摄入的总量，避免加重肾脏负担。蛋白质摄入量的多少，应参考患者的血肌酐水平和内生肌酐清除率而决定。但是含必需氨基酸较多的优质蛋白应该保证。因此，应尽量减少植物蛋白的摄入，可适当补充动物蛋白。②适当热量低脂饮食：DN 患者热量补充应适当放宽，以满足机体的消耗，不需要和糖尿病患者一样控制得那么严格。但要求低脂饮食。用含淀粉高的食物代替主食。③高钙低磷饮食：DN 患者肾功能不全，电解质紊乱以低钙高磷为常见，应禁食动物内脏、虾皮、排骨、干果等高磷食品，钙的摄入可从牛奶或钙片获得。④高纤维素饮食：高纤维素饮食有利于保持大便通畅、毒素排泄、人体代谢平衡的维持。应适当多吃粗粮、水果、蔬菜等，但应该注意避开含钾高的品种。

六、验案举要

病案一

刘某，男，62 岁。初诊：2017 年 4 月 11 日。因口渴多饮、疲乏无力 15 年，加重伴双下肢浮肿 1 月余来诊。患者既往体健，体形偏胖，食欲好，15 年前体检发现糖尿病，近期出现腿肿、麻木、视物模糊，查尿蛋白（2+），血肌酐正常，服用优降糖和二甲双胍，血糖控制尚可。患者神疲乏力，间有头晕，口渴，腰膝酸软，小便频数，夜尿 3～4 次，泡沫多，双下肢轻度浮肿，怕冷，手足冰冷，舌质淡，苔白腻，脉沉细。西医诊断为糖尿病肾病 IV 期并周围神经病变、视网膜病变，中医诊断为消渴病肾病，辨证为气血阴阳俱虚。嘱其控制饮食，调整口服降糖药为瑞格列奈。

中医以益气养血、滋阴温阳、活血利湿为主。

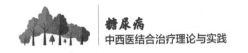

处方：芪丹饮。

黄芪 15g　　　党参 15g　　　熟附子 10g（先煎）　熟地黄 15g

山萸肉 10g　　丹参 30g　　　益母草 30g　　　　玉米须 15g

大黄 10g（后下）　白花蛇舌草 15g　猫须草 15g

二诊：2017 年 4 月 25 日。服药 14 剂，口渴疲乏减轻，仍浮肿，大便每日 1 次，尿蛋白（+），原方加猪苓、茯苓各 15g，14 剂。

三诊：2017 年 6 月 6 日。口渴、腰酸症状消失，舌质转淡红，腻苔减，脉象细，化验尿蛋白（+）。守方治疗。

按：本例患者病程日久，气血阴阳俱虚，宜予益气养血、滋阴温阳的芪丹饮。芪丹饮是在古方金匮肾气丸基础上加减而成，方中黄芪、党参、熟附子为君，益气健脾、温肾助阳，使肾阳充则寒水得化；熟地、山萸肉为臣，共补肝肾之阴，使阳从阴生、阴阳互根；大黄、玉米须、白花蛇舌草为佐，利湿泄浊，使邪有出路；辅以益母草、丹参活血化瘀。全方具有滋阴温阳、益气健脾、活血化瘀、利湿渗水功效。方中补益药黄芪、党参、熟附子、山萸肉均具有良好的肾脏保护作用，黄芪还可以通过清除氧自由基、降压等方式减缓肾小球内膜变化，抑制系膜增生，保护肾脏内皮细胞。丹参可以降低同型半胱氨酸及尿微量白蛋白水平，减轻肾脏微循环障碍，改善肾血流状态及血管内皮细胞功能，减轻肾小球高滤过、高灌注状态，延缓肾间质纤维化，减少尿蛋白，保护肾功能；益母草可以增加肾血流量，改善肾血流动力，降低血液黏稠度，预防急性肾小管坏死等。而泄浊药诸如大黄、玉米须、白花蛇舌草能有效保护肾脏，大黄能减轻肾小管上皮细胞的肥大变性及肾纤维化，减少 24h 尿蛋白排泄。玉米须可以调节糖异生和糖代谢，有效降糖、清除氧自由基，减轻糖脂代谢对心、肝、肾的损伤。白花蛇舌草同时具有抗体内和体外氧化的能力，能够有效清除氧自由基，减轻炎症反应。

病案二

患者林某，女，79 岁，因"反复口干、多饮、多尿 25 年，疲倦、乏力 3 个月。"于 2016 年 6 月 20 日就诊。患者 25 年前因外阴部瘙痒到门诊诊治，发现血糖升高，诊断为"2 型糖尿病"。曾口服格列吡嗪控释片、二甲双胍降糖，血糖控制一般。4 年前在笔者科室诊断为"糖尿病肾病Ⅳ期、慢性肾功能不全"，出院后改用诺和锐 30 早晚皮下注射降糖。目前降糖方案为：门冬胰岛素 30 早 30U，晚 20U，餐前皮下注射。平素血糖控制在空腹 8～14mmol/L，餐后血糖不详。3 个月前患者无明显诱因下出现疲倦、乏力，胃纳欠佳，今为求系统治疗遂至笔者医院就诊，由门诊收住入院。入院症见：精神疲倦，四肢乏力，全身肌肉酸痛，伴泡沫尿，夜尿频，4～5 次 / 晚，量多，清长，眠可，无腰痛，无尿频、尿急。胃纳欠佳，视物矇，无肉眼血尿，无咳嗽、咳痰，无恶心、反酸，无胸闷、心悸，无头晕、头痛，无四肢麻木不适，大便 1 日一行，感疲劳，乏力，无怕冷，双下肢无水肿。既往有"高血压病"病史 20 余年，有"高尿酸血症"病史。

体格检查：身高 147cm，体重 48kg，BMI 22.2kg/m^2。BP 147/62mmHg。双肺呼吸音清，未闻及明显干湿性啰音。心率 86 次 / 分，律齐，各瓣膜听诊区未闻及病理性杂音，腹平软，无压痛及反跳痛。双下肢无水肿，四肢肌力、肌张力正常。舌淡苔薄白，脉细弱无力。

辅助检查：血生化：UA 417.30μmol/L，BUN 12.81mmol/L，CR 207μmol/L（eGFR 14.87ml/min）。

西医诊断：糖尿病肾病，2 型糖尿病。

中医诊断：消渴病肾病；证候：肾阳虚。

治法：补肾健脾。

处方：桂附肾气丸加味。

熟附子 10g（先煎）	桂枝 15g	熟地 15g	山茱萸 10g
山药 15g	云苓 15g	杜仲 15g	白术 15g
当归 15g	仙灵脾 15g	补骨脂 15g	北芪 30g
金樱子 10g	益智仁 10g	升麻 6g	柴胡 6g

二诊：患者服药后夜尿减少，守方如上。

按：肾气丸为肾阳不足之证而设。腰为肾之府，肾阳虚衰，经脉失于温养，则腰膝酸软乏力，肾主水，肾阳虚致膀胱失约，小便多，夜尿频，小便清长；舌淡苔薄白，脉细弱无力，皆为肾阳虚弱之象。诸症皆由肾阳不足，温煦无能而致，治宜补肾助阳，"益火之源，以消阴翳"。方中附子大辛大热，温阳补火；桂枝辛甘而温，温通阳气，二药相合补肾阳。肾为水火之脏，内舍真阴真阳，阳气无阴则不化，"善补阳者，必于阴中求阳，则阳得阴助，而生化无穷"，故用熟地滋阴补肾生精，配伍山茱萸、山药补肝养脾益精，阴生则阳长。伍桂枝则可调血分之滞，本案患者一派阳虚之象，无水肿，故去丹皮、泽泻，加仙灵脾、补骨脂专补肾阳，加北芪、升麻、柴胡，取补中益气汤之义益气升提；加金樱子、益智仁为缩泉丸，补肾止夜尿。诸药合用，助阳之弱以化水，滋阴之虚以生气，使肾阳振奋，气化复常，则诸症自除。

病案三

患者张某，女，63岁，2017年1月6日初诊。主诉：反复口干多饮9年余，双下肢浮肿5个月，加重1周。症见：精神疲倦，口干多饮，双下肢浮肿，畏寒，间有头晕，腰膝酸冷，纳食少，眠可，大便稀溏，小便量少。舌淡胖，边有齿痕，苔薄白，脉沉细无力。辅助检查：HbA1C 6.7%，随机血糖 8.07 mmol/L，BUN 10.8 mmol/L，CR 141 μmol/L；尿 PRO（++），尿糖（+）；24 h尿蛋白定量 8.36 g/d；肝功无异常；血脂：总胆固醇 9.26 mmol/L，三酰甘油 3.52 mmol/L，高密度脂蛋白 1.48 mmol/L，低密度脂蛋白 4.8 mmol/L。

西医诊断：糖尿病肾病Ⅳ期。

中医诊断：消渴（脾肾阳虚）。

治以温肾健脾、行气化湿。方用真武汤合鸡鸣散加减。

熟附子 10 g（先煎）	茯苓 60 g	白术 30 g	白芍 30 g
炙甘草 6 g	干姜 10 g	桂枝 15 g	槟榔 15 g
陈皮 6 g	木瓜 15 g	吴茱萸 10 g（包煎）	紫苏叶 10 g
桔梗 10 g	益母草 15 g	泽兰 15 g	黄芪 40 g

共7剂，日1剂，水煎服。

2017年1月13日二诊：患者精神好转，小便量稍增，无头晕，晨起稍许口干，进食后稍腹胀，无恶寒、腰膝酸冷，大便成形。续上方，加厚朴30 g，炙甘草增至15 g，共7剂。

2017年1月20日三诊：患者双下肢水肿较前消退，胃纳好转，二便调。续上方加减服药1个月，水肿消退。复查肾功：BUN 4.71 mmol/L，CR 58 μmol/L；24 h尿蛋白定量 0.15 g/d；尿常规：PRO（-），尿糖（-）；血脂：CHOL 5.8 mmol/L，TRIG 2.67 mmol/L，HDL-C 1.01 mmol/L，LDL-C 2.15 mmol/L；肝功无异常。

按：消渴病久，肾阳衰微，脾失运化，水湿泛溢肌肤发为水肿；湿邪不得外达，故见小便不利。本案药用熟附子温肾壮阳，化气行水，兼暖脾土以助运水湿；重用淡渗利水之茯苓，合白术、芍药，祛湿以利小便。脾肾阳衰，阴寒内盛，易生姜为干姜，增强熟附子补火助阳、温阳散寒之功。《景岳全书》有："凡治肿者，必先治水；治水者，必先治气"，故选用槟榔、陈皮行气以助水液运行；木瓜、吴茱萸化湿邪；紫苏叶宽中理气；桔梗宣肺利水。气能生津，津血同源，《金匮•水气病脉证并治》云："血不利则为水"，治水先治血。故酌加泽兰、益母草活血化瘀、利水消肿。血脉通则水有出路，肿自可消退。佐以黄芪益气，桂枝温阳通络。二诊中患者出现腹胀，故加用厚朴行气，并加大炙甘草剂量健脾益气。

病案四

患者女，61岁，有高血压、糖尿病、亚临床甲减病史。3年前患者开始出现双下肢浮肿，按之凹陷，服用利尿剂后症状反复，现症见：双下肢浮肿，夜尿多，清长，腰痛，疲倦乏力，无口干，舌淡暗有齿印，苔薄白，脉沉。体格检查：双下肢中度浮肿，按之凹陷，肤温稍降低，颜面及眼睑无浮肿。辅助检查：肌酐224μmol/L。尿素氮15mmol/L。

西医诊断：2型糖尿病；糖尿病肾病；高血压病；亚临床甲减。

中医诊断：水肿（阴水）。证候诊断：脾肾阳虚。

治法：温补脾肾，利水消肿，予真武汤合肾气丸加减。

处方：

熟附子 10g（先煎）	茯苓 15g	白术 15g	干姜 10g
肉桂 5g	山萸肉 15g	丹皮 15g	熟地黄 15g
泽泻 15g	赤芍 15g	山药 15g	车前子 15g

3剂，水煎服，日1剂，分2次服。

复诊：3日后复诊，诸症好转，效不更方，续服4剂，水肿消退，夜尿减少。

按：肾主水，根据患者出现腰痛、夜尿多辨为肾阳虚，阳虚水不化气则水湿内停，故下肢水肿，以此辨为阳虚水停证。方以真武汤温肾利水，肾气丸补肾阳，两方相合使肾阳充，水气化而病自除。

（陈丽兰）

参考文献

[1]刘瑶，李伟.葛根素治疗糖尿病肾病的研究进展.中草药，2018，49（4）：981.

[2]李泽宇，刘栋，袁文明，等.糖尿病肾病危险因素及血压控制临界值研究.中国全科医学，2014，17（20）：2325-2328.

[3] Toth-Manikowski S，Atta MG.Diabetic kidney disease：pathophysiology and thera-

peutic targets.J DiabetesRes, 2015：697010.

[4] Papadopoulou-Marketou N, Chrousos GP, Kanaka-Gan-tenbein C, et al.Diabetic nephropathy in type 1 dia-betes：a review of early natural history, pathogenesis, and diag-nosis.Diabetes Metab Res Rev, 2017, 33（2）.

[5] Brownlee M.Biochemistry and molecular cell biology ofdiabetic complications.Na-ture, 2001, 414（6865）：813-820.

[6] Lanaspa MA, Ishimoto T, Cicerchi C, et al.Endogenousfructose production and fructokinase activation mediaterenal injury in diabetic nephropathy.J Am SocNephrol, 2014, 25（11）：2526-2538.

[7] Ilatovskaya DV, Levchenko V, Lowing A, et al.Podocyte injury in diabetic ne-phropathy：implications ofangiotensin II-dependent activation of TRPC channels.Sci Rep, 2015, 10（5）：17637.

[8] Moradi M, Rahimi Z, Amiri S, et al.AT1R A1166C variants inpatients with type 2 diabetes mellitus and diabetic nephropathy.J Nephropathol, 2015, 4（3）：69-76.

[9] Zain M, Awan FR.Renin Angiotensin Aldosterone System（RAAS）：its biology and drug targets for treating diabeticnephropathy.Pak J Pharm Sci, 2014, 27（5）：1379-1391.

[10] Hellemons ME, Kerschbaum J, Bakker SJ, et al.Va-lidity of biomarkers predict-ing onset or progression ofnephropathy in patients with type 2 diabetes：a sys-tematic review. Diabet Med, 2012, 29（5）：567-577.

[11] Valladares-Salgado A, Angeles- Martínez J, Rosas M, et al.Association of poly-morphisms within the trans-forming growth factor- β 1 gene with diabetic nephropa-thy and serum cholesterol and triglyceride concentra-tions.Nephrology（Carlton）, 2010, 15（6）：644-668.

[12] Lan HY, Chung AC.Transforming growth factor-beta and Smads.Contrib Nephrol, 2011, 9（170）：75-82.

[13] Coca SG, Nadkarni GN, Huang Y, et al.Plasma biomarkers and kidney function decline in early and established diabetic kidney disease.J Am Soc Nephrol, 2017, 28（9）：

2786-2793.

［14］Lau KK，Wong YK，Chan YH，et al.Mediterranean-Style Diet Is Associated With Reduced Blood Pressure Variability and Subsequent Stroke Risk in Patients With Coronary Artery Disease.American Journal of Hypertension，2015，28（4）：501-507.

［15］赵天华，张庆.原发性高血压患者血压变异性研究进展.中国临床研究，2017，30（1）：132-135.

［16］Tagawa A，Yasuda M，Kume S，et al.Impairedpodocyte autophagy exacerbates proteinuria in diabetic nephropathy.Diabetes，2016，65（3）：755-767.

［17］Lenoir O，Jasiek M，Hénique C，et al.Endothelial cell and podocyte autophagy synergistically protect from diabetes-induced glomerulosclerosis.Autophagy，2015，11（7）：1130-1145.

［18］Kitada M，Takeda A，Nagai T，et al.Dietary restriction ameliorates diabetic nephropathy through anti-in-flammatory effects and regulation of the autophagy viarestoration of sirt1 in diabetic Wistar fatty（fa/fa）rats：a model of type 2 diabetes.Exp Diabetes Res，2011：908185.

［19］Higgins GC，Coughlan MT.Mitochondrial dysfunctionand mitophagy：the beginning and end to diabetic nephropathy.Br J Pharmacol，2014，171（8）：1917-1942.

［20］Yamahara K，Kume S，Koya D，et al.Obesity-medi-ated autophagy insufficiency exacerbates proteinuria -induced tubulointerstitial lesions.J Am Soc Nephrol，2013，24（11）：1769-1781.

［21］Murea M，Ma L，Freedman BI.Genetic and environmental factors associated with type 2 diabetes and diabetic vascular complica-tions.Rev Diabet Stud，2012，9（1）：6-22.

［22］Regele F，Jelencsics K，Shiffman D，et al.Genome － wide studies to identify risk factors for kidney disease with a focus on patients with diabetes.Nephrol Dial Transplant，2015，30（Suppl 4）：iv26-iv34.

［23］Shimazaki A，Kawamura Y，Kanazawa A，et al.Genetic variations in the gene encoding ELMO1 are associated with susceptibility to diabetic nephropathy.Diabetes，2005，54

（4）：1171 -1178.

［24］Hanson RL，Millis MP，Young NJ，et al.ELMO1 variants and susceptibility to diabetic nephropathy in American Indians.MolGenet Metab，2010，101（4）：383-390.

［25］Wu HY，Wu YH，Wang Y，et al.Association of ELMO1 gene pol-ymorphisms with diabetic nephropathy in Chinese population.J Endocrinol Invest，2013，36（5）：298-302.

［26］Pezzolesi MG，Katavetin P，Kure M，et al.Confirmation of genet-ic associations at ELMO1 in the GoKinD collection supports itsrole as a susceptibility gene in diabetic ne-phropathy.Diabetes，2009，58（11）：2698 -2702.

［27］中华医学会糖尿病学分会 . 中国 2 型糖尿病防治指南（2013 年版）. 中华内分泌代谢杂志，2014，30（10）：893-942.

［28］中华医学会糖尿病学分会微血管并发症学组 . 糖尿病肾病防治专家共识（2014 年版）. 中华糖尿病杂志，2014，6（11）：792-802.

［29］Vejakama P，Thakkinstian A，Lertrattananon D，et al.Reno-protective effects of renin-angiotensin system blockade in type 2 diabetic patients：a systematic review and net-work meta-analysis.Diabetologia，2012，55（3）：566-578.

［30］陈凡，朱立勤，高仲阳 .2000—2006 年他汀类药物对糖尿病肾病尿蛋白影响的国内文献 Meta 分析 . 中国新药杂志，2008，17（4）：337-341.

［31］宋薇，赵玲，温建炫，等 . 阿托伐他汀对早期糖尿病肾病炎症状态及尿微量白蛋白的影响 . 中国老年学杂志，2013，7（33）：3056-3058.

［32］李泉清，王华 . 羟苯磺酸钙联合黄葵胶囊治疗老年临床期糖尿病肾病患者的临床疗效 . 中国老年学杂志，2016，36（4）：834-836.

［33］Blouza S，Dakhvi S，Abid H，et al.Efficacy of low-dose oral sulodexide in the management of diabetic nephropathy.J Nephrol，2010：17.

［34］上海慢性肾脏病早发现及规范化诊治与示范项目专家组 . 慢性肾脏病筛查、诊断及防治指南 .Chinese Journal of Practical Internal Medicine，2017，37（1）：28-34.

［35］严倩华 . 邹燕勤国医大师邹燕勤教授从脾肾论治糖尿病肾病 . 南京中医药大学学报，2018，34（2）：109.

［36］韩晶晶，陈霞波，龚文波，等．参芪地黄汤联合缬沙坦治疗早期气阴两虚型糖尿病肾病的临床疗效观察．中华中医药学刊，2015，33（4）：986.

［37］王淑兰，邹艳萍，杨华．加味真武汤治疗Ⅳ期脾肾阳虚型糖尿病肾病临床研究．南京中医药大学学报，2016，36（3）：220-223.

［38］陆健．毒损肾络与糖尿病肾病．辽宁中医杂志，2016，43（12）：2522.

［39］陈慧．赵进喜治疗糖尿病肾病经验．中医杂志，2011，2（52）：344-345.

［40］叶任高．中西医结合肾脏病学．北京：人民卫生出版社，2003：305.

［41］贺学林．陈以平教授治疗搪尿病肾病临床经验．中国中西医结合肾病杂，2000，1（1）：7.

［42］王改勤，姚丽，张寒梅．辨证治疗糖尿病肾病体会．江西中医药，2004，35（8）：49.

［43］陈建伟，刘玲，钟玲．大黄酸对糖尿病肾病大鼠足突细胞 nephrin 基因表达的影响．重庆医学，2013，42（31）：3732-3734.

［44］王晓男．中药黄芪治疗糖尿病肾病临床疗效观察．辽宁中医药大学学报，2015，17（06）：182-184.

［45］宋白利，姜宏卫．红花注射液联合胰激肽原酶治疗早期糖尿病肾病疗效观察．中国现代医生，2011，49（3）：141-146.

［46］方六一，石健，唐春花，等．金芪玉泉方治疗气阴两虚夹瘀型糖尿病肾病的临床研究．南京中医药大学学报，2018，34（1）：54-57.

［47］高彦彬，周晖，关崧，等．糖肾宁颗粒治疗糖尿病肾病多中心随机双盲对照临床试验．中华中医药杂志，2017，32（11）：5212.

［48］洪晓华，任建勋，王杨慧，等．芪术颗粒对糖尿病肾病气阴两虚、痰浊阻络证大鼠早期蛋白尿抑制作用．世界科学技术中医药现代化，2015，17（7）：1392-1397.

［49］张安娜．芪术颗粒对糖尿病肾病与肾小球系膜细胞凋亡的影响及机制研究．北京：中国中医科学院，2015.

［50］牛肖媛．芪术颗粒治疗糖尿病肾病的临床和代谢组学研究．太原：山西中医学院，2016.

［51］唐东晖，钟艳花，张郭慧，等．藿朴夏苓汤对糖尿病肾病大鼠的肾脏保护作用

及其机制.中药新药与临床药理，2017，28（05）：617-622.

［52］吴晓燕，汤旭磊，傅松波，等.人工虫草对 2 型糖尿病早期肾病辅助 T 细胞 1/2 平衡的影响.中国老年学杂志，2016，36 （17）： 4216-4217.

［53］陈赫军，孙红爽，方妍，等.复方丹参滴丸辅助治疗糖尿病肾病疗效的 Meta 分析.中国实验方剂学杂志，2015，21（11）： 215-220.

［54］吴欣莉，李靖，刘美奇，等.黄葵胶囊治疗糖尿病肾病疗效和安全性的系统评.中国中西医结合肾病杂志，2014，15（12）： 1081-1084.

［55］夏靖.黄葵胶囊对糖尿病肾病Ⅲ～Ⅳ期患者临床疗效分析.中国现代药物应用，2015，9（16）： 1-3.

［56］苏清敏，孟红梅，张秋芬，等.黄葵胶囊对糖尿病肾病患者的保护作用.临床合理用药杂志，2015，8（10）： 47-48.

［57］杜渊，李春庆.黄葵胶囊对临床蛋白尿期糖尿病肾病的治疗价值.中国中西医结合肾病杂志，2015，16（07）： 610-611.

［58］杨晶晶.基于胰岛素抵抗 IRS1/PI3K/Akt 信号途径探讨黄葵胶囊改善糖尿病肾病足细胞损伤的作用和机制.南京：南京中医药大学，2017.

［59］魏洪坤，方敬爱，孙艳艳，等.肾炎康复片对糖尿病肾病大鼠肾组织 Podocalyxin 表达的影响.中国中西医结合肾病杂志，2009，10（6）： 485-488.

［60］武文斌，杨帅帅.肾炎康复片对糖尿病肾病早期患者足细胞顶端膜蛋白的影响.中国当代医药，2013，20（31）： 99-100.

［61］王荣，张莲，艾金伟，等.肾炎康复片联合西医常规疗法治疗糖尿病肾病有效性的 Meta 分析.世界中医药，2017，12（1）： 180-185.

［62］张健豪，江花.针灸治疗糖尿病肾病选穴研究.中国中医药现代远程教育，2016，14（13）：135-137.

［63］褚芹，王琳，刘国真.针药并用治疗糖尿病肾病疗效观察.中国针灸，2007，27（07）：488-490.

［64］赵晨男，崔云竹.浅析中药灌肠方在糖尿病肾病中的临床应用.光明中医，2016，31（20）： 3052-3054.

［65］许海燕，王旭.中药灌肠治疗糖尿病肾病的有效性及安全性系统评价.南京中

医药大学学报，2015，31（4）：392-396.

[66]郑新颖，曹亮.中药热罨包治疗早期糖尿病肾病40例临床观察.河北中医，2013，35（06）：843-844.

[67]李志宏，王建军，张明萍，等.参芪地黄汤联合穴位敷贴治疗早期糖尿病肾病临床观察.中国中医急症，2015，24（8）：1430-1432.

[68]王晓君，邵晋康.耳穴贴压治疗2型糖尿病早期糖尿病肾病62例疗效观察.中医临床研究，2014，6（14）：38-39.

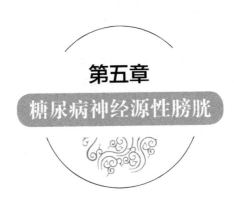

第五章
糖尿病神经源性膀胱

第一节　现代医学对糖尿病神经源性膀胱的认识

糖尿病神经源性膀胱（diabetic neurogenic bladder，DNB）由 Cai Frimodt-Moller 在 1976 年提出，指由自主神经尤其是副交感神经障碍引起的排尿反射异常、膀胱功能障碍，主要表现为尿无力、尿潴留，是糖尿病患者常见的泌尿系统慢性并发症，其发病率高，在糖尿病患者中发病率为 27%～85%。

一、流行病学

我国 2 型糖尿病的糖尿病神经源性膀胱发病率高于 1 型糖尿病，约为 60%，女性多于男性。糖尿病神经源性膀胱出现的尿潴留，可明显增加泌尿系统感染机会，长期尿潴留可因压力上传，造成肾盂积水、肾实质受压和缺血，甚至肾坏死，导致梗阻性肾病和肾功能不全。

二、发病机制

现代医学研究对 DNB 发生的详细机制至今仍未完全阐明，目前医学界认为造成 DNB 的主要原因是长期高糖状态导致膀胱黏膜、尿道上皮、逼尿肌层、血管或自主神经出现病变，进而导致膀胱功能障碍。由于上述这些方面中任何一个因素的病变都可能影响人体排尿反射，因此导致 DNB 的发病机制较为复杂。DNB 的发病较隐匿，早期常无明显症状。目前认为 DNB 的发病机制主要与以下因素有关：胆碱能受体、内皮源性一氧化氮（NO）、氧化应激作用、神经生长因子、神经免疫因素、必需脂肪酸代谢异常、ROCK 通道等。因此 DNB 治疗上也多种多样。糖尿病影响膀胱的性质和功能。病理改变包括肌肉，神经和尿道上皮。

三、诊断标准

糖尿病神经源性膀胱表现为膀胱平滑肌麻痹，排尿功能异常，以致尿潴留或溢出性尿失禁。患者开始常因膀胱感觉损伤引起排尿习惯改变，排尿减少，夜尿次数减少，严重者每日排尿仅 1~2 次，晨尿量大，尿流变缓，有排尿不尽及淋漓现象，最终形成尿潴留及溢出性尿失禁，超声检查膀胱残余尿量有利于诊断。具体如下：

1. 有糖尿病病史，符合 1999 年 WHO 制定的糖尿病诊断标准。

2. 存在尿频尿急、排尿时间延长、小便淋漓不尽、排尿困难或尿失禁等症状，耻骨上触诊饱满或充盈有包块，叩诊呈浊音。

3.B 超显示膀胱残余尿量大于 100ml。尿流动力学检查示最大尿流量降低；膀胱容量增大；膀胱收缩能力早期可见反射亢进，晚期则无反射、残余尿量增加。膀胱压力容积测定，逼尿肌无反射，多数患者膀胱内持续低压力。

4. 排除器质性膀胱梗阻因素，如前列腺增生、结石、肿瘤、尿道畸形及狭窄等。

四、治疗

目前尚无十分可靠、有效的药物治疗糖尿病神经源性膀胱。治疗方法包括以下几个方面：

（一）定时排尿及间歇性无菌导尿

患者应每隔 2~3 小时定时排尿 1 次，无论有无尿意。且应尽量排尽膀胱内尿液。对于药物治疗效果不佳的患者，应考虑间歇性无菌导尿保持膀胱内低压。

（二）口服药物及膀胱内药物灌注

1.控制血糖：糖尿病的强化治疗可以减慢下尿路症状的进展，可以使自主神经异常减轻，可能是由于血糖的控制减少了高血糖产生的代谢产物，但也有报道早期强化的血糖控制不能达到缓解下尿路症状的目的。

2.减少山梨醇，营养神经：山梨醇聚集被认为是糖尿病神经源性膀胱的主要神经病变原因，醛糖还原酶抑制剂如依帕司他为可逆性醛糖还原酶非竞争性抑制剂，能抑制糖尿病外周神经病变患者红细胞中山梨醇和果糖的沉积，提高其运动神经传到速度和自主神经机能，恢复 Na^+-K^+-ATP 酶活性，减轻糖尿病个体的氧化应激，从而减轻神经损伤。氧化应激抑制剂能清除氧自由基，减弱氧化应激，再生抗氧化物质，维持机体正常的抗氧化水平，从而改善糖尿病神经病变症状，以 α-硫辛酸为代表，多项研究显示，α-硫辛酸对糖尿病周围神经病变安全有效。

3.降低神经损害和促进神经再生：甲基维生素 B_{12} 可促进核酸、蛋白质、磷脂合成，修复损伤神经。有报道，膀胱内灌注辣椒辣素也可以缓解支配膀胱的神经受损。

4.其他

（1）吡斯的明：研究认为吡斯的明能有效治疗糖尿病残余尿增多及尿潴留。该药通过抑制胆碱酯酶，使受损副交感神经释放的乙酰胆碱分解减少，有效地作用于其受体，使膀胱逼尿肌收缩力恢复，对部分肌肉有直接兴奋作用，对改善肌张力有帮助。

（2）酚妥拉明：酚妥拉明是 α 受体阻滞剂，能扩张血管，尤其是扩张小动脉和毛细血管，改善神经组织微血管的缺氧、缺血状态，使支配膀胱受损神经的病变逐渐恢复，同时还有降低尿道阻力的作用。

（3）西沙比利、莫沙比利：属 5-HT$_4$ 受体激动剂，作用于肠肌间神经丛，促进乙酰胆碱的释放，增强胃肠道运动功能。治疗糖尿病神经源性膀胱的原因可能是其分布于膀胱组织中，作用于膀胱肌间神经丛，促使乙酰胆碱的生理性释放，改善肌无力，使膀胱收缩，有利于排尿。

（三）手术治疗

最常用的是膀胱造瘘术，不仅可以解除大量膀胱残余尿，而且能够较好地降低长期带管感染的概率，保持上尿路的低压状态。

（四）基因治疗

Hipp 等发现在 RG-U34A 糖尿病状态大鼠基因芯片的基因中，表达较少的胶原蛋白基因 I 和肌动蛋白，基因表达所观察到的变化可能预示即将发生的器官功能障碍或生物标志物，并能提供一个有用的诊断和治疗的目标。

（五）干细胞治疗

Priya 等指出，干细胞不仅有固有的能力分化成各种细胞表型，提供了很多潜在的细胞疗法治疗退行性疾病和创伤的数据，最近还发现干细胞的优点可能并不局限于简单的细胞恢复，同时也有旁分泌的能力。干细胞能调节环境的分子组成，增强组织同细胞营养因子结合的反应力。Jack 等使用人类脂肪干细胞培养的膀胱平滑肌种子加上聚乳酸乙醇酸组成的三维复合材料，缝合修复半膀胱切除大鼠后的膀胱，随访 12 周后，膀胱容量及顺应性能够保持，同时植入的平滑肌复合材料对膀胱的刺激能够发生收缩。

（六）A 型肉毒素注射治疗

通过尿道外括约肌多点注射，阻断副交感神经的胆碱能神经传出通路，抑制尿道括约肌内乙酰胆碱释放和传递，产生去神经作用，松弛尿道外括约肌，降低尿道压力以利于排尿。该方法为有创治疗，较难接受。

（七）物理疗法

超短波治疗作为一种物理疗法，其作用机制是通过抑制交感神经和迷走神经的兴奋性，并通过双向调节人体内植物神经的功能来增强膀胱肌的收缩力，从而改善患者尿频、尿急、尿不尽等不适症状。

第二节　中医诊治进展

糖尿病神经源性膀胱在中医学上属于"癃闭""淋证""小便不利"的范畴。2007 年《糖尿病中医防治指南》将 DNB 诊断为消渴淋证。淋证与癃闭均有小便量少、排尿困难的症状。二者主要区别体现在排尿时是否有疼痛及尿量是否正常两个方面，而 DNB 患者临床表现为排尿不畅，排尿延迟，尿流无力，尿淋沥不尽，或不能自主排尿，小腹部胀满或伴疼痛，并无尿量减少。

一、病因病机

消渴病患者多素体肥胖、过食肥甘厚味，肥者令人内热、甘者令人中满，日久湿热内生；或因肺、脾、肾功能失常，水液代谢失常，水湿内停，日久湿郁化热；或因先天肾虚，或房劳伤肾，或消渴病患病日久，病及肝肾，终致肾阳亏虚，膀胱气化不利；消渴病患者阴虚血液涩滞，气虚血流不畅，瘀血内生，瘀水互结于膀胱。情志不畅，三焦水道阻滞，亦可诱发本病。关于本病的病因多认为是消渴病日久耗气伤阴，损及阳气，命门火衰，不能蒸腾气化，膀胱气化无权，导致小便排出困难，即所谓"无阳则阴无以生，无阴则阳无以化"。《圣济总录》云："消渴日久，肾气受伤，肾主水，肾气衰竭，气化失常，开阖不利。"本病病位在肾与膀胱，与肺、脾、肝密切相关。唐红认为脾肾阳虚，气化失常，血瘀水停，内阻膀胱是本病发生的病机。消渴日久，久病及肾，肾阳不足，命门火衰，膀胱气化无权，而溺不得出。吕仁和教授认为本病病名应为消渴病癃闭，是因消渴病治不得法，肝肾亏虚、心脾受伤、经脉失养所致。仝小林教授认为本病虽病在膀胱，然其发病与五脏六腑、阴阳气血失调关系密切。小便储藏排泄失司与膀胱气化功能异常直接相关，但小便的畅通与约束更依赖于肺、脾、肾之通调水道。脾胃的升清降浊，肺的宣发肃降，肾的温化开阖，无一不与小便之排泄约束密切相关。气郁、水停进一步发展，血瘀证的出现不可避免。

二、中医药治疗

（一）辨证论治

张勇将50例DNB患者辨证分型：肾阴亏虚、虚火亢旺证，治以滋阴补肾、降火利尿，方选六味地黄丸合滋肾通关丸加减；中气下陷、膀胱失约证，治以补中益气、化瘀行水，方选补中益气汤合五苓散加减；肾阳亏虚、失于温化证，治以补肾化气、通络利尿，方选济生肾气丸加减；湿热蕴结、气化失司证，治以清利湿热、通利小便，方选八正散加减；总有效率达96%。林兰教授结合传统五淋划分及本病病位病性，将糖尿病神经源性膀胱辨证分为四型：①气淋证见小腹胀满，小便涩滞，余沥不尽，小腹拘急，神倦乏力，气短懒言，舌淡胖苔薄白，脉弱。治宜补中益气，化气通淋，方选补中益气汤加减：黄芪15g，白术10g，陈皮6g，升麻5g，柴胡6g，党参12g，甘草6g，当归10g。②劳淋证见小便赤涩时甚，淋沥不已，时发时止，遇劳即发，腰膝酸软，五心烦热，舌红少津，脉沉细数。治宜养阴补肾，清热通淋，方选知柏地黄汤加减：知母、黄柏各10g，生地15g，山药12g，山萸肉6g，泽泻10g，丹皮8g，车前子 10g（包）。③阴虚癃闭证见小便滴沥不通，尿少色赤，头晕目眩，腰膝酸软，五心烦热，口燥咽干，神疲倦怠，夜寐遗精，舌红苔薄，脉细。治宜滋肾通关，方选滋肾通关丸加减：知母、黄柏各 10g，肉桂 3g，龟板 12g。外用葱白 50g 捣烂，加麝香 0.3g 外敷关元穴、中极穴。④阳虚癃闭证见小便不通或滴沥不爽，尿有余沥，面色白，腰以下冷，舌淡胖，脉沉细无力。治宜温补肾阳，通利膀胱，方选寄生肾气丸加减：熟地 12g，山药 15g，茯苓、泽泻各 10g，附子 6g（制），肉桂 4g，车前子 10g（包），山萸肉 8g（制），牛膝、杏仁各 10g。诸法合用，综合取效。糖尿病神经源性膀胱临床治疗颇为棘手，除上述辨证论治外，还强调必须中西医结合，针灸按摩并施，方可取得满意疗效，减少患者痛苦。吕仁和教授认为临床治疗应整体调治，灵活采用辨病论治、分期辨证论治和分型辨证论治的论治方法。辨病论治宜用益气养阴、行气化痰、活血通脉法。分期辨证论治在早期宜疏利气机、滋补肝肾，中期宜补中益气、健脾益肾，晚期宜温补肾元、助阳化气。分型辨证论治依据本虚（肾气不足、脾气不足）和标实（肝气郁滞、湿热壅结），分别采用补肾培元、通阳化气，健脾益气、通阳助运，疏肝理气、通利下焦，清热利湿、通利膀胱等方法。同时，注重对患者各项临床指标的监测及患者心理状态的调整。

由此可见，中医辨证论治糖尿病神经源性膀胱在临床上缺乏较为统一规范的辨证分型治疗方案，故国家中医药管理局医政司制定了消渴淋证（糖尿病神经源性膀胱）中医诊疗方案：

1. 湿热下注证

症状：尿频、尿急，小便点滴而出，短赤灼热，头身困重，小腹胀痛，口苦或口黏，大便不爽，舌质红，苔黄腻，脉滑数或细涩。

治法：清热泻火，利水除湿。

方药：八正散加减。萹蓄、瞿麦、车前子、滑石、甘草、栀子、大黄等。

加减：小腹拘急疼痛者，加白芍、元胡等；血尿者，加白茅根、小蓟等；舌红口干者，加知母、生地等。

2. 湿瘀蕴结证

症状：小便点滴难出，小腹胀满疼痛，肢体困重、麻木疼痛，舌质暗或有瘀斑，苔白腻或黄腻，脉细涩。

治法：利水除湿，活血逐瘀。

方药：五苓散合桃核承气汤加减。茯苓、猪苓、白术、泽泻、桂枝、桃仁、酒大黄、鳖甲、水蛭等。

加减：有热象者，加黄柏、栀子、车前子等；小腹疼痛明显者，加白芍、元胡等。

3. 肝郁气滞证

症状：小便不通或通而不爽，情志抑郁或多烦易怒，口苦吞酸，胁腹胀满，寐不安，舌暗红，苔薄白或薄黄，脉弦。

治法：疏肝解郁，行气利水。

方药：沉香散加减。沉香粉、石苇、滑石、当归、陈皮、白芍、甘草梢、冬葵子、王不留行等。

加减：小腹拘急疼痛者，加白芍、元胡、鸡血藤等；口苦咽干重者，加柴胡、黄芩、栀子等。

4. 中气下陷证

症状：小腹坠胀，时欲小便，一日数十溲，滴沥不尽，疲乏无力，气短懒言，自汗，视物模糊，舌质淡或舌体胖大有齿痕，苔薄白或少苔，脉沉细。

治法：升阳举陷，化气行水。

方药：补中益气汤合五苓散加减。黄芪、白术、太子参、甘草、当归、陈皮、升麻、柴胡、桂枝、茯苓、猪苓、泽泻等。

加减：口渴多饮明显者，加石斛、玄参等；心悸失眠者，加酸枣仁、远志等；视物模糊者，加枸杞子、菊花等；伴有瘀血者，加莪术、刘寄奴等。

5. 肾阳不足证

症状：小便淋漓不尽，尿无力，尿失禁，畏寒肢冷，面白无华，夜尿频多，颜面肢体水肿，失眠少寐，阳痿或性冷淡，大便干稀不调。舌体胖大暗淡，有齿痕，脉沉细无力。

治法：温补肾阳，通阳利水。

方药：济生肾气丸加减。附子、肉桂、车前子、牛膝、山萸肉、山药、生地黄、茯苓、泽泻、丹皮等。

加减：视物模糊者，加枸杞子、菊花等；失眠者，加柏子仁、炒酸枣仁等；伴有瘀血，肢体麻痛者，加川芎、鸡血藤、水蛭、地龙等。

（二）中药单方治疗

王东等从脾肾虚衰论治，以五苓散加减，疗效显著。刘惠芬应用补中益气汤加减，具有升中气，降浊阴，温阳化气行水之功效，总有效率为 88.5%，疗效显著。王德伟采用温阳利尿汤加减，总有效率 91.7%。刘素荣等以益气调气汤治疗 30 例 DNB 患者 8 周，中医证候治疗组有效率为 93.33%。杨震等应用宣肺温肾汤，由麻黄汤合济生肾气汤化裁：麻黄、桂枝、肉桂、附子（炮）、熟地黄、山药、牛膝、山茱萸、牡丹皮、茯苓、泽泻、车前子、炙甘草，补肾气以助膀胱气化，宣肺以调水之上源，治疗 DNB 引发尿潴留 30 例取得显著疗效。刘国胜等应用济生肾气丸加味，以温补肾阳为主，兼以化气行水的方法治疗 DNB 疗效显著。

三、中成药及其他治法

（一）中成药治疗

参照《中华人民共和国药典临床用药须知》中药卷 （2005 版）和《国家基本药物目录》中成药。

1. 八正合剂，用于湿热下注，小便短赤，淋漓涩痛等。

2. 五苓片，用于阳不化气，水湿内停所致的小便不利、水肿腹胀等。

3. 萆薢分清丸，用于肾不化气，清浊不分，小便频数等。

（二）中医外治法

冯卓等在基础治疗的基础上，将 100 例 DNB 患者随机分为治疗组和对照组，治疗组取百会、中极、大赫、三阴交为主穴，膀胱湿热加三焦俞、水道、阴陵泉；痰瘀阻络加血海、阴陵泉；脾肾亏虚加脾俞、肾俞、关元；气阴两虚加气海、太溪。治疗 1 个月后，总有效率 81.1%。秦文采用针灸治疗 DNB 患者，针灸组取关元、中极、水道、阴陵泉、三阴交为主穴，肝郁者加太冲，血瘀者加血海，脾虚者加足三里，肾虚者加太溪，针刺后接电针仪，同时用艾炷温灸关元、中极、水道，总有效率 86.67%。王尊状对 32 例患者采用膀胱、三焦募穴和下合穴相配合治疗，总有效率 84.4%。张珂炜用穴位贴敷（选穴：中极、关元、气海、肾俞、膀胱俞；贴敷药物组成：黄芪 30g，淫羊藿 15g，山茱萸 15g）治疗 DNB 患者，治疗组有效率 88.5%，明显优于对照组 69.2%。

李贺赟采用益气温阳方穴位贴敷治疗糖尿病神经源性膀胱，药物组成：熟地、肉桂、黄芪、山茱萸、炮附子、怀牛膝、泽泻、车前子。上述药物研末后用姜汁调成硬膏状，放于敷贴内，贴于所选穴位，保留4~6 h，1次/d。穴位选择：中极、关元、气海、肾俞、膀胱俞。疗效显著。任红等采用黄芪注射液穴位注射治疗糖尿病神经源性膀胱，治疗组在基础治疗的基础上采用黄芪注射液10ml穴位注射治疗，取关元穴、三阴交穴、膀胱俞及肺俞穴。总有效率为84.4%。推拿、耳穴贴压等方法治疗DNB患者，疗效显著。中药外用的热疗效应可使平滑肌收缩，膀胱逼尿肌收缩，可使膀胱内压增高而刺激排尿，起到锻炼膀胱肌的作用，对虚寒气滞型病变尤为适宜。曾家丽等对观察组采用行气温阳散烫熨疗法，对照组肌内注射维生素B_1、B_{12}及酚妥拉明静脉滴注治疗，治疗后观察患者残余尿量及自觉症状。结果2个疗程后观察组残余尿量显著少于对照组，疗效显著优于对照组。由此可见，中药烫熨治疗具有疗效佳，无痛苦，无创伤，易被患者接受的特点。

四、调护

（一）控制饮食

在辨证的基础上，将中药和具有药用价值的食物进行搭配，辅以调料，既取药物之性，又用食物之味，相得益彰，相辅相成。

1.冬瓜虾米汤：冬瓜60 g（连皮），虾米10个，加水煎服，用于糖尿病神经源性膀胱出现排尿不畅者。

2.蚌肉苦瓜汤：苦瓜25 g，蚌肉100 g，色拉油、食盐适量，味精少许。将活蚌用清水养两天，除清泥味后取出肉，加清水适量煎煮，少时加入苦瓜、色拉油、食盐，汤成后加入味精。可餐前空腹食用，或佐餐用。用于糖尿病神经源性膀胱里热蒸迫者。

3.天花粉麦门冬饮：天花粉15 g，麦门冬15g，生石膏30 g。三味中药共入锅中，适量水煎。每日3~5次，代茶饮。用于糖尿病神经源性膀胱肺胃热盛者。

4.姜附炖狗肉：熟附片30 g，生姜150 g，狗肉1000 g，大蒜、菜油、葱各适量。将狗肉洗净切成小块备用。将熟附片放入砂锅中，煎2 h后，放入狗肉、大蒜、生姜、菜油等，再加水适量炖熟，至狗肉炖烂即成。每日2次，食肉饮汤。适用于糖尿病神经源性膀胱肾阳不足者。

5. 莲肉糕：莲子肉、淮山药、粳米各 120 g，茯苓 60 g，白糖少量。将莲子肉、山药、粳米分别炒熟，和茯苓共研为细面，加白糖调匀，加水做糕，上蒸笼即可。每日 2 次食用。适用于糖尿病神经源性膀胱证属脾肾虚者。

6. 竹叶粥：鲜竹叶 30～45 g，石膏 15～30 g，粳米 50～100 g，砂糖少许。竹叶与石膏加水煎煮，取汁与粳米、砂糖少许共煮，先以武火煮开，再用文火熬成稀粥即可食用。适用于糖尿病神经源性膀胱证属里热蒸迫者。

（二）膀胱排尿功能训练

1. 定时排尿训练：白天每3～4 h 无论有无尿意排尿 1 次，并于排尿时用手压迫小腹部，使尿液尽量排净。保持尿道外口清洁，有尿赤涩淋沥者每日用温开水清洗 2 次，尿赤涩淋沥严重者可用呋喃西林液冲洗膀胱。

2. 排尿后饮水：每次排尿后饮水 200 ～ 400ml，并缓慢而有力地收缩和放松腹肌及会阴肌 20～30 次，每天2～3 次。

3. 诱导排尿：排尿时可予听流水声、会阴温水冲洗进行诱导排尿。

（三）局部热敷法

1. 独头蒜头一个，栀子三枚，盐少许，捣烂，摊纸贴脐部良久可通。

2. 食盐半斤，炒热，布包熨脐腹，冷后再炒热敷之。

3. 葱白一斤，捣碎，入麝香少许拌匀，分二包，先置脐腹一包，热熨 15 min，再换一包，以冰水熨亦 15 min，交替使用，以通为度。

4. 选神阙穴，用葱白、冰片、田螺或鲜青蒿、甘遂各适量，混合捣烂后敷于脐部，外用纱布固定，配热敷。

五、经验举要

笔者对治疗糖尿病神经源性膀胱有独到的见解，疗效确切。现概述如下：

（一）重视辨证论治

（1）脾肾气虚

症状：以气短乏力，小便频多，舌淡胖，脉沉无力为主证。

治法：补益脾肾。

方药：补中益气汤合水陆二仙丹加减。

处方：黄芪 30g　炒白术 15g　党参 15g　　陈皮 6g

　　　当归 10g　芡实 15g　金樱子 15g　益母草 30g

　　　云苓 30g

可重用黄芪、炒白术。

（2）阴阳两虚

症状：以面色㿠白，畏寒肢冷，腰酸膝软，口干欲饮，神疲乏力，尿少，舌淡胖有齿印，舌质瘀暗，脉细弱无力为主证。

治法：温补肾阳，利水消肿。

方药：济生肾气丸加减。

处方：熟地 15g　　　山药 15g　　　　山萸肉 10g　　云苓 30g

　　　桂枝 10g　　　熟附片 10g（先煎）　淮牛膝 15g　　车前子 12g

　　　益母草 30g　　丹参 30g

（3）气化不利

症状：以尿频失禁为主证。

方药：五苓散。

治法：利水渗湿，温阳化气。

处方：云苓 30g　　猪苓 30g　　泽泻 15g　　白术 15g

　　　桂枝 10g

（4）肾精亏损

症状：以阳痿早泄，腰膝酸软，头晕耳鸣，遗精盗汗，心烦少寐，舌红少苔，脉细弱为主证。

治法：滋阴补肾。

方药：左归饮加减。

处方：生地 15g　　熟地 15g　　山萸肉 10g　杞子 15g

　　　山药 15g　　鹿角胶 10g　龟胶 10g　　淮牛膝 10g

　　　菟丝子 15g　知母 10g

（5）命门火衰

症状：以阳痿不举，精薄清冷，腰膝酸软，头晕耳鸣，夜尿频多，形寒肢冷，舌淡胖苔白润，脉沉迟为主证。

治法：温肾填精。

方药：右归饮加减。

处方：

熟地 15g	山药 15g	山萸肉 10g	当归 10g
菟丝子 15g	仙茅 12g	淫羊藿 12g	蛇床子 10g
鹿角胶 10g	龟胶 10g	肉苁蓉 30g	熟附片 12g（先煎）

（二）强调温补脾肾

笔者认为糖尿病神经源性膀胱的发生与脾肾两脏关系最为密切。肾主水，与膀胱相表里，共司小便，体内水液的分布与排泄，主要依赖肾的气化。此外膀胱的气化亦受肾气所主，肾与膀胱气化正常，则膀胱开阖有度，小便藏泄有序。脾居中焦，脾主运化，为水液升降之枢纽。消渴日久，脾肾受损，脾气虚弱，运化无力，肾阳不足，命门火衰，气化不及州都，则膀胱气化无权，发生癃闭、淋证，患者出现排尿频数，不能自控，或排尿困难，尿有余沥，甚则尿频点滴而下，以至不通，伴见腰酸乏力，面色苍白，疲倦，舌淡，苔白，脉细等脾肾两虚之象。故应该以温补肾阳，健脾益气，化气利水为治疗原则。有瘀血表现者佐以活血化瘀，而不应该单纯利小便。正所谓："益火之源以消阴翳，壮水之主以制阳光"，笔者治疗消渴淋证的组方是在金匮肾气丸、补中益气汤和五苓散的基础上化裁而来。《金匮要略》在治疗虚劳腰痛中提到："虚劳腰痛，少腹拘急，小便不利者，八味肾气丸主之"；在痰饮中"夫短气，有微饮，当从小便去之，肾气丸亦主之"，可见肾阳不足、肾气虚衰都会导致肾与膀胱气化不利，小便难以排出，故方中重用肾气丸。另外中气下陷、肺虚通调失职引起水液代谢异常，最终导致小便不利，用补中益气汤治疗，《丹溪心法•小便不通》云："气虚，用参、芪、升麻等"，以及《丹溪治法心要》中提到："一男子，年八十，患小便短涩……余以饮食太过伤胃，其气陷于下焦，用补中益气汤，一服小便即通"。

（三）注重恢复膀胱气化功能

笔者自组加味五苓散（糖舒 1 方）治疗糖尿病神经源性膀胱，疗效显著。五苓散为治太阳表邪未解，内传太阳之腑，以致膀胱气化不利，太阳经腑同病之蓄水证。方中泽泻、猪苓、茯苓甘淡性寒，直达肾与膀胱，利水渗湿；白术健脾益气，助脾运湿；桂枝辛温，通阳化气以行水，兼以解表，五药合方，外解表邪，内通水腑，助膀胱气化，使水有出路。笔者在该方基础上加黄芪，补气利尿，增强利水之功。亦有研究表明，五苓散水煎剂有明显的利尿作用。临床运用中，重用猪苓、茯苓至30g，以加强通利小便之力，桂枝在助膀胱气化时尤为重要，盖因猪苓、茯苓、泽泻三药均为甘淡渗湿，静而不动，白术苦辛而燥，运脾化湿，但动力不足，唯桂枝辛温走窜，通行十二经，外可行肌表腠理，内可温五脏六腑。本方通过中医整体辨证观，调节脾肾，使水液代谢如常，恢复患者正常排尿功能。

其加减：①有口干、口苦、胁痛等少阳枢机不利症状时，合用小柴胡汤，和解少阳，疏肝解郁；胆火上扰心神致失眠多梦者，加龙骨、牡蛎、磁石重镇安神。②有畏寒、小便清长、大便稀溏等脾肾阳虚症状的，常配伍淫羊藿、仙茅药对温肾健脾，并与鹿角霜、牛膝、熟附子、乌药、北芪等同用，补气健脾，温阳利水。③有畏寒、口淡、少神、嗜睡、腹痛等少阴寒证症状的，合用四逆类方（四逆汤、理中丸、真武汤等），温补肾阳，回阳救逆。④伴浮肿、气促胸闷者，猪苓汤合五苓散同用，并加黄芪、乌药补气健脾，温阳利水。⑤兼有尿频、尿急、尿不尽、皮肤浮肿等水热互结者加车前草、鹿衔草、茵陈等清热利湿。⑥兼有腰酸、腰痛等肾虚者，加补骨脂、淫羊藿、盐菟丝子、枸杞子滋补肝肾。⑦若合并尿急、尿浑浊，可加用蒲公英、黄柏、地丁、白花蛇舌草等清热利湿。⑧如有下腹坠痛可加柴胡、沉香、香附行气止痛。

（四）内外合治

配合中医外治法治疗。低频脉冲电治疗，第一个电极片贴在脐与耻骨之间膀胱顶部下缘，将同一颜色的另一个电极片贴在骶骨关节上2~3厘米处。另外一对颜色相同的电极贴在膀胱区对应腹部。注意：前后一对电极颜色一定要相同。这四点位于肝经及任督二脉循行处，通过局部电刺激，可起到调节肝经之气、任督之气的作用，气机疏利，则水液通调正常，有助于膀胱开阖功能的恢复。本草帖穴位贴敷，阴证：本草帖1号贴敷（穴位：肾俞、三焦俞、气海、委阳、脾俞等）；阳证：本草帖2号贴敷（穴位：三阴交、阴陵泉、膀胱俞、中极等）及八子热奄包（本科协定方）热敷下腹部（膀胱区）具有温经散寒的作用，促进膀胱气化功能恢复。

六、验案举要

病案一

患者黄某，男，78岁，初诊日期：2016年12月1日，既往有"高血压病、脑梗死"病史。患者2006年因口干多饮多尿在当地医院住院，诊断为"2型糖尿病"，予口服降糖药控制血糖（具体不详），后一直门诊随诊。2011年4月患者出现左足部溃烂疼痛，予手术截趾治疗。2011年5月、2012年2月患者左足伤口溃烂疼痛加重在我科住院治疗。出院后予胰岛素皮下注射配合降糖药口服降糖，近期降糖方案为：阿卡波糖片50mg，tid，格列齐特缓释片60mg，qd，自测空腹血糖9～13mmol/L，餐后血糖10～16mmol/L。主诉：2个月前患者口干多饮多尿症状加重，伴尿频、小便失禁，无尿痛，未予特殊治疗，今为求进一步系统诊疗，遂至我院门诊就诊。现症见：精神一般，口干，多饮，多尿，尿频，小便失禁，无尿痛，无发热恶寒，无恶心呕吐，无咳嗽咯痰，无胸闷气促，无腹胀腹痛，纳眠可，大便干结，2日/次。舌淡嫩，苔薄黄，脉沉。

体格检查：血压144/80mmHg，心率76次/分，律齐，腹部软，无压痛及反跳痛，双肾区无叩击痛，左足背动脉搏动减弱，右足背动脉搏动可。双下肢无浮肿。辅助检查：随机血糖13.5mmol/L。泌尿系B超：双肾未见明显异常。膀胱残余尿量：120ml。

中医诊断：消渴。证候诊断：脾肾阳虚。

西医诊断：2型糖尿病合并糖尿病神经源性膀胱。

治法：益气温阳，健脾补肾。

处方：附桂理中汤合补中益气汤加减。

熟附10g（先煎）	桂枝15g	茯苓15g	白术30g
党参15g	炙甘草6g	干姜10g	猪苓10g
泽泻10g	黄芪60g	柴胡6g	升麻6g
陈皮6g	川芎15g	砂仁6g（后下）	

5剂，水煎服，日1剂。

复诊：2016年12月10日复诊，诉尿频减少，有少许尿意，继续予以上方服用7剂。

按：《素问·灵兰秘典论》云："脾胃者，仓廪之官，五味出焉。"脾胃属土，居于中焦。脾为后天之本、气血生化之源，李东垣《脾胃论》曰："百病皆由脾胃衰而生也"。补中益气汤首见于金代的《脾胃论》，是补土派李东垣的代表方。所谓补中，就是调补脾胃，所谓益气，就是升发阳气。本例患者消渴日久，脾肾亏虚，气虚膀胱固摄无力，故见小便失禁。治以益气温中，温补脾肾，方予附桂理中汤合补中益气汤加减。以方中黄芪补中益气、升阳固表；党参、白术、甘草甘温益气，补益脾胃；陈皮调理气机；升麻、柴胡协同党参、黄芪升举清阳。气虚日久，肾阳亏虚，膀胱气化不利，故见排尿不畅，加用五苓散温阳化气利水。桂枝温通助气化以利湿，茯苓、猪苓、泽泻利水渗湿。全方特点：①补气健脾，使后天生化有源，脾胃气虚诸证自可痊愈；②升提中气，恢复中焦升降之功能。

病案二

黄某，女，68岁，初诊日期：2016年8月25日。患者既往有糖尿病病史15年，主诉：近1年来患者无明显诱因出现尿排出无力，尿频，曾使用甲钴胺分散片、依帕司他片等治疗，疗效欠佳。刻诊：神疲乏力，面色㿠白，排尿无力，尿频，少腹胀满；腰膝酸软，舌淡苔薄白，脉沉细无力。

西医诊断：糖尿病神经源性膀胱。

中医诊断：消渴淋证；中医辨证：脾肾阳虚。

治疗：温补肾阳，健脾益气。方用金匮肾气丸加减。

处方：熟附子6g   桂枝15g   熟地15g   山茱肉15g

      山药15g   泽泻10g   茯苓15g   黄芪30g

      菟丝子15g   鸡血藤30g   益母草15g   丹参15g

每日1剂，水煎服，分早晚两次服用。并予膀胱治疗仪治疗，八子热奄包外敷膀胱区。

复诊：2016年9月5日。

症状：患者自觉排尿不畅减轻，少腹胀满减轻，最近夜尿稍多，每夜3次，其余症状有所好转，舌淡苔薄白，脉细。上方加益智仁12g，乌药9g。

复诊：2016年9月25日。

症状：患者排尿已较顺畅，无明显少腹胀满，其余症状基本缓解，舌淡苔薄白，脉细。上方减益母草、丹参继服。随访6个月，未复发。

按：此患者消渴日久，阴损及阳，导致阴阳两虚，膀胱为州都之官，其排泄功能依靠肾的气化功能，如肾气化不利，则小便不出，且患者年老体衰，脾胃虚弱，不能鼓动气血运行，以致脉络瘀阻。方中以少量桂枝、附子为君药，意在微微补火以鼓舞亏虚的肾中阳气。又用熟地补肾生精，配伍山茱萸、山药补肝养脾益精。泽泻、茯苓利水渗湿，诸药合用，助阳之弱以利水，滋阴之虚以生气，使肾阳振奋，气化复常，则病痛自去。在金匮肾气丸基础上又重用黄芪大补脾胃中气以推动血液运行，且可利尿消肿；菟丝子甘辛微温，既可滋补肾阳，又可益肾阴；鸡血藤、益母草、丹参养血、活血、通络。二诊加益智仁、乌药取其温肾缩尿之效。整体组方以温补肾阳，益气活血为主。肾气化则小便出，气血行则脉络通，故诸症自愈。

病案三

陈某，女，65 岁，初诊日期：2017 年 12 月 22 日。

病史：糖尿病病史 15 年，半年前开始出现排尿不畅，并偶有尿失禁。主诉：近 3 个月以来排尿困难明显加重，伴膀胱部位胀痛不适，行走快时或咳嗽时常有遗尿。舌淡黯，舌下络脉曲张紫黯，苔白，脉沉涩。

西医诊断：糖尿病神经源性膀胱。

中医诊断：消渴淋证；中医辨证：血瘀水停。

治疗：活血化瘀，利水通淋。

处方：地龙 9g   水蛭 3g   猪苓 9g   白术 9g

茯苓 9g   泽泻 6g   桂枝 6g   泽兰 15g

益母草 15g   制大黄 9g   黄芪 9g   甘草 3g

每日 1 剂，水煎，分早晚两次服用。并予患者膀胱治疗仪及八子热奄包外敷治疗。用上述治疗 1 个月后患者排尿明显好转。3 个疗程后，自觉排尿无异常。

按：糖尿病神经源性膀胱是糖尿病并发的支配膀胱神经末梢的自主神经病变，主要表现为排尿异常。根据中医理论，本病在中医学上属于"癃闭""淋证""小便不利"的范畴。其主要病机为糖尿病日久，膀胱气化不利，开阖失司，消渴患者阴虚血液涩滞，气虚血流不畅，瘀血内生，且"久病入络"，瘀水互结于膀胱，气化不利而出现癃闭、遗尿交替，或同时出现，所以用抵当汤合五苓散加减，意在激发膀胱气机，使尿液得气化而行。

病案四

彭某，女，77 岁，初诊日期：2016 年 1 月 18 日。

既往史：糖尿病病史 8 年，目前使用门冬胰岛素 30 笔芯早 20U 晚 12U 餐前皮下注射降糖，血糖控制可，空腹血糖 6~8mmol/L，餐后 2 小时血糖 7~10mmol/L。近 1 个月来出现尿频尿急。症见：尿频尿急，夜尿多，每小时一次，每次小便量少，小腹胀闷，左膝关节疼痛，口干，胃纳欠佳，大便干结，需用开塞露方能解出。舌质淡暗，苔黄腻，脉滑。

体格检查：血压 130/78mmHg，心率 74 次 / 分，律整。腹软，无压痛及反跳痛，双肾区无叩击痛。

辅助检查：尿常规：尿白细胞（3+）。膀胱残余尿量：排尿后膀胱残余尿量约140ml。

中医诊断：淋证。证候诊断：水湿内停，膀胱气化失职。

西医诊断：①泌尿系感染；②糖尿病神经源性膀胱。

治法：健脾祛湿，化气利水。

处方：五苓散加减。

茯苓 15g	猪苓 10g	泽泻 15g	白术 15g
桂枝 15g	佩兰 15g	石菖蒲 10g	厚朴 30g
陈皮 6g	法半夏 15g	枳实 15g	生姜 10g

5 剂，水煎服，日 1 剂。

复诊：患者 1 月 25 日复诊。

症状：患者诉服药后小便频数较前改善，夜尿 2 小时一次，大便较前通畅，舌淡暗，苔微黄，脉滑。上方加黄芪 15g，柴胡 6g，升麻 6g，加强益气升提之力。

按：《素问•经脉别论》曰："饮入于胃，游溢精气，上输于脾，脾气散精，上归于肺，通调水道，下输膀胱"，在水液代谢过程中，肾脏为主，肺之宣降为其动力，三焦通调水道，为中渎之腑，总司人体气化。本案患者年老体虚，久病消渴，正气亏虚，脾肾亏虚，脾虚水湿不化，津液输布障碍，膀胱为州都之官、津液之腑，膀胱气化失职，水道不调，故见小便不利，尿频，每次量少，小腹胀满；膀胱气化失职，津液不布，上焦虚燥，故见口干；中焦脾胃运化水谷失职，故见纳差。方中泽泻、茯苓、猪苓利水渗湿；白术健脾，运化水湿；桂枝通阳化气，恢复三焦膀胱功能；加用石菖蒲、佩兰芳香化湿，枳实、厚朴行气消胀除满，陈皮、生姜醒脾开胃。诸药合用，共奏化气利水之效，治疗糖尿病神经源性膀胱、泌尿系感染每收良效。

病案五

李某，男，75 岁，初诊日期：2017 年 7 月 14 日。患者有 2 型糖尿病病史，前列腺增生病史。主诉：3 周前因输尿管结石致排便困难及尿血于我院泌尿外科住院治疗。

病史：住院期间行右侧输尿管镜检术＋经尿道膀胱碎石取石术，术后尿血消失，膀胱收缩功能欠佳，出现膀胱尿潴留，予插尿管排尿处理，曾定期夹闭、开放尿管锻炼膀胱收缩功能，术后 4 天复查肾功能提示肾功能受损，泌尿系彩超示肾盂积液、膀胱尿潴留，泌尿外科医生建议暂不予夹闭尿管，予中医药调理膀胱收缩功能。现患者自觉疲倦乏力，口干多饮，四肢不温，夜尿多，量约 2000ml，淡黄色，恶寒，无发热，四肢不温，无肢体水肿，无腹痛腹泻，胃纳差，睡眠差，大便正常。

体格检查：双肾区无压痛、叩击痛，双侧输尿管区无疼痛，腹部平软，腹部膀胱区无膨隆，叩诊呈鼓音，尿液淡黄色。舌暗红，苔白腻，脉弦细。

辅助检查：泌尿系彩超示肾盂积液、膀胱尿潴留。GLU 6.60 mmol/L；肾功能：UA 522.70 μmol/L，BUN 22.84 mmol/L，CR 278.00 μmol/L，HCO_3 18.10 mmol/L。糖化血红蛋白 6.8%。尿常规：LEU 2+ leu/μl，BLD 2+ ery/μl，镜检尿红细胞 3～5 /HP，镜检尿白细胞 10～15 /HP。

中医诊断：癃闭；证候诊断：脾肾两虚。

西医诊断：糖尿病神经源性膀胱。

治法：温阳化气，利水渗湿。

处方：五苓散、理中丸加减。

茯苓 15g	茯神 15g	桂枝 15g	猪苓 10g
白术 15g	泽泻 15g	黄芪 30g	党参 15g
熟附子 10g（先煎）	干姜 10g	炙甘草 6g	砂仁 6g（后下）

煮水 300ml，早晚分服，共 7 剂。

复诊：2017 年 8 月 11 日。

症状：服上次药后恶寒消失，疲倦乏力减轻，口干多饮缓解，睡眠及胃纳改善，仍有四肢不温，仍无尿意，排尿障碍，尿量同前，余同前。舌淡红，苔薄白，脉沉细。

处方：熟附子 10g（先煎）	炙甘草 6g	肉桂 10g（焗服）	熟地黄 15g
山茱萸 15g	杜仲 15g	鹿角霜 10g	淫羊藿 15g

仙茅 10g	川牛膝 15g	黄芪 60g	当归 15g
干姜 10g	白术 15g	党参 20g	砂仁 6g（后下）
苦杏仁 10g			

共 5 剂，水煎服，日 1 剂。

按：《素问·灵兰秘典论》曰："膀胱者，州都之官，气化则能出矣。"缘患者年老，久病消渴，脾肾阳虚，膀胱气化不利，故见小便不利，排尿困难。治疗以温阳化气利水为法。方以五苓散为基础方，加用茯神安神助眠，黄芪、党参益气健脾，熟附子、干姜温阳，使阳气壮则水气化，炙甘草调和诸药，砂仁和胃。五苓散为伤寒方，原治太阳蓄水证，由太阳表邪未解，循经内传太阳之腑，导致膀胱气化不利，水湿内停，而成太阳经腑同病之证，方中泽泻、茯苓、猪苓利水渗湿，白术健脾补气以运化水湿，桂枝既辛温发散表邪又温阳化气以助利水，诸药合用共奏淡渗利湿、健脾助运、温阳化气、解表散邪之功。患者恶寒，有一分恶寒，便有一分表证，四诊合参本病当属太阳经腑同病之证，方用五苓散加减恰到好处。经治疗后患者表证消失，仍有膀胱收缩功能障碍，夜尿清长量多，肢末不温，舌淡红，苔薄白，脉沉细，当属肾阳虚之证。肾主水，膀胱的气化功能依赖肾阳的推动，肾阳虚则膀胱气化功能减弱甚至消失，治当温阳化气，方用右归丸加减。肺主通调水道，加用杏仁以宣肺利小便，取提壶揭盖之效。

（陈丽兰）

参考文献

[1]董砚虎，钱荣立.糖尿病及并发症当代治疗.济南：山东科学技术出版社，1994：144.

[2] Powell CR.Is the Diabetic Bladder a Neurogenic Bladder? Evidence From the Literature.Current Bladder Dysfunction Reports，2014，9（04）：261-267.

[3] Firouz Daneshgari，Guiming Liu，Peter B.Imery.Time Dependent Changes in Diabetic Cystopathy in Rats Include Compensated and Decompensated Bladder Function.Diabetes，2012，61（08）：2134-2145.

[4] Christopher S, Gomez, Angelo E.Gousse, et al .Bladder Dysfuntion inPatients with Diabetes.Curr Urol Rep，2011，12：419-426.

［5］Guiming Liu，Firouz Daneshgari.Diabetic Bladder Dysfunction.Chin Med J（Engl），2014，127（07）：1357-1364.

［6］邱轩，刘宽芝.糖尿病神经病变及神经性疼痛的治疗进展.河北医科大学学报，2012，33（11）：1351-1354.

［7］李振兴，谭万寿，周斌，等.神经节背脂联合α-硫辛酸治疗糖尿病神经源性膀胱临床观察.现代生物医学进展，2011，11（16）：3149-3152.

［8］马小荣，杨言村.A型肉毒素注射治疗糖尿病膀胱尿道功能障碍的临床研究.甘肃医药，2013，32（02）：97-100.

［9］马淑义，甄玉婷.用超短波治疗糖尿病神经原性膀胱的效果研究.当代医药论，2017，15（07）：40-41.

［10］苏云婷，唐红.唐红治疗糖尿病神经源性膀胱经验拾零.中医文献杂志，2015，（03）：35-37.

［11］肖永华，王世东.吕仁和教授辨治糖尿病神经源性膀胱经验.现代中医临床，2016，23（3）：4-8.

［12］潘秋，刘霞，仝小林.仝小林辨治糖尿病神经源性膀胱经验总结.辽宁中医杂志，2008（11）：1632.

［13］张勇.辨证治疗糖尿病神经源性膀胱的体会.中国现代医药杂志，2007，9（4）：135-136.

［14］倪青.著名中医学家林兰教授学术经验之十三尿频急痛皆属淋肾虚湿热是主因——治疗糖尿病神经源性膀胱的经验.辽宁中医杂志，2001（09）：515-516.

［15］王世东，肖永华.吕仁和教授辨治糖尿病神经源性膀胱经验.现代中医临床2016，23（3）4-8.

［16］冯卓，赵伟，袁薇，等.针灸治疗糖尿病性膀胱临床观察.中医临床研究，2014（01）：46-47.

［17］王东，崔冰.从肾、脾虚衰论治糖尿病神经源性膀胱.辽宁中医杂志，2015，42（09）：1631-1632.

［18］刘惠芬.补中益气汤加减治疗2型糖尿病神经源性膀胱52例.实用糖尿病杂志，2010，（04）：37-37.

［19］王德伟，王利芳，吴凡．温阳利尿汤治疗糖尿病神经源性膀胱 36 例．浙江中医杂志，2013，（12）：886-887.

［20］刘素荣，黄延芹．糖尿病膀胱病证治探讨．中国中医药信息杂志，2014，（03）：101-102.

［21］杨震，李蜜蜂．宣肺温肾汤治疗糖尿病神经源性膀胱引发尿潴留 30 例．吉林中医药，2006，26（11）：20.

［22］刘国胜，张建水．济生肾气丸加味治疗糖尿病神经源性膀胱 32 例．山东中医杂志，2006，25（8）：527-528.

［23］秦文．针刺配合温灸治疗糖尿病神经源性膀胱．光明中医，2016，（01）：92-93.

［24］王尊状．募穴下合穴相配合治疗糖尿病神经源性膀胱病 32 例．中国针灸，2013，33（4）：314.

［25］张珂炜．中药靶药穴位贴敷治疗糖尿病神经源性膀胱的临床观察．中医临床研究，2016，（14）：90-91.

［26］李贺赟．益气温阳方穴位贴敷治疗糖尿病神经源性膀胱的临床观察．中医临床研究，2016，8（33）：73-74.

［27］任红．黄芪注射液穴位注射治疗糖尿病神经源性膀胱 69 例临床观察．中国临床医生，2012，40（12）：57-58.

［28］李洪涛，赫楠．推拿治疗糖尿病神经源性膀胱疗效观察．中国伤残医学，2013（02）：100-101.

［29］杨雪蓉，黄俊，徐佩英，等．针灸联合耳穴贴压治疗糖尿病神经源性膀胱 30 例．陕西中医，2013，（01）：64-66.

［30］曾家丽，郑平，徐波，等．行气温阳散烫熨治疗糖尿病神经源性膀胱的效果观察．护理学杂志，2009，24（9）：48-49.

第六章
糖尿病胃轻瘫

第一节　现代医学对糖尿病胃轻瘫的认识

一、流行病学

糖尿病胃轻瘫（diabetic gastroparesis，DGP）是常见的糖尿病慢性并发症之一，以胃动力障碍及胃排空延迟为特征，是一种慢性上消化道神经肌肉紊乱性疾病。1958年 Kassander 首次提出了糖尿病胃轻瘫这个病名，其主要症状包括恶心、呕吐、食欲不振、早饱、餐后腹胀、嗳气、上腹灼热或疼痛、营养不良、体重减轻等，大部分患者的症状并不典型甚至缺如，许多患者无明显自觉不适，但通过辅助检查已发现明显胃排空延迟，因此该病极易被患者和临床医生忽视。糖尿病胃轻瘫的发病率是逐年上升的，国外文献表明，50% ～ 76% 病史较长的糖尿病患者存在消化道动力异常的问题，而糖尿病胃轻瘫的发病率由于试验设计、样本数量、人群区别等因素影响在30% ～ 50% 波动，糖尿病胃轻瘫还有明显的性别倾向，患者中超过80% 为女性。从流行病学调查结果来看，糖尿病胃轻瘫虽然不影响糖尿病患者的寿命，但由于它可以影响患者的消化和药物的吸收，从而加重患者糖代谢失常，令病情难以控制，有时往往导致严重后果，使患者生活质量大为下降，因此需要正视糖尿病胃轻瘫在糖尿病发展进程中的重要影响地位。

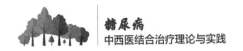

二、发病机制

目前，糖尿病胃轻瘫的确切病因尚不明确，其发病机制亦比较复杂，学者主要认为与以下几点因素相关：

（一）神经病变

神经病变是糖尿病胃轻瘫的经典发病机制之一，也是最早开展研究的机制，早在1945 年 Rundles 就提出糖尿病胃排空延迟由自主神经病变引起，而目前在 2017 版 ADA 糖尿病神经病变立场声明中也将胃轻瘫纳入到自主神经病变的范畴。支配胃肠运动的神经包括交感神经、副交感神经及胃肠神经系统三部分，其中交感神经抑制胃肠运动及分泌，副交感神经作用与交感神经相反，而胃肠神经受交感和副交感神经的调控。交感神经、副交感神经及胃肠神经中任何一个发生病理改变，都会使胃电节律异常，运动功能减弱，出现胃排空延迟。

（二）胃肠激素紊乱

胃肠道分泌的多种激素如胃动素、胃泌素、抑胃肽、生长抑素等在调节胃肠运动中有重要作用。其中胃动素为调节胃肠运动的主要激素，是由 22 个氨基酸组成的多肽，能引起消化间期移行性复合运动Ⅲ相的强烈收缩，加快胃排空；胃泌素对胃动力的调节是双向的，正常范围内胃泌素可引起胃酸分泌，刺激胃运动，如果胃泌素含量过高则抑制胃的运动；抑胃肽抑制胃的运动；生长抑素也属于抑制性激素。胃肠激素水平紊乱是糖尿病胃轻瘫的重要发病机制之一，具体表现为血液激素水平的紊乱或者激素相关受体的受损减少。糖尿病胃轻瘫患者血液中胃动素、胃泌素水平上升，生长抑素水平下降，其原因有两方面：一是高血糖影响生长抑素分泌从而降低了对胃动素、胃泌素的抑制作用，二是由于胃动力下降引起代偿性分泌调节，而胃饥饿素的作用紊乱则表现在其受体的减少。

（三）胃组织细胞水平的病变

从组织细胞水平来说，胃肠道运动与两种类型的细胞密切相关，一种是胃肠道平滑肌细胞，第二种是 Cajal 间质细胞（interstitial cells of Cajal，ICC），二者的病理改变均在糖尿病胃轻瘫的发病过程中有重要意义。

（四）高血糖损害

高血糖对胃动力的影响机制比较复杂，因为血糖升高并不是导致胃轻瘫的直接作用因素，多是通过影响其他细微结构或分子的功能而产生不良影响。同时，对于血糖水平与病情关联的研究也不十分透彻，有研究认为血糖的波动使胃轻瘫病情加重，也有研究认为持续高血糖才更容易出现胃动力障碍。高血糖可以算作糖尿病胃轻瘫的一个独立发病因素，首先高血糖能够引起代谢紊乱，通过增强山梨醇代谢、紊乱肌醇代谢、氧化应激等途径损坏细胞结构，这是导致胃肠神经、平滑肌、ICC 等一系列形态学病理改变的首要原因。此外，高血糖可以引起胃的固相和液相排空延迟，且其对胃排空的抑制与血糖水平有关。总之，高血糖除了直接引起功能性胃排空延迟外，还可通过造成代谢紊乱等引起胃组织细胞的破坏，从而影响正常胃动力。

此外，糖尿病胃轻瘫发病机制还与微血管损伤、相关免疫反应异常及性激素影响等相关，同时可能还与血脂异常、幽门螺杆菌感染、小肠细菌过度生长、精神疾患等因素相关。

三、糖尿病胃轻瘫的诊断

糖尿病胃轻瘫应首先明确糖尿病的诊断，在此基础上发生的胃轻瘫，需排除机械性梗阻、溃疡、肿瘤、消化系统感染、代谢和免疫系统疾病等因素引起的胃排空延迟。目前多种检测方法被用于糖尿病胃轻瘫的诊断。

（一）闪烁照相术

用 ^{111}In 铟和 ^{99m}Tc 锝分别标记液体和固体食物，每间隔 2~4 小时照相观察，计算胃排空率及胃半排空时间。正常人液体食物的胃半排空时间为 30~40min，固体食物为 60~110min。进餐后胃排空开始之前一般有一个排空极少的延迟期。一般认为餐后 4 小时胃残留物 > 10% 为延迟，并可根据胃残留值进行分级。闪烁照相术是目前诊断 DGP 的金标准，但由于需要患者经受 X 线照射，所以有一定风险。

（二）呼气试验

该试验原理为患者摄入含有 ^{13}C 的食物，在肠道内被消化吸收后，肝脏内代谢并释放 $^{13}CO_2$，经呼吸道呼出而被测定，由此来推断胃排空速度。有研究认为胃排空呼气试验和闪烁照相术一样可靠，只是检查相对烦琐。

（三）胶囊胃镜

胶囊胃镜可吞咽且不被吸收，使用微型无线传感技术测量消化道内的 pH、压力和温度，可测量胃排空时间。其诊断糖尿病胃轻瘫的敏感性和特异性与闪烁照相术相当，且无放射性，但由于价格昂贵，限制了其应用。

（四）胃电图

胃电图是一种在腹部放置体表电极来检测胃平滑肌活动的非侵入性检查。胃电图记录的主要参数包括主频率、主功率、正常胃电节律百分比、胃动过缓和胃动过速百分比，以及餐后／餐前的功率比。胃电图检查相对来说价格便宜，应用方便，不失为一种理想的方法。

（五）X 线钡餐检查

X 线钡餐检查为目前国内常用的标准检查，糖尿病胃轻瘫可见胃蠕动减弱、胃排空延迟（＞6 小时）。

四、治疗

糖尿病胃轻瘫的西医治疗，一般分为治疗原发病和对症治疗。

（一）原发病的治疗

严格控制血糖是最重要的基础治疗。采用胰岛素强化治疗使血糖得到有效控制，缓解代谢紊乱，可为神经损伤的修复提供合适的环境。积极控制患者的血糖水平，使空腹血糖＜7mmol/L，餐后血糖＜11mmol/L，且控制患者其他并发症的情况，缓解全身的不适症状。

（二）对症治疗

1. 药物治疗：神经营养药物与改善循环药物对本病可能有效，但目前西医治疗本病的主要手段还是以各类型促胃肠动力剂为主。

（1）多巴胺受体拮抗剂：包括甲氧氯普胺与多潘立酮，两者均为治疗糖尿病胃轻瘫的常用药物，前者长期服用作用减弱且存在中枢神经系统不良反应。而后者因导致 QT 间期延长和心律失常等心脏不良反应近期被欧洲药品管理局限制使用。伊托必利是具有多巴胺 D2 受体和乙酰胆碱酯酶拮抗双重作用的促动力剂，亦为临床常用促动力剂之一。

（2）5-HT4 受体激动剂：西沙必利与心律失常的危险增加相关，包括尖端扭转型室速，已被禁用。替加色罗也因增加严重心血管不良事件的危险性逐渐被淘汰。莫沙必利可改善胃排空，适用于无食欲的患者，可以提高患者的生活质量。

（3）胃动素受体激动剂：红霉素具有激活胃动素的作用，但其属抗生素类药，若长期应用可产生耐药性，并可能引发二重感染。Mitemcinal（GM-611）为一种新型的胃动素受体激动剂，可加速胃排空，有研究显示无论在糖尿病胃轻瘫还是在非糖尿病胃轻瘫，Mitemcinal（GM-611）都能够加速胃排空。

（4）抗胆碱酯酶药：有随机双盲对照试验证实溴吡斯的明可提高胃排空，改善DGP 症状，且不良反应较少。

2. 非药物治疗

（1）胃电刺激（gastric electrical stimulation，GES）：GES 通过腹腔镜将电极放置于胃窦部肌层，与腹壁囊袋中的神经刺激器连接。多年研究证明 GES 可以明显减低药物难治性胃轻瘫患者胃残留率和改善糖代谢，但 GES 较昂贵，有侵入性及感染风险，治疗机制也不明确，因此推广有限。

（2）内镜下幽门注射肉毒杆菌毒素：本法疗效不确切，尚存争议。

（3）手术治疗：胃轻瘫极少采取手术治疗。Watkins PG 发现胃切除能明显缓解糖尿病胃轻瘫所致的难治性呕吐，且无反弹。其他的手术方式还包括放置减压管、空肠造瘘、幽门成形术等。

第二节　中医诊治进展

祖国医学没有本病命名及专门论述，但中医学有其自身独特的思维特点和整体观念，且对其确有较系统的认识。中医学将本病归纳于"消渴""脾积"等范畴，但根据其长期伴随胃脘胀满、食后胀增、早饱、厌食、嗳气、恶心、呕吐等临床表现，故也将其归纳为消渴病兼有胃反、呕吐、痞满的范围。在古籍中也有对消渴病发生胃轻瘫过程的认识，如《千金翼方》记载："食不消，食即气满，小便数起，胃痹也""痹者闭也，疲也"。《赤水玄珠》记载了消渴"一日夜小便二十余度……载身不起，饮食减半，神色大瘁"。《圣济总录·消渴门》曰："能食者，未传脑疽背疮；不能食者，未传中满臌胀。"

这些均说明其病位在胃，与脾肾密切相关，消渴日久，脾肾亏虚，运化无力，气阴两虚，导致胃反、呕吐等。

一、病因病机

《素问•至真要大论》曰："诸呕吐酸，暴注下迫，皆属于热，诸湿肿满，皆属于脾。"《古今医统•呕吐哕门》中指出："久病呕者，胃气虚不纳谷。"《医学衷中参西录》认为"阴虚专责于脾"，《灵枢•本脏》提出"脾脆则善病消瘅易伤"，李东垣在《脾胃论》中指出"脾气不足，则津液不能升，故口渴欲饮"，《杂病源流犀烛•肿胀源流》曰："痞满，脾病也。本由脾气虚及气郁不能运行，心下痞塞胀满，故有中气不足，不能运化而成者，有食积而成者，有痰结而成者，有湿热太甚而成者"。张锡纯在《医学衷中参西录》中指出"消渴一证，皆起于中焦而及于上下""糖尿病，其证起于中焦，是诚有理，因中焦萃病，而累及于脾也"。DGP在中医中无对应病名，学者根据其症状认为属于"痞满"范畴。胃轻瘫在糖尿病消渴的基础上发展而来，故其病位在脾胃，消渴日久则阴虚，损耗脾气则脾气亏虚，脾胃气机升降失和，此为基本病机。脾胃为后天之本，气血生化之源，脾气虚弱、脾胃升降失职则气血生化乏源，无以运化水湿、升清降浊，进而导致痰饮内停、清阳不升、浊阴不降，则出现腹胀、恶心呕吐、纳呆等症状；久病入络则血瘀内生，气机升降失职则气机郁滞，脾气亏虚，脾阳不振则痰湿内生；气滞、血瘀、湿阻、痰浊等实邪相互搏结，加之脾气亏虚，形成了本虚标实的病机特点。

崔维强认为其病机为消渴日久，伤阴耗气，致脾胃亏虚，无以运化，升降功能失职，胃失和降；脾胃虚弱为本，中焦气滞、气逆为标。赵焕香认为该病以脾胃虚弱为本，食积、气滞、湿阻为标，病机为升降失司，治疗当以醒脾运脾法，脾醒则脾动，脾动则脾运，脾运则气滞食积得消，湿浊得化，气机自当通畅，升降功能正常。徐远认为消渴痞证当治病求本，治疗提倡滋养胃阴以顾护胃气，胃阴足则胃气复，脾胃气机自当通畅。温智峰认为该病以脾胃气虚为本，脾气虚久病则脾阳亦虚，脾阳亏虚，无以运化水谷精微，后天之本不能濡养先天之本，则肾阳衰微；另外，消渴病久，伤阴耗气，致肾阳亏虚，则命门火衰，脾失温煦，脾阳不足，则消渴病后期以脾肾阳虚为主，治当温阳健脾、祛瘀化浊。仝小林认为中焦气机逆乱，脾胃功能失常是糖尿病胃轻瘫的基本病机；病位在脾胃，病机特点多为本虚标实，以脾胃虚弱、运化无力为本，以痰浊、血瘀、气滞等病理产物阻滞为标。邱保国以整体观念认识本病，病位在胃，其病因病机在全身，主要病理表现为脾肾阳虚，胃阳衰败，痰湿内阻；或因脾胃气虚，无力运化；或胃阴不足，失于濡养，致使脾胃虚弱，中焦气机不利，脾胃升降失职而发病。高彦彬认为DGP病位在胃，但与肝脾关系密切。消渴病日久，气阴两伤，或情志抑郁，或精神刺激致肝郁气滞、肝气横逆，乘脾犯胃，致脾胃气机升降失常；或素体脾虚，或忧思劳虑伤脾而致脾胃虚弱，运化失司，脾胃气机升降失常；或过食肥甘，或暴饮暴食损伤脾胃。中焦气化不利，脾胃升降失职为本病病机之关键。庞国明认为DGP患者病机特点是消渴病日久，脾胃损伤，气机升降失调，而致脾虚气陷、胃失和降；脾胃虚弱，不能运化水谷，饮食停滞，以致痰湿水饮内生；或七情不畅，肝胆疏泄不利，横逆犯胃，受纳运化失常；或病久入络，瘀阻中焦，脉络不畅，胃失和降。以脾胃虚弱、运化无力为本，痰湿、气滞、血瘀等引起的胃失和降为标，为虚实夹杂之证。朱国茹认为本病是继发于消渴病的脾胃病变，其病机为消渴日久，脏腑虚弱，复受损于情志不遂、饮食失节、劳欲过度等，导致脾胃虚弱，升降失司，中焦气机不利，并根据其气机受损程度，将本病归纳为"消渴并痞满"及"消渴并呕吐"两范畴进行辨证施治；脾胃虚弱为本病发病之本。陈玉等认为DGP的基本病机以消渴日久，阴损耗气，致中气虚弱、脾胃升降失调为主。脾气虚弱为本，而气滞、湿阻、食积等引起胃失和降为标。临床治以健脾益气，升清降浊之法，每获佳效。

二、中医药治疗

（一）辨证论治

在中医整体观的理论体系指导下，辨证论治成为中医药治疗糖尿病胃轻瘫的主要方法。目前医家对糖尿病胃轻瘫有较多的辨证论治观点，主要从以下几方面辨证。

1. 从疾病的分期进行论治：仝小林认为DGP可分为急性期和缓解期，急性期主要以胃气上逆、脾胃阳虚为主，其中脾胃阳虚是急性期的主要证型；缓解期的常见中医辨证分型为：①中焦壅滞，寒热错杂。治疗大法是辛开苦降，燮理中焦，恢复枢机运转。代表主方为半夏泻心汤，辨证为偏肺胃湿热者加苏连饮，偏脾胃热盛者加大黄黄连泻心汤，可根据患者的症状配伍苏叶黄连饮、枳术汤、四逆散等。②中焦虚寒，脾肾阳衰。应以温阳散寒、益气健脾为基本治疗方法，采用的基本方为附子理中汤。③脾胃虚弱，痰湿阻滞。治疗以降逆和胃，化痰下气为法，应用旋覆代赭汤加味。

2. 从疾病的临床表现进行论治：谷长秀等根据以下辨证方法用药治疗：①有吞咽障碍，肢体困重，痰多，苔黏，属于脾虚痰凝型症状，以四君子汤合二陈汤加减治疗；②患者吞咽困难，渴喜冷饮，情绪不佳，胸部灼热，属于肝胃郁热型症状，可使用玉女煎加减治疗；③患者胃脘痛、气短、食欲不佳，大便稀薄，是脾胃虚弱型，要使用补中益气汤加减治疗；④患者恶心呕吐、目眩、咳痰不顺畅、便秘，属于痰湿内阻型，要用平胃散合二陈汤加减治疗；⑤胃脘痛，气短，苔薄色白，食欲不佳，是肝气郁滞型，用四逆散合越鞠丸加减。中医治疗后，患者症状缓解率是95.3%。

3. 从脏腑进行论治：庞国明认为本病当分为四型：①痰湿中阻型：方用平胃散合二陈汤；②肝胃不和型：方用柴胡疏肝散；③胃阴亏虚型：方用麦门冬汤；④脾胃虚弱型：治以补中益气汤加减。其中痰湿中阻型所占比例最高，其余依次为胃阴亏虚型、肝胃不和型、脾胃虚弱型。陈泉峰将本病辨证分为四型：①脾胃虚寒型：治以温中健脾，和胃止呕，方用参苓白术散；②胃阴不足型：治以养阴益胃，方用麦门冬汤；③肝胃不和型：治以疏肝和胃，降逆止呕，方用越鞠丸合半夏厚朴汤；④痰湿中阻型：治以健脾祛痰，方用小半夏合苓桂术甘汤。郭东义将 DGP 分为四型：①肝胃不和：临床表现包括心烦、胁肋胀满、呕吐、脉弦，给予百合10g，乌药10g，联合柴胡疏肝散治疗；②胃阴不足：临床表现为食后疼痛（或饱胀）、口干、干呕、咽干、呃逆、便秘、舌红，脉细，治疗应选用麦门冬汤加延胡索10g，香附10g；③脾胃不和：临床表现为嗳腐、恶心、上腹饱胀、吞酸、呕吐、舌淡红且脉弦（或缓）等，选用半夏泻心汤加炒苍术10g，山药10g治疗；④脾胃虚弱：乏力、脘腹胀满且食后加重、脉缓，给予焦三仙10g联合香砂六君子汤治疗。治疗效果显著优于仅使用单纯西医治疗的患者。张友平采用中医辨证分型治疗，肝胃不和型给予柴胡疏肝散加减；脾胃不和型给予半夏泻心汤加减；脾胃虚弱型给予香砂六君子汤加减；胃阴不足型给予麦门冬汤加减；痰饮停胃型给予茯苓泽泻汤加减，能够有效改善患者的临床症状、体征，增强胃部蠕动功能。李洁将本病分为五型辨治：①脾胃亏虚证，治以补气健脾法，方用补中益气汤加味；②痰浊中阻证，治以健脾祛湿法，方用二陈平胃散加味；③肝胃不和证，治以柴胡疏肝散加味；④胃阴亏虚证，用益胃汤及增液汤加减；⑤脾肾阳虚证，用温氏奔豚汤加减化裁。

4. 从疾病发病特点论治：李敬林根据消渴并痞满及消渴并呕吐的不同病机及证型对证治疗：消渴并痞满拟用方药为香砂六君子汤合半夏泻心汤加减；消渴并呕吐分为两型，

胃虚痰阻气滞型以香砂六君子汤合旋覆代赭汤加减,胃阴不足型以香砂六君子汤合麦门冬汤加减化裁。

由此可见,中医辨证论治糖尿病胃轻瘫,在临床上缺乏较为统一规范的辨证分型及治疗方案,2017年广东省中医院制定了消渴病胃痞(糖尿病性胃轻瘫)中医诊疗方案,将DGP分为5型:(1)肝胃不和证:治法以疏肝和胃为主,推荐方药为柴胡疏肝散合丹参饮加减;(2)脾胃虚弱证:宜补气健脾,方选黄芪建中汤加减;(3)痰湿中阻证:治以祛湿化痰,顺气宽中,予以二陈汤合平胃散加减;(4)胃阴亏虚证:治宜滋阴养胃,方用益胃汤加减;(5)寒热错杂证:治宜寒热平调,方用半夏泻心汤加减。

(二)内服中药方剂防治糖尿病胃轻瘫的临床证据

各家在临床实践中不断继承与创新,故出现了许多临床有效的专方专药,且日益凸显其简便的优势。王文兰运用枳实消痞丸治疗DGP患者50例,偏寒者减黄连,加肉桂、高良姜;脾虚者人参、白术加量;腹胀甚者加陈皮、乌药、木香,消补兼施,寒热并调,明显改善了患者症状。唐延汉以半夏泻心汤治疗DGP,健脾益胃,标本同治,总有效率高达96%。梁贵廷认为DGP病机属脾虚肝旺,中焦气机郁滞,应用加味香苏散治疗,诸药合用,使得脾胃升降相宜,肝脾调和,诸症自除。胡艳丽等治以补虚清热、和胃降逆,以橘皮竹茹汤加减治疗DGP患者42例,治疗组总有效率为92.86%,对照组总有效率为72.50%。刘鹏程等运用加味益胃汤治疗DGP,有效减轻患者的胃潴留。樊力针对湿热内蕴型DGP,选择三仁汤治疗效果显著。黄亚华等用升降散加减治疗DGP,升清降浊、益气养阴、清化瘀热,使气机通畅,诸症自除。郑晓军等予升阳益胃汤治疗DGP患者48例,总有效率为85.41%。刘晓琳等用四磨汤治疗DGP患者30例,总有效率为93.33%,并可显著提高患者血清P物质和胃动素水平。张庆伟运用小柴胡汤治疗肝郁脾虚型DGP,效果显著。李氏对34例实验组患者加用半夏泻心汤加减治疗,34例对照组患者加用多潘立酮治疗。结果实验组治疗总有效率(94.11%)高于对照组(76.47%),差异有统计学意义($P < 0.05$)。结论:DGP在控制血糖的基础上,加用半夏泻心汤加减的疗效优于多潘立酮。郭氏选取48例糖尿病性胃轻瘫患者,随机平均分为观察组和对照组。对照组采用吗丁啉治疗,观察组采用香砂六君子汤加减治疗。结果:观察组的胃排空时间为(3.02±1.08)小时,明显低于对照组,差异有统计学意义($P < 0.05$),观察组的复发率(2.5%)也低于对照组,比较差异有统计学意义($P < 0.05$),得出香

砂六君子汤在促进胃肠动力上有确切疗效。张氏用四磨汤联合瘅胃散治疗脾虚气滞型糖尿病性胃轻瘫患者 60 例，观察组（四磨汤合瘅胃散）临床疗效 96.66%（29/30），优于对照组（四磨汤）70.00%（21/30），差异具有统计学意义（$P < 0.05$）。提出了四磨汤联合瘅胃散可改善脾虚气滞型糖尿病胃轻瘫患者的症状。李氏运用自拟益气健脾通降汤（炒枳实 6g，陈皮、半夏、炒白术、焦三仙、紫苏梗各 10g，茯苓、丹参、黄芪各 15g）来治疗糖尿病胃轻瘫的患者，观察组患者采用自拟加减益脾汤治疗，对照组患者采用莫沙必利胶囊治疗。结果：对照组患者总有效率为 61.9%；观察组总有效率为 95.2%，疗效差异具有统计学意义（$P < 0.05$），说明加用自拟益气健脾通降汤能显著改善糖尿病患者胃轻瘫症状，且疗效优于单纯莫沙必利胶囊治疗。

三、中医外治法

中医外治法具有方法简便、药价低廉、直达病灶等特点，且在临床上取得了较好的治疗效果，因此在糖尿病胃轻瘫治疗中的运用十分广泛。常用外治法包括针灸、推拿、穴位埋线等。

（一）针灸推拿

郑士立选择中脘、内关、足三里等穴行温针灸，总有效率为 95.0%，且与西药对照组相比，治疗后胃内钡条残留数目明显减少。李焕福选择足三里、内关、中脘、胃俞、三阴交等穴，运用平补平泻手法并辨证加减，总有效率为 96.6%。唐菊玲选择足三里、内关、中脘、三阴交等穴，采用隔姜灸方法治疗 DGP，总有效率为 94.5%，且恶心、腹胀、厌食、呕吐等症状的改善显著优于对照组。杨丽霞运用薄氏腹针"引气归元"配合"调脾气"法治疗 DGP，取引气归元（中脘、下脘、气海、关元）、调脾气（双侧天枢、双侧大横）、腹四关（双侧滑肉门、双侧外陵）、肓俞、气穴，治疗组总有效率为 91.4%，对照组为 71.4%，两组比较差异有统计学意义（$P < 0.05$）。王继红选择捏脊法治疗 DGP 患者 68 例，从长强穴沿督脉至大椎穴，重点刺激脾俞、肝俞、胃俞、膈俞、肾俞，捏脊治疗组总有效率为 95.83%，西药治疗组总有效率为 82.61%，且治疗后血浆胃动素、空腹血糖指标与西药治疗组相比有显著差异。王曙辉采用捏脊结合针刺法治疗 DGP 患者 35 例，治疗组总有效率为 91.4%，对照组总有效率为 71.4%，且治疗组治疗后空腹血糖及糖化血红蛋白均显著下降（$P < 0.05$）。孙鸿翼选择耳穴贴压结合足底艾灸对比西沙比利治疗

DGP，耳穴取胃、内分泌、脾、交感等治疗，足底艾灸使用回旋灸手法，治疗组总有效率为94.29%，对照组总有效率为67.74%，两组比较差异有统计学意义（$P < 0.05$）。

（二）穴位埋线治疗

陈氏按就诊先后顺序随机将2型糖尿病患者分为两组，治疗组、对照组分别为36例，治疗组均穴位埋线（取穴：中脘、双侧足三里），并同时予莫沙必利。对照组只予以莫沙必利。结果：治疗规定疗程后，治疗组36例总有效率为91.67%。对照组36例总有效率为75.00%。两组比较，有效率有显著性差异（$P < 0.05$），治疗组优于对照组。说明穴位埋线对改善糖尿病胃轻瘫有重要作用。刘氏通过穴位埋线的方法治疗糖尿病胃轻瘫患者，对照组和治疗组共60例，分别给予多潘立酮口服和穴位埋线治疗，结果：对照组总有效率（73.3%）低于治疗组（93.3%），差异具有统计学意义（$P < 0.05$），这说明穴位埋线是治疗DGP的有效方法之一。

四、调护

（1）清淡饮食，避免进食不易消化食物，避免进食生冷水果及辛辣刺激食物，戒烟戒酒。

（2）稳定情绪，要保持乐观心态。

（3）控制血糖，合理运动，保证血糖在正常范围。

五、经验举要

我们认为糖尿病胃轻瘫相当于中医学中的"痞满""呕吐""胃反""消渴病胃痞"范畴。呕吐发生，为脾胃清浊相混，升降失司，胃失和降所致的病证。始感胃脘不适，膨闷胀饱，食纳不佳；继之恶心呕吐者称为"胃反"，又称"翻胃"，指食物进入胃中不能磨化随即吐出的病证。其主要病因病机有虚实之分，实证见于饮食停滞、肝气犯胃及腑气不通，虚证则有脾虚夹湿、脾气下陷等，还有虚实夹杂、寒热错杂之证。

（一）辨证论治

1.脾虚气滞证

症状：以脘腹胀满，食后增剧，食消则减为主证。舌淡红，苔薄白或白腻，脉沉或弦。

治法：健脾行气，消滞除满。

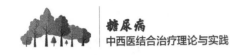

方药：糖舒方加减。

处方：厚朴 30g   法半夏 10g   生姜 10g   枳实 15g

        党参 10g   炙甘草 6g   佛手 15g   陈皮 6g

        砂仁 6g（后下）

加减：胀重加重厚朴用量至 60g，或加青皮、广木香；泛酸加乌贼骨、鸡内金。

2. 脾虚湿困证

症状：脘腹痞闷，呕逆，时作时止，身重肢倦，纳呆，口淡不渴，面色少华，倦怠乏力，大便溏薄，小便不利，舌淡边有齿印，脉濡弱。

治法：健脾祛湿，行气消痞。

方药：香砂六君汤加减。

处方：广木香 6g（后下）   砂仁 6g（后下）   陈皮 6g   法半夏 15g

        党参 15g   白术 15g   苍术 15g   茯苓 15g

        炙甘草 6g   生姜 10g

3. 肝气犯胃证

症状：胃脘胀满，胸闷嗳气，恶心呕吐，纳差，心烦易怒，大便不畅，得嗳气、矢气则舒，苔薄白或薄黄，脉弦。

治法：疏肝理气，和胃降逆。

方药：柴胡疏肝散加减。

处方：柴胡 10g   枳壳 15g   白芍 15   炙甘草 6g

        川芎 10g   香附 15g   陈皮 6g   生姜 10g

        佛手 10g   川朴花 15g   砂仁 6g（后下）

4. 肠胃不和，寒热错杂证

症状：以心下痞满，但满而不痛，或呕吐下利为主证。舌苔腻而微黄，脉或弦或滑。

治法：和胃降逆，开结除痞。

方药：半夏泻心汤加减。

处方：法半夏 15g   黄芩 10g   黄连 6g   干姜 6g

        党参 10g   大枣 10g   炙甘草 6g   砂仁 6g（后下）

        佛手 15g

加减：上腹部胀闷甚加厚朴、枳实；恶心欲呕加陈皮、竹茹；泛酸加乌贼骨、鸡内金。

5. 食积化热，内阻肠胃证

症状：以脘腹胀满疼痛，不思饮食，大便秘结，苔黄腻为主证。

治法：消积导滞，清利湿热。

方药：枳实导滞丸加减。

处方：大黄 15g（后下） 枳实 15g   黄连 10g   黄芩 10g

六神曲 10g   白术 15g   茯苓 10g   泽泻 10g

槟榔 10g   鸡内金 10g

加减：腹部胀闷甚加厚朴；腹部疼痛，大便秘结甚加芒硝或玄明粉。

6. 腑气不通证

症状：以排便不畅，大便干结为主证。

治法：泻腑通便。

方药：诸承气汤。

加减：阳虚加肉苁蓉 30g；脾虚加太子参 30g、北芪 20g。

（二）中成药

1. 藿香正气丸：芳香和胃降逆，适用于湿浊中阻，泛恶，呕吐者。9g／次，2 次／日。

2. 气滞胃痛冲剂：疏肝理气，适用于肝气犯胃。1 袋／次，2 次／日。

3. 加胃保和丸：消导和中，适用于饮食停滞呕吐者。6g／次，2 次／日。

4. 香砂养胃丸：养胃和中，适用于脾胃虚寒之呕吐。9g／次，2 次／日。

（三）外治法

1. 体针

取穴：天枢、中脘、足三里、脾俞。

方法：虚证用补法加灸，每日 1 次，10 次为 1 个疗程。

2. 耳针

取穴：胃、神门、交感、皮质下、食道。

方法：每次 2~3 穴，强刺激，每日 1 次，10 次为 1 个疗程。每次留针 30 分钟，也可穴位埋针或埋王不留行子等。

3. 灸法

取穴：内关、中脘、建里、足三里、脾俞、胃俞、天枢、关元、肾俞。

方法：每次 4 ～ 6 穴，隔日 1 次，每次 3 ～ 5 壮，隔姜灸或悬灸，10 次为 1 个疗程。

4. 本草帖穴位敷贴

穴位：涌泉穴、足三里穴。

方法：寒性呕吐，用吴茱萸适量，研细末，醋或开水调成膏状，敷涌泉穴，2 ～ 4 小时即可见效。

5. 低频脉冲电治疗仪

阴证：中脘、足三里、内关、脾俞、胃俞、关元、天枢等穴位。

阳证：中脘、足三里、内关、关元、天枢等穴位。

6. 八子热奄包（科室协定方，具有温经散寒的作用）：热敷胃脘部。

六、验案举要

病案一

患者，女，58 岁。有糖尿病史 5 年。主诉：此次因上腹胃脘部胀闷 2 周于 2017 年 7 月 13 日就诊。症见：近 2 周自觉上腹胃脘部胀闷不适，伴嗳气，泛酸，口苦，口腔黏膜溃疡，纳可，睡眠欠佳，夜尿 2 次 / 晚，大便黏腻，每日 1 ～ 2 次。舌淡暗，边有齿痕，苔薄黄，脉沉。

中医诊断：消渴病胃痞。证候诊断：寒热错杂。

治法：辛开苦降，和胃消痞。

方药：半夏泻心汤加减。

处方：法半夏 18g　　黄连 12g　　黄芩 12g　　大枣 10g

　　　干姜 9g　　　炙甘草 9g　　党参 18g　　香附 15g

　　　佛手 10g　　　两面针 10g

　　　7 剂，水煎服，每日 1 剂。

复诊：2017 年 7 月 22 日复诊，自诉胃脘部胀闷感明显减轻，少许泛酸，口腔溃疡基本愈合，纳眠可，大便黏，1~2 次 / 日，舌淡，边有齿痕，苔薄白，脉弦。继续原方基础上去两面针，加用海螵蛸 15g 制酸护胃。7 剂，水煎服，日 1 剂，服药后病愈。

按：《素问·异法方宜论》云："脏寒生满病。"《伤寒杂病论》云："但满而不痛者，此为痞，柴胡不中与之，宜半夏泻心汤。"本病属中医"消渴"兼"痞满"范畴，病机主要为脾胃虚弱，升降失调，寒热互结于中焦。张仲景拟定的寒热并用、辛开苦降之半夏泻心汤被后世广泛应用于痞满之症。方中半夏为君，主散结除痞，降逆止呕；干姜温中散寒，黄芩、黄连苦寒泻热；党参、大枣、甘草补气健脾。

病案二

患者，女，82 岁，有糖尿病病史 20 余年，平素使用门冬胰岛素 30 笔芯早 14U 晚 8U 皮下注射控制血糖，血糖控制可。因"口干多饮 20 年，头晕、胸闷 1 天"于 2017 年 10 月 23 日就诊，现症见：患者精神疲倦，头晕，胸闷，服用硝酸甘油缓解不明显，无心悸胸痛，善太息，上腹部胀闷感，口干喜热饮，泛酸，无恶寒发热，无恶心呕吐，无腹痛，纳差，睡眠一般，夜尿 2～3 次/日，大便量少难解。近期无明显体重下降。舌淡暗，苔薄白，脉沉。

中医诊断：消渴病胃痞。证候诊断：肝胃不和。

治法：疏肝和胃、行气止痛。

方药：糖舒方加减。

处方：厚朴 60g　　法半夏 15g　　　炙甘草 4g　　　太子参 15g
　　　枳实 15g　　砂仁 6g（后下）　海螵蛸 10g　　佛手 15g
　　　瓜蒌子 30g　生姜 10g

水煎服，每日 1 剂。

复诊：2017 年 11 月 6 日复诊，自诉胸闷症状缓解，胃脘部胀闷减轻，间有嗳气，大便干结，舌淡暗，苔薄白，脉沉弦。

处方：厚朴 60g　　法半夏 15g　　　炙甘草 4g　　　太子参 15g
　　　枳实 15g　　砂仁 6g（后下）　海螵蛸 10g　　佛手 15g
　　　瓜蒌子 30g　生姜 10g　　　　木香 10g

水煎服，每日 1 剂。

按：糖舒方由厚朴生姜半夏甘草人参汤证化裁而成。厚朴生姜半夏甘草人参汤出自《伤寒论·辨太阳病脉证并治中》66 条："发汗后，腹胀满者，厚朴生姜半夏甘草人参汤主之。"盖发汗过多损伤脾阳，或素来中虚之人，虽欲发汗，然必预护中气，若率用汗法，最易损伤脾阳。脾司运化转输而主大腹，脾阳不足，则运化失职，转输无能，故气滞于腹，而生大腹胀满。据方药组成推测，本证当以气滞腹胀为主，脾虚次之，乃虚实夹杂之证，故治法消补兼行，而以消法为主。腹胀一证，当辨虚实，《金匮要略·腹满寒疝宿食病脉证并治》有："病有腹满，按之不痛为虚，痛者为实""腹满时减，复如故，此为寒，当与温药""腹满不减，减不足言，当须下之"等记载，则辨析本证虚实，可得其要领。本证虚实相兼，且以气滞为主，腹胀较甚，然则一般按之不痛，并具有腹满时减、复如故的特点，与"腹满不减，减不足言"者大相径庭。该方重用厚朴为君药，味苦性温，善于下气行散，除滞气而燥湿，泄满消胀最宜。臣药以辛温生姜、半夏，生姜为"呕家圣药"，善于宣散通阳，行胃中滞气；半夏化痰散结，降逆止呕，二味与厚朴配伍，增强行气消胀、燥湿化痰之功效。但因所治之证以脾胃虚弱为本，若只消不补，则脾气难复，气聚如故，故佐以甘平之甘草，健脾益气，调和诸药。然甘草补中之力不足，使以少量人参增强健脾补中之功效。诸药合用，补而不滞，消而无伤，制方严谨，配伍精当。

（李慧枝）

参考文献

[1] Bromer MQ, Kantor SB, Wagner DA, et al.Simultaneous measurement of gastric emptying with a simple muffin meal using [13C]octanoate breath test and scintigraphy in normal subjects and patients with dyspeptic symptoms.Dig Dis Sci, 2002, 47（7）：1657-1663.

[2] 崔维强，张兴会.中西医结合治疗糖尿病胃轻瘫疗效观察.辽宁中医杂志，2008, 35（8）：1209-1210.

[3] 赵焕香.醒脾运脾法治疗糖尿病胃轻瘫79例.北京中医，2000, 19（4）：18-19.

[4] 王思轩，王艳梅，武曦蔼，等.徐远教授从瘀论治糖尿病肾病经验.中医药学报，2017, 45（3）：82-84.

[5] 温智峰，蒲蔚荣，刘香春，等.温阳化瘀祛浊方联合枸橼酸莫沙必利片治疗糖尿病胃轻瘫的疗效观察.河北中医，2017, 39（5）：710-713, 718.

[6] 逢冰，周强，李君玲，等.全小林教授治疗糖尿病性胃轻瘫经验.中华中医药杂志，2014, 29（7）：2246-2249.

［7］杜文森.邱保国教授治疗糖尿病胃轻瘫经验.中医研究，2014，27（12）：37-39.

［8］姚静娟，高彦彬.高彦彬教授治疗糖尿病胃轻瘫经验.世界中医药，2013，8（10）：1217-1218.

［9］王志强，李丽花.庞国明治疗糖尿病性胃轻瘫临床经验.内蒙古中医药，2013，32（16）：封2.

［10］吕超.朱国茹教授治疗糖尿病胃轻瘫经验总结.沈阳：辽宁中医药大学，2014.

［11］陈玉，王齐有，贺红梅.补中益气汤在糖尿病及其并发症领域的应用心得.成都中医药大学学报，2016，39（1）：71，95.

［12］谷长秀，王艳萍.刍议中药治疗糖尿病胃轻瘫的体会.糖尿病新世界，2016，19（5）：45-46.

［13］郭东义.中医辨证治疗糖尿病胃轻瘫的临床研究.光明中医，2016，31（8）：1102-1103.

［14］陈泉峰.辨证分型治疗糖尿病胃轻瘫.实用中医内科杂志，2015，29（5）：74-75.

［15］张友平.糖尿病胃轻瘫中医辨证分型治疗的疗效观察.临床合理用药杂志，2013，6（9）：77-78.

［16］吕文波，李洁.李洁主任医师治疗糖尿病胃轻瘫经验简介.中国中医药现代远程教育，2012，10（16）：91-92.

［17］王东，兰森宁，李敬林.从消渴并痞满、呕吐论治糖尿病胃轻瘫.辽宁中医杂志，2015，42（10）：1876-1878.

［18］王文兰，杨万平.枳实消痞丸治疗糖尿病胃轻瘫50例.内蒙古中医药，2012，31（4）：17-18.

［19］唐廷汉.半夏泻心汤治疗糖尿病胃轻瘫50例.四川中医，2001，19（9）：35.

［20］梁贵廷.加味香苏散治疗糖尿病胃轻瘫98例.中医杂志，2003，44（3）：209.

［21］胡艳丽，王桐玲.橘皮竹茹汤加减治疗糖尿病胃轻瘫42例.河北中医，2005，27（11）：848.

［22］刘鹏程.加味益胃汤治疗糖尿病胃轻瘫35例.浙江临床医学，2007，9（2）：176.

[23] 樊力. 三仁汤治疗糖尿病胃轻瘫 30 例. 四川中医, 2002, 20 (11)：47.

[24] 黄亚华, 吴敏. 升降散在糖尿病胃轻瘫中的运用. 四川中医, 2003, 21 (12)：91-92.

[25] 郑晓军, 戴一娜. 升阳益胃汤治疗糖尿病胃轻瘫 48 例. 四川中医, 2001, 19 (7)：29-30.

[26] 刘晓琳, 赵连皓. 四磨汤加减治疗糖尿病胃轻瘫 30 例. 陕西中医, 2011, 32 (6)：701-702.

[27] 张庆伟. 小柴胡汤加味治疗 2 型糖尿病胃轻瘫 96 例. 中医杂志, 2007, 48 (7)：585.

[28] 李燕舞. 半夏泻心汤加减治疗糖尿病性胃轻瘫 34 例疗效探讨. 中外医疗, 2015, 34 (09)：175-176.

[29] 郭剑平, 邓犇, 刘红生. 香砂六君子汤治疗糖尿病性胃轻瘫 48 例. 当代医学, 2017, 23 (6)：63-64.

[30] 张保国, 许力荣. 四磨汤与瘅胃散治疗糖尿病性胃轻瘫的疗效. 基因组学与应用生物学, 2017, 36 (5)：1818-1823.

[31] 李软凤. 益气健脾通降汤治疗糖尿病性胃轻瘫疗效观察. 山西中医, 2017, 33 (06)：46-47.

[32] 郑士立, 葛佳伊. 温针灸治疗糖尿病胃轻瘫 40 例疗效观察. 中国中医药科技, 2010, 17 (3)：247-248.

[33] 李焕福. 针刺治疗糖尿病胃轻瘫 68 例. 针灸临床杂志, 2003, 19 (4)：19.

[34] 唐菊玲, 鲁慧霞, 詹秋芳. 隔姜灸治疗糖尿病胃轻瘫 36 例. 中国中医药科技, 2011, 18 (1)：79-80.

[35] 杨丽霞, 王曙辉, 彭志华, 等. 腹针治疗糖尿病胃轻瘫疗效观察. 上海针灸杂志, 2013, 32 (7)：561-562.

[36] 王继红, 唐纯志, 刘佳霭, 等. 捏脊治疗糖尿病胃轻瘫的临床研究. 按摩与导引, 2009, 25 (8)：4-6.

[37] 王曙辉, 杨丽霞, 魏林林, 等. 捏脊结合针刺治疗糖尿病胃轻瘫 35 例. 针灸临床杂志, 2010, 26 (7)：4-6.

［38］孙鸿翼. 耳穴贴压结合足底艾灸治疗糖尿病胃轻瘫 35 例. 河北中医，2007，29（12）：1110-1111.

［39］陈友魁，许剑. 中医外治结合莫沙必利治疗 2 型糖尿病胃轻瘫 36 例. 中医外治杂志，2012，21（4）：32-33.

［40］刘嵘. 穴位埋线治疗糖尿病性胃轻瘫 30 例的体会. 贵阳中医学院学报，2012，34（1）：104-105.

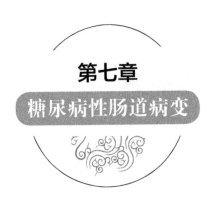

第七章
糖尿病性肠道病变

第一节　现代医学对糖尿病性肠道病变的认识

一、流行病学

我国 DM 患病率逐年升高，现已成为严重危害人们健康的重要慢性非传染性疾病。DM 是一组以高血糖为主要临床特征的代谢性疾病，机体长期的高血糖状态易导致全身组织器（diabetic diarrhea，DD）官功能障碍。糖尿病性肠道病变以胃肠道相关症状为主要临床表现，包括糖尿病性腹泻和糖尿病性便秘。DD 是中、晚期 DM 患者胃肠道功能紊乱的一种临床表现，严重影响 DM 患者的生活质量，文献报道其患病率为 4%~22%。近年来，随着糖尿病患病率的升高，临床上糖尿病性便秘患者逐渐增多，发病率约占糖尿病患者的 25%。顽固性便秘不仅可引起患者腹痛、腹胀、腹部不适，还可以导致血压升高、心律失常、痔疮、肛裂，增加肛周感染的机会，从而增加患者的痛苦和经济负担。

二、发病机制

糖尿病性肠道病变是糖尿病常见的慢性并发症，其发病机制主要与糖尿病自主神经性病变（diabetic automic neuropathy，DAN）、胃肠激素异常、胃肠道组织形态学改变、肠道微生态改变等因素相关。

（一）糖尿病自主神经病变

人内脏自主神经主要分为交感神经和副交感神经，它们在正常情况下相互协调，控制机体的各项生理活动。而长期血糖控制不良时，近40%的DM患者存在自主神经病变，并可累及全胃肠道。

（二）胃肠激素异常

胃肠激素按其对胃肠道运动功能的调控作用分为：①兴奋型胃肠激素，包括胃泌素、胃动素、胆囊收缩素、P物质；②抑制型胃肠激素，包括血管活性肠肽、生长抑素、胰高血糖素等。DM患者长期高血糖毒性作用、自主神经病变等均可引起胃肠激素水平的紊乱，从而影响胃肠道功能。研究显示DM患者空腹及餐后血浆胆囊收缩素水平显著降低，同时与糖尿病胃肠道并发症密切相关。胰高血糖素除了有升糖作用外还能抑制胃肠蠕动。T2DM患者不能正常抑制餐后胰高血糖素分泌，使胰高血糖素水平升高。

（三）胃肠道组织形态学改变

1.Cajal间质细胞（interstitial cells of Cajal，ICC）：ICC是胃肠慢波活动的起搏者和传导者。近年来，越来越多学者倾向于认为ICC的减少或缺失可能是DM胃肠道病变的原因之一。Ordog等首次报道在DM大鼠模型中发现ICC细胞减少，Forster等在糖尿病胃轻瘫患者胃窦组织中发现ICC明显减少甚至缺失，这与患者症状加重和慢波节律紊乱密切相关，提示ICC减少可能是糖尿病胃轻瘫的病因。

2.平滑肌细胞：平滑肌是维持胃肠运动的基础。有研究认为胃肠平滑肌本身的病变在DM胃肠运动障碍中的作用更重要。DM时胃肠道平滑肌细胞可出现排列紊乱、胞质溶解、线粒体肿胀、导致肌细胞之间协调功能受损，其收缩与传递功能受到影响；肌细胞本身的结构遭到破坏，功能也会下降。

3.肠神经系统（enteric nervous system，ENS）：ENS是由胃肠道壁内神经成分组成的，具有胃肠道调节功能的独立整合系统。近年来ENS引起DM胃肠道并发症机制的研究备受关注。动物实验显示高糖可使STZ诱导的DM大鼠模型的神经元细胞发生凋亡，神经胶质细胞数量减少，BMP2／Smad信号通路异常可导致肠神经病变。ENS功能的失调可影响胃肠蠕动功能。因此，胃肠道组织形态学微结构改变可能是DM胃肠道病变的机制之一。

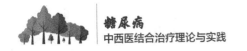

（四）肠道微生态改变

肠道内栖息着数量庞大的各种微生物，参与人体的消化、代谢、免疫等各项机体功能。近年来，肠道微生态与代谢性疾病的关系逐渐被人们认识。研究显示 T2DM 患者存在肠道菌群失调，Larsen 等发现在DM患者中厚壁菌门和梭菌门较正常人明显减少，拟杆菌属、大肠杆菌等机会致病菌增加，而益生菌如双歧杆菌则显著减少。肠道菌群可影响宿主的血糖和胰岛素抵抗，相关机制可能是诱发慢性低度炎症反应。DM患者肠道微环境失调，结构比例失衡，其代谢产物 LPS 诱发的慢性炎症等均可干扰肠道黏膜屏障，增加肠道通透性，引起胃肠道炎症反应。然而肠道菌群庞大，其对 DM 宿主胃肠道并发症所起的具体作用还有待进一步探究。

三、糖尿病性肠道病变的诊断

DM 引起的肠功能紊乱以便秘和腹泻为主要症状，两者常交替发生。DD 常见于 DM 病史长或血糖控制较差者。腹泻时患者常解大量棕色水样便，不伴腹痛，可发生在一天中任何时间，以夜间及早晨多见。糖尿病性便秘以排便间隔时间延长或排便困难为主要临床特征。一项系统回顾和荟萃分析结果显示DM患者与非DM者相比罹患大肠癌的风险增加。因此，有长期 DM 病史，出现大便性状改变、便血等症状时应警惕肠道恶性肿瘤的发生。

四、治疗及难点

糖尿病性肠道病变的治疗应在积极控制血糖的基础上，以对症治疗为主的原则进行干预。

（一）原发病的治疗

口服降糖药或皮下注射胰岛素，积极控制患者的血糖水平，使空腹血糖 < 7mmol/L，餐后血糖 < 11mmol/L，并且控制患者其他并发症，缓解全身的不适症状。

（二）对症治疗

1. 糖尿病性腹泻

（1）建议以低脂、低糖饮食为主，忌刺激性强的食物。餐后适当运动。选用合适的控制血糖药物，尽量选择胃肠道毒副作用小的药物，如胰岛素、格列奈类等。禁烟酒，控制血压，纠正血脂紊乱等。

（2）神经修复。神经病变是 DAN 发病的一个重要原因，神经修复对治疗 DD 十分重要。维生素 B_1、维生素 B_{12} 及腺苷钴胺肌内注射或穴位注射，均已在临床上广泛应用，但其神经保护机制尚不明确。

（3）胃肠动力药物。5-HT4 受体激动剂（西沙必利、替加色罗、莫沙必利等，前两者有心血管风险）与多巴胺受体拮抗剂（甲氧氯普胺、多潘立酮等）均可促进胃肠蠕动，减少近端小肠肠腔内细菌的过度生长，从而缓解腹泻。且有研究发现，DM 胃肠功能紊乱大鼠存在直肠感觉功能减退，而替加色罗作为 5-HT4 受体激动剂可增强其中枢神经系统对机械刺激的反应，改善其直肠感觉。此外，抗胆碱能药物山莨菪碱、复方苯乙哌啶亦可通过抑制胃结肠反射而治疗腹泻。

（4）止泻药物。蒙脱石散主要成分为八面体蒙脱石，对消化道的细菌、病毒及其产生的毒素有极强的固定抑制作用，对消化道黏膜起保护修复作用。盐酸洛哌丁胺主要作用于胃肠道 μ 阿片受体，可延长肠内容物的滞留时间，提高肛门括约肌的张力，抑制排便反射。可乐定为 α_2 肾上腺素能受体激动剂，直接兴奋肠黏膜的 α_2 肾上腺素能受体，抑制肠液和阴离子的分泌，促进肠道对水和电解质的吸收而止泻。

（5）生长抑素类药物。奥曲肽抑制胃肠蠕动及胃动素的分泌，促进肠道对水和电解质的吸收，阻断血管活性肠多肽引起的肠腺分泌及胃肠运转时间过短。

（6）抗菌药物。黄连素、喹诺酮类、甲硝唑等抗菌药可抑制近端小肠过度生长的菌群，以改善腹泻症状。但反复使用抗菌药物会加重患者肠道菌群失调。

（7）微生态制剂。金双歧作为肠道固有活菌的复方制剂，能有效补充肠道正常生理性细菌，竞争性抑制过度生长的有害细菌，重建肠道菌群的生态平衡，从而治疗肠炎、腹泻等肠道疾病。

（8）促消化药物。DM 患者有不同程度的胰腺外分泌障碍，可引起消化吸收不良，导致腹泻，多表现为脂肪泻。而自主神经病变可使胆囊神经受累，胆囊运动迟缓，影响胆汁排泄，导致胆汁性腹泻。可予消胆胺、胰酶制剂对症治疗。

（9）钙通道拮抗剂。钙通道拮抗剂作用于肠道平滑肌，可抑制钙内流，降低慢波频率及其峰电位，抑制平滑肌收缩。匹维溴铵、硝苯地平均可用于 DD 的治疗。

2. DM 性便秘

DM 便秘患者提倡综合治疗，应在调控饮食、加强锻炼的基础上适当选择药物治疗，

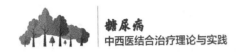
注意避免滥用通便药物。

①药物疗法：应用 B 族维生素如甲钴胺、维生素 B_1 等对 DM 神经病变行辅助治疗；胃肠促动力药如莫沙必利片可增加肠蠕动，从而增加患者排便频率；乳果糖、开塞露、甘油灌肠剂等可起到润肠通便的作用。②中医中药：如四磨汤、六味安消、麻仁润肠、复方芦荟等，也有一定的疗效。③微生态制剂：便秘患者常常缺乏双歧杆菌，补充微生态制剂后，不仅调节了肠道菌群，而且可以促进肠道平滑肌收缩，有利于排便。④心理疗法：心理治疗是指应用心理学的原则和方法，通过治疗者与患者的相互作用，治疗患者的心理、情绪、认知行为等问题。对由焦虑、抑郁引起的便秘应用心理辅导、心理疗法和精神药物治疗有较好的疗效，且中、重度的便秘患者常有焦虑甚至抑郁等心理因素或障碍，应予认知治疗，消除患者紧张情绪。⑤生物反馈疗法：生物反馈疗法是利用现代生理科学仪器，通过人体内生理或病理信息的自身反馈，使患者经过特殊训练后，进行有意识的"意念"控制和心理训练，从而消除病理过程，恢复身心健康的新型治疗方法。它可以明显改善便秘患者排便困难、粪便太硬、便意减少等症状，并使患者学会正确的排便动作，从而有效治疗便秘。⑥外科治疗：严重顽固性便秘，上述所有治疗均无效者，若为结肠传输功能障碍型便秘且病情严重者可考虑手术治疗。外科手术的适应证包括继发性巨结肠、部分结肠冗长、结肠无力、重度直肠前膨出症、直肠内套叠、直肠黏膜内脱垂等。

DM 性肠道病变是 DM 常见的慢性并发症之一，应在控制血糖的基础上，采取积极措施对症治疗，缓解患者的症状，提高患者的生活质量。DM 患者也应积极进行预防，在医生的指导下合理饮食、加强锻炼、用药、控制血糖等，预防或延缓 DM 肠道并发症的发生。

第二节　糖尿病性腹泻中医诊治进展

DD 是当代医学的病名，中医传统上没有与之相对应的病名，但是根据其典型症状，我们可以把 DD 归属于中医"消渴"与"泄泻"的范畴。

消渴的主要临床表现为三多（多饮、多食、多尿）、疲乏、消瘦，或尿有甜味；消渴之名首见于《素问•奇病论》，在《内经》中还有"消瘅""消中"等病名的记载。

泄泻主要表现为排便次数增多,粪质稀溏、完谷不化,甚或泻出物如水样,本病始记于《素问·气交变大论》,病名有"飧泄""注下"等。

一、病因病机

中医一般认为,DD 病位虽在肠,但病变之脏与胃、脾、肝、肾密切相关。《景岳全书·泄泻》曰:"泄泻之本,无不由于脾胃……若饮食失节,起居不时,以致脾胃受伤,则水反为湿,谷反为滞,精华之气不能输布,乃至合污下降,而泻痢作矣。"《素问·藏气法时论》云:"脾病者,虚则腹满肠鸣,飧泄食不化。"泄泻虽发于肠,但实属脾胃亏虚之为也。消渴病情缠绵,难以治愈,病久及肾,肾阳亏虚,命火不足,不能暖脾助运,水谷不归正化,而致命门火衰之泄泻。《景岳全书·泄泻》曰:"肾为胃关,开窍于二阴,所以二便之开闭,皆肾脏之所主,今肾中阳气不足,则命门火衰,而阴寒独盛,故于子丑五更之后,阳气未复,阴气盛极之时,即令人洞泄不止也。"然久泻之疾,耗伤肾阴,肾阴乃人体阴液之根,肾阴亏虚而不能行禁固之权,亦造成大便滑泄,且阴愈伤则泄愈重,二者互为影响,泄泻难除。《医述·泄泻》曰:"元阴有不足而泄泻者,名曰肾泄。"莫小书认为消渴日久,阴损及阳,肾阳衰微,无以温煦脾土,运化失常,湿邪停聚,发为泄泻。张书月等认为DD多由于病久肝肾阴虚,不能制约肝阳,故肝旺乘脾;加之脾肾两虚,运化乏源,下元不能固摄所致。庞国明等认为脾虚湿盛是致病的基本因素,脾失健运,水谷精微转输失常,湿邪为胜,困遏脾脏,发为泄泻。张玉福等认为DM患者久病损伤脾胃,脾胃功能失常,湿邪为患,阻碍气机,升降失衡,清浊不分,故发为泄泻。综上所述,DD 主要是脾虚湿盛,脾失健运所致的本虚标实、虚实夹杂之证。

二、中医药治疗

(一)辨证论治

关于 DD 的辨证分型,目前无统一标准。朱国茹将 DD 分为脾胃气虚、脾肾阳虚、脾虚肝旺、脾虚湿滞等证型,并分别以补中益气汤、痛泻药方、四神丸合附子理中汤加减、七味白术散治疗。朱本浩认为此病病因主要在于脾胃,将 DD 分为中气不足型、肝强脾弱型、湿热内阻型及脾肾阳虚型,治疗上分别给予痛泻要方合当归导气汤加减、参苓白术散加减、葛根芩连汤合白头翁汤加减、四神丸合理中汤加减。于世家将本病分三型论治，健脾益气、化湿止泻治疗胃虚弱型，予参苓白术散加减；调和肝脾治疗肝气乘脾型，予痛泻要方加味；温肾健脾、涩肠止泻治疗脾肾阳虚型，予四神丸、补中益气汤加减。

（二）内服中药方剂防治 DD 的临床证据

1.健脾益气法。范嘉裕等运用健脾益气法治疗 DD 患者，将患者分为研究组和对照组，研究组给予参苓白术散加味治疗，对照组给予肉蔻四神丸治疗，在对应性治疗后，研究组患者临床总有效率显著优于对照组，差异有统计学意义（$P < 0.05$），表明参苓白术散加味治疗的临床疗效较为理想。孙平运用葛芪二术汤治疗本病，并设治疗组和对照组，结果治疗组的总有效率为95.0%，显著高于对照组（$P < 0.05$），表明本方具有益气健脾、升清降浊以止泻的功效。董明霞等以健脾益气祛湿法治疗 DD 患者 30 例，并与采用思密达治疗的对照组进行疗效对比，结果治疗组的总有效率为93.33%，明显优于对照组的 73.33%。

2.温肾健脾法。郭乃刚认为消渴病、泄泻病责之于脾、肾二脏，病机为虚实夹杂、阳虚下陷、湿多成泻，应温补脾肾、升阳散湿，以东垣升阳除湿汤加味治疗 66 例患者，组方：苍术 30g，补骨脂 30g，羌活、益智仁、神曲、柴胡、法半夏、泽泻、猪苓、陈皮、防风、升麻各 10g，炙甘草、五味子各 5g；结果治疗的总有效率为91.2%。史楠运用健脾温肾固涩法，以参苓白术散合四神丸加减，治疗消渴病久，脾肾阳虚型泄泻患者，组方：肉豆蔻 12g，吴茱萸 6g，党参 15g，补骨脂 12g，茯苓 12g，白术 12g，莲肉 12g，薏苡仁 30g，白扁豆 30g，升麻 10g，山药 15g。随证加减，疗效显著。

3.补脾泻肝法。王振静等运用扶脾抑肝汤治疗 DD，对肝郁脾虚型泄泻疗效显著，可以改善 DD 患者的中医证候积分，降低 FPG、2h PG 水平，改善肠道菌群，此方切合临床实际。白首振运用白术芍药散加味方治疗 DD 患者，设对照组和观察组，两组均给予常规基础治疗，观察组再给予白术芍药散加味方治疗；结果采用白术芍药散加味方治疗的观察组有效率为95.35%，对照组只有69.77%，两者差异有统计学意义（$P < 0.05$），证明白术芍药散加味方治疗 DD 效果良好。

三、其他疗法

梁厚策等采用保留灌肠法治疗 DD 脾肾阳虚型患者，在给予基础治疗后，予附桂理中汤保留灌肠，总有效率为 88.9%，说明此法治疗脾肾阳虚型患者疗效明显。朱员群采用针灸联合耳穴贴压治疗 DD，结果显效率为 66.7%，有效率为 26.6%，无效率为 6.7%，总有效率为 93.3%，疗效显著。张建等将 DD 患者分为治疗组和对照组，每组各 30 例，两组患者均给予 DM 基础治疗，治疗组在此基础上采用隔姜灸治疗，隔姜灸中脘、神阙、关元、气海，1 次 / 天；对照组给予易蒙停胶囊治疗；两组均以 6 天为 1 个疗程，共治疗 5 个疗程；结果治疗组总有效率为 86.67%，对照组总有效率为 66.67%，两组疗效相比，差异有统计学意义（$P < 0.05$）；证明隔姜灸治疗此病有很好的临床效果。张新霞等用泡菜水治疗 DD，泡菜水中含有乳酸菌，能够调节肠道菌群，还具有降糖作用，取得了较好的临床效果。

四、调护

（1）清淡饮食，避免进食不易消化食物、生冷水果、不洁及辛辣刺激食物，戒烟戒酒。

（2）稳定情绪，要保持情绪乐观。

（3）控制血糖，合理运动，保证血糖在正常范围。

五、经验举要

脾为后天之本，主运化，脾胃健旺，水谷化生气血而营卫调和；肾为先天之本，内寓元阳，肾中元阳与脾阳关系密切。肾阳之火助脾阳腐熟水谷，运化水谷精微。消渴患者多饮食不节，嗜食肥甘厚味、醇酒炙煿之品，损伤脾胃；或治疗不当，过用寒凉，苦寒药物折伤脾胃；或久病缠绵，思虑过度均能导致脾胃运化失职，升降失常，清阳不升，反趋于下，渗入肠间发为泄泻。消渴泄泻虽病机复杂，但主要责之于脾肾。脾失健运，肾失温煦固摄，肠道不能分清泌浊，发为泄泻。

（一）辨证分型

本病属本虚标实之证，其病机主要是消渴失治或迁延不愈，耗伤脾气，又复感受外邪、饮食不节、情绪失调等重伤脾胃，使脾失健运，胃失受纳，水谷精微不能运化，水反为湿，谷反为滞，下趋肠道而为泻。若脾病日久及肾，肾阳虚弱，命门火衰，不能温运脾土而致久泻不止；脾肾两虚，肾为胃之关，肾虚则关门不利，亦为泄泻。该病临床表现多为

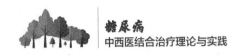

顽固性、无痛性、反复性腹泻，缠绵难愈，中医治疗有其独特优势，特别从脾肾论治，能取得良好效果。根据病因病机，当辨证分为以下证型：

（1）脾虚夹湿

症状：大便时溏时泻，时大便干燥，迁延反复。舌淡苔白，脉细。

治法：益气健脾，渗湿止泻。

方药：参苓白术散加减。

处方：党参 15g　　　茯苓 15g　　白术 15g　　扁豆衣 15g

　　　陈皮 6g　　　　淮山 15g　　莲子肉 15g　　薏苡仁 15g

　　　春砂仁 6g（后下）桔梗 6g　　布渣叶 12g

　　　白花蛇舌草 15g　炙甘草 6g

（2）脾气下陷

症状：身重乏力，泻下不止，舌淡苔白腻，脉缓无力。

治法：升阳益气，健脾止泻。

方药：升阳益胃汤加减。

处方：黄芪 30g　　党参 15g　　法半夏 15g　　羌活 12g

　　　独活 12g　　防风 10g　　白芍 10g　　　陈皮 6g

　　　白术 10g　　苍术 15g　　茯苓 15g　　　泽泻 10g

　　　柴胡 6g　　　黄连 6g

（3）脾肾阳虚

症状：以形寒肢冷，五更泄泻为特征。舌淡胖，苔白润，脉沉。

治法：温补脾肾，涩肠止泻。

方药：附子理中丸合四神丸加减。

　　　熟附子 10g（先煎）桂枝 10g　　党参 15g　　　干姜 10g

　　　白术 10g　　　　炙甘草 6g　　吴茱萸 5g　　补骨脂 10g

　　　肉豆蔻 10g　　　陈皮 6g　　　砂仁 6g（后下）

（4）脾胃虚弱，寒热错杂

症状：心下痞满而硬，心烦呕逆，肠鸣，下利日数十行，完谷不化，舌苔或白或黄，多滑腻，脉濡或弦缓。

治法：和胃补中，消痞止泻。

方药：甘草泻心汤加减。

炙甘草 15g   法半夏 15g   黄连 10g   黄芩 10g

干姜 10g   大枣 10g   党参 15g   砂仁 6g（后下）

（5）脾肾阳虚，上热下寒

症状：久泻，或腹痛，时作时止，心烦，喜呕，纳差，口干口苦，四肢冷，舌红苔黄，脉微。

治法：清上温下，温脾止泻。

方药：乌梅丸加减。

乌梅 15g 黄连 10g 黄柏 10g 熟附子 10g（先煎）

桂枝 15g 干姜 10g 细辛 4g 当归 15g

党参 15g

（二）外治法

（1）体针

取穴：天枢、中脘、足三里、脾俞。

方法：虚证用补法加灸，每日 1 次，10 次为 1 个疗程。

（2）耳针

取穴：脾、肾、肠、交感、内分泌。

方法：每次 2~3 穴，强刺激，每日 1 次，10 次为 1 个疗程。每次留针 30 分钟，也可穴位埋针或埋王不留行子等。

（3）灸法

取穴：内关、中脘、足三里、脾俞、胃俞、天枢、关元、肾俞。

方法：每次 4~6 穴，隔日 1 次，每次 3~5 壮，用隔姜灸或悬灸，10 次为 1 个疗程。

（4）本草帖穴位敷贴

穴位：涌泉穴、足三里穴。

方法：吴茱萸适量，研细末，醋或开水调成膏状，敷涌泉穴，2~4h 即可见效。

（5）低频脉冲电治疗仪

阴证：穴位：中脘、足三里、内关、脾俞、胃俞、关元、天枢等；阳证：穴位：中脘、

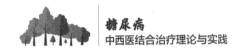

足三里、内关、关元、天枢等。

（6）八子热奄包（科室协定方，具有温经散寒的作用）：热敷腹部。

六、验案举要

病案一

患者陈某，男，52 岁，因"多饮、多尿 7 年，加重伴腹泻 1 周"于 2018 年 12 月 26 日就诊。现病史：缘患者于 7 年前无明显诱因出现多饮、多尿，于外院就诊，完善相关检查后诊断为"1 型糖尿病"，予胰岛素治疗，降糖方案为门冬胰岛素（早 7U、午 8U、晚 6U），甘精胰岛素睡前 10U，未检测血糖。1 周前患者无明显诱因出现多饮、多尿加重，大便次数增多，约 1 小时 1 次，呈水样便，无腹痛，少许口干口苦，无发热恶寒等不适，双下肢轻度水肿，夜尿 2 次，纳眠差。既往有慢性肾脏病病史 1 年，现规律血透治疗。体格检查：心、肺查体未见异常，腹平软，无压痛及反跳痛，肝、脾未触及，肝、肾区无叩痛，移动性浊音阴性，肠鸣音活跃，6~7 次 / 分。舌淡红，苔白厚，脉弦。辅助检查：血常规、大便常规及隐血未见异常。

中医诊断：消渴泄泻（脾肾阳虚）。

西医诊断：糖尿病性腹泻。

辨证分析：缘患者消渴日久，耗伤脾肾之气，脾虚中气下陷可见腹泻，肾气不固，精微下泻而见夜尿多，肾阳温煦失司则可见双下肢浮肿。

治法：升阳益气，健脾止泻。

方药：升阳益胃汤加减。

黄芪 30g	党参 15g	法半夏 15g	羌活 12g
独活 12g	防风 10g	白芍 10g	陈皮 6g
白术 10g	苍术 15g	茯苓 15g	泽泻 10g
柴胡 6g	黄连 6g		

3 剂，水煎服，日 1 剂。

二诊：患者症状稍改善，疲倦乏力，但口干口苦明显，便前腹胀、肠鸣，进食冷饮后加重，便后可缓解。舌淡红，质干，苔白厚，脉弦。考虑患者既有疲倦乏力、进食冷饮后腹泻加重等脾胃虚寒症状，又有明显口干口苦、舌淡红，质干，苔白厚，脉弦等肝胆有热之象，寒热错杂，上热下寒，改用乌梅丸加减以清上温下，温脾止泻。方药如下：

乌梅 10g	细辛 6g	桂枝 15g	黄连 10g
黄柏 15g	当归 15g	党参 20g	花椒 4g
熟附子 10g（先煎）	干姜 10g	黄芪 40g	

水煎服，日 1 剂，共 3 剂。

三诊：患者精神好转，大便次数较前减少，3~4 次/天，质烂，无水样便，便前仍有腹胀肠鸣，口干口苦较前好转。舌淡红，苔白，脉弦。予原方基础上加诃子 10g，继续服用 3 剂。

四诊：患者大便较成形，2~3 次/天，无口干口苦，无其余明显不适。舌淡红，苔薄白，脉沉。故予原方继续加减治疗。

按：《金匮要略》言"厥阴之为病，消渴，气上冲心，心中疼热，饥而不欲食，食即吐，下之不肯止"，该患者久泻，进食冷饮后腹胀加重，为脾胃虚寒之象，而口干口苦是胃热燥火灼伤阴津之征，舌脉亦为寒热错杂之象。厥阴肝脏，功主疏泄，与脾胃受纳运化功能关系密切，该患者为脾胃虚寒，肝木横逆，乘脾犯胃，故表现为上热下寒之证。乌梅丸中重用味酸之乌梅，收敛生津，涩肠止泻，为君药。细辛、花椒辛温祛寒为臣药。黄连、黄柏性味苦寒，清热坚阴；附子、桂枝、干姜皆为辛热之品，可增强温脏祛寒之功。当归、党参补养气血，且合桂枝以养血通脉，均为佐药。全方酸苦甘辛兼备、寒热并用、阴阳共调、气血兼顾、攻补兼施、刚柔相济，集扶正祛邪于一体，乌梅丸滋阴泄热、温阳通降以解木火内炽，用治消渴病伴腹泻甚为确当。

病案二

患者，男，45 岁。因大便次数增多伴黏液便 3 个月于 2018 年 1 月 8 日初诊。

患者于 3 个月前无明显诱因出现大便次数增多，每天 3~4 次，偶呈黏液便，偶呈水样便，时有腹痛，便后可缓解，进食冷饮或辛辣刺激食物后加重，于我院行肠镜检查诊断为"溃疡性结肠炎"。现患者仍大便日 3~4 次，无明显腹痛，时有黏液便，便后不爽，肠鸣明显，偶有嗳气反酸，腹稍胀，疲倦乏力，无发热恶寒，无胸闷气促，无咳嗽，纳眠可，小便调。

既往有 DM 病史 10 余年，近 5 年降糖方案为：门冬胰岛素 30 注射液 16U，bid，盐酸二甲双胍片 500mg，po，tid，血糖控制良好。

体格检查：心、肺查体未见异常，腹平软，无压痛及反跳痛，肝、脾未触及，肝、肾区无叩痛，移动性浊音阴性，肠鸣音活跃，6～7次/分。舌淡，苔薄白，脉沉无力。

实验室检查：暂无。

中医诊断：①泄泻（脾胃虚弱）；②消渴病。

西医诊断：①溃疡性结肠炎；②2型糖尿病。

考虑患者消渴日久，脾胃受损，加之饮食不节，耗伤脾胃之气，脾虚下陷，运化失职，水谷不化，而致腹泻，故拟升阳益胃汤加减以升举阳气，健脾益胃，拟方如下：

柴胡 10g	防风 15g	羌活 15g	独活 15g
黄芪 60g	白芍 15g	白术 15g	法半夏 15g
泽泻 15g	党参 20g	茯苓 15g	火炭母 15g
砂仁 10g（后下）	陈皮 6g	枳实 15g	

水煎服，日1剂，共7剂。

2018年1月16日二诊：7剂后患者精神好转，大便次数较前减少，2～3次/天，黏液较前减少，大便稍成形，仍有腹胀，偶嗳气反酸。舌淡，苔薄白，脉沉。予原方基础上去白芍，加莱菔子15g，六神曲15g，继续服用7剂。

2018年1月25日三诊：患者大便较成形，2～3次/天，黏液明显减少，无其余明显不适。舌淡红，苔薄白，脉沉。故继续予原方加减治疗。

按：本例患者消渴病史多年，饮食不节，损伤脾胃，脾胃虚弱。水潴为湿，谷滞为积，水谷精华之气不能输化，清阳之气不升反下陷，分利无权而水湿并入大肠，邪舍于肠胃，遂致泄泻。故其主要病机为脾胃虚弱，兼有胃肠湿热。升阳益胃汤出自李东垣的《脾胃论》，常用于治疗脾胃虚弱而湿邪不化，阳气不升之慢性腹泻。方中半夏、白术燥湿，茯苓、泽泻渗湿而降浊阴；羌活、独活、防风、柴胡升举清阳之气，风药并能胜湿；少佐黄连以退阴火，疗湿热；陈皮平胃气；党参、黄芪、甘草益胃气；白芍酸收敛阴而和营，并能防羌活、柴胡辛散太过。全方补中有散，发中有收，使正气足、阳气生，寒温并用，虚实同治，不治痛泻而痛泻自止。

病案三

患者，女，56岁。主因"反复腹痛腹泻4年"于2018年6月12日首诊。2014年无明显诱因开始出现腹痛、腹泻，每日解4～5次烂便，无里急后重，无肠鸣音亢进，当时在某中医院就诊，行电子胃镜、电子肠镜检查发现反流性食管炎、慢性胃炎伴糜烂；结肠各段未见异常。予中药汤剂内服（具体不详），后腹泻复。刻下见：腹痛阵作、痛则欲便、便后痛减，日常凌晨 3~4 时腹痛、解水样大便，每日解 4 次或以上黄色烂便，甚则解水样便，无解黏液脓血便，无柏油样黑便。

患者有 T2DM 病史约 5 年，平素规律外院随诊，近期服格列齐特缓释片 30mg，qd 治疗，日常自测血糖控制良好。

患者有高血压病史、冠状动脉粥样硬化性心脏病病史约 1 年。日常有胸闷、劳力性呼吸困难，平素规律外院随诊，行运动平板试验提示可疑阳性，心脏彩超未见室壁节段性运动异常，LVEF 65%。

形体肥胖。舌淡红，少许齿痕，苔白厚，脉弦略沉。

处方：柴胡 10g　枳壳 15g　白芍 10g　茯苓 30g

白术 20g　防风 10g　补骨脂 15g　续断 15g

五味子 5g　黄芪 20g　葛根 20g　薏苡仁 30g

甘草 6g

每剂以水 1500ml，煮成 500ml，每天一次，共 7 天。

二诊（2018 年 6 月 19 日）：腹痛减轻、腹痛欲便好转，大便每日 2 次或 3 次，偶有成形大便，凌晨 3~4 时腹痛、解水样便情况好转（程度减轻、次数减少、时间延迟至 5 时）。舌淡红，少许齿痕，苔薄白，脉弦略沉。

柴胡 10g　枳壳 15g　白芍 10g　茯苓 30g

白术 20g　防风 10g　补骨脂 20g　续断 20g

五味子 5g　黄芪 30g　杜仲 10g　党参 10g

甘草 6g

每剂以水 1500ml，煮成 500ml，每天一次，共 7 天。

三诊（2018 年 6 月 26 日）：腹痛已止，凌晨 3~4 时解水样大便情况基本停止，每天早上 5 时过后起床解大便，大致成形，每天共解大便 2 次或 3 次，成形。近期进食不节，曾进食粽子。胸闷气短如前。舌淡红，少许齿痕，苔白厚，脉弦略沉。

柴胡 10g　枳壳 15g　白芍 10g　茯苓 30g

白术 20g　防风 10g　黄芪 15g　薏苡仁 30g

芡实 15g　　甘草 6g　　　苍术 10g　　法半夏 10g

党参 10g　　紫苏梗 15g

每剂以水 1500ml，煮成 500ml，每天一次，共 7 天。

按：本病例是笔者在荔湾区东漖街社区卫生服务中心坐诊时接诊的患者。本例患者核心病机有两方面，其一为肝气郁结，其二为脾肾阳虚，兼有湿浊内阻。久病不愈是肝气郁结的重要成因，久病耗伤正气则导致脾肾阳虚。脾土虚弱，则"土虚木贼"；脾肾阳虚，运化温煦无力，则湿浊内生。肝气乘脾则腹痛阵作，湿浊下注则泻下不止，脾肾阳虚则五更泄泻。患者就诊时腹痛阵作、痛则欲便、便后痛减、脉弦，是肝气郁结、肝气乘脾的表现，故取四逆散合痛泻要方化裁，以四逆散疏肝理气解郁，因四逆散中有枳壳起行气之功，故痛泻要方去陈皮。另一方面，患者脾肾阳虚、湿浊下注肠道而致五更泄泻、泻下如水样、泄泻不止、脉沉，故需益气温阳、脾肾并补，兼化湿浊。以四君子汤去党参改黄芪，以健脾益气，兼化湿浊，且借黄芪升提之性再合葛根以升阳止泻；配以薏苡仁健脾利湿，使湿浊从小便而解。因基层医疗机构规模所限，其药房缺肉豆蔻，故四神丸中之肉豆蔻改用续断代替，同取温阳补肾、固护肾阳之意。患者寒象不显，故去吴茱萸。全方疏肝、健脾、补肾、益气、温阳、利湿兼顾，首诊即收效。二诊患者病症减轻，舌苔转薄，考虑其脾肾阳虚为本，故去葛根、薏苡仁以免过用寒凉，加大黄芪、补骨脂、续断剂量，加入党参、杜仲以增强健脾、温阳补肾之功，患者腹痛、大便情况进一步好转。三诊时，患者饮食不节，食积碍胃生湿，故去补骨脂、续断、杜仲、五味子以免进一步助湿碍胃，暂改用苍术、半夏、紫苏梗燥湿理气；加入芡实，一可祛湿、二可止泻。

第三节　糖尿病性便秘中医诊治进展

DM 便秘归属于中医学"消渴病""便秘"等范畴。中医药作为我国传统文化的瑰宝，在基础理论的指导下，以整体观念、辨证论治为原则，在治疗 DM 便秘方面取得了确切的临床疗效，体现了中医中药的优势。

一、病因病机

《素问·奇病论》中有言："五味入口藏于胃，脾为之行其精气，津液在脾，故令人口甘也，此肥美之所发也。此人必数食甘美而多肥也，肥者令人内热，甘者令人中满，故其气上溢，转为消渴。"提出恣食肥甘厚腻，饮食不加以节制，伤脾碍胃，脾失健运，可发为消渴。故脾失健运是消渴发病的病理基础。《灵枢·口问》有言"中气不足，溲便为之变"，《兰室秘藏·大便燥结门》曰："若饥饱失节，劳役过度，损伤胃气，及食辛热厚味之物，而助火邪，伏于血中，耗散真阴，津液亏少，故大便秘结"。《症因脉治·大便秘结论》云："若元气不足，肺气不能下达，则大肠不得行传导之令，而大便亦结。"便秘的发生，与肺脾密切相关，肺与大肠相表里，大肠的正常传导功能依赖于肺的清肃下降，大肠之气随肺气下降，只有肺气功能正常，才能发挥其传导的功能；肺与大肠共同参与水液调节，肺为水之上源、通调水道，大肠侧重于吸收水液，两者功能完善，才可保津液充足，完成大便的正常排泄。脾土居中为气血生化之源。脾虚则气血运化无源，气虚导致排便无力，血虚则大肠失养，肠枯则大便难出；或因燥热内结，耗津灼液为痰，痰凝血瘀。DM 便秘病机是气阴两虚兼湿浊、燥热、瘀血，属本虚标实之证。

二、中医药治疗

（一）辨证论治

1. 分型论治

便秘由大肠传导功能失常引起，与脏腑、气血津液等关系密切；消渴病的病位在肺、脾、胃、肾等脏腑；故 DM 便秘与一般便秘有别，有其独特的临床特点，治疗强调针对病因，整体论治。李海燕等认为糖尿病胃轻瘫是以胃肠运动及排空障碍为主要特点的临床综合征，可出现餐后饱胀感、腹泻、便秘等一系列临床证候，分别以疏肝健脾法、辛开苦降法、养阴行气法、降逆和胃法、消补兼施法进行辨证治疗，突出体现了中医药"同病异治"的独特治疗优势。齐磊等辨证治疗津亏阴虚型 DM 便秘 37 例，以自拟便通饮（玄参、麦冬、桂枝、杏仁、当归、芒硝、生大黄）为主方进行临证加减，显效率为 75.67%，总有效率为 91.89%，两组比较差异有统计学意义（$P < 0.05$），结果显示该方可明显改善便秘病情，停药后病情不容易反复，且能通过促进糖的分解而缓解患者的高糖状态。便秘作为 DM 的并发症，随着病情进展，便秘的病机特点亦会发生变化。张娟教授在治疗老年 DM 性便秘方面经验颇丰，首先提出了"上下不行治其中""以后天养先天"的治疗方法，根据病因病机的特点将临床治疗分为两大阶段，脾虚阶段为主，行健脾益气、行气化湿之法；肾虚阶段以肾气亏虚为根本，辨明虚实寒热，调畅气机，酌情加以补肾之品，疗效确切。

2. 虚实论治

《诸病源候论·大便难候》有言："大便难者，由五脏不调，阴阳偏有虚实，谓三焦不和则冷热并结故也"，换言之，便秘与五脏不调，虚实寒热皆密切相关。王清仪认为本病当以辨清虚实为先，实证治以通泻，虚证予以补益；实证中肺胃热盛证，方用小承气汤合二冬汤加减，以清泻内热，润肠通便，肝胃气滞证，方用柴胡疏肝散合增液汤加减，以疏肝理气，导滞通便。虚证中肺肾阴虚证，方用增液汤合左归丸加减，以滋阴增液，润肠通便；肺脾气虚证，方用黄芪汤加减，以补益脾肺，润肠通便；气阴两虚证，方用补中益气汤合增液汤加减，以益气滋阴，润肠通便。王征等立足于老年 DM 患者病理生理特点辨证论治，老年人"五脏皆不坚"，以脾肾虚衰为要，痰浊瘀血等实邪内阻，郁久化热，煎灼津液，使便秘难除，为本虚标实，虚实夹杂之证；故治疗以辨明虚实偏重为先，把握标本缓急，权衡扶正祛邪，平调阴阳寒热，护胃气，畅气机为重，辨治脏腑。

3. 从脏腑气血论治

对 DM 便秘从脏腑的角度进行辨证论治，历代医家各持己见，观点不一，尽管选方用药有天壤之别，但是殊途同归，体现了"同病异治"的原则。张博纶认为 DM 肠病基本病机为脾失健运；脾虚则气血津液生化无权，阴津不足，肠失濡润则大肠秘结不通，临床以脾失健运、气阴两亏证为多见，故多以益气健脾法辨证治之，收效颇佳。胡爱民教授则认为肝疏泄功能失常是 DM 便秘的主要病机；肝失疏泄，气机升降失调，致肺失宣肃，脾胃失和，大肠传导功能失职，最终均可导致大肠腑气不通，糟粕不能顺降而潴留于肠腑，发为便秘；故治疗用疏肝理气之法，以四逆散为主方进行辨证加减。王晓琳从肾论治，以补益脾肾，行气活血，滋阴生津之法，自拟补肾润燥方（菟丝子、连翘、厚朴、枳实、莱菔子、荔枝核、丹参、川芎、知母、玉竹、黄精、沙苑子各 10g，绞股蓝、生地、当归、葛根、玄参各 20g，天花粉 15g）治疗 DM 便秘 68 例，总有效率为 94.1%，显著高于服用麻仁滋脾丸的对照组（72%），治疗 DM 便秘的疗效明确。因"久病必瘀""久病必虚"，故消渴日久，虚实夹杂，气血失和。张丹等以补气活血之法，应用芪术通便颗粒治疗 DM 便秘 45 例，证明其可调节胃肠激素水平，使胃肠运动加快，从而改善便秘症状，治疗总有效率为 76.19%。陈祖红从脏腑气血论出发辨证施治，对肺胃热盛，肠失濡润之证，治以清泻肺胃，调气布津之法；对中焦脾虚之证，治以补脾益气、升清降浊之法；对肝气犯胃，郁火伤阴之证，治以疏肝柔肝，健脾通便之法；对肝肾不足，阴阳两虚之证，治以补肾温阳通便，阴阳两调之法。

4. 以补开塞

《素问·阴阳应象大论》曰"治病必求于本。"消渴病以阴虚燥热为基本病机，为本虚标实之证，故 DM 便秘临床治疗多以补益脾肾，滋阴增液，补气润肠之法，从虚立论，以补开塞方可治本。《伤寒论》中"阳明病，自汗出，若发汗，小便自利者，此为津液内竭，虽硬不可攻之"，强调阳明病津亏液竭，不可再用苦寒伤阳之品强攻，以免造成阳竭阴极之危候。左振魁等强调以"保胃气、存津液"为原则，以八珍汤为主方治疗 60 例 DM 便秘患者，辨证为阴虚、血虚、肠燥津枯、气滞、血虚、气虚、阳虚之证，进行药物加减，以达补益气血，固本培元之功，使得便秘自通，血糖改善，总有效率为 91.67%。王澜舸治疗 40 例 DM 便秘患者，治以滋阴补液之法，辅以少量助阳理气之品，疗效显著。王治义等认为消渴病日久，老年人脏腑机能减退，气阴两虚证为多见，养阴生津的同时需加用补气药，使"水增、力加"；治疗组以增液汤合黄芪，即"增水推舟"法治疗老年 DM 便秘，对照组则单用增液汤治疗，治愈率与显效率两组相比差异有统计学意义（$P < 0.05$），治疗组 83.33%，对照组 33.35%。

（二）中成药及单味中药

檀雪松等用六味地黄丸治疗 DM 便秘患者 60 例，7 天 1 个疗程，共治疗 3 个疗程，结果与对照组枸橼酸莫沙必利片比，患者排便间隔时间、每次排便时间均显著缩短。王旭等采用消渴丸对 105 例气阴两虚型 DM 便秘患者进行治疗，共 12 周，结果消渴丸组总有效率为 89.52%，同时治疗组其他各项指标均较治疗前有明显改善，安全性高。林君丽等在 DM 基础治疗前提下，以决明子 10~30g 炒香，研细末吞服，每天 1 次，结果治愈 14 例，好转 5 例，无效 2 例，疗效满意。

三、其他疗法

1. 耳穴及电针疗法

中医耳穴治疗是通过刺激人体四肢躯干及脏器在耳廓上相应的反应点，以达到治疗的目的；李维花用耳穴压豆治疗 85 例 DM 便秘患者，并观察其临床疗效，双侧耳穴相互配合起到泻热通导、益气温阳及养血滋阴之效，从而改善临床症状，总有效率为

94.82%。电针疗法在临床上已有广泛应用，将经络腧穴效应与电生理效应紧密结合，通过电针仪作用于毫针，达到双重治疗的作用。王剑波等认为 DM 便秘以阴虚血瘀为基本病机，血瘀为病理基础，故从瘀论治，采用电针配合贴敷疗法治疗 DM 便秘患者 78 例，治疗组在中医证候积分、临床便秘症状及生活质量改善等方面均明显优于服用枸橼酸莫沙必利的对照组，证实该方法可有效治疗 DM 便秘。吴芳华等采用"标本配穴"电针法联合胃肠动力药莫沙必利治疗 DM 便秘患者 24 例，电针选用疏密波针刺关元、中脘、足三里、丰隆等穴位，结果发现，采用联合疗法的干预组便秘病情的改善程度、总有效率均优于单纯莫沙必利治疗组，并减少了莫沙必利所产生的胃肠道不良反应。

2. 敷贴疗法

中药敷贴疗法是将药物敷贴在身体的某些特定穴位上，可避免口服药物对身体造成的不良反应，又能发挥调节脏腑之功，目前被广泛应用于临床。符丽等采用大黄粉贴敷神阙穴结合拍打天枢穴治疗 34 例 DM 便秘患者，连续观察 2 周后发现患者便秘症状显著改善，排便时间明显缩短，总有效率达 91.2%。丁怀莹等运用中药脐疗法治疗 38 例 DM 便秘患者，将中药细粉用蜂蜜调成糊后敷脐 12 小时（生白术、生地黄各 50g，生大黄、芒硝各 40g，冰片 10g），15 次为 1 个疗程，与口服麻仁软胶囊的对照组相比较，证实了中药脐疗法的疗效确切，无明显不良反应，简便易行，依从性好，总有效率为 97.37%。

四、调护

（1）控制好血糖：可减少或延缓自主神经病变的发生和发展。加强血糖监测，及时调整降糖药，以控制血糖达标。

（2）加强体能锻炼：锻炼有助于增强肠蠕动，可以揉腹，每日做收腹提肛运动，提高排便能力，养成定时排便的习惯。

（3）合理饮食：低糖、低脂、高纤维素饮食，少量多餐，控制体重，禁食辛辣食品和戒酒；多吃水果、蔬菜，多饮水可松软渣便。

五、经验举要

笔者认为便秘的发生与肺、脾、肾密切相关。肺与大肠相表里。脾为后天之本，气血生化之源，主司运化，主升清气，将水谷精微向周身布散；脾失健运，痰湿内聚，郁久化热，灼伤津液，肠失濡润；脾虚则气血生化乏源，阴津亏虚，又有内热熏蒸，使阴液更虚，大肠燥热内结；脾虚则中气不足，无力推动体内糟粕运行而留置于肠间，同时大肠主津，可吸收肠中水分，无水则舟停，使糟粕内结；以上均可致大肠传导功能失常而发为便秘。因此，DM 便秘病机关键为大肠传导功能失常，病位在大肠，与肺、脾、胃、肾等脏腑关系密切。

（一）辨证分型

根据其病因病机，当辨证分为以下证型：

（1）气虚便秘证

症状：大便不硬，但临厕努挣乏力，难以排出，便后乏力，汗出气短，面白神疲，肢倦懒言，无腹胀。舌淡胖，或边有齿印，苔薄白，脉细弱。

治法：补气健脾，润肠通便。

方药：黄芪汤加减。

| 黄芪 30~60g | 生白术 30~60g | 火麻仁 10g | 杏仁 10g |
| 陈皮 6g | 党参 15g | 枳实 15g | |

（2）阴虚便秘证

症状：大便干结如羊屎，形体消瘦，头晕耳鸣，心烦失眠多梦，潮热盗汗，腰膝酸软，舌红少苔，脉细数。

治法：滋阴清热，润肠通便。

方药：增液承气汤加减。

生地 30~60g	玄参 15g	麦冬 15g	大黄 10g（后下）
芒硝 6g（冲）	炙甘草 6g	太子参 30g	柏子仁 10g
火麻仁 10g	何首乌 15g		

（3）阳虚便秘证

症状：大便艰涩，排出困难，面色㿠白，四肢不温，喜热怕冷，小便清长，或腹中冷痛，拘急喜按，或腰膝酸冷。舌淡苔白或薄腻，脉沉迟。

治法：温阳通便。

方药：大黄附子汤合济川煎加减。

| 大黄 10g（后下） | 熟附子 10g（先煎） | 细辛 4g | 当归 15g |

肉苁蓉 15g	牛膝 15g	枳壳 15g	升麻 6g
桂枝 15g	白芍 30g	白术 30g	炙甘草 6g

（二）外治法

（1）体针

取穴：天枢、中脘、足三里、脾俞。

方法：虚证用补法加灸，每日 1 次，10 次为 1 个疗程。

（2）耳针

取穴：肺、脾、肾、肠、交感、内分泌。

方法：每次 2~3 穴，强刺激，每日 1 次，10 次为 1 个疗程。每次留针 30 分钟，也可穴位埋针或埋王不留行子等。

（3）灸法

取穴：内关、中脘、足三里、脾俞、胃俞、天枢、关元、肾俞。

方法：每次 4~6 穴，隔日 1 次，每次 3 ~ 5 壮，用隔姜灸或悬灸，10 次为 1 个疗程。

（4）本草帖穴位敷贴

穴位：涌泉穴、足三里穴。

方法：吴茱萸适量研细末，醋或开水调成膏状，敷涌泉穴，2~4 小时即可见效。

（5）低频脉冲电治疗仪

阴证：穴位：中脘、足三里、内关、脾俞、胃俞、关元、天枢等；阳证：穴位：中脘、足三里、内关、关元、天枢等。

（6）八子热奄包（科室协定方，具有温经散寒的作用）：热敷腹部。

六、验案举要

病案一

患者，女，75 岁。因"口干多饮 20 年，大便干结 10 余年，加重 1 个月"为主诉于 2018 年 6 月 11 日就诊。

现病史：患者有 DM 史 20 余年，于 10 余年前开始反复出现大便干结、排便困难，自行在香港购买服用某辅助通便药物（片剂，每日 2~3 次、每次 1~3 片，具体成分不详），持续服该药期间患者能保持每日大便一次、成形、排便通畅，停服该药后即出现大便干结、排出困难，甚至便意全无、3 天以上不能排大便。本次就诊时，症见眩晕阵作，四肢腕关节及踝关节以下麻木，尤其以双足足底麻木为甚，每于冬季手足冰冷，偶有四肢乏力感、程度轻微，不影响日常生活，无明显脘腹胀满，无胸闷、心悸、气短，无头痛，无消瘦，食欲正常，入睡困难，小便正常，大便干结难解。既往史：患者有高血压、高血压性心脏病、多发性腔隙性脑梗死病史，平素服用培哚普利吲达帕胺片降压、阿托伐他汀钙降脂稳定斑块、雷贝拉唑护胃。

查体：血压 130/78mmHg，心率 78 次 / 分，律整，腹软，无压痛及反跳痛，肠鸣音存在。舌体瘦薄，舌色红，苔少，脉弦。

中医诊断：消渴便秘。

西医诊断：2 型糖尿病并糖尿病性周围神经病变、糖尿病性周围血管病变、糖尿病性便秘；多发性腔隙性脑梗死；高血压 3 级（很高危组），高血压性心脏病、心房肥大、心功能Ⅲ级。

治法：疏肝健脾，润肠通便。

处方：四逆散加减。

柴胡 10g	白芍 30g	瓜蒌子 30g（打碎）	枳实 20g
厚朴 30g	虎杖 15g	南杏仁 20g（打碎）	红花 5g
黄芪 30g	党参 30g	桃仁 10g（打碎）	肉苁蓉 10g
牛蒡子 20g	甘草 10g		

水 2500ml，煎煮成 800ml，每日一次，共 3 天。

另予焗服方：胖大海 5g、甘草 3g、桔梗 3g、决明子 5g。

上四味，置于杯中，以沸水冲泡，水温降至适宜时饮用，代茶，每日累计冲入开水 1500ml 以上。共 3 天。

嘱立即停用从香港购买的辅助通便药。维持原降糖、降压、降脂、护胃治疗方案不变。

6 月 12 日起，患者能每日排便一次，质干结，排出稍困难；6 月 13 日、14 日每日排便两次，质软，偶有烂便，排便基本通畅。

6 月 14 日：患者近几天能每日排便，无脘腹胀满，无头痛头晕，无胸闷心悸，无恶心，四肢麻木感稍减轻，无口干多饮，无肢体乏力，食欲正常，睡眠稍差。舌体瘦薄，舌色淡红，苔薄白，脉弦。

处方：当归 15g   桂枝 15g   地龙 10g   熟附子 5g（先煎）

         羌活 10g   独活 10g   黄芪 20g   桃仁 10g（打碎）

         牛膝 15g   丹参 15g   甘草 6g   路路通 15g

         肉苁蓉 10g   鸡血藤 15g

水 1000ml，煎煮成 400ml，每日一次，共 4 天。

焗服方同前，4 天。

服药后，6 月 15 日—18 日期间，大便能保持隔日一次，干结程度较前减轻，有便意；手足麻木感进一步减轻，无头痛头晕、胸闷心悸、脘腹胀满等症，食欲正常，睡眠好转，小便正常。

6 月 18 日患者出院，出院带药：当归 15g，桂枝 15g，地龙 10g，熟附子 5g（先煎），羌活 10g，独活 10g，黄芪 30g，桃仁 10g（打碎），牛膝 15g，丹参 15g，甘草 6g，秦艽 15g，肉苁蓉 10g，鸡血藤 15g。

水 1200ml，煎煮成 400ml，每日一次，共 7 天。

焗服方同前，7 天。

出院后随访：患者大便能保持每 1～2 天一次，有便意，大便基本质软成形、偶有轻微干结，无排便困难或便后不爽感，无脘腹胀满，手足麻木感轻微，食欲睡眠好，小便正常。

按：本例患者病机、证型错综复杂，究其标本，当以阳虚、血瘀为本，气滞、阴虚为标。患者为老年女性，既往有消渴、中风等病史，"久病多虚""久病多瘀"。消渴日久，阴损及阳，则阳虚不能温煦、推动无力，瘀血内停，痹阻经脉，则手足麻木、入冬尤甚。患者初患便秘，未规范诊治，自行购买成分不详之通便药物服用，泻下过度，耗气伤阴。气阴两伤、津枯肠燥，故每停用泻药则大便干结难解。

首诊时，患者大便干结、难解较为突出，故应"急则治其标"。此时患者津枯肠燥、燥屎内阻，使肠道腑气郁滞不通，故理气导滞、养阴生津、通腑泻浊并举。煎服方与焗服方看似两方，实为一体，相互呼应。方中柴胡、白芍、枳实、甘草、厚朴为四逆散，易枳壳为枳实、加用厚朴、重用白芍而成，有疏肝理气、行气导滞之功，且重用白芍一有养阴润肠通便之功、二能制约厚朴温燥之性。肺与大肠相表里，重用瓜蒌子、南杏仁，一方面有润肠通便之功，另一方面两者均入肺经，能肃降肺气，与桔梗宣开肺气遥相呼应，恢复肺气宣肃而大肠腑气得通。虎杖、牛蒡子清热解毒，助瓜蒌子、杏仁等药以行通便之功；黄芪、党参健脾益气扶护正气；桃仁、红花活血化瘀；肉苁蓉补肾温阳，又可润肠通便。焗服方中，胖大海、决明子甘寒质润，既能通便又不耗气伤阴，桔梗宣开肺气，甘草调和诸药。四味相合焗服，甘甜可口，患者普遍易于接受。连服三天，大便得通，后转为"缓则治其本"。以我科归龙汤为主方，配以祛风通络、活血化瘀之品，保留桃仁、肉苁蓉，并继续配合焗服方起润肠通便之功。

病案二

郭某，男，62 岁。以"糖尿病 4 年，大便秘结 1 月余，面部痤疮 20 余天"为主诉于 2017 年 12 月 22 日就诊。

现病史：缘患者 2013 年、2014 年两次因血糖升高在我科住院，确诊为 1 型糖尿病，出院后接受门冬胰岛素三餐前皮下注射＋重组甘精胰岛素睡前皮下注射降糖，近期具体剂量为门冬胰岛素早 12U、午 10U、晚 12U，餐前皮下注射，重组甘精胰岛素 15U 睡前皮下注射，近期自测血糖：空腹 9.5mmol/L，午餐前 13.4mmol/L，晚餐前 13.5mmol/L，晚睡前 9.5mmol/L。1 月余前开始反复出现大便干结难解，2~3 日一次，脘腹胀闷，胸闷气短，口干但不甚欲饮，烦闷不乐、睡眠不安、入睡难、易醒、醒后难再入睡，白天困倦，食欲基本正常，夜尿 1~2 次。

既往史：冠状动脉粥样硬化性心脏病病史，多次在广州市第一人民医院心血管内科住院，曾行冠脉介入造影，发现冠状动脉狭窄，最严重处狭窄率达 70% 以上，未进行支架植入，日常有劳力型心绞痛发作，服单硝酸异山梨酯 20mg，bid，硫酸氢氯吡格雷片 75mg，qd，阿托伐他汀钙 20mg，qd，美托洛尔缓释片 47.5mg，qd 治疗。

个人史：吸烟史多年，每日 10 支以上，未戒烟。

查体：血压 120/70mmHg，心率 68 次 / 分，律整。腹软，无压痛及反跳痛，肝脾肋下未及。肠鸣音存在。舌淡红，略瘀暗，苔白厚，脉略弦。

西医诊断：①1 型糖尿病；②冠状动脉粥样硬化性心脏病，心绞痛，窦性心律，心功能Ⅲ级；③睡眠障碍。

中医诊断：消渴便秘。

处方：四妙散合逍遥散加减。

苍术 10g　　黄柏 15g　　车前草 30g　　薏苡仁 30g

虎杖 15g　　黄芪 10g　　绵茵陈 30g　　土茯苓 30g

桃仁 10g　　莪术 10g　　法半夏 10g　　柴胡 10g

枳实 15g　　甘草 5g　　牡丹皮 10g　　薄荷 5g（后下）

水 3L，煮成 1.5L，代茶，每天一次。

降糖、降脂、扩冠、抗血小板聚集、控制心律等治疗按原方案继续。

以上中药方共服药 14 天，2018 年 1 月 12 日复诊。

患者复诊诉服上方第 5 天起，大便逐渐通畅，先解燥屎、后解稀烂大便；至第 7 天起，每日大便 2～3 次，大致成形、偶有稀烂糊状便。解大便后脘腹胀满诸症大减，口干减轻，面部痤疮逐渐愈合，心情烦闷缓解、睡眠好转。仍有胸闷、气短。过去一周内血糖：早餐前 5.9~11.7mmol/L，午餐前 4.6mmol/L，晚餐前 2.6mmol/L（当天下午有不适当剧烈运动），晚睡前 9.7~17.0mmol/L。

舌淡红，略瘀暗，舌根部苔白厚，其余部位舌苔薄白，脉略弦。

处方：苍术 15g　　车前草 30g　　薏苡仁 30g　　绵茵陈 30g

黄芪 20g　　土茯苓 30g　　法半夏 15g　　桃仁 10g（打碎）

柴胡 10g　　瓜蒌子 15g　　牡丹皮 10g　　枳实 15g

莪术 15g　　甘草 5g　　薄荷 5g（后下）

水 3L，煮成 1.5L，代茶，每天一次。共 14 天。

后期随访，大便秘结未再复发。

按：本例患者主证有二，其一为肝郁气滞，其二为湿热困阻；兼次证为瘀血内阻。故两次处方均以清热化湿、疏肝理气为主法，适当辅以活血化瘀、健脾益气。探其机制，本例患者确诊 1 型糖尿病 4 年，加以不重视摄生、吸烟多年、饮食不节、日常生活不规律，既往血糖控制情况较差；后确诊冠心病，反复出现劳力型心绞痛。受以上种种病症困扰多年，患者心情烦闷，必致肝气郁结，从其烦闷不乐、睡眠不安、脉弦可知。受肝气郁结、疏泄失司影响，肝木乘脾、脾失运化，兼之不重视摄生、饮食不节，必致脾胃受损、运化无力，湿浊内生。吸烟多年，热毒蕴结，与湿浊相交则湿热困阻，从其口干不甚欲饮、脘腹胀满、舌苔白厚可知；湿热外泛肌肤，故出现颜面痤疮。另有瘀血痹阻心脉，故见胸闷气短、舌色偏暗。故治法以清热化湿运脾与疏肝理气解郁并举，辅以活血化瘀、健脾扶正。首诊处方中，苍术、黄柏、薏苡仁、车前草、土茯苓、绵茵陈、虎杖共奏清热化湿之功。根据患者湿浊较重，兼见胸闷气短，加入半夏以燥湿泄浊，以半夏之辛散合苍术、黄柏、虎杖、茵陈之苦降，亦奏"辛开苦降"之功，且此之苦降能通降中焦脾胃与下焦大肠、膀胱，清泻荡涤困阻之湿热。柴胡、枳实、薄荷、牡丹皮共奏疏肝解郁、理气散结之功，根据患者证兼湿热之特点，去白芍以防滋腻助湿，易枳壳为枳实加强行气之功以破气结，加入黄芪健脾益气以扶土抑木。证兼瘀血内阻，故加入桃仁、莪术。其中桃仁活血化瘀兼能润肠通便；莪术活血化瘀力峻且兼能行气，擅长破气滞、瘀血之郁结，能助理气解郁散结之功。复诊时，患者宿便已除，诸症大减，说明首诊之主要治法正确，故"效不更方"，继续以清热化湿运脾、疏肝理气解郁、活血化瘀并举。患者痤疮愈合，厚腻之舌苔退至舌根部，说明湿热已减，故去黄柏、虎杖，以免过用苦寒耗伤胃气，也避免苦寒伤阴；加大黄芪剂量以健脾益气，培护正气。患者胸闷气短不减，加入瓜蒌子清热化痰、宽胸理气、润肠通便。再服药 2 周，患者诸症基本缓解。

（李慧枝　何万辉）

参考文献

[1] 中华医学会糖尿病学分会. 中国 2 型糖尿病防治指南（2013）. 中国医学前沿杂志（电子版），2015，7（3）：26-89.

[2] Lee TH, Lee JS.Ramosetron might beuseful for treating diabetic diarrhea with a rip-id small bowel transit time.Korean J In tern Med，2013，28：106-107.

[3] Salman YG.Association of type 2diabetes me llitusand the risk of colorectal cancer：A meta-analysis and systematic review.World Gastroenterol，2015，21：6026-6031.

[4] 李琨，张彩凤，夏永华，等. 微生态制剂对溃疡性结肠炎的治疗效果及作用机制研究. 中华胃肠外科杂志，2013，16（4）：336-339.

[5] 魏关水. 匹维溴铵治疗腹泻型肠易激综合征的临床观察. 中国医师进修杂志，2014，37（1）：38-39.

[6] 莫小书. 经方黄土汤治疗糖尿病腹泻 32 例的疗效观察. 中医临床研究，2015，7（4）：85-86.

[7] 张书月，石洪伟，张兴中. 舒肝健脾丸治疗糖尿病腹泻临床观察. 实用糖尿病杂志，

2017，13（2）：18-19.

[8]朱璞，王瑞阳，庞国明.庞国明主任医师论糖尿病性腹泻临床证治.光明中医，2017，32（23）：3378-3380.

[9]张玉福，李真，张慧.从脾（胃）论治糖尿病腹泻的研究进展.中医临床研究，2015，7（1）：146-148.

[10]朱本浩.糖尿病腹泻的中医辨证.中华养生保健，2013，11：32-33.

[11]范嘉裕.糖尿病性腹泻应用参苓白术散治疗的效果评估与分析.中外医学研究，2017，15（10）：131-133.

[12]董明霞，葛楠，李颖.补中益气汤治疗2型糖尿病腹泻30例.河南中医，2013，3（6）：969-970.

[13]郭乃刚，黄福斌.东垣升阳除湿汤加味治疗糖尿病性腹泻临床观察.辽宁中医药大学学报，2013，（1）：173-174.

[14]史楠.参苓白术散合四神丸加减治疗消渴病久脾肾阳虚泄泻.内蒙古中医药，2014，（32）：17.

[15]王振静.扶脾抑肝汤治疗糖尿病性腹泻临床研究.中医学报，2017，32（8）：1416-1419.

[16]白首振.白术芍药散加味方治疗2型糖尿病并发肠功能紊乱性腹泻临床观察.中医药临床杂志，2017，29（9）：1480-1482.

[17]梁厚策，徐焕成.附桂理中汤保留灌肠治疗脾肾阳虚型糖尿病腹泻48例.云南中医中药杂志，2016，37（4）：35-36.

[18]朱员群.针灸联合耳穴贴压治疗2型糖尿病性腹泻的护理.中国当代医药，2013，20（30）：191-192.

[19]张建.隔姜灸治疗糖尿病腹泻的临床疗效及其对肠道菌群的影响.中西医结合研究，2016，8（3）：118-120.

[20]高彩霞，周姗姗，张新霞.泡菜水治疗糖尿病性腹泻的思考.世界最新医学信息文摘，2017，17（52）：232-234.

[21]李海燕，王冀洲.糖尿病胃轻瘫中医治疗概述.实用中医药杂志，2014，30（10）：974.

［22］齐磊，张文汇，王国泉，等.自拟便通钦辨证治疗津亏阴虚型糖尿病便秘的临床研究.环球中医药，2014，7（S2）：59.

［23］贾宁，张娟.张娟教授治疗老年糖尿病性便秘的经验探讨.浙江中医药大学学报，2015，39（10）：750.

［24］王清仪.2型糖尿病患者便秘的中医辨治心得.中医临床研究，2016，8（31）：97.

［25］王征，孙秀娟，唐红.老年糖尿病便秘中医辨治初探.中医药信息，2013，30（3）：13.

［26］张博纶，李敬林.从"脾失健运"认识糖尿病肠病病机.中医药临床杂志，2016，28（11）：1532.

［27］万巧巧，胡爱民.胡爱民教授从肝论治糖尿病性便秘的经验介绍.中西医结合研究，2015，7（6）：325.

［28］王晓琳.浅谈补肾润燥方治疗糖尿病便秘.中外健康文摘，2013，10（10）：100.

［29］张丹，杨宏杰，郑敏，等.补气活血法治疗糖尿病性便秘临床研究.安徽中医学院学报，2013，32（4）：31.

［30］左振魁，韩佳瑞.辨证治疗糖尿病性便秘.中国实验方剂学杂志，2013，19（8）：302.

［31］王澜舸.中医治疗糖尿病便秘40例.中医临床研究，2014，6（22）：88.

［32］王治义，徐寒松，吴青，等."增水推舟"法治疗老年糖尿病便秘30例临床观察.中国民族民间医药，2015，24（2）：32.

［33］檀雪松，谢勇，高燕.六味地黄丸联合中药方剂穴位敷贴治疗2型糖尿病便秘的临床观察.中国药房，2016，27（27）：3797-3799.

［34］王旭，陈军，周云庆，等.消渴丸治疗2型糖尿病患者105例临床疗效及安全性观察.世界中西医结合杂志，2015，10（2）：223-225.

［35］李维花.耳穴压豆治疗85例2型糖尿病患者习惯性便秘的临床观察.医药前沿，2015，5（1）：114.

［36］王剑波，薛晶晶，陈薇薇.电针配合穴位贴敷治疗糖尿病便秘疗效观察.上海针灸杂志，2016，35（9）：1077.

[37] 吴芳华，周焕娇，朱启玉，等．"标本配穴"电针法联合莫沙必利治疗糖尿病便秘的疗效观察．中华中医药学刊，2016，34（2）：353.

[38] 符丽，刘燕娟，曾远娴，等．大黄粉贴敷神阙穴结合天枢穴拍打治疗糖尿病便秘的疗效观察．中医临床研究，2016，8（4）：130.

[39] 丁怀莹，邵岩，蔡井阳，等．中药脐疗法治疗2型糖尿病便秘38例．江西中医药，2014，45（1）：20.

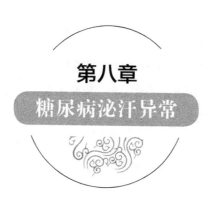

第一节 现代医学对糖尿病泌汗异常的认识

一、流行病学

糖尿病泌汗异常是 DM 常见并发症之一，属于 DAN 的范畴，主要由支配汗腺分泌的交感神经冲动异常引起。其临床主要表现为汗出异常：下肢皮肤干、凉、出汗减少，上半身尤其是面部及胸部大量汗出，汗出过多而导致神疲乏力、头晕、失眠、烦躁不安等。据相关研究数据统计，约 60% 的 DM 患者出现排汗功能障碍；在糖尿病并发周围神经病变（diabetic peripheral neuropathy，DNP）患者中，泌汗异常发生率高达 83%～94%。

二、发病机制

DM 泌汗异常确切发病机制尚不完全清楚，目前认为是多因素共同作用的结果。研究显示，遗传因素、代谢紊乱、氧化应激、神经营养因子缺乏、免疫因素等均在 DAN 的发生发展中发挥作用。

三、DM 泌汗异常的诊断

DM 泌汗异常的诊断标准：

（1）病史：有 DM 病史。

（2）临床表现：①症状：全身多汗，或精神紧张即汗出增多，或进食时头面部汗出增多甚至大汗淋漓。出汗过少甚至无汗，皮肤干燥。②体征：肉眼可见患者体表汗出增多，触诊患者以头面部或上半身汗出过多为主，触摸皮肤潮湿。肉眼可见汗出减少或无汗，触摸皮肤干燥。

（3）理化检查：无特异性理化检查指标。

四、治疗及难点

DM 泌汗异常的西医治疗，一般分为积极控制血糖、营养神经及改善微循环。

（一）积极控制血糖

采用口服降糖药或是皮下注射胰岛素，积极控制患者的血糖，使空腹血糖 < 7mmol/L，餐后血糖 < 11mmol/L，且控制患者其他并发症的情况，缓解全身的不适症状。

（二）营养神经

1. 甲基维生素 B_{12}：激活神经细胞和神经膜细胞再生。

2. 肌醇：补充神经细胞内肌醇含量，提高神经传导速度。

（三）改善神经微循环

1. 前列腺素 E_1：可扩血管，减轻血液黏滞度，改善神经内膜的血流。

2. 磷酸二酯酶抑制剂：增加神经内膜的血流，改善神经传导速度。

由上论述可知，目前现代医学 DM 泌汗异常的发病机制尚未明确，缺乏针对病因的特异疗法，治疗多以营养神经及改善微循环为主，虽有一定疗效，但容易反复。

第二节　中医诊治进展

DM 泌汗异常在中医范畴归为"消渴""汗证"。汗证是由于人体阴阳失调，营卫不和，腠理不固，腠理开阖不利而引起汗液外泄失常的病证。根据汗出的表现，一般可分为自汗、盗汗、战汗、脱汗、黄汗等。很久以前，中医学中就有汗证的记载，《素问·宣明五气》中："五脏化液，心为汗"，此处汗表示正常生理之汗。《素问·举痛论》中："炅则腠理开，荣卫通，汗大泄，……劳则喘息汗出，外内皆越。"此处则为异常病理导致的汗出。《内经》对汗的生理、病理做了讨论。汗的生成：《素问·阴阳别论》曰"阳加于阴谓之汗"，指出汗为阳气蒸化阴液而成，表明了汗与阴阳有关。汗的病理：《灵枢·经脉》曰："六阳气绝，则阴与阳相离，离则腠理发泄，绝汗乃出"，《灵枢·营卫生会》又有云："夺血者无汗，夺汗者无血"，均提示汗与机体状态密切相关。此外，历代医家对汗证也有不同的认识。《金匮要略》首先记载了盗汗的名称，并认为由虚劳所致者较多。朱丹溪对自汗、盗汗的病理属性做了概括，认为自汗属气虚、血虚、阳虚、痰湿；盗汗属血虚、阴虚。清·陈士铎《石室秘录》专论"大汗"，并阐述了汗与气血阴阳之间的关系。清·王清任《医林改错·血府逐瘀汤所治症目》曰："竟有用补气、固表、滋阴、降火服之不效，而反加重者，不知血瘀亦令人自汗、盗汗，用血府逐瘀汤"，对血瘀导致自汗、盗汗的治疗做了补充。

一、病因病机

消渴汗证病因为禀赋不足，饮食不节，情志失调；病机为郁、热、虚发病。初期因郁化热，热盛伤阴伤气，营卫失调，开阖失司，腠理不固则汗出过多。中期为燥热伤阴耗气，气阴两虚。阴虚内热迫津外泄而自汗。后期为肾阴亏虚，虚火内生，日久则阴阳俱虚，正气不足，气虚不固、腠理不密而致汗出不止。消渴日久可致络脉瘀滞，瘀血阻滞。气血运行不畅，津液敷布失常而外泄肌表为汗，因此血瘀也可导致汗出。

二、中医药治疗

（一）辨证论治

《素问·举痛论》言："炅则腠理开，荣卫通，汗大泄……劳则喘息汗出，外内皆越。"泌汗异常病因不同，应该根据不同病因病机，辨证施治。消渴病的发展是有一个过程的，不同的过程病机不同，治法亦不同。如早期肝气郁结，肝热胜乘脾，可致脾气虚，腠理不固汗出。而后期气阴两虚，气血不足，而大汗出。故而需要分型论治。

李小娟将 DM 汗证分为三型治疗：①证属气虚不固或营卫不和型者，予玉屏风散加减以益气固表。②证属阴虚内热型者，予当归六黄汤加减以滋阴降火。③证由肝火、湿热、瘀血所致者，则属实证，予龙胆泻肝汤加减以清肝泄热，化湿和营，并随证加减。

华传金将本病分为五型辨治：①胃热津（阴）伤型，选方时以竹叶石膏汤为代表。②阴虚火旺型，选方时以大补阴丸合连梅汤加减为代表。③阴虚阳亢型，选方时以三甲复脉汤为代表。④上热下寒型，选方时以连梅汤合下瘀血汤及四妙丸加减，或用椒梅汤合桂枝茯苓丸及四妙丸加减。

李振衡将本病分为三型：①阴虚证，当归六黄汤加减。②气虚证，予加味四君子汤。③气阴两虚证，予加味生脉饮。

（二）以法论治

1. 调阴阳、和营卫法

《素问·举痛论》篇说："百病皆生于气。"《素问·评热病论》言："邪之所凑，其气必虚。"气虚则营卫不和，阴阳失调，阴虚则盗汗出，气虚则自汗出。张红以桂枝龙骨牡蛎汤为基本方进行加减配伍，组方如下：桂枝 6g，白芍 10g，煅龙骨 30g，煅牡蛎 30g，生黄芪 30g，生地 30 g，龟板 30g（先煎两小时），炒知母 20g，当归尾 10g，桃仁 10g，水蛭 3g，浮小麦 30g，五味子 6g，三七粉 2g（冲服），甘草 5g，生姜 3 片，大枣 6 枚，共治愈 DM 汗证 26 例，临床总有效率达 88.5%，无明显不良反应。

《金匮要略·水气病脉证并治》云："瞤即胸中痛，又从腰以上必汗出，下无汗，腰髋弛痛，如有物在皮中状，剧者不能食，身疼重，烦躁，小便不利，此为黄汗，桂枝加黄芪汤主之。"仝教授古方新用，以桂枝加黄芪汤治疗气虚表弱、腠理不固之多汗证，常加黄芪 10～20 g 治疗 DM 汗证，并合用煅龙牡，使阴平阳秘，气血调和，则汗止效佳。

2. 益气固表法

《灵枢·本脏》："卫气者，所以温分肉、充皮肤、肥腠理、司开阖者也。"卫气不固，不能温煦肌肤，皮肤失养，则腠理不固，汗液大泄。故陈秀龙在临床治疗上应用加味玉屏风散以固护卫气，方剂组成：生黄芪 30g，白术 30g，防风 15g，浮小麦 15g，麻黄根 15g，桂枝 10g，白芍 10g。治疗组共观察 40 例患者，总有效率达 87.5%，且无临床不良反应。

3. 益气养阴活血法

《灵枢·天年》篇中提到老年人"五脏皆虚，神气皆去"。DM的早期以阴虚为本，病久耗气，气阴两虚，病变后期阴损及阳，阴阳俱虚。气虚运血无力致瘀，阳虚气血涩滞致瘀，或热灼致瘀，津亏致瘀。侯莉娟应用此法论治，共观察患者56例。组方：黄芪、浮小麦各30g，煅龙牡各20g（先煎），生地、葛根、丹参、鸡血藤、益母草各15g，麦冬、知母、五味子各10g，川芎9g，当归6g，并随证加减。总有效率达96.42%。高普教授亦认为DM多汗为气阴两虚、气血瘀滞，故临床选用补阳还五汤为基本方，并随证加减，多获良效。

4. 滋阴降火法

《素问·金匮真言论》云："夫精者，身之本也"，阴阳即为本，精为阴，精亏则阴虚，阴虚则火偏亢，继而出现秘汗异常之盗汗证。吴颖选用当归六黄汤为基础方加五味子、黄芪、浮小麦、煅龙骨、煅牡蛎等药物，并结合临床表现，随证加减。治疗患者30例，有效率为93.33%。

5. 活血化瘀法

王清任《医林改错·血府逐瘀汤》有言："醒后出汗，名曰自汗；因出汗醒，名曰盗汗……血瘀亦令人自汗、盗汗。"可以看出瘀血内阻可至汗出异常，加之老年患者病情迁延日久，亦可表现出瘀血状态。常凯以此思路论治，运用血府逐瘀汤方，并根据临床表现灵活加减，治疗本病总有效率达95.5%，且临床无明显不良反应。

6. 养心通络法

《素问·宣明五气》云："五脏化液，心为汗。"汗液乃津液化生，汗为心之液，以阳气为用，以阴精为基础。心主血脉，血汗同源，心气旺盛则津血化生，精气运行顺畅，阴津得守，不致汗之外泄。朱健萍等以养心通络为基本法则，采用养心通络汤（当归补血汤加养心通络的药物），临床取得了较好的疗效。

三、中成药及外治法

（一）中成药治疗

1. 玉屏风颗粒

药物组成：黄芪、白术（炒）、防风。

功能主治：益气，固表，止汗。用于表虚不固，自汗恶风，面色白，或体虚易感风邪者。

用法用量：开水冲服，一次5g，一日3次。

注意事项：①热病汗出忌用；②阴虚盗汗应慎用；③服药期间饮食宜选清淡之品。

2. 知柏地黄丸（浓缩丸）

药物组成：熟地、山萸肉（制）、山药、知母、黄柏、茯苓、泽泻、丹皮。

功能主治：滋阴降火。用于阴虚火旺，潮热盗汗，口干咽痛，耳鸣遗精，小便短赤者。

用法用量：一次8丸，一日3次。

注意事项：①本品为阴虚火旺证而设，气虚发热及实热者忌服；②感冒者慎用，以免表邪不解；③本品药性滋腻而寒凉，凡脾虚便溏、气滞中满者不宜使用；④服药期间饮食宜选清淡易消化食品，忌食辛辣、油腻食品。用于阴虚火旺，潮热盗汗者。

3. 其他中成药

王凌芬等用益心舒胶囊合用脉血康胶囊治疗老年DM汗证疗效显著，无明显不良反应。黄文莉等用灯盏生脉胶囊治疗老年DM汗证总有效率为93.7%。

（二）外治法

1. 脐疗法

脐疗采用传统中草药，在中医理论的指导下，施于腧穴等局部部位，临床疗效较好，患者接受度较高。李伟等在DM基础治疗之上，配合使用除汗敷脐贴（主要由五倍子、煅龙骨、山萸肉、桑叶组成），共观察患者31例，2个疗程后取得了较好的效果。

2. 耳穴埋籽法

《灵枢•口问》曰"耳为宗脉之所聚"，十二经脉、三百六十五络之气均上通至耳。左莹莹等在DM基础降糖治疗之上，加用耳穴埋籽，期间配合中药内服，自拟降糖止汗方（黄芪、党参、桂枝、赤白芍、煅龙牡、浮小麦、糯稻根等），治愈本病1例。

3. 扑粉

①轻粉方：川芎、藁本、白芷各30g，米粉50g，上药为末，用绢袋包裹，将皮肤擦干后，将此粉适量扑于汗出较多的体表，用于汗出过多者。

②红粉方：麻黄根、煅牡蛎各30g，煅赤石脂、煅龙骨各15g，上药为末，用绢袋包裹，将皮肤擦干后，将此粉适量扑于汗出较多的体表，用于自汗过多者。

4. 针刺

自汗：取合谷、复溜穴，合谷针用泻法，复溜针用补法。

盗汗：取太溪、三阴交、内关穴，针用补法。

盗汗不止：取太溪、三阴交、内关穴，针用补法，加阴郄，针用泻法。

四、调护

（1）顺四时：春夏秋冬更替、四时寒暑变化，春温、夏热、秋凉、冬寒，人们要适应自然界气候的变更，调节衣物厚薄、住所寒温、起居出行，使腠理开阖得宜。腠理是汗液排泄的通道，腠理开阖得宜则汗出正常，外邪不侵，正如《素问·生气通天论》所言："故风者，百病之始也，清静则肉腠闭拒，虽有大风苛毒，弗之能害，此因时之序也"。

（2）调情志：调节情志，心静汗止。心情浮躁，则营卫失调，阳气因之而外越，汗出益甚；心情恬淡，则阴守于内而精藏，阳卫于外而固秘，正如《素问·生气通天论》所言："恬淡虚无，真气从之，精神内守，病安从来"。

（3）节饮食：减少食用刺激性食物，不要食用过热食物，适当减慢进食速度。腠理疏松，又加热饮食入胃，热蒸汗出，正如《灵枢·营卫生会》所言："黄帝曰：人有热饮食下胃，其气未定，汗则出，或出于面，或出于背，或出于身半，其不循营卫之道而出，何也？岐伯答曰：此外伤于风，内开腠理，毛蒸理泄，卫气走之，故不得循其道"。

（4）慎起居：保持身体清洁，汗出后及时更换内衣，不要过于频繁沐浴。

（5）合理运动：灵活调整运动量和运动强度，达到调整身心的目的。运动时防止过汗，出汗后及时擦拭，防止汗出后感受风寒等外邪。

五、经验举要

DM 泌汗异常，西医治疗措施相对固定，缺乏灵活性。中医注重辨证论治、整体治疗，在治疗本病方面有一定的优势与特色。笔者认为治疗消渴汗证，应以中医基础理论为指导，辅以西医的现代理论。首先，要根据八纲辨证，辨别阴阳、气血、虚实、寒热；其次在临证时血糖高者一定要控制好血糖；最后，要注意患者其他基础病变，以及合病和并病，做到未病先防，既病防变。

笔者认为本病属本虚标实之证，以气虚、阴虚、阳虚为本，以肺热、血瘀为标，但久病正虚者，发时亦多虚实错杂，易多个证型合并出现，增加治疗难度，故治疗当按病程新久及全身症状以辨明虚实主次。根据其病因病机，当辨证分为以下证型：

1. 肺热津伤型

主症：大汗，烦渴多饮，口干舌燥，尿频量多。舌红，苔黄燥，脉滑数。

证候分析：肺热炽盛，耗伤津液，迫津外泄，故大汗，烦渴多饮，口干舌燥；肺主治节，燥热伤肺，治节失职，水不化津，直趋于下，故尿频量多；舌红，苔黄燥，脉滑数，均为肺热津伤之征。

治法：清热润肺，生津止汗。

方药：消渴方加减。

生地黄 15g	天花粉 15g	黄连 10g	麦冬 15g
粉葛 15g	知母 12g	沙参 15g	黄芪 30g
玉竹 12g	甘草 6g	五味子 10g	乌梅 10g

方解：消渴方出自《丹溪心法》，方中黄连苦寒泻心火，生地黄滋肾水，天花粉降火生津。加入麦冬、粉葛、知母养阴生津，黄芪益气固表，五味子、乌梅收敛止汗。

化裁：若阴伤气耗明显者，可加入生脉散益气养阴。

2. 肺卫不固型

主症：面色少华，神疲乏力，气短懒言，自汗易感，动辄汗出，或头面有汗而下肢无汗，舌质淡，苔薄白，脉细弱。

证候分析：肺主一身之气，与皮毛相表里。若素体虚弱或久患咳喘耗伤肺气，则肺气亏虚，肌表疏松，卫表不固，腠理开泄而致自汗。舌淡苔白，脉细弱均为肺卫不固之象。

治法：益气固表，调和营卫。

方药：玉屏风散合桂枝甘草龙骨牡蛎汤加减。

黄芪 30g	白术 15g	防风 10g	桂枝 6g
龙骨 20g	牡蛎 20g	炙甘草 10g	白芍 15g
五味子 9g	麻黄根 10g	大枣 15g	浮小麦 15g

方解：《素问·举痛论》篇说："百病皆生于气。"《素问·评热病论》言："邪之所凑，其气必虚。"气虚则营卫不和，阴阳失调，阴虚则盗汗出，气虚则自汗出。玉屏风散是治疗肺卫不固的名方，方中黄芪益气固表，白术健脾益气，助黄芪以加强益气固表之功，若气短乏力，宗气不足者可加入人参15g（另煎兑服）益气实表，口干者加黄精养阴生津润肺；以麻黄根、浮小麦、牡蛎收敛固涩，标本兼治。桂枝甘草龙骨牡蛎汤原方无芍药，但加芍药后则益阴敛阴，与桂枝配合，通阳敛阴，相得益彰。另重用龙牡收敛，镇潜浮阳，安神定志；辅以麻黄根、五味子止汗；桂芍与龙牡均可调节植物神经功能，对于患偏侧身体出汗，部分皮肤不出汗等植物神经功能紊乱者有良效。

3. 阴虚内热型

主症：咽干，自汗、盗汗，五心烦热，视物模糊，腰膝酸软，头晕耳鸣，尿频量多，舌红，苔薄或少苔，脉细数。

证候分析：久病失调，或年老体弱，肝肾阴亏，肾虚为本，肾虚失于固摄，精津下泄，则尿频量多，浊如膏脂；肾阴不足，肝阴亦亏，精血不能上承头目，则头晕眼花；无以充养腰膝，则腰膝酸软；舌红，苔薄或少，脉细或细数，均为肝肾阴虚之象。

治法：滋补肝肾，滋阴降火。

方药：麦味地黄丸合当归六黄汤加减。

麦冬 15g	五味子 9g	山茱萸 15g	生地黄 15g
茯苓 15g	泽泻 10g	丹皮 15g	黄芩 10g
黄连 5g	黄柏 10g	黄芪 30g	当归 15g

方解：《素问·金匮真言论》云："夫精者，身之本也"，阴阳为本，精为阴，精亏则阴虚，阴虚则火偏亢，继而出现秘汗异常之盗汗证。麦味地黄丸为六味地黄丸加麦冬、五味子而成，立意重在补肾阴，清虚热为辅。与当归六黄汤合用，加用大剂量的黄芪，与麦冬、五味子共奏补气固表收敛之功。与当归六黄汤合用，养血育阴与泻火清热并进，益气固表与育阴泻火相配，表里兼顾。

化裁：阴虚内热重者，可去黄连、黄芩、黄柏等苦寒泻火的药物，加入鳖甲20g（先煎），地骨皮15g，粉葛15g等退热之品；有时还可随证加入银柴胡、胡黄连、白薇等退虚热药。汗出多者可加浮小麦、荞麦、麻黄根等加强敛汗作用。

4. 气虚血瘀型

主症：自汗，气短乏力，夜心悸不眠，低热，肌肤粗糙，舌淡暗，苔薄白，脉沉涩。

治法：益气活血通络。

方药：补阳还五汤加减。

方解：张锡纯《医学衷中参西录》："至清中叶王勋臣出，对于此证，专以气虚立论，谓人之元气，全体原十分，有时损去五分，所余五分，虽不能充体，犹可支持全身。而气虚者经络必虚，有时气从经络处透过，并于一边，彼无气之边即成偏枯。爰立补阳还五汤，方中重用黄芪四两，以峻补气分，此即东垣主气之说也。然王氏书中全未言脉象何如，若遇脉之虚而无力者，用其方原可见效；若其脉象实而有力，其人脑中多患充血，而复用黄芪之温而升补者，以助其血愈上行，必至凶危立见，此固不可不慎也。"方中君药——生黄芪：重用，大补脾胃之元气，使气旺血行，瘀去络通；臣药——当归尾：长于活血，兼能养血，因而有化瘀而不伤血之妙，佐药——赤芍、川芎、桃仁、红花：助当归尾活血祛瘀；地龙：通经活络。配伍特点——大量补气药与少量活血药相配，气旺则血行，活血而又不伤正，共奏补气活血通络之功。

5. 阳虚血瘀型

主症：汗出多，肢冷便溏、恶寒、头晕、心悸，舌质紫暗、苔薄白，脉涩。

治法：化瘀通络、温阳行滞。

方药：参附汤合血府逐瘀汤。

王清任《医林改错·血府逐瘀汤》有言："醒后出汗，名曰自汗；因出汗醒，名曰盗汗……血瘀亦令人自汗、盗汗。"可以看出瘀血内阻可至汗出异常，加之老年患者病情迁延日久，亦可表现出瘀血状态。《医林改错》言："竟有用补气、固表、滋阴、降火服之不效，而反加重者，不知血瘀亦令人自汗、盗汗，用血府逐瘀汤。"心主血脉，血液运行不利，必影响心主血功能，致气血瘀滞，加重血脉受阻。因此治疗时可用血府逐瘀汤加减以活血祛瘀、行气止痛，待汗止，再以温阳法为主固本治疗。

DM汗出异常的治疗不同于普通类型的汗证治疗，其首要任务是治疗原发病，控制好血糖。良好的血糖控制，是防止DM多种并发症发生的基础，汗证也不例外。其二，治疗汗证不可一味妄投收敛止汗之品，而要结合汗出的特定部位，汗出量的多少，汗出的时间及主要兼症，四诊合参，细辨邪正盛衰、病变性质等，紧紧把握病机，灵活运用，方能获佳效。

六、验案举要

病案一

患者,段某,男,53 岁,因汗多伴四肢皮肤瘙痒 1 个月于 2016 年 6 月 3 日就诊。症见:近 1 个月自觉汗多,夜晚明显,冲凉后躯干及四肢起风团,以关节部位为甚,伴瘙痒,口苦,纳眠可,二便调。舌淡红,苔薄白,脉弦。

中医诊断:糖尿病汗证;证候诊断:营卫不和。

治法:调和营卫,敛汗祛风止痒。

方药:桂枝加龙骨牡蛎汤加减。

桂枝 15g	白芍 15g	炙甘草 15g	大枣 10g
干姜 10g	煅龙骨 30g(先煎)	煅牡蛎 30g(先煎)	黄芪 30g
乌梅 10g	五味子 10g	防风 15g	银柴胡 15g

7 剂,水煎服,日 1 剂。

复诊:2016 年 6 月 10 日复诊,自诉出汗量明显减少,风团较前减轻,少许瘙痒,自觉疲倦,纳眠可,大便烂,3～4 次/日,舌淡,边有齿痕,苔薄白,脉弦。继续原方基础上加用熟附子 5g(先煎)温肾助阳,7 剂,水煎服,日 1 剂,服药后病愈。

按:《伤寒论》53 条"病常自汗出者,此为荣气和,荣气和者外不谐,以卫气不共荣气谐和故尔。以荣行脉中,卫行脉外,复发其汗,荣卫和则愈,宜桂枝汤。"营卫二气,卫在脉外,敷布于表,司固外开阖之权;营在脉内,调和于五脏,洒陈于六腑。卫营运行不休,密切配合,即为营卫调和。卫气不固,营阴不守,营卫失和,以致自汗出。桂枝汤独擅调和营卫,通过发汗达到止汗之功。本案患者素体虚,营卫失和,故见自汗出;肌肤失养,则见皮疹,皮肤瘙痒。方中桂枝温通卫阳,芍药敛阴和营,二药相配,一散一收,调和营卫;生姜振奋胃阳,大枣滋养胃阴,炙甘草补中以资汗源。加用煅龙骨、煅牡蛎敛汗;黄芪益气固表止汗;过敏煎(银柴胡、五味子、防风、乌梅)养阴祛风止痒。

病案二

患者,郭某,女,50 岁,因烘热汗出 3 个月,加重 1 周于 2018 年 3 月 12 日就诊。病史:患者自诉 3 个月前开始觉下午或夜间发热,自测体温正常,夜晚睡时常觉烘热,有汗出,睡眠易醒,醒后汗止。曾至外院就诊,检查无明显异常,予中药调理后症状无明显改善。

近1周患者自觉夜晚汗出增多，怕热，心烦，遂来诊。现症见：夜间易觉烘热，常有汗出，醒后无明显汗出，心烦，无急躁易怒，夜寐不安，多梦，双手指麻痹，偶有腰酸，无胸闷心悸，无腹胀腹痛，纳可，晨起口稍苦，二便调。近1年患者月经紊乱，经量减少，现月经3个月未来潮。

中医诊断：汗证；证候诊断：肾阴亏虚，心肾不交。

治法：养阴清热，交通心肾。

方药：防己地黄汤、交泰丸合甘麦大枣汤加减。

防风 15g	防己 15g	生地黄 20g	肉桂 2g（焗服）
黄连 10g	白芍 15g	炙甘草 6g	百合 30g
浮小麦 30g	鳖甲 10g（先煎）	龟甲 10g（先煎）	地龙 10g
牡丹皮 15g	栀子 10g	郁金 15g	柏子仁 10g
远志 10g			

水煎服，日1剂，分2次温服，共5剂。

服药后，患者觉夜间烘热感及汗出减少，夜间可安睡。

按：《医碥·汗》："汗者，水也，肾之所主也。内藏则为液，上升则为津，下降则为尿，外泄则为汗。"《医学正传·汗证》："若夫自汗与盗汗者，病似而实不同也。其自汗者，无时而濈濈然出，动则为甚，属阳虚，胃气之所司也；盗汗者，寝中而通身如浴，觉来方知，属阴虚，营血之所主也。大抵自汗宜补阳调卫，盗汗宜补阴降火。"本案为中年女性，恰逢天癸将绝之年岁，《素问·上古天真论》曰：女子"七七，任脉虚，太冲脉衰少，天癸竭，地道不通，故形坏而无子也"。女子到了四十九岁后，任脉和太冲脉气血虚弱衰少，天癸枯竭，月经断绝，形体衰老。天癸竭尽，肝肾之阴不足，肾阴不足不能制约心火，致心火旺盛，则阳不潜藏，故见烘热、汗出、心烦、夜寐不安等症状。选用防己地黄汤、交泰丸合甘麦大枣汤加减，透热而不伤阴，养阴而不恋邪，交通心肾，使得阴平阳秘，诸症得减。《金匮要略·中风历节病脉证并治》"治病如狂状，妄行，独语不休，无寒热，其脉浮，防己地黄汤主之。"防己地黄汤具有滋阴凉血，祛风通络之功效。本患者黄连与肉桂同用，则心肾交于顷刻，又何梦之不安；防风、防己、地龙疏风通络，止双手麻痹；汗出多，加龟甲、鳖甲滋阴潜阳敛汗，浮小麦固涩敛汗；睡眠差，加用柏子仁、远志宁心安神，丹皮、栀子清肝火。

病案三

患者，孙某，男，54 岁，因汗多伴乏力 2 个月于 2016 年 8 月 4 日就诊。现病史：近 2 个月自觉乏力，汗出多，动则汗出，易感冒，咳嗽，少痰，纳眠可，二便调。舌淡，苔薄白，脉沉。既往史：有 DM 病史，现予三短一长胰岛素皮下注射降糖，血糖控制可。体格检查：血压 120/80mmHg，心率 72 次 / 分，律整，双肺呼吸音清，未闻及干湿啰音，双下肢无浮肿。

辅助检查：糖化血红蛋白 5.9%。

胸部 CT：①考虑两上肺继发性结核并两肺播散，两肺门、纵隔多发淋巴结肿大、部分钙化，建议进一步检查。②肺气肿、两上肺肺大泡形成。痰涂片找结核杆菌阴性。

中医诊断：汗证；证型：肺脾气虚。

治法：益气健脾，补肺敛汗。

方药：黄芪桂枝五物汤合桂枝甘草龙骨牡蛎汤加减。

桂枝 15g	白芍 15g	炙甘草 6g	生姜 10g
大枣 10g	黄芪 20g	茯苓 15g	白术 15g
煅龙骨 30g（先煎）	煅牡蛎 30g（先煎）	蚕沙 15g	川萆薢 15g

4 剂，水煎服，日 1 剂。

2016 年 8 月 10 日二诊，患者诉服药后汗出减少，仍觉疲倦乏力，间有皮肤瘙痒，纳眠可，二便调。舌淡红暗，苔薄白，脉沉。

治法：温阳补肾。

处方：金匮肾气丸。

熟附子 10g（先煎）	桂枝 15g	熟地黄 20g	山茱萸 15g
淮山药 15g	泽泻 10g	丹皮 10g	茯苓 15g
杜仲 15g	黄芪 20g	川牛膝 15g	鹿角霜 10g

5 剂，水煎服，日 1 剂。

2016 年 8 月 17 日三诊，患者自诉乏力明显减轻，汗出减少，纳眠可，二便调。

方药：右归丸合玉屏风散。

| 熟地黄 15g | 山茱萸 10g | 杜仲 15g | 细辛 4g |
| 鹿角霜 10g | 熟附子 15g（先煎） | 桂枝 10g | 牛膝 15g |

牛大力 30g   黄芪 40g   白术 10g   防风 15g

淮山药 20g   当归 15g   淫羊藿 15g

7 剂，水煎服，日 1 剂。

按：该患者患消渴病日久，且久患肺痨，正气亏虚，肺脾气虚，故见汗多，易感冒；肾为先天之本，脾为后天之本，脾肾亏虚，故见乏力。治疗以补益五脏之虚为法。先后予黄芪桂枝五物汤、肾气丸、右归丸及玉屏风散，以扶正祛邪。方中以熟地黄、山茱萸、淮山补肾阴，熟附子、淫羊藿、鹿角霜补肾阳，黄芪益气固表，白术益气健脾，防风固表敛汗，当归养血活血，以补真阴真阳，收到良好疗效。

病案四

患者，黄某，女，45 岁，因夜间出汗 3 个月于 2016 年 6 月 23 日就诊。现病史：缘患者体胖盛实，3 个月来出现夜间盗汗，醒来自止，汗出衣被色黄而黏。素感胸部胀闷不适，口干口渴不欲饮水，时有恶心欲呕，心急易怒，白天动则汗出，出汗时测血糖正常。周身疲乏酸痛，大便时干时溏，小便黄赤。症见：盗汗，伴见胸部胀闷不适，口干口渴不欲饮水，时有恶心欲呕，心急易怒，白天动则汗出，周身疲乏酸痛，大便时干时溏，小便黄赤。既往史：既往体胖。有高脂血症、DM 病史，服用格华止 0.5g，bid 治疗，血糖控制可。体格检查：BP：120/80mmHg，心率 75 次 / 分，律齐。舌红、苔黄腻、脉弦滑。辅助检查：血脂四项提示：TG 7.3mmol/L。餐后血糖 7.2mmol/L。

中医诊断：盗汗，证候诊断：湿热壅盛。

治法：清热化湿。

方药：三仁汤加减。

茵陈 15g   藿香 20g   佩兰 15g   白豆蔻 15g

厚朴 10g   黄连 6g   黄芩 10g   薏苡仁 30g

连翘 15g   滑石 20g   车前子 20g   甘草 5g

5 剂，日 1 剂，水煎服。

二诊：患者盗汗等症状减轻，但感气短乏力。舌淡红、苔白腻、脉滑。

茵陈 15g   藿香 20g   佩兰 15g   白豆蔻 15g

厚朴 10g   黄连 6g   黄芩 10g   薏苡仁 30g

连翘 15g   滑石 20g   车前子 20g   甘草 5g

太子参 15g　　　浮小麦 15g　　　白芍 15g　　　　茯苓 15g

白术 15g

7 剂，日 1 剂，水煎服。

三诊：患者服药后上述症状基本消失。

按：本病属中医"消渴汗证"范畴，证属"湿热壅盛"。盗汗一般来讲，阴虚内热居多。但随着人们饮食及生活习惯的改变，目前临床湿热内蕴者并不少见。一般体质肥胖者多见，本类患者以湿热内蕴为标，以气虚为本，予清热化湿法治疗，"通因通用"，取得很好的效果。方中用茵陈、藿香、佩兰、白豆蔻、厚朴、黄连、黄芩、薏苡仁等清热化湿。复诊湿热未清而气虚出现，遂加健脾补气固汗之品治其本。另外建议患者减肥，加强体育锻炼，增强体质。辨证时要善于变通，结合病机，不能一味拘泥于常规辨证，才能获得良效。

（李慧枝）

参考文献

[1] 吕仁和，赵进喜.糖尿病及其并发症中西医诊治学.北京：人民卫生出版社，2009：655-659.

[2] 廖二元.内分泌代谢病学.北京：人民卫生出版社，2012：1379.

[3] 元荣荣，朱丽萍，李丹丹，等.骨髓内皮祖细胞移植治疗糖尿病大鼠周围神经病变的疗效观察.中华内分泌代谢杂志，2015，31（11）：982-987.

[4] 吴崑.内经素问吴注.济南：山东科学技术出版社，1984：38.

[5] 王新华.中医历代医论精选.南京：江苏科学技术出版社，1998：440.

[6] 章清华，吴深涛.汗证治疗进展.长春中医药大学学报，2013，29（1）：178-180.

[7] 张杰，李小娟.李小娟辨证论治汗证经验举隅.中医药临床杂志，2017，29（2）：192-193.

[8] 华传金，张志远，徐远.糖尿病汗证辨治经验.北京中医，2007，26（1）：44-45.

[9] 李振衡.中医药辨证施治糖尿病自汗证.中国当代医药，2010，17（22）：134-135.

[10] 张红.加味桂枝龙骨牡蛎汤治疗糖尿病汗证临床观察.北京中医，2011，30（3）：216-217.

[11] 赵天宇，郭敬，王明琦，等.仝小林以黄芪为主药辨治糖尿病并发症经验.山

东中医杂志，2015，34（11）：871-873.

[12]陈秀龙，蔡克银.加味玉屏风散治疗老年糖尿病多汗证40例.中国老年保健医学，2013，11（5）：53-54.

[13]侯莉娟，林泉营.益气养阴活血法治疗糖尿病汗证56例.四川中医，2011，29（11）：67-68.

[14]尹丽媛.高普运用补阳还五汤治疗糖尿病多汗证经验.中国社区医师，2014，（29）：102，104.

[15]吴颖.当归六黄汤加味治疗消渴并汗证临床观察.浙江中医杂志，2016，51（10）：746.

[16]常凯.血府逐瘀汤加味治疗糖尿病多汗证45例.四川中医，2007，25（3）：70-71.

[17]朱健萍，任永丽.养心通络汤对糖尿病自主神经病变出汗异常的影响.辽宁中医杂志，2014，41（7）：1458-1460.

[18]王凌芬，孙立新，柳宁，等.益心舒胶囊合用脉血康胶囊治疗老年糖尿病汗证的疗效观察.中西医结合心脑血管病杂志，2014，（10）：1217-1219.

[19]黄文莉，杨彦斌.灯盏生脉胶囊治疗老年糖尿病汗证32例疗效观察.云南中医中药杂志，2013，34（2）：28.

[20]时乐，高军，王其兵.孙浩主任运用中药散剂脐疗法的经验?中国中医急症，2015，（4）：642-643.

[21]李伟.除汗敷脐贴治疗糖尿病泌汗异常31例.中医外治杂志，2014，23（4）：12-13.

[22]左莹莹，刘爱华，蒋会琴.自拟降糖止汗方配合耳穴埋籽治疗糖尿病汗证1例.内蒙古中医药，2016，35（10）：104.

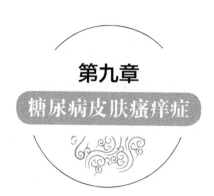

第九章
糖尿病皮肤瘙痒症

第一节　现代医学对糖尿病皮肤瘙痒症的认识

一、流行病学

糖尿病皮肤瘙痒症是指糖尿病患者无肌肤的原发性损害，而以全身或局部皮肤瘙痒为主要临床症状，和（或）伴见肌肤抓痕、结痂、色素沉着、苔藓样变、继发湿疹样变的一种皮肤病。糖尿病合并皮肤瘙痒症的发病率约为 2.7%，糖尿病出现皮肤瘙痒症状的患者是非糖尿病患者的 3 倍，超过 61% 的 2 型糖尿病患者伴发皮肤病变，且本病易合并皮肤真菌感染、细菌感染等，进一步加重皮肤病变。

二、发病机制

目前，糖尿病合并皮肤病的确切病因尚不明确，其发病机制亦比较复杂，主要与以下几点相关：

1. 高血糖

有研究显示，血糖升高，皮肤的含糖量在一定程度上也会增高，正常人皮肤和血液所含葡萄糖量之比为 1∶2，但糖尿病患者的这种比例往往可增至 7∶10。因此，糖尿病患者皮肤所含葡萄糖量高于正常标准，血糖的急剧升高可引起糖尿病患者血浆及组织液渗透压发生变化，从而刺激神经末梢，产生痒感。高糖状态下，皮肤表层下的组织液呈高渗状态，高渗状态使皮肤表层细胞脱水，皮肤水分脱失，加重了皮肤的干燥程度及瘙痒症状。

2. 皮肤干燥

机体皮肤干燥会造成角质增多，使皮肤保湿功能下降，导致真皮细胞水分含量降低，屏障功能被破坏，瘙痒阈值下降，增加皮肤瘙痒的发生概率。有学者通过对造模干燥小鼠的研究发现，干燥小鼠皮肤中的肥大细胞和组胺较正常小鼠显著增加，而组胺则是导致皮肤瘙痒的重要神经递质之一。

3. 糖尿病神经损伤

糖尿病患者外周神经损伤，会导致排汗异常，皮肤角质层水分减少，皮肤干燥，从而出现瘙痒症状，或者感觉神经纤维受损，导致异常不规则放电，亦可诱发皮肤瘙痒。Yamaoka 等人发现跖趾关节麻木及跟腱反射消失是不明原因躯体瘙痒的独立危险因素，由此推断糖尿病皮肤瘙痒可能是神经损伤所致。

4. 微循环异常引起皮肤缺血缺氧

糖尿病患者普遍存在微循环障碍，微循环障碍使皮肤供血供氧量减少，出现营养障碍，随之造成皮肤日益菲薄、脱屑增多，囊毛脱落，久则导致皮肤瘙痒。

5. 糖尿病皮肤细胞代谢异常

糖尿病患者血糖升高，使渗透压增高，导致细胞膜功能发生障碍，葡萄糖不能顺利通过细胞膜进入细胞内，造成细胞代谢异常，一方面处于能源饥饿状态，另一方面不能充分排出代谢产物。神经末梢受到堆积的细胞代谢产物的刺激，诱发机体瘙痒。

6. 其他相关因素

目前研究指出糖尿病皮肤瘙痒症与患者的年龄渐增、高脂血症、病程长、糖尿病性视网膜病变等具有相关性。杨祝辉等人通过研究指出由于老年人的皮肤功能减退，随着年龄的增加皮肤瘙痒会加重，糖尿病合并高脂血症患者，因脂类代谢紊乱，微循环调节机制受损而致皮肤微循环障碍，发生皮肤瘙痒。杨林洪通过研究发现糖尿病患者神经、血管等的病变，会影响血液中的组胺、5-羟色胺、神经肽等神经传导物质对神经、血管活动的调节，包括对机体瘙痒感觉的调节。此外，糖尿病病程越长，出现高脂血症和视网膜病变的概率越高，越容易出现皮肤瘙痒。

三、糖尿病皮肤瘙痒症的诊断

糖尿病皮肤瘙痒症的诊断标准为：①有糖尿病病史。②无原发性皮肤损害。③阵发性的全身或局部皮肤瘙痒，可伴有抓痕、血痂、皮肤肥厚、苔藓样变、色素沉着等。

四、治疗及难点

对糖尿病皮肤瘙痒症的治疗，一般分为原发病的治疗、对症治疗及全身治疗。

（一）原发病的治疗

采用口服降糖药或皮下注射胰岛素，积极控制患者的血糖水平，使空腹血糖 < 7mmol/L、餐后血糖 < 11mmol/L，且控制患者其他并发症的情况，缓解全身的不适。

（二）对症治疗

1. 口服药物治疗：主要为抗过敏、镇静类药物。抗组胺类药物多选用 Hl 受体拮抗剂，如氯苯那敏、氯雷他定、西替利嗪、地西泮、苯海拉明等。另外，还可使用维生素 C、钙剂、硫代硫酸钠等减轻瘙痒症状。对异常顽固的糖尿病全身性瘙痒患者，可酌情给予抗抑郁药物（如多塞平）或抗癫痫药物（如加巴喷丁）。

2. 外用药物治疗：可用炉甘石洗剂、类固醇激素乳剂（如氟轻松乳剂、氟氢化可的松乳剂等）。还可使用石碳酸等降低神经敏感度或局麻药（如恩纳等）减轻症状。

3. 物理及放射疗法：经皮电子神经刺激疗法、矿泉浴疗法、紫外线疗法等。

（三）全身治疗

其一，应避免搔抓和局部的摩擦造成皮肤的外伤，同时尽量保持皮肤的湿润。注意个人卫生，勤洗澡、勤换内衣，避免各种外界不良刺激，如热水烫洗、搔抓、大力擦洗等。饮食上忌鱼虾、海鲜、浓茶、咖啡和酒类等。其二，可以选择保护血管、营养神经、改善微循环的药物，同时积极控制血压和血脂，综合治疗以减轻患者的不适症状。

由以上论述可知，目前糖尿病皮肤瘙痒症的发病机制尚未明确，缺乏针对病因的特异疗法，治疗多以抗过敏治疗及对症治疗为主，虽有一定疗效，但有不良反应，且复发率较高。

第二节 中医诊治进展

在古代文献中虽无对应糖尿病皮肤瘙痒症的病名，但对本病的发病及特点早有论述，如金代刘完素在《三消论》提出："夫消渴者，多变聋盲、疮癣、痤痱之类"，清《外科证治全书》："痒风，遍身瘙痒，并无疮疥，搔之不止""阴痒，三虫在肠胃，因脏虚蚀阴，微则痒，甚则痛……"。现代医家根据其临床表现及皮肤病变特点，将全身性皮肤瘙痒归入中医"风瘙痒""痒风"等范畴；抓破皮肤，血痕累累者称"血风疮"；将局限性皮肤瘙痒归入中医"阴痒""肛门作痒"等范畴。

一、病因、病机

随着现代医家对中医学不断地研究及探索，对糖尿病皮肤瘙痒症的病因病机有了更加深刻的理解，但因研究的侧重点不同，又有着不同的见解，主要有以下观点：

1. 外感病邪

由于气候突变或气候反常，感受当令之时气和非时之气，风、湿、热、毒等邪侵袭，其中风邪为主因，因风为六气之首，百病之长，风邪可夹湿、热、毒等致病。巢元方在《诸病源候论》中亦提出瘙痒与风邪相关，"风瘙痒者，是体虚受风，风入腠理，与血气相搏，而俱往来于皮肤之间，邪气微，不能冲击为痛，故但瘙痒也"。

2. 饮食不节

《素问·痹论》说："饮食自倍，肠胃乃伤"，《素问·生气通天论》云"阴之所生，本在五味；阴之五宫，伤在五味"，明确提出饮食不节、五味偏嗜可以伤及五脏，而现代人过嗜膏粱厚味且安逸少动，加重脾胃负担，损伤脾胃，导脾胃运化失调，酿生湿热，湿热郁蒸于外而作痒。《儒门事亲·刘河间三消论》曰："夫消渴者，多变聋盲、疮、癣、痤痱之类，皆肠胃燥热怫郁，水液不能浸润于周身故也。"岳仁宋等现代医家亦认为本病乃糖尿病患者饮食不节，过食肥甘厚味，久而脾胃损伤，纳运失常，糖毒积滞，壅塞经络血脉而发。

3. 情志失调

《四圣心源·消渴根源》载："消渴者，足厥阴之病也。厥阴风木与少阳相火相为表里，风木之性专欲疏泄……疏泄不遂而强欲疏泄，则相火失其蛰藏"，长期经受过度的精神刺激，或郁怒伤肝，致肝失疏泄，肝气郁滞，气郁化火；或疏泄不利而愈想疏泄，引动相火，火热生风，而发瘙痒。《临证指南医案·三消》记载："心境愁郁，内火自燃，乃消症大病"，劳心竭虑，内伤心神，致心火亢盛，五志化火，蒸达于外，耗伤津液，肌肤被灼，失于濡养，而致瘙痒；或七情内伤致肝、脾、肾、肺功能失常，气机失调，损及人之精气血津液，且"消渴"之证以阴虚为本，燥热为标，瘀血为变，日久则精血亏损，津液匮乏，肌肤失于濡养，或精微输布障碍，气不固肤，血不养肤，津不布肤，而致瘙痒。且正气亏虚，易致风湿燥热之邪外袭或内生伤及肌肤，而加重糖尿病皮肤瘙痒症的症状。陶园等人认为情志失常与糖尿病皮肤瘙痒症密切相关。

4. 禀赋不足

《灵枢·五变》中提出"五脏皆柔弱者，善病消瘅"，体虚禀赋不足者，五脏柔弱，易罹患消渴，消渴病日久，致气阴两虚，体虚卫外不固，易感受风、湿、热、毒等外邪，邪气与血气相搏易产生皮肤瘙痒。《圣济总录》认为："论曰风瘙痒者，表虚卫气不足，风邪乘之，血脉留滞，中外鼓作，变而生热，热即瘙痒"。

《内经》中指出："诸痛痒疮，皆属于心""诸痛为实，诸痒为虚""足厥阴……虚则暴痒，任脉……虚则痒搔"。《伤寒杂病论》中又论述了因"阳气怫郁在表""阳气怫郁不得越"，致营卫不和而痒的病机。关于其病因病机，现代众医家在前人研究的基础上，又提出各自的观点，吴久勤等人认为糖尿病皮肤瘙痒症是阴虚燥热、气阴两虚发展的结果，阴虚易致瘀热内结，瘀热生风而作痒，气虚则血运不畅，终致肌肤失养。苟文伊认为糖尿病皮肤瘙痒症乃肝肾亏虚所致，肝肾精血同源，二者皆属阴，共同滋养肌肤，而消渴病程迁延，久则肝肾亏虚，终致精血不足，肤失所养。王凡认为糖尿病皮肤瘙痒症，其致病当区分体质，老年患者以阴虚质为主，阴虚质易瘀热内结，虚热灼津，津亏液少，脾精亏虚，脾阴亏虚，则肌肤失去濡养，可致血液运行涩滞不畅，发为瘙痒；而年轻患者以湿热质居多，饮食内伤是造成湿热质常见诱因，饮食不节，损伤脾胃，脾胃运化失职，日久则积热内蕴，炎火上熏，灼液伤津，发为瘙痒。魏子孝认为糖尿病皮肤病变致病原因，符合中医学"久病多虚、久病多瘀、久病入络"的特点，认为消渴病早期以阴虚燥热为主，中期以气阴两虚为多，晚期以阴阳两虚为著，消渴病久可损伤肺脾肾，致湿热郁蒸、瘀血内阻之证，而糖尿病皮肤瘙痒症是糖尿病阴虚病机进一步发展，从而造成的局部表现。

归纳起来现代医家多认为糖尿病皮肤瘙痒症的发病乃卫外不固、风邪湿热虫毒等外邪蕴于皮肤、不得疏泄，内因脏腑失调、气血阴阳亏虚、化火伤津等所致。

二、中医药治疗

（一）辨证论治

在中医整体观的理论体系指导下，中医学针对皮肤病变亦特别强调外病内治，因此辨证论治成为中医药治疗糖尿病病变的主要方式。目前医家对糖尿病皮肤瘙痒症有较多的辨证论治观点，主要从以下几方面进行辨证论治。

1. 从疾病的发病特点进行论治

亓鲁光教授在辨证治疗糖尿病皮肤瘙痒症时认为本病初期发病较急，多属热毒壅盛、湿热浸淫，对热毒较盛者，多选用五味消毒饮以清热解毒，对湿热为主者，多选用四妙散加减以清热利湿；中晚期年老体弱，气虚血瘀，多辨为肺脾气虚、血虚肝旺、肝风内动、气阴两虚证，分别选用玉屏风散、地黄饮子、天麻钩藤饮、生脉散加减。吴深涛认为本病多发于糖尿病的中后期，主张从浊毒辨治，缘水谷精微不化酿生浊毒，内生之毒渐伏缓发，首先瘀蓄血分，继则深伏脏腑，由内而外随经络外泛于肌肤致病，亦常与风、火、湿等邪相兼，故见皮肤瘙痒等症，故治宜以培护正气为主，断其生毒之源，兼疏风清热化湿等以解毒。

2. 从疾病的关键病机进行论治

蔡文就教授认为，糖尿病皮肤瘙痒症的病机主要为脾胃升降失常，寒热错杂，湿热郁蒸于外，故治疗首先当培补脾胃化源，调理中焦以和中解毒，不可单纯局限于消风、祛湿、清热、养血等方法，故临床常选用甘草泻心汤加减以寒温并用、标本并治。

3. 从脏腑进行论治

漆云良等人认为，治疗糖尿病皮肤瘙痒症当以肝为核心，主要从肝胆湿热、肝气郁结、肝血亏虚、肝肾阴虚证四个方面进行辨证施治。而胡恒昶等人认为治疗糖尿病皮肤瘙痒症当治"肺"与治"血"互相结合，着重从"肺"论治，辨证分为肺气郁闭证、肺胃热盛证、肺气亏虚证、肺阴不足证，治疗方药分别为五磨饮子合三拗汤、加减枇杷清肺饮合增液承气汤、参苓白术散加减、百合固金汤加减。王凡主任注重从脾论治，认为老年患者以阴虚质居多，应遵循《内经》甘淡滋补脾阴的原则；而年轻患者以湿热质居多，治当以健脾燥湿为主。

由此可见，中医辨证论治糖尿病皮肤病变在临床上缺乏较为统一规范的辨证分型治疗方案，故中华中医药学会针对糖尿病皮肤病变不同的病变特点，分别辨证，为临床治疗提供了指导。症为皮肤瘙痒者，治宜消风活血为主，辨证分为：①风热久郁证，治以解表清热、搜风止痒，方选乌蛇祛风汤（《朱仁康临床经验集》）；②血热生风证，治以凉血清热、消风止痒，方选止痒熄风汤（《朱仁康临床经验集》）加减；③阴虚血燥证，治以养血润燥、消风止痒，方选当归饮子（《证治准绳》）加减；④下焦湿热证，治以清热祛湿、消风止痒，方选龙胆泻肝汤（《兰室秘藏》）加减；⑤瘀血阻滞证，治以活血化瘀，消风止痒，方选桃红四物汤（《医宗金鉴》）加减。

（二）内服中药方剂防治糖尿病皮肤病有效的临床证据

各医家在临床实践中不断继承与创新，故出现了许多临床有效的专方专药，且日益凸显出其简便的优势。如甘某证实自拟消痒方（黄芪、山药、桑椹、刺蒺藜、玄参、野菊花、鸡血藤、丹参等）能明显减轻、改善糖尿病皮肤瘙痒症气阴两虚、热壅血瘀证患者的症状及体征。李红霞运用麻蝉四二汤（生麻黄 10g、蝉蜕 6g、乌梢蛇 15g、赤芍 15g、白芍 20g、当归 20g、菟丝子 20g、女贞子 15g、墨旱莲 15g、鸡血藤 20g、生地 15g、荆芥 10g、僵蚕 12g、川芎 10g、枳壳 10g、黄柏 10g、土茯苓 20g、连翘 15g、苦参 20g、白鲜皮 15g、皂角刺 12g）辨治糖尿病皮肤瘙痒症之阴虚风燥证，其在减轻、改善皮肤瘙痒症状及体征方面，有效率可达 93.33%，且疗效优于氯雷他定治疗组。卢晓燕等运用当归六黄汤加味治疗糖尿病皮肤瘙痒症，总有效率为 95.2%，明显优于对照组。赵峰等认为本病病机虚实夹杂、本虚而标实，故采用荆防止痒方（石膏、知母、黄芩、生地、荆芥、地肤子、蒺藜、白鲜皮、白芍、生山楂、山萸肉、丹皮、赤芍、当归、生甘草）加减以养阴润燥、凉血祛风，临床观察此方治疗糖尿病皮肤瘙痒症有效率为 96.87%，且复发率低。张建等运用当归饮子加味口服治疗糖尿病皮肤瘙痒症总有效率为 81.1%。施红治疗证属阴虚血燥之糖尿病皮肤瘙痒症，采用石斛合剂以滋阴清热、散风透疹。耿以安采用自拟养血润肤汤（何首乌、熟地、生地、当归、鸡血藤、白芍、牡丹皮、白蒺藜、乌梢蛇、黄芪、太子参）加减治疗糖尿病皮肤瘙痒也取得较好的临床疗效。王首帆等临床运用仙方活命饮加减治疗糖尿病皮肤病变，取得良好的治疗效果。

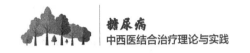

三、中成药及外治法

1. 中成药治疗

在中成药治疗方面，卢言琪认为糖尿病皮肤瘙痒症多由血热或血虚化燥生风所致，风动作痒，故采用清热凉血、养血润燥之消银颗粒，取得较好疗效。任昌伟认为老年糖尿病患者胃肠功能减退，易出现胃肠腑实，致腑气壅而化热，加之素体多肝肾阴虚，阴虚内燥，故内外邪热郁于肌肤，发为瘙痒，选用六味地黄丸合防风通圣丸疏风泻热通便、养阴润燥止痒，切合病机，收获良效。苏致国等自制的乾坤丹Ⅶ号具有滋阴清热、祛风利湿、透表止痒的功效，治疗糖尿病皮肤瘙痒症临床疗效显著。蒋晨杰等证实止痒颗粒在治疗糖尿病皮肤瘙痒症方面收效颇著。

2. 中医外治法

中医外治法具有简便、价廉、直达病所等特点，且在临床上能取得较好的治疗效果，在皮肤疾病治疗中被广泛运用。

中医外治法在治疗糖尿病皮肤病变中运用较多的为中药熏洗及涂擦法，如中华医学会颁布的《糖尿病合并皮肤病中医诊疗标准》中提出运用苦参酒（苦参、百部、野菊花、凤眼草、樟脑）外涂方法治疗糖尿病皮肤瘙痒症，女性二阴瘙痒者，可用苦参、蛇床子、石榴皮、明矾水煎，洗患处。苗林艳等认为糖尿病皮肤瘙痒症多因阴虚致血虚生风生燥、肌肤失养，或因风湿蕴于肌肤，不得疏泄引起，故选用防风、苦参、荆芥、白鲜皮、蛇床子、当归各30g煎汤外洗治疗该病。毛叶等拟祛风止痒方（艾叶、苍术、蒲公英、苦参、生麻黄、薄荷、蛇床子、地肤子、土茯苓、大青叶、冰片、枯矾）水煎擦洗外治糖尿病皮肤瘙痒症，其有效率可达90.0%。朱海燕等用消风散化裁的消风止痒汤（生地、防风、苦参、当归、刺蒺藜、白鲜皮等）熏洗患处，使药力直达病所，从而达到滋阴润燥、祛风止痒的目的，取得了良好的临床疗效。

除中药熏洗、涂擦外，针灸对治疗糖尿病皮肤瘙痒症亦有其独特的优势。针灸疗法治疗本病的方式主要包括针刺、耳针、电针等，针灸论治糖尿病相关疾病主要基于脏腑经络理论，但在治疗疾病时的具体辨证取穴，各家不同。如田菁治疗糖尿病皮肤瘙痒症，在基础治疗上予针刺曲池、合谷、血海、足三里、三阴交、阴陵泉、膈俞、太冲，治疗效果显著。周国荣治疗糖尿病皮肤瘙痒症时，一般毫针针刺关元、气海、三阴交、足三里，合并有瘀血征象者加用梅花针叩刺。洪英明认为糖尿病皮肤瘙痒多因病患自主神经功能

244

衰退，或因感觉神经出现反应性改变而引发，而耳自主神经的皮肤－内脏反射机制为耳穴治疗糖尿病皮肤瘙痒症提供了理论依据，且临床证实通过相应部位耳穴可疏通局部气血、益气养血，治疗总有效率为93.33%。

其他外治法，如姜爱华等将紫草制成油剂，涂擦瘙痒处或外敷于患处皮肤，通过其收敛、解毒、消炎、止痒功效，改善患者皮肤局部循环，且具有去腐生肌功能，对糖尿病皮损具有较好的治疗效果。范圣华经皮用电刺激足三里、三阴交等穴位治疗糖尿病皮肤瘙痒症，经治疗后患者皮肤瘙痒、干燥、脱屑、皲裂等症状均有减轻。

四、调护

1. 保持皮肤的清洁

避免用手搔抓、摩擦及用刺激性药品来止痒，要勤洗澡及更换内衣，以宽松、透气性好的棉质内衣为好。洗澡时的水温宜控制在37～40 ℃，选用中性洗涤液或肥皂，不要用毛巾用力擦洗皮肤，浴后可擦护肤霜或润肤油以保持皮肤湿润。

2. 注意观察皮肤

随时观察有无充血、红肿、破溃、糜烂等情况，若出现皮肤损伤，应及时就诊。

3. 避免指（趾）甲过长

应勤剪指（趾）甲，但剪指（趾）甲时应保持指（趾）甲与手指（脚趾）缘平齐，略呈弧形，不可修剪太深，以免损伤皮肤。

4. 稳定情绪，控制血糖

要保持乐观心态，适当调节饮食、忌吃辛辣食物、戒烟戒酒、合理运动，应用降糖药物，把血糖控制在正常范围内。

五、经验举要

我们认为糖尿病皮肤瘙痒症是在糖尿病的基础上出现的，故较之非糖尿病者，其病因病机及治疗必有自己的特点。我们结合多年的临床经验，形成了自己的观点。"阴津亏虚，燥热偏盛"乃消渴病的基本病机，消渴病迁延日久或治疗不当，会导致脏腑功能失调，气血阴阳亏虚，气虚生痰，久病致瘀，痰瘀互结，则变证由生，糖尿病皮肤瘙痒为消渴之变证，乃因阴津亏虚，燥热内生，气血亏虚，血脉无以充盈，血行不畅而致血瘀，血虚、血热、血瘀皆可生风，加之久病脾虚易生内湿，或腠理卫外不固，外感风邪、湿热、虫毒等邪气，邪郁于肌肤，肌肤失养，则出现皮肤瘙痒之症。

（一）辨证分型

本病多属本虚标实之证，其病变在血脉，实则责之肺脾肝肾；以阴血亏虚为本，以血燥、血热、血瘀或招致风、热、湿、毒为标，但久病正虚者，发时亦多虚实、寒热错杂，易多个证型合并出现，增加治疗难度，故治疗当按病程新久及全身症状辨明虚实主次。虚证当进一步明确虚之阴阳属性和虚之脏腑所在，根据其病因病机，当辨证分为以下证型：

1. 下焦湿热证

症状：皮肤瘙痒剧烈，多伴有皮疹，皮疹颜色较红，可见渗液、溃烂等，好发于下身，多呈对称性，伴呕恶，纳呆，肢体困重，便溏不爽，或汗出热不解，女性可见带下较多，色黄，阴痒，舌红苔白腻或薄黄腻，脉弦滑。

治法：清热祛湿，消风止痒。

方药：龙胆泻肝汤加减（龙胆草、栀子、黄芩、木通、泽泻、车前子、柴胡、甘草、当归、生地）。此方出自《医方集解》，此足厥阴、少阳药也。龙胆泻厥阴之热，柴胡平少阳之热，黄芩、栀子清肺与三焦之热以佐之，泽泻泻肾经之湿，木通、车前泻小肠、膀胱之湿以佐之，然皆苦寒下泻之药，故用当归、生地以养血而补肝，用甘草以缓中而不伤肠胃，为臣使也。清•黄元御在《四圣心源》中说："消渴者，足厥阴之病也……风木之性，专欲疏泄，疏泄不遂，则相火失其蛰藏。"郑钦安在《医理真传》中则进一步指出"消症生于厥阴……厥阴下木而上火，风火相煽，故生消渴诸症"。两位医家都强调，消渴责之于肝。《银海精微》认为："痒极难忍者，肝经受热，胆因虚热，风邪攻充，肝含热极，肝受风之燥动，木摇风动，其痒发焉"，故治疗当"肝火在上在外者以清之，肝火在下在内者以泻之"，现代医家运用此方治疗肝胆实火上炎或肝胆湿热下注之皮肤病变，可获良效。

2. 瘀血阻滞证

症状：瘙痒剧烈，抓破后乌血流溢，皮疹呈暗红色，散布全身，或凝聚结块，或融合成片，舌质暗，苔薄，脉细涩。

本证多见于中老年患者，患者消渴病日久，体质虚弱，气血亏虚，气血运行迟滞，瘀血阻滞经络，肌肤失养，不荣则痒。

治法：活血化瘀，消风止痒。

方药：血府逐瘀汤加减（桃仁、红花、当归、生地黄、牛膝、川芎、桔梗、赤芍、枳壳、甘草、柴胡）。此方出自清代名医王清任《医林改错》，本为治疗"瘀血内阻胸部，气机郁滞所致胸痛胸闷"的方剂，本方加减可通治各种瘀血阻滞之证。王艳运用本方治疗顽固性皮肤瘙痒症，每获得良效。

3. 血虚风燥证

症状：皮肤干燥，少汗，脱屑，甚则干裂、出血，伴有头晕、心悸、面色无华，舌淡苔白，脉弦细。

治法：养血润燥，祛风止痒。

方药：当归饮子加减（当归、白芍、川芎、生地黄、白蒺藜、防风、荆芥穗、何首乌、黄芪、炙甘草）。本方出自《证治准绳》"及形势已定，则无论虚实……经久不愈血燥者，服当归饮子。"历代医家称之为调养气血，祛风润燥之剂。方中内含四物汤之归、芎、地、芍，滋阴养血以治营血不足，同时取其"治风先治血，血行风自灭"之义；防风、荆芥穗疏风止痒；白蒺藜平肝疏风止痒；黄芪益气实卫固表；何首乌滋补肝肾，益精血；甘草益气和中，调和诸药。全方益气固表而不留邪，疏散风邪而不伤正，有补有散，标本兼顾。此方应用广泛，对各类皮肤病均有较好的临床疗效，诸多医家用此方治疗阴虚血燥之糖尿病皮肤瘙痒症。

4. 阴虚血燥证

症状：皮肤干燥，瘙痒，抓痕，血痕满布，舌红苔薄或少，脉弦滑。

治法：滋阴凉血，消风止痒。

方药：防己地黄汤加减（防己、桂枝、防风、甘草、生地黄）。选自《金匮要略》，方中重用生地黄滋补真阴，凉血养血为君；防己善搜经络风湿，兼可清热为臣；防风、桂枝调和营卫，解肌疏风为佐；甘草调补脾胃，和协诸药为使。配合成方，共奏滋阴凉血，祛风通络之功。

5. 营卫不和证（脾气虚证）

症状：皮肤瘙痒，有红疹红斑，色淡红，遇风瘙痒尤甚，或伴有皮疹多发无定处，或皮肤仅有瘙痒，皮疹不甚明显，面色无华，倦怠乏力，时有自汗或无汗，纳谷不香，舌淡苔白，脉细。

治法：调和营卫，祛风止痒。

方药：麻黄桂枝各半汤加减（桂枝、芍药、麻黄、生姜、炙甘草、大枣、杏仁）。出自《伤寒论》"太阳病得之八九日，如疟状，发热恶寒，热多寒少，其人不呕，清便欲自可……面色反有热色者，未欲解也，以其不能得小汗出，身必痒，宜桂枝麻黄各半汤。"此说明有邪在表留恋不解，以致阳郁不得泄，欲出而不得出，邪郁肌表不得发散，故皮肤必发痒，故治宜以桂枝麻黄各半汤小发其汗。

6.寒热错杂证

症状：周身皮肤瘙痒剧烈，病情缠绵，经久难愈，皮肤可有皮疹、抓痕、血痂、水疱、渗液或皮肤肥厚呈苔藓样变，口干口苦，心烦，不思饮食，大便或结或稀溏，四肢不温，舌质淡胖，边有齿印，苔黄，脉弦。

治法：清上温下，攻补兼施，祛风止痒。

方药：乌梅丸加减（乌梅、花椒、细辛、附子、干姜、桂枝、人参、当归、黄连、黄柏）。本方出自《伤寒论》"厥阴之为病，消渴，气上冲心，心中疼热"，本病为消渴病变证，病久，病机复杂，病情往往复杂多变，探析其病机，与厥阴肝关系密切，病机寒热错杂、虚实夹杂，单用寒热无法完全满足寒热错杂之证的需要，正如《素问·至真要大论》言："奇之不去则偶之，是谓重方；偶之不去，则反佐以取之，所谓寒热温凉，反从其病也。"乌梅丸作为厥阴病主方，方中乌梅滋肝泄肝；附子、桂枝、细辛、花椒与党参、当归同用，辛甘温阳，与黄连、黄柏配伍，辛苦通降，诸药合用共奏酸收熄风，辛热助阳，酸苦坚阴，寒热温凉，攻补兼施。

（二）加减法

若皮疹、皮肤色鲜红，受热痒增，遇冷痒减，可酌加清热凉血之品，如犀角地黄汤、红条紫草、旱莲草、茜草等。

若皮肤瘙痒剧烈，可加过敏煎（乌梅、防风、五味子、银柴胡）。过敏煎是名中医祝谌予之验方，方中乌梅酸涩收敛、化阴生津；防风辛温解表散风胜湿；五味子酸甘而温、益气敛肺、补肾养阴，银柴胡甘寒益阴、清热凉血。诸药合用，有收有散，有升有降，有补有泄，阴阳并调，此方在治疗皮肤病变方面应用广泛。

皮肤剧烈瘙痒，常可伴见心烦躁动、焦虑抑郁、惶恐失眠、食欲不振等症状，可适当加用疏肝理气、养心安神的药物，如柴胡、郁金、香附、合欢皮、白芍、酸枣仁、首乌藤、远志、柏子仁等。

（三）风类药物的使用

糖尿病皮肤瘙痒多与风邪相关，且阴虚、血虚、血热、血瘀等亦可生风，故在辨证的基础上亦常适当加入风类药物以祛风邪。风类药物是一类气薄质轻、发散上升的药物。李东垣在《内外伤辨惑论》中提出："味之薄者，诸风药是也，此助春夏之升浮者也"，治疗上其十分善于运用风类药物，在其创立的升阳诸方中普遍运用了柴胡、防风、独活、羌活等风类药物，取其生发肝胆春升之令，提举清阳之意。清代徐大椿在《神农本草经百种录》中云："凡药之质轻而气盛者，皆属风药。"清代龙之章在《蠢子医》中评价风药："治病须要兼风药，不兼风药不合作。" 风类药物大多为解表、祛风湿药，部分为活血药及其他治风药，一方面能辛散透邪、化湿祛痰，以宣畅气机、解郁通阳；另一方面可发散开郁、通阳活血，温通经脉，推动气血运行，滋养血脉，消除瘀血。医家普遍把防风、荆芥、葛根、柴胡、升麻、羌活、独活、威灵仙、川芎、白蒺藜等归为风药范畴，亦有医家把钩藤、海风藤、鸡血藤、络石藤等藤类药物也纳入风药范畴，在治疗糖尿病皮肤瘙痒症时常酌加风类药物，每获良效 。

（四）外洗方药

对于糖尿病皮肤焮红瘙痒、有渗液者，中西医除内治以外，常以海藻 30g、昆布 30g、苦参 30g、蛇床子 30g 等煎水药浴，一般可在瘙痒时或入睡前浸泡皮肤，或用软布浸药液擦洗皮肤 20 分钟，浸洗后，再用清水清洗，保持皮肤清洁。海藻泻肝胆之火、散结气痰郁，昆布清热化痰、软坚散结，苦参清热解毒、燥湿杀虫，蛇床子散寒祛风、燥湿杀虫，有研究表明苦参中的生物碱类及黄酮类成分与蛇床子中的简单香豆素类成分具有止痒的功能，且在瘙痒治疗过程中发挥了协同作用。

（简小兵　谢恬恬）

六、验案举要

病案一

患者龙某，男，72 岁，1944 年 4 月 1 日出生，初诊日期：2016 年 12 月 3 日，发病节气：小雪。

主诉：反复口干多饮 5 年，四肢皮肤瘙痒 3 个月。

现病史：患者 5 年前无明显诱因出现口干多饮，无多尿，无视物模糊，无四肢麻木、乏力，遂到当地医院就诊，测随机血糖 16.6mmol/L，予口服降糖药二甲双胍、吡格列酮等治疗，症状稍减轻，出院后继续服药，降糖方案为：二甲双胍 0.5g，tid，吡格列酮 30mg，qd，未自行监测血糖。3 个月前患者出现四肢皮肤瘙痒，以手足掌心为主，局部皮肤紫暗，表面伴白色鳞屑，无明显疼痛，曾多次到外院门诊就诊，经治疗后（具体不详）症状缓解不明显，现为求进一步诊治，至我院门诊就诊。现症见：精神疲倦，稍有头晕，口干多饮，无视矇，手足掌心皮肤瘙痒难忍，影响夜间睡眠，胃纳差，睡眠欠佳，二便调。

既往史：有高血压病病史。

过敏史：无。

体格检查：身高：174cm，体重：62kg，BMI：20.47kg/m²，血压 138/72mmHg，心率 81 次 / 分，律齐。手足部掌心皮肤干燥脱皮，色暗红，肤温不高，无溃疡形成，双足背动脉搏动尚可，10g 尼龙丝试验阴性。舌淡暗，苔薄白，脉弦沉。

辅助检查：随机血糖：17.8mmol/L。

中医诊断：①消渴；②湿疹。

证候诊断：风湿相搏，营卫不和。

西医诊断：① 2 型糖尿病；② 2 型糖尿病性皮肤病变。

治法：调和营卫，祛风止痒，除湿通络。

处方：桂枝汤、防己黄芪汤合过敏煎加减。

防己 10g	防风 15g	桂枝 15g	生地黄 60g
黄芪 15g	乌梅 15g	五味子 10g	银柴胡 15g
白芍 30g	炙甘草 10g	熟附子 10g（先煎）	山茱萸 15g

上方 5 剂，日 1 剂，水煎服 2 次，第三次煎好后外洗手足皮肤。

复诊：12 月 17 日复诊，诉皮肤瘙痒减轻，手足心皮肤仍有脱屑，予以桂枝汤合过敏煎加减，7 剂，症状消失。

按：《素问·通评虚实论》曰："凡治消瘅、仆击、偏枯、痿厥，气满发逆，肥贵人，则高粱之疾也"。缘患者饮食不节，嗜食肥甘厚腻，损伤脾胃，脾胃功能受损，致水湿运化不利，津液无以上承于口，发为消渴。水湿聚而为痰，郁久化热，痰热互结，耗伤津液，故见口干口渴。《金匮要略》曰："风湿，脉浮，身重，汗出恶风者，防己黄芪汤主之。"风邪外侵，营卫不和，邪郁肌肤，故见四肢皮肤瘙痒，故治疗以调和营卫，祛风止痒，除湿通络为法，方用桂枝汤、防己黄芪汤合过敏煎加减。方中桂枝调和营卫，解肌疏风，防己善搜经络风湿，黄芪补气固表，重用生地黄滋补真阴，凉血养血，与白芍相配敛阴收汗，生津舒筋，熟附子、山茱萸温阳助气，过敏煎（银柴胡、防风、乌梅、五味子）祛风止痒，炙甘草补益脾胃兼调和诸药，全方相伍，共奏调和营卫，祛风止痒，除湿通络之功。

（简小兵　谢恬恬）

病案二

患者钟某，女，55岁，初诊日期：2018年3月20日。

主诉：全身皮肤反复散发细小风团伴瘙痒、红疹1年，加重1周。

病史：患者于1年前开始无明显诱因出现全身皮肤散发细小风团，瘙痒明显，遇风或夜间发作频，汗出后消退，消退后无皮疹。近1周又出现全身皮肤瘙痒，伴有红色风团，怕风，双肩部疼痛，活动受限，无口干口苦，纳可，眠一般，夜尿1~2次，大便调。舌淡暗，苔白腻，脉沉。

既往有2型糖尿病病史5年，现口服利格列汀5mg，qd降糖，血糖控制良好，PBG：5.6mmol/L。

中医诊断：①皮肤瘙痒症；②消渴病，证型：脾肾阳虚证。

西医诊断：①荨麻疹；②2型糖尿病。

处方：

熟附子15g	桂枝15g	白芍30g	炙甘草10g
干姜10g	秦艽15g	木瓜30g	防风15g
羌活15g	砂仁6g	川芎15g	麻黄6g
苦杏仁10g	芥子15g	蜈蚣2条	鹿角霜10g
熟地黄15g			

7剂，水煎服，每日1剂。

复诊：2018年4月3日。

症状：药后无荨麻疹发作，皮肤瘙痒较前明显减轻，无红疹，双肩部疼痛好转，疲倦乏力，纳眠可，二便调。舌淡暗苔薄白，脉沉。

处方：熟附子 15g　　桂枝 15g　　白芍 15g　　炙甘草 6g

　　　　生姜 20g　　　大枣 10g　　麻黄 6g　　　苦杏仁 10g

　　　　黄芪 60g　　　防风 15g　　白术 15g　　当归 15g

　　　　川芎 15g　　　何首乌 30g

　　　　7 剂，水煎服，每日 1 剂。

按：本案消渴病皮肤瘙痒症的病机为脾肾阳虚，卫外不固，风邪常入侵所致，符合《伤寒杂病论》中因"阳气怫郁在表""阳气怫郁不得越"，致营卫不和而痒的病机。《伤寒论》中："太阳病，得之八九日，如疟状，发热恶寒，热多寒少，其人不呕，清便欲自可，一日二三度发。脉微缓者，为欲愈也；脉微而恶寒者，此阴阳俱虚，不可更发汗、更下、更吐也；面色反有热色者，未欲解也，以其不能得小汗出，身必痒，宜桂枝麻黄各半汤。"正邪相争于体表，外邪侵犯肌表，机体奋起反抗抵御外邪，欲通过聚集津液发汗驱邪外出，但正不胜邪，欲汗不汗，反使津液困于肌肤之间不得汗出而作痒。肺主气，主宣发，外合皮毛，皮肤与肺的关系密切相关，皮肤必须依赖肺气的功能才能润泽。此时用桂枝麻黄各半汤温发其汗，不错失发汗时机，使外邪随汗而泄，津液输布通畅，继续滋养濡润肌肤，令邪去痒止。

本案合用当代名方过敏煎，过敏煎是名老中医祝谌予之验方，由银柴胡、五味子、乌梅、防风组成，方中方用银柴胡甘寒益阴，清热凉血；防风辛温解表散风胜湿；乌梅酸涩收敛，化阴生津；五味子酸甘而温，益气敛肺，补肾养阴，有收有散，有补有泄，有升有降，取银柴胡、防风之散与乌梅、五味之敛，可阴阳具调，营卫和调，则瘙痒可止。

桂枝麻黄各半汤合过敏煎常用于消渴病皮肤瘙痒症属阳虚证者。

（简小兵　谢恬恬）

病案三

患者吴某，女，62 岁，就诊日期：2015 年 12 月 24 日，发病节气：大雪。

主诉：反复皮肤瘙痒 9 个月。

现病史：患者 9 个月前无明显诱因开始出现躯干及四肢块状皮疹，突出皮肤，色红，瘙痒，曾在外院就诊，查 IgG（+），过敏原测试：螨虫（++），血糖正常。否认肾病、肝胆疾病史。西医予抗过敏之内服及外用药物，症状反复。曾在我院皮肤科就诊，予消风散加减治疗，未见好转。刻见：躯干及四肢块状皮疹，突出皮肤，色暗红，皮疹干，无渗液。口干苦，皮肤瘙痒，手心发热，腰酸，大便硬，2~3 日一行，舌红干苔微黄，脉数。

既往史：糖尿病病史 10 年，现以瑞格列奈（诺和龙）2mg，tid 口服，血糖控制良好，HbA1C 在 7% 左右。

过敏史：无。

体格检查：躯干及四肢块状皮疹，突出皮肤，色暗红，皮疹干，无渗液。

辅助检查：外院查 IgG（+），过敏原测试：螨虫（++），血糖正常。

中医诊断：湿疹；消渴病。

证候诊断：肝肾阴亏，虚风内扰。

西医诊断：湿疹；2 型糖尿病。

治法：治宜滋补肝肾，祛风止痒，佐以化湿清热。予大定风珠加减。

处方：阿胶 10g（烊）　　甘草 10g　　生地黄 20g　　麦冬 15g

白芍 15g　　五味子 15g　　火麻仁 15g　　牡蛎 15g（先煎）

龟甲 15g（先煎）　　白鲜皮 15g　　地肤子 15g　　黄芪 20g

桑寄生 20g

水煎服，日 1 剂，连服 4 天。

复诊：皮肤瘙痒减轻，皮疹颜色变浅，大便通畅，腰痛缓解，脉由数转弦。上方去桑寄生，白芍加量至 20g，加郁金 15g，牡丹皮 15g。诸症渐愈。随访 2 个月，皮肤瘙痒消失，病情稳定。

按：本案患者消渴日久，耗伤阴液，皮肤失去阴液濡养，故见皮肤瘙痒。手心发热、大便硬，2~3 日一行，舌红干、脉数均为阴虚内热之象。皮肤痒与风有关，风邪有外风及内风之分，之前予消风散治疗，疗效欠佳，考虑患者肝肾阴虚，虚风内扰，此风为"内风"，故投以大定风珠以滋补肝肾，祛风止痒。方中阿胶为血肉有情之品，善补阴液而熄内风；芍药、甘草、五味子酸甘化阴，补阴敛阳；生地黄、麻仁、麦冬滋阴养液；生龟板、生牡蛎滋阴潜阳以熄风；白鲜皮、地肤子清热润燥止痒；郁金、牡丹皮疏肝解郁，凉血止痒，解除患者因瘙痒引致的心烦焦虑之情，全方药中病机，故疗效卓著。

（简小兵　谢恬恬）

病案四

患者马某，女，81 岁，以"反复口干多饮多尿 11 年，皮肤瘙痒伴咳嗽 1 周"为主诉于 2019 年 4 月 15 日收入科室。

现病史：患者 11 年前无明显诱因出现口干，多饮，多尿，伴消瘦、疲倦乏力，于我院门诊就诊，测空腹血糖 12mmol/L，诊断为 2 型糖尿病。1 年前在我院诊断为糖尿病周围神经病变，修改降糖方案为：格列美脲片 4mg，qd，二甲双胍 500mg，tid，阿卡波糖 50mg，qd，利格列汀 5mg，qd，平素未规律监测血糖。半个月前患者口干多饮症状加重，遂至我院门诊就诊，测随机指尖血糖 26.7mmol/L，当时患者拒绝住院治疗，在原降糖方案基础上加用门冬 30 胰岛素早 14U 晚 10U 皮下注射，自测空腹血糖 10～13mmol/L。1 周前患者无明显诱因出现躯干部皮肤瘙痒，局部见散在红色皮疹，伴有咳嗽咳痰，痰多色白质稀，曾于我院门诊就诊，于中药及头孢克洛 0.125g，bid，2 天，氯雷他定抗过敏治疗后症状未见缓解，现为求进一步治疗入我院住院。现症见：精神疲倦，口干多饮，喜饮冷水，咳嗽咳痰，痰多色白质稀，胸背腹部皮肤瘙痒，满布鲜红色皮疹，双手麻木不适，无痛性痉挛，无鼻塞流涕，无发热恶寒，无胸闷气促，纳眠一般，小便频数，泡沫尿，大便初硬后溏。

既往有高血压病史 19 年，血压最高 180/90mmHg，目前降压方案：氨氯地平阿托伐他汀钙片 1 片，qd，美托洛尔 12.5mg，qd，血压控制在（120～130）/（70～80）mmHg。有冠心病史 10 余年，现服用阿司匹林肠溶片 100mg，qd，心血康胶囊 200mg，tid。有腰椎间盘突出病史、腰 3 椎体压缩性骨折病史，现未予药物治疗。暂未发现食物药物过敏，无手术史，无输血史。

查体：体温 36.8℃，呼吸 19 次/分，血压 123/75mmHg，胸背腹部皮肤色红，满布鲜红色皮疹、水疱，按之褪色，双肺呼吸音粗，右中下肺可闻及细湿啰音，心率 73 次/分，律整，各瓣膜未闻及病理性杂音，舌红，有瘀斑，苔薄黄，脉弦细。

辅助检查：血常规：WBC：11.33×10^9/L，N%：79.1%，Hb：93g/L。血清 β-羟基丁酸（－）。糖化血红蛋白：12.6%。生化：GLU 22.36mmol/L，HCO_3 20.2mmol/L，CR 100μmol/L，CRP：16.8mg/L，余项正常。心电图：窦性心率，T 波改变。胸片：左下肺少许炎症。

中医诊断：消渴（阴虚血燥夹有血瘀）。

西医诊断：①2型糖尿病性皮肤病变，2型糖尿病性周围神经病变；②肺炎；③高血压3级很高危组；④冠状动脉粥样硬化性心脏病，心功能2级；⑤阿尔茨海默病。

入院后西医予胰岛素泵强化降糖、拉氧头孢抗感染，皮肤科会诊后加用硫代硫酸钠、维生素C、咪唑斯汀抗过敏及抗血小板聚集、控制血压、改善循环等治疗。中医方面以急则治其标，缓则治其本为原则，患者口干多饮，喜饮冷水，胸背腹部皮肤色红，散在鲜红色皮疹及小水疱，按之褪色，舌红，有瘀斑，苔薄黄，脉弦细，考虑阴虚血燥夹有血瘀证，治疗上予防己地黄汤合犀角地黄汤加减以滋阴养血清热，凉血活血祛风。

处方：防己10g 　　防风15g 　生地黄60g 　墨旱莲30g

紫草30g 　　　茜草10g 　牡丹皮15g 　赤芍15g

水牛角30g（先煎）玄参20g 　麦冬15g 　蒺藜15g

每日1剂水煎至150ml，早晚分服，共3剂。

2019年4月17日：服中药两天后大便通畅，皮肤潮红及瘙痒减轻，皮疹及水疱向颈部蔓延，舌脉同前。

中药方面：在原方基础上生地由60g减至40g，牡丹皮由15g减至10g，赤芍由15g减至10g，水牛角由30g减至20g，并加用蜂房10g，细辛6g，两面针10g，牛膝15g。

每日1剂，水煎至150ml，早晚分服，共3剂。

2019年4月20日：服药后皮肤红疹明显减少，瘙痒减轻，水疱已破溃，可见脱屑。效不更方，继续予上方3剂煎服。

2019年4月23日：胸背部皮肤无红疹，无瘙痒，有脱屑，少许咳嗽咳痰，痰白量多，舌淡暗，苔薄白，脉弦细。

处方：防己10g 　　防风10g 　生地黄30g 　墨旱莲30g

紫草30g 　　　茜草15g 　牡丹皮20g 　赤芍20g

水牛角20g（先煎）玄参20g 　麦冬15g 　蒺藜10g

两面针15g 　　浙贝母15g 紫菀15g 　　款冬花15g

痊愈出院。

按：皮肤病变并发于"消渴病"的基础上，阴虚燥热是本病的基本病机。本案患者燥热灼津，则口干多饮，喜饮冷水；血燥生风，乃致肌肤瘙痒或皮肤脱屑；燥热入血则皮疹颜色鲜红；舌脉均为阴虚血燥夹有血瘀之征。防己地黄汤载于《金匮要略·中风历节病》，是张仲景治疗心虚热发狂证的代表方："治病如狂状，妄行，独语不休，无寒热，其脉浮"，本方属清热凉血祛风之剂，功兼养血滋阴，临床上可应用于阴虚血燥之皮肤病，方中生地清热凉血，养阴生津；防风"主大风"，温而不燥；防己祛风泄湿，主"热气诸痫"，防己、防风相须以祛风散邪；本方不仅示人以养血息风之法，也为后世阐明了内风证的用药配伍方法，即重用平息内风药的同时，佐以少量驱散外风药。犀角地黄汤始见于孙思邈《备急千金要方》，发扬于吴鞠通《温病条辨》，为温病热入营血证凉血活血之剂，具有凉血清热、祛风止痒之功，可调理患者阴虚体质，缓解患者瘙痒症状，本案方中以牛角易犀角清心祛火；生地黄滋阴清热、凉血生血；赤芍凉血清热、消散血中之热；丹皮泻血分郁热，使血行流畅而不留瘀。诸药合用阴津得充，血脉得润，风火自平，瘙痒为之缓解。此外方中加用紫草清热解毒，消疹止痒，墨旱莲、茜草凉血活血，玄参、麦冬滋阴养血，蒺藜祛风止痒。全方共奏滋阴养血清热，凉血活血祛风之功。服药3剂后患者皮肤潮红及瘙痒减轻，皮疹及水疱向颈部蔓延，考虑血热、血燥减，故减少生地、丹皮、赤芍、水牛角用量，加用蜂房、细辛增强祛风通络之功，两面针解毒活血兼祛风通络，牛膝引血下行。续服中药6剂后患者皮肤瘙痒、红色皮疹消退，痊愈出院。

（简小兵　谢恬恬）

参考文献

[1]中华中医药学会糖尿病分会.糖尿病合并皮肤病中医诊疗标准.世界中西医结合杂志，2011，06（3）：270-273.

[2]熊黎.中医治疗糖尿病皮肤瘙痒92例体会.中医临床研究，2011，03（24）：106-107.

[3]李海燕.糖尿病伴发皮肤病变82例临床分析.临床和实验医学杂志，2008，7（6）：157.

[4]张再超.高糖及糖基化终末产物减少皮肤成纤维细胞胶原蛋白合成的机制初探.上海：华东师范大学，2009：13-15.

[5]马锐锋.刍议糖尿病皮肤瘙痒的病因.糖尿病新世界，2015，（9）：228.

[6]浦洁，张国龙，杨挺，等.住院糖尿病患者963例并发瘙痒症的临床分析.临床皮肤科杂志，2013，42（4）：221-222.

[7] Ashida Y, Denda M.Dry environment increases mast cell number and histamine

content in dermis in hairless mice.Br J Dermatol，2003，149（2）：240-247.

［8］Yamaoka H，Sasaki H，Yamasaki H，et al.Truncal pruritus of unknown origin may be a symptom of diabetic polyneuropathy.Diabetes Care，2010，33（1）：150-155.

［9］杨祝辉，李敬华，王汝心.糖尿病并发皮肤瘙痒症相关因素研究.人民军医，2014，57（10）：1090-1092.

［10］杨林洪.糖尿病患者发生瘙痒症状况的调查研究.海南医学，2014，（9）：1381-1383.

［11］吴淑红，刘淼，刘波.糖尿病视网膜病变相关影响因素分析.人民军医，2014，57（3）：273-274.

［12］徐乃佳.中医辨治糖尿病皮肤瘙痒症.医药经济报，2010-05-03（S07）.

［13］戴洁，陈文琦，余洁.窄谱中波紫外线联合枸地氯雷他定及润燥止痒胶囊治疗老年糖尿病性瘙痒症疗效观察.现代中西医结合杂志，2015，（21）：2281-2283.

［14］邬丹，岳仁宋，许趁意，等.从脾论治糖尿病皮肤瘙痒症.光明中医，2017，32（18）：2612-2613.

［15］陶园，殷丽平.情志致病论治糖尿病皮肤瘙痒症.世界最新医学信息文摘，2018，v.18（68）：49-51.

［16］吴久勤.活血化瘀为主辨证治疗糖尿病皮肤瘙痒36例.中国中医急症，2009，18（10）：1710-1711.

［17］苟文伊.滋阴活血方为主治疗糖尿病皮肤瘙痒症.四川中医，2006，24（8）：79.

［18］孙大伟，王凡，陈海鹏，等.基于阴虚质与湿热质从脾论治糖尿病皮肤瘙痒症验案两则.世界中西医结合杂志，2016，11（7）：889-891，899.

［19］李宏红，张广德，魏子孝.治疗糖尿病皮肤瘙痒症经验.辽宁中医杂志，2011，38（5）：840-841.

［20］刘佩，邓婧靓.亓鲁光治疗糖尿病皮肤瘙痒症经验撷要.山西中医，2010，26（11）：10-11.

［21］张迪，吴深涛.吴深涛从浊毒辨治糖尿病皮肤病验案2则.湖南中医杂志，2018，34（10）：96-98.

［22］谭宏韬.蔡文就教授运用甘草泻心汤治疗糖尿病并皮肤瘙痒症验案2则.新中医，2012，44（8）：229-230.

［23］漆云良，蒋萍.从肝论治糖尿病皮肤瘙痒症.内蒙古中医药，2015（4）：46-47.

［24］胡恒昶，殷丽平.从"肺"论治糖尿病性皮肤瘙痒症.中医药临床杂志，2017，29（10）：1644-1647.

［25］孙大伟，王凡，陈海鹏，等.基于阴虚质与湿热质从脾论治糖尿病皮肤瘙痒症验案两则.世界中西医结合杂志，2016，11（7）：889-891，899.

［26］甘洪桥.消痒方治疗糖尿病皮肤瘙痒症气阴两虚、热壅血瘀证的疗效观察.成都中医药大学，2008.

［27］王晓瑜.麻蝉四二汤治疗糖尿病皮肤瘙痒症的临床疗效观察太原：山西中医学院，2016.

［28］卢晓燕，甘才斌，张晓宁.当归六黄汤加味治疗糖尿病皮肤瘙痒症临床观察.时珍国医国药，2011，22（3）：771-772.

［29］赵峰，张香彩，张晓娜.荆防止痒方加味治疗糖尿病皮肤瘙痒临床观察.中国社区医师，2014，（26）：85，87.

［30］张建，赵静.当归饮子加味治疗糖尿病皮肤瘙痒症临床观察.内蒙古中医药，2013，32（36）：45-46.

［31］黄卓.石斛合剂加减治疗糖尿病皮肤瘙痒症（阴虚血燥证）的疗效研究.福建：福建中医药大学，2017.

［32］耿以安.养血润肤汤加减治疗糖尿病性皮肤瘙痒.湖北中医药杂志，2005，27（12）：35-36.

［33］王首帆，赵发勤.仙方活命饮加减治疗糖尿病并皮肤病变21例临床观察.中医临床研究，2013（15）：58-59.

［34］卢言琪.消银颗粒治疗糖尿病性皮肤瘙痒症38例临床观察.云南中医中药杂志，2011，32（5）：45.

［35］任昌伟，马锦文.防风通圣丸加六味地黄丸治疗老年糖尿病皮肤瘙痒症41例.中医研究，2005，18（10）：54.

[36] 苏致国, 张丽辉. 乾坤丹 VII 号治疗糖尿病皮肤瘙痒症 40 例. 河北中医, 2013, 35（7）: 973-974, 977.

[37] 蒋晨杰. 止痒颗粒治疗糖尿病皮肤瘙痒症血虚风燥证的临床疗效观察. 北京: 北京中医药大学, 2017.

[38] 苗林艳, 张霞, 孙钟海. 中药外洗治疗糖尿病皮肤瘙痒症 86 例. 中医外治杂志, 2010, 19（3）: 39.

[39] 毛叶, 毛果, 解发良. 祛风止痒方治疗糖尿病瘙痒症 60 例临床观察. 湖南中医杂志, 2015, 31（5）: 50-51.

[40] 朱海燕, 吴贤波. 中药熏洗治疗糖尿病皮肤瘙痒症的体会. 成都中医药大学学报, 2013, 36（1）: 86-87.

[41] 田菁. 针刺治疗糖尿病皮肤瘙痒症的临床观察. 光明中医, 2010, 25（12）: 2274-2275.

[42] 周国容. 针刺治疗不同辨证分型糖尿病皮肤瘙痒 55 例疗效分析. 药物与人, 2014, 06: 280.

[43] 洪英明. 耳穴压豆治疗糖尿病皮肤瘙痒症状的疗效观察. 光明中医, 2014, 29（12）: 2597-2598.

[44] 姜爱华, 李唯佳, 徐东娥. 紫草油治疗糖尿病皮肤瘙痒症 30 例疗效观察. 浙江中医杂志, 2012, 47（12）: 887.

[45] 范圣华, 王宏才, 韩鹏, 等. 经皮穴位电刺激干预糖尿病皮肤瘙痒症的临床研究思路. 中国医药导报, 2015,（19）: 93-96.

[46] 田恬, 汪超, 尹莲芳. 龙胆泻肝汤临床应用举隅. 中华全科医学, 2017, 15（5）: 871-872.

[47] 王萍, 张菊美. 老年皮肤瘙痒的辨证施治. 中医学报, 2013, 28（1）: 133-134.

[48] 王艳英. 血府逐瘀汤治疗顽固性皮肤瘙痒症 15 例. 现代中西医结合杂志, 2004, 13（19）: 2577.

[49] 张菡, 王莉. 当归饮子加减治疗老年性皮肤瘙痒症 80 例. 山东中医杂志, 2012, 31（7）: 492-493.

［50］杨越，夏庭伟，温付东，等．当归饮子治疗皮肤病研究进展．辽宁中医杂志，2017，44（4）：881-883.

［51］张贵春．过敏煎验案四则．山东中医杂志，2011，30（2）：133-134.

［52］陶甜甜，张云璧，李建红，等．过敏煎实验与临床应用研究综述．中华中医药杂志，2018，33（1）：242-244.

［53］张效科，袁有才，段玉红．藤类风药在糖尿病并发症中应用体会．四川中医，2017，35（11）：42-44.

［54］钟嘉丽，梁丹灵，李丹，等．基于网络药理学观察苦参与蛇床子抗皮肤瘙痒的协同作用机制．广州中医药大学学报，2017，34（05）：742-752.

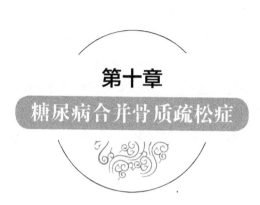

第十章

糖尿病合并骨质疏松症

糖尿病合并骨质疏松症是一种常见的糖尿病慢性并发症。研究表明 1 型糖尿病患者中，并发骨质疏松症的患者占 48%～72%，而 2 型糖尿病合并骨质疏松症的概率则为 20%～60%。骨质疏松症是引起糖尿病患者长期严重疼痛和功能障碍的重要原因，重者可致残。其临床表现为腰背痛或比较广泛的骨关节痛、身高缩短或驼背、脆性骨折。中医方面认为糖尿病合并骨质疏松症可参照中医"骨痿""骨痹""骨枯""骨极""痿证"等进行治疗。

第一节　现代医学对糖尿病合并骨质疏松症的认识

一、发病机制

糖尿病合并骨质疏松症的发病机制尚不明确，但有研究表明，糖尿病病程、性别、体重指数、糖尿病合并症及药物等因素都可影响患者骨密度，使患者易患骨质疏松症。具体影响原因：

①年龄增长、糖尿病病程的延长和胰岛功能衰退均可影响骨代谢，导致骨基质转换下降，骨基质分解，钙盐丢失，引发骨质疏松。

②长期高血糖致渗透性利尿，尿中大量排出钙、磷、镁等，阻碍肾小管对钙、磷、镁的重吸收，导致继发性甲状旁腺功能亢进。

③糖尿病微血管病变影响骨血液供应，不利于骨的重建。

④糖尿病肾病合成 1，25（OH)₂D₃ 减少，骨钙动员增加。

⑤硬骨素是表达于骨细胞的糖蛋白，通过阻断 Wnt/β-catenin 信号通路抑制成骨细胞的骨形成。甲状旁腺激素、糖皮质激素均可调节 *SOST* 基因的表达。大量研究表明硬骨素在 2 型糖尿病、甲状腺功能亢进症、皮质醇增多症及慢性肾脏疾病骨代谢异常的发生、发展中发挥着一定作用。

⑥其他还有诸多对骨代谢有影响的因素，如糖尿病患者脂肪组织变化、氧化应激、应用纤溶酶原活化因子抑制剂 -1 等。

二、西医诊断

①有糖尿病病史。

②临床表现：疼痛是最常见、最主要的症状。患者可有腰背酸痛或周身酸痛，持重物时疼痛加重或活动受限，严重时翻身、坐起及行走有困难。身长缩短、驼背是最重要的临床体征。

③骨折是最常见的并发症。其特点是在扭转身体、持重物、跌坐等日常活动中，没有较大外力作用的情况下可发生骨折。骨折发生的部位比较固定，好发部位为胸腰段椎体、桡骨远端、股骨上段、踝关节等。同时伴有尿钙升高（大于 200mg/24h）时，提示可能存在糖尿病性骨质疏松。

④双能 X 线吸收测定法测定的骨密度 T 值≤-2.5。

三、西医治疗及难点

2 型糖尿病的发病率增加，会导致糖尿病合并骨质疏松症的发病率随之上升。骨质疏松症导致的疼痛甚至骨折等不良后果，影响患者生活质量，严重者危及生命，也给社会及家庭带来巨大的经济负担。加之其发病机制复杂、合并骨质疏松症发病机制尚未明确、部分降糖药物也会对患者骨密度产生影响，使糖尿病合并骨质疏松症的预防及治疗难度增加。对于糖尿病合并骨质疏松症的治疗，应在控制血糖的基础上，选择对骨代谢影响较小的降糖药物，加强钙、磷、维生素 D 的摄入，联合抗骨质疏松药物如双磷酸盐类、降钙素类、甲状旁腺激素、锶盐等，抑制破骨细胞、抑制骨转换、促进骨形成等。目前治疗主要以抗骨质疏松药物治疗为主，虽然此类药物治疗效果明显，但价格昂贵，且远期效果不确定，有些患者对其引发的不良反应不耐受。目前急需对糖尿病合并骨质疏松症的发病机制进行研究，并寻找更经济、有效的治疗方法。

第二节　中医诊治糖尿病合并骨质疏松症进展

一、中医病名

糖尿病属于消渴范畴，对其的治疗已有两千多年的历史，"消渴"病名首见于《素问•奇病论》。根据消渴病机及症状的不同，《内经》中还记载有消瘅、肺消、膈消、消中等名称。消渴是以症状命名的，《说文解字》中解释为：消，涸，尽也，为消瘦、消耗、消散之意；渴则为干而欲饮之意。

而糖尿病合并骨质疏松症在古籍中并无记载，根据其临床体征、病因病机及转归，可知其与中医之骨痿、骨痹等类似。骨痿、骨痹之名首见于《内经》。《素问•痿论》曰："肾气热，则腰脊不举，骨枯而髓减，发为骨痿。"《素问•长刺节论》曰："病在骨，骨重不可举，骨髓酸痛，寒气至，名曰骨痹。"骨痿、骨痹的临床表现有活动不便、肢体活动不利等，其区别主要在疼痛与否。《儒门事亲》曰："不仁或痛者为痹，弱而不用者为痿。"骨痿和骨痹可以相互转化或共存，所以有"痿为痹之始，痹为痿之渐"之说。糖尿病骨质疏松症早期症状以疼痛、肢体活动不利为主，与骨痹类似，后期因肢体肌肉失用而发为痿证，与骨痿类似。但是骨痹或骨痿并不能包含糖尿病合并骨质疏松症预后转归的所有情况。我们可以根据糖尿病合并骨质疏松症的不同阶段症状归入中医"消渴骨痹""消渴骨痿"范畴，这样更为贴切。

二、病因、病机

黄元御在《金匮悬解•内伤杂病》中称"厥阴之经，以风木而孕君火，肝藏血而心藏液，病则风动火炎，血液耗伤，津亡肺燥，则生消渴。"《灵枢•五变》记载："怒则气上逆，胸中蓄积，血气逆留，髋皮充肌，血脉不行，转而为热，热则消肌肤，故为消瘅。"叶天士在《临证指南医案•三消》中称："心境愁郁，内火自燃，乃消症大病"。以上均指出肝气疏泄失常，气机不畅，郁而化火，耗伤阴津，引发消渴病。

《素问•本脏篇》云"脾脆则善病消瘅"；李东垣认为"脾气不足，则津液不能升，故口渴欲饮"。楼英在《医学纲目》中称："饮食不节，劳倦所伤，以致脾胃虚弱，乃血所生病，主口中津液不行，故口干咽干。"《素问•阴阳别论篇》云："二阳结谓之消。"

《外台秘要•消渴消中门》说："消渴者，原其发动，此则肾虚所致，每发即小便至甜。"脏腑之间阴阳关系失调，终致阴损过多，阳必偏盛，阳太盛则致"消"，严用和所著《济生方》中也述及"消渴之疾，皆起于肾"。

可知，消渴病机与肝脾肾密切相关，肝、脾、肾任何一脏先伤，均可逐渐波及三脏，先伤于肾者，或水不涵木，或水虚土乘；先伤于脾者，脾失健运，生化乏源至肝血、肾精亏耗，或土虚木乘，或肾水侮之；先伤于肝者，乙癸同源伤及于肾，或肝旺乘脾，或肝虚脾侮，最终至肝、脾、肾三脏虚弱。加之饮食不节、劳欲过度、情志失调、脾不运化，胃失受纳等，日久至肝肾亏虚，脾肾阳虚或血脉瘀滞，影响水谷精微的输布和骨髓、血的生化，肾精不生髓，骨质失去精血濡养，"不荣则痛""不通则痛"，故有腰膝酸软、不能久立、腰腿疼痛、步履艰难等类似骨质疏松症的表现。因此，消渴骨痿（骨痹）与肝、脾、肾、气血密切相关，筋骨相连、精血同源，肝肾亏虚则骨髓生化乏源，精不充髓，筋骨失去濡养，痿软无力，而发为骨痿（骨痹）。肾精依赖于五谷精微的滋养，中焦消渴，脾气亏虚，若脾失健运而化生痰湿，不能化生水谷精微濡养骨骼，脾虚终至肾虚，脾肾阳虚则骨骼失养，脆弱无力，形成骨痿（骨痹）。

《金匮要略》中所说消渴病的基本病机为气虚，气虚则无力鼓动血液运行，可致血瘀，瘀血停留经络，出现经脉失养、络脉收缩挛急，引起关节、筋骨的疼痛、麻木，发为骨痿（骨痹）。

（1）骨痿（骨痹）与"肝"

《灵枢•天年》载："五十岁，肝气始衰，肝叶始薄，胆汁始灭，目始不明。"《素问•上古天真论》云："肝气衰，筋不能动。"《诸病源候论•虚劳病诸候》云："肝藏血而候筋。虚劳损血，不能荣养于筋，致筋气极虚，又为寒邪所侵，故筋挛也。"《景岳全书•非风》曰："筋有缓急之病，骨有痿弱之病，总由精血败伤而然。"《素问•痿论》指出："肝主身之筋膜。"《难经•十四难》提出："一损损于皮毛，皮聚而毛落。……四损损于筋，筋缓不能自收持。五损损于骨，骨痿不能起于床。"肝在体为筋，肝气血充足，经筋得养，则骨力强健，运动灵活，若肝衰血虚，阴血耗伤则精虚血弱，不能营养筋骨四末。官窍筋脉失养，骨髓失充，髓枯筋燥，痿废不起。

（2）骨痿（骨痹）与"肾"

《外科集验方》云："肾实则骨有生气。"《素问•痿论》认为"肾者水脏也，今水不胜火，则骨枯而髓虚，故足不任身，发为骨痿。"亦云"骨痿，属痿证之一，症见腰背酸软，难于直立，下肢痿弱无力，面色暗黑，牙齿干枯等。由大热灼伤阴液，或长期过劳，肾精亏损，肾火亢盛等，使骨枯而髓减所致。"《素问•逆调论篇》曰："肾不生，则髓不能满，肾气热则腰脊不举，……水不胜火，骨枯而髓虚，足不任身。"《医经精义》所说"肾藏精，精生髓，髓养骨，故骨者，肾之合也，髓者，精之所生也，精足则髓足，髓在骨内，髓足则骨强。"肾作为先天之本，"主骨生髓""其充在骨"，骨的生长发育与肾精盛衰关系密切。《灵枢•经脉》中指出："足少阴气绝则骨枯……故骨不濡则肉不能着也，骨肉不相亲则肉软却，……发无泽者骨先死"，指出了足少阴肾经在病理情况下对骨的影响。

（3）骨痿（骨痹）与"脾"

脾在体合肉，古籍中也有这方面的论述，《素问•太阴阳明论》"今脾病不能为胃行其津液，四肢不得禀水谷气，气日以衰，脉道不利，筋骨肌肉，皆无气以生，故不用焉。"《灵枢•决气篇》："谷入气满，淖泽注于骨。"《灵枢•本神》也有"脾气虚，则四肢不用。"《素问•生气通天论篇》亦云："是故谨和五味，骨正筋柔，气血以流，腠理以密，如是，则骨气以精。"脾为后天之本，输布水谷精微化生为气血濡养全身，脾胃健运方能"谷入气满，淖泽注于骨"，维持骨的正常功能，消渴导致脾胃虚衰，气血生化乏源，血不化精，精无以充，髓不得养则骨骼脆弱无力，导致骨质疏松。

肝阴已亏，阳亢已成，肝血被灼而枯涸或成瘀血，阻于脉络，血本当濡养百骨经脉，枯涸则不荣养而脉空。故气虚血瘀贯穿此病的整个病程，《金匮要略》曰："寸口脉浮而迟，浮即为虚，迟即为劳；虚则卫气不足，劳则营气竭。趺阳脉浮而数，浮即为气，数即为消谷而大坚。气盛则溲数，溲数即坚，坚数相搏，即为消渴。"《医宗必读•痿》所云："阳明虚则血气少，……故足痿不用。"唐宗海在《血证论》中云："瘀血在里则口渴，所以然者，血与气本不相离，内有瘀血，故气不得通，……名曰血渴。"《寿世保元》中所述："痿者，手足不能举动是也，又名软风。……此症属血虚。血虚属阴虚，阴虚生内热，热则筋弛。步履艰难，而手足软弱，此乃血气两虚。"血瘀又可致气血运行障碍，营养物质不能濡养脏腑、筋骨，引起骨髓、筋脉、肌肉失养，加重骨痿的症状。

三、中医药治疗

2001 年中华中医药学会根据《糖尿病合并骨质疏松中医诊疗标准》将本病分为肝肾亏损证、阴阳俱虚证、气滞血瘀证三种类型。

（1）肝肾亏损证：症状：神疲乏力，腰背部疼痛，膝胫酸痛软弱，眩晕耳鸣，健忘，头脑空痛，性功能减退。舌红或淡，脉沉细或数。治法：滋补肝肾。方药：壮骨丸（《丹溪心法》）加减。

（2）阴阳两虚证：症状：全身乏力，腰背部疼痛，痛有定处，或倦怠，腹胀，大便时溏，或消瘦，或肌肉松软。舌淡少津，脉细弱。治法：滋阴补阳。方药：龟鹿二仙膏（《成方切用》）合二仙汤（《中医方剂临床手册》）加减。

（3）气滞血瘀证：症状：腰背疼痛，无力，或肌肉关节刺痛，固定不移，活动不利，运动牵强；或身体沉重，胸胁疼痛；或关节肌肤紫暗、肿胀。舌质紫暗，苔白，脉细涩。治法：理气活血、通络止痛。方药：身痛逐瘀汤（《医林改错》）加减。

李真和魏玉玲认为糖尿病合并骨质疏松症的主要病机特点为"瘀"和"虚"，据此，将此病辨证分型为痰湿困脾、脾虚致瘀、肾虚及肾虚兼瘀四型。苏友新等将糖尿病合并骨质疏松症归纳为脾气不足、肾虚髓亏及血行不畅三个主证，并将燥热伤津、湿热蕴结、肝血亏虚、肾阳亏虚归为主证的兼夹证。夏木西卡玛尔等根据糖尿病合并骨质疏松症患者的临床症状及体征等，将此病辨证分型为：血行不畅型、脾胃虚弱型和肾亏髓亏型。

四、中成药及外治法

杨利芳在应用阿法骨化醇软胶丸与碳酸钙咀嚼片治疗的基础上加用中药复方地龙片，此方法在减轻糖尿病合并骨质疏松症患者疼痛方面的效果更加理想。季兵等人的研究内容为对照组予以胰岛素及强骨胶囊干预，观察组在对照组治疗药物的基础上加用自拟补肾活血方（方剂组成：黄芪 30g，黄精 12g，淫羊藿 12g，鹿角胶 15g，沙苑子 15g，制首乌 15g，山药 30g，葛根 30g，丹参 30g，制大黄 10g，血竭 10g 等），结果表明补肾活血方的疗效、总有效率、骨密度提高情况均优于对照组，同时使患者血糖控制稳定、血脂降低，血液黏滞度明显降低，说明其对治疗糖尿病合并骨质疏松症有效。张增建给予对照组促进骨钙形成及抑制骨吸收的西医治疗，观察组在对照组基础上加用芪薯糖骨汤，发现观察组无论在临床症状方面，还是骨密度提高方面都得到了明显改善，并且提高了患者对西药的耐受程度，使患者的生活质量得到了提升，且芪薯糖骨汤配伍合理，无不良反应。陈玉通过对肾阴亏虚的糖尿病合并骨质疏松症患者进行临床研究，观察滋肾降糖丸对该类患者糖代谢、骨代谢等方面的影响，发现滋肾降糖丸通过上调Wnt/β-catenin信号通路中上述重要分子的基因表达，能够促进成骨细胞的形成分化，抑制骨破坏，改善骨组织形态，增加骨密度，调节骨代谢紊乱，进而发挥对糖尿病大鼠骨量减少和骨质疏松形成的防治作用。

外治法：欧阳钢采用针灸治疗骨质疏松症患者，补肾组选取关元、太溪、肾俞，健脾组选取足三里、三阴交、脾俞，均能提高原发性骨质疏松症患者的腰椎骨密度。王东岩等人针刺背俞穴，即脾俞、胃俞、肾俞、气海俞，可以提高原发性骨质疏松症患者的腰椎骨密度。

五、调护

对于糖尿病合并骨质疏松症患者，积极控制血糖是治疗糖尿病合并骨质疏松症的关键，以纠正代谢异常，防止渗透性利尿引起的钙丢失，有效阻止骨量减少，维护骨骼重建。饮食方面，食用含钙量高的食物，在控制每日总热量的基础上，保证食物多样化、平衡膳食、均衡营养。可适当食用牛奶、大豆、鸡蛋、鱼等。注意不要同时食用大量菠菜、苋菜等草酸含量高的食物，以免影响人体对钙的吸收。坚持适量运动，户外运动不仅有助于降低血糖，还可促进钙的吸收与利用，增加并保持骨量。还可以在医生指导下服用维生素D、降钙素、二磷酸盐等药物，以补充钙质。

六、经验举要

（一）辨证论治

因为消渴骨痿（骨痹）的基本病因、病机，与肝脾肾、气血密切相关，所以将其分为肝肾亏虚、脾肾阳虚、阳虚血瘀三个证型。

1.肝肾亏虚证

症状：神疲乏力，腰背部疼痛，膝胫酸痛软弱，眩晕耳鸣，健忘，头脑空痛，性功能减退，舌红或淡，脉沉细或数。

治法：滋补肝肾，滋阴补阳。

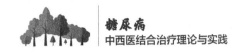

方药：六味地黄丸合龟鹿二仙膏合二仙汤加减。

熟地 15g	山萸肉 15g	山药 15g	茯苓 15g
丹皮 10g	泽泻 10g	黄柏 10g	知母 10g
鹿角 15g	龟板 15g	人参 10g	枸杞子 15g
仙茅 10g	仙灵脾 15g	巴戟天 15g	当归 15g
肉桂 10g	白芍 15g		

龟鹿二仙膏原书主治（《医便》）："男妇真元虚损，久不孕育；男子酒色过度，消烁真阴，妇人七情伤损血气，诸虚百损，五劳七伤。"

二仙汤（《古今名医方论》）："人有三奇，精、气、神，生生之本也。精伤无以生气，气伤无以生神。精不足者，补之以味。鹿得天地之阳气最全，善通督脉，足于精者，故能多淫而寿；龟得天地之阴气最厚，善通任脉，足于气者，故能伏息而寿。二物气血之属，又得造化之玄微，异类有情，竹破竹补之法也。人参为阳，补气中之怯；枸杞为阴，清神中之火。是方也，一阴一阳，无偏胜之忧；入气入血，有和平之美。由是精生而气旺，气旺而神昌，庶几龟鹿之年矣，故曰二仙。"

加减：关节疼痛拘急，加木瓜、鸡血藤、丹参、玉竹，严重者加用地龙、蜈蚣等虫类药，肾虚耳聋足痿甚者，加紫河车；男子遗精、尿频加菟丝子、芡实。

2. 脾肾阳虚证

症状：畏寒肢冷，全身久痛不止，腰痛绵绵，腰背酸痛，甚则腰痛如折，膝胫酸痛软弱，大便溏，夜尿清长。舌淡胖，苔白，脉沉细。

治法：温补脾肾。

方药：右归丸（《景岳全书》）合理中丸（《伤寒论》）加减。

制附子 10g	肉桂 10g	熟地 15g	枸杞 15g
山茱萸 15g	山药 15g	杜仲 15g	党参 15g
白术 15g	炙甘草 6g	干姜 10g	白芍 15g
当归 15g	鹿角胶 15g	狗脊 15g	肉苁蓉 15g
牛膝 15g	续断 15g		

右归丸源自《景岳全书》，"治元阳不足，或先天禀衰，或劳伤过度，以致命门火衰，不能生土，而为脾胃虚寒，饮食少进，或呕恶膨胀，或反胃噎膈，或怯寒畏冷，或脐腹

多痛，或大便不实，泻痢频作，或小水自遗，虚淋寒疝，或寒侵溪谷而肢节痹痛，或寒在下焦而水邪浮肿。总之，真阳不足者，必神疲气怯……或阳衰无子等证，俱速宜益火之源，以培右肾之元阳，而神气自强矣，此方主之。"

理中丸出自《伤寒论》386、396条，理中丸方：人参、白术、甘草炙、干姜各三两。"上四味，捣筛，蜜和为丸，如鸡子黄许大，以沸汤数合，和一丸，研碎，温服之。"主治中焦脾胃虚寒，温中散寒，补气健脾，吴昆《医方考》："寒者温之，故用干姜之辛热，邪之凑也，其气必虚，故用人参、白术、甘草温补之。"

加减：关节疼痛拘急，加木瓜、鸡血藤，严重者加用地龙、蜈蚣等虫类药。

3. 阳虚血瘀证

症状：腰背疼痛，无力，或肌肉关节刺痛，固定不移，活动不利，运动牵强；或身体沉重，胸胁疼痛；或关节肌肤紫暗、肿胀；舌质紫暗，苔白，脉细涩。

治法：理气活血，通络止痛。

方药：独活寄生汤合身痛逐瘀汤加减。

秦艽 15g	川芎 10g	当归 10g	桃仁 10g
红花 6g	炙甘草 6g	羌活 15g	香附 15g
牛膝 15g	地龙 10g	独活 15g	桑寄生 20g
杜仲 15g	熟地 15g	白芍 15g	细辛 3g
肉桂 10g	人参 10g	防风 10g	鹿角胶 15g

独活寄生汤出自《备急千金要方》："治腰背痛，独活寄生汤。夫腰背痛者，皆由肾气虚弱，卧冷湿地当风所得也，不时速治，喜流入脚膝，为偏枯冷痹缓弱疼重，或腰痛挛脚重痹，宜急服此方。"吴昆《医方考》曰："肾气虚弱，肝脾之气袭之，令人腰膝作痛，屈伸不便，冷痹无力者，此方主之。肾，水脏也，虚则肝脾之气凑之，故令腰膝实而作痛。屈伸不便者，筋骨俱病也。《灵枢经》曰：'能屈而不能伸者，病在筋；能伸而不能屈者，病在骨。'故知屈伸不便，为筋骨俱病也。冷痹者，阴邪实也；无力者，气血虚也。是方也，独活、寄生、细辛、秦艽、防风、桂心，辛温之品也，可以升举肝脾之气，肝脾之气升，则腰膝弗痛矣；当归、熟地、白芍、川芎、杜仲、牛膝者，养阴之品也，可以滋补肝肾之阴，肝肾之阴补，则足得血而能步矣；人参、茯苓、甘草者，益气之品也，可以长养诸脏之阳，诸脏之阳生，则冷痹去而有力矣。"

身痛逐瘀汤出自《医林改错》。《医林改错注释》：活血祛瘀，通经止痛，祛风除湿的功效。主治痹证有瘀血者。秦艽一钱，川芎二钱，桃仁三钱，红花三钱，甘草二钱，羌活一钱，没药二钱，当归三钱，灵脂（炒）二钱，香附一钱，牛膝三钱，地龙（去土）二钱。

加减：疼痛加用蜈蚣、全蝎等。

（二）特色治疗

症状：长期腰脊部疼痛，疼痛多为绵绵不止，少数可呈剧痛，身高变矮。或全身长期疼痛不止，劳作用力后疼痛加重，乏力，面白少华，或面色黧黑，舌淡少苔或薄白，脉缓或细微。

治法：补肾健脾，养血柔肝。

内服：强骨定痛方（协定方）。

熟地 20g	杜仲 15g	肉苁蓉 20g	鹿角胶 15g
龟板 15g（先煎）	枸杞 20g	牛大力 30g	五爪龙 30g
仙茅 10g	淫羊藿 15g	骨碎补 15g	桑寄生 30g
五加皮 15g	牛膝 15g	肉桂 10g	白芍 15g
当归 15g	香附 15g	独活 30g	威灵仙 20g

消渴阴伤日久，阳气耗损，辅以温阳之品，可共助肾气，同时寓以阳中求阴之意，使阴得阳生而泉源不竭，阴阳并补，精所以化生。健脾以充养后天，脾之运化正常，生化气血充足以养筋骨。黄元御在《四圣心源·厥阴风木》中解释称"盖厥阴风木，生于肾水而长于脾土，水土温和，则肝木发荣，木静而风恬。水寒土湿，不能生长木气，则木郁而风生。"脾升则肝肾均升。肝藏血而寄相火，体阴用阳，喜柔恶刚，赖肾水以涵之，中焦脾胃之气以培之，辛疏之品以达之。治疗上应据肝之特性，始终不忘养血柔肝，同时注重肝、脾、肾的协同作用，柔肝重于疏肝，柔肝养肝则肝得濡养，肝气自舒。方中以熟地、白芍、当归补血养血；五爪龙健脾益气；杜仲、肉苁蓉、鹿角胶、龟板、仙茅、淫羊藿、骨碎补、桑寄生、枸杞、牛大力等大队补阳之品填精生髓；独活、威灵仙、牛大力、五加皮、牛膝等祛风湿，补益肝肾，强筋壮骨；香附疏肝理气以防滋补太过至碍气伤脾胃；因骨质疏松常以腰背疼痛为主，是足太阳膀胱经循行路线，故取桂枝汤之意以肉桂、白芍温经止痛。诸药合用，共奏补肾健脾，养血柔肝之功。

因此，治疗糖尿病合并骨质疏松症主要从脾、肾、肝入手，兼以活血化瘀。"肾，主骨生髓"为先天之本；"肝肾同源""肝气衰，筋不能动"；"脾主运化"为后天之本。肾气足，则骨髓得养；脾气升，则水谷精微得以输布，经脉得充。中医药治疗糖尿病合并骨质疏松有其自身的优势，内服汤药配合外治法，能调节骨代谢，减轻临床症状，提高生活质量。发挥中医药的特长，灵活运用，提高临床疗效，减轻患者症状。

外治法：

本草帖1号敷贴：足三里、脾俞、肝俞、肾俞、三阴交、阳陵泉、阴陵泉、华佗夹脊等。

耳穴：双耳交替贴颈椎、胸椎、腰椎、坐骨神经、肝、肾、脾等。

悬灸温和灸：主穴：双侧脾俞、胃俞、肾俞、足三里等。

艾绒隔药灸：补肾温阳通络中药制成药条，取穴大椎、大杼、足三里、肾俞、脾俞、命门、神阙、关元、阿是穴。

推拿：采用手法按摩，主要有滚、揉、按、摩、点、擦法。主要按摩腰背部肌肉及穴位，主穴可取关元、气海、神阙，配穴取天枢、外陵、大横、水分等。

骨质疏松治疗仪。

足三里穴归属足阳明胃经，有调节机体免疫力、增强抗病能力、调理脾胃、补中益气等作用；脾俞、肝俞、肾俞等属于膀胱经背俞穴，是脏腑之气输注于背部的一些特定穴位，针刺、艾灸背俞穴，可调节相应脏腑的功能；三阴交为足太阴脾经、足少阴肾经、足厥阴肝经交会之处，应用广泛，除可健脾益血外，也可调肝补肾；阳陵泉为八会穴之筋会，具有舒筋、健骨之效；阴陵泉为脾经之合穴，可健脾利湿，配合阳陵泉可治疗膝关节疼痛；命门、神阙、关元、气海等可共同调节全身脏腑功能，补益元气。

（简小兵　康凌汝）

七、验案举要

病案一

汤某，女，66岁。

就诊日期：2018年4月20日。

主诉：全身骨关节疼痛2个月。

现病史：患者 2 个月前无明显诱因出现全身骨关节疼痛不适，以腰部及双膝关节痛为甚，天气转冷及阴雨天时关节疼痛加重，平素畏寒怕冷，肢末不温，无明显口干多饮，无肢体对称性麻木疼痛不适，无间歇性跛行，胃纳一般，小便清长，夜尿 3~4 次 / 晚，大便溏。

既往史：有糖尿病病史 16 年，规律服用降糖药，目前降糖方案：格列齐特缓释片 30mg，qd，阿卡波糖片 0.1g，tid，血糖控制可。

过敏史：暂未发现食物、药物过敏。

体格检查：BP 127/85mmHg，BMI 27.5kg/m^2，双膝肤色、肤温正常，无肿胀；双侧腰部压痛（-），叩击痛（-），直腿抬高试验（-），足背动脉搏动正常，肢体触觉、温觉、痛觉正常，生理反射存在，病理反射未引出。舌淡红，苔薄白边有齿痕，脉沉细无力。

西医诊断：2 型糖尿病。

辅助检查：PBG 7.9mmol/L，既往血尿酸正常。

中医诊断：消渴；证候诊断：脾肾阳虚。

治法：温补脾肾，通络止痛。

处方：桂枝加附子汤、右归丸合理中丸加减，拟方如下：

熟附子 15g（先煎）	桂枝 15g	白芍 30g	炙甘草 15g
当归 15g	巴戟天 15g	砂仁 10g（后下）	党参 15g
干姜 10g	白术 15g	熟地黄 15g	杜仲 15g
鹿角霜 10g	川牛膝 15g	细辛 4g	续断 15g
川芎 15g	黄芪 60g	仙茅 10g	淫羊藿 15g

用法：水煎至 300ml，早晚分服，共 5 剂。

2018 年 5 月 11 日二诊：腰部及双膝疼痛稍减，活动时痛甚，夜尿减少至 2 次 / 晚，大便烂。处理：继续予原方 7 剂煎服，完善双光子骨密度检查。

2018 年 5 月 23 日三诊：诉腰膝疼痛稍减，阴雨天及活动后明显，余同前。

辅助检查：双光子骨密度检查示：腰椎总 T 值：-3.4，腰椎骨密度符合骨质疏松症。

补充诊断：中医诊断：骨痹；西医诊断：骨质疏松症。

处理：治法：温补脾肾，益气养血，通络止痛。

处方：桂枝附子汤合独活寄生汤合理中丸加减，拟方如下：

熟附子 15g（先煎）	桂枝 15g	白芍 30g	炙甘草 10g
桑寄生 30g	独活 30g	当归 15g	骨碎补 15g
巴戟天 15g	砂仁 6g（后下）	党参 20g	干姜 10g
白术 15g	熟地黄 15g	杜仲 15g	鹿角霜 10g
川牛膝 15g	川芎 15g	黄芪 60g	淫羊藿 15g

用法：水煎至300ml，早晚分服，共7剂。三煎以沐足，过踝，沐足时加入少量白醋、白酒，水温40℃，持续半小时。

2018年6月8日四诊：诉腰痛及双膝酸痛明显减轻，肢末不温、畏寒怕冷减轻，夜尿1次/晚，大便正常。效不更方，原方14剂，症状基本消失。因患者家在外地，出入不方便，故每月按此方服用7剂，其儿子代诉，症状基本消失，活动利索，精神非常好。

按：糖尿病并发症期以虚证为主，尤以阴阳两虚、脏腑功能虚弱为主要表现。治疗骨质疏松主要从肝、脾、肾出发，"肾主骨生髓"为先天之本；"脾主运化"为后天之本。肾气足则骨髓得养，脾气升则水谷精微得以输布，经脉得充。《素问》云："肾主身之骨髓……肾气热，则腰脊不举，骨枯而髓减，发为骨痿。"《临证指南医案》："夫痿证之旨，……盖肝主筋，肝伤则四肢不为人用，而筋骨不能动"，说明肝、脾、肾与骨质疏松关系密切。独活寄生汤源自《备急千金要方》，以独活为君，祛风散寒除湿，臣以细辛入少阴经，祛风温阳，防风乃风药之润剂，走十二经；肉桂温阳活血，这三味药增强了独活祛风湿止痹痛的功效。佐以桑寄生、杜仲、牛膝、骨碎补、巴戟天补肝肾、壮腰膝；当归、川芎、熟地、白芍养血活血，寓"治风先治血，血行风自灭"之意。党参、黄芪补脾益气，干姜、鹿角霜温补脾肾，再以甘草调和诸药，全方共奏补养肝肾、益气健脾、养血活血、祛风除湿、蠲痹止痛之功用。桂枝加附子汤是治疗痹证的效方，具有温阳散寒，通络止痛之功。桂枝汤具有调营卫、和阴阳、通气血的作用，如《金匮要略心典》所言："桂枝汤外证得之能解肌去邪气，内证得之能补虚调阴阳"，桂枝汤加用附子温肾，具有本固枝荣之妙。理中丸有温运中阳，调理中焦的功效，在用大队壮阳补肾养血之品时，增强运化水谷和精微之力，使脾胃功能保持正常。

（简小兵　陈玉玲）

病案二

朱某，女，64岁。

初诊时间：2019年4月1日。

主诉：反复多饮多尿，消瘦10年，腰、膝关节疼痛2个月。

病史：患者有2型糖尿病病史10年，一直以二甲双胍0.5g，1日3次治疗，血糖控制良好，HbA1C在7%以下。近2个月出现腰、膝关节疼痛，屈伸不利，休息时疼痛可减轻，气候转凉疼痛加重，时有小腿抽筋，无发热，心慌，无疲倦乏力，眠差，夜尿2次，大便调。

个人史：51岁月经停止来潮。

查体：BMI 22kg/m²，血压106/72mmHg，心率84次/分，舌淡暗，苔薄白，脉沉细。

辅助检查：DEXA：腰椎总T值-4.3；PR为55%，腰椎骨密度符合骨质疏松症。

西医诊断：2型糖尿病；骨质疏松症。

中医诊断：消渴病、骨痹（肝肾不足，气血亏虚）。

治法：温补肝肾，补益气血，祛风止痛。

方药：独活寄生汤加减。

独活30g	桑寄生30g	杜仲15g	鹿角霜10g
熟地15g	当归15g	白芍15g	川芎15g
桂枝15g	防风15g	秦艽15g	炙甘草10g
牡蛎30g（先煎）	龙骨30g（先煎）	细辛6g	川牛膝15g

每天1剂，水煎至300ml，温服，共5剂。

嘱：抽血查风湿三项、生化十项。

二诊：2019年4月8日。

患者诉服药后腰、膝关节疼痛症状较前明显改善，有牵扯感，休息可缓解，多凌晨3~4点出现疼痛，畏寒，时有双小腿抽筋，无心慌，无疲倦乏力，睡眠改善，夜尿1~2次，大便次数增多，质稀。

查体：舌淡暗，苔薄白，脉沉细。

辅助检查：UA 398μmol/L；血常规、肝功能、风湿三项均正常，CHOL 6.56mmol/L；LDL-C 3.44mmol/L。

治法：温补肝肾，补益气血，祛风止痛。

方药：独活寄生汤合桂枝附子汤加减。

独活 30g	桑寄生 50g	杜仲 15g	鹿角霜 15g
熟地 15g	当归 15g	白芍 30g	川芎 15g
桂枝 15g	防风 15 g	秦艽 15g	炙甘草 10g
细辛 6g	川牛膝 15g	熟附子 10g（先煎）	五爪龙 30g

每天 1 剂，水煎至 300ml，温服，共 7 剂。

三诊：2019 年 4 月 15 日。

腰部疼痛基本消失，效不更方，原方继续服 14 剂。

按：消渴病初期以燥热津伤，气阴两虚为主，病久耗精伤血，伤及肝、脾、肾，致肾虚、脾虚、肝肾两虚、脾肾两虚及气血不足、气虚血瘀。糖尿病合并骨质疏松症是糖尿病常见的慢性并发症，是消渴病久的结果，因此，相较于非糖尿病性骨质疏松症，有自己的病机特点。骨质疏松症属于中医学"骨枯""骨痿""骨痹"范畴，兼有骨痛症状患者属于"骨痹"范畴。《素问•痿论》曰："肾气热，则腰脊不举，骨枯而髓减，发为骨痿。"《素问•长刺节论》曰："病在骨，骨重不可举，骨髓酸痛，寒气至，名曰骨痹。"而《医经精义》曰："肾藏精，精生髓，髓养骨，故骨者，肾之所合也；髓者，肾精所生，精足则髓足；髓在骨内，髓足则骨强"养说明腰疼，肾气亏虚，则；又《素问•生气通天论》曰："阳气者，精则养神，柔则养筋"，说明肾阳不足，温煦功能失常是主要的病机。而肝藏血，肾藏精，"肝肾同源"，"肝之合筋也，其荣爪也""肝气衰，筋不能动"。说明骨痹也与肝血虚衰有关。再者，《素问•五脏生成》曰："肾之合骨也，其荣发也，其主脾也。"脾虚失其健运，气血生化乏源，气血不足，筋脉失养，"不荣则痛"；气血瘀滞，"不通则痛"。因此，骨痹也与脾虚气血不足，气滞血瘀密切相关。

本案患者有消渴病史 10 年，近日出现腰、膝关节疼痛，临床以腰膝痛，遇寒加重，休息时可减轻，屈伸不利，时有小腿抽筋，眠差，夜尿多，舌淡暗，苔薄白，脉沉细为辨证要点。辨证为肝肾不足，气血亏虚。肾主骨，腰为肾之府；肝主筋，膝为筋之会。肝肾不足，气血亏虚，筋骨失养，故肢节屈伸不利。肾阳亏虚，腰膝关节失其温煦，故见腰、膝关节疼痛，气候转凉疼痛加重；动则耗气，故活动时痛甚，休息痛减。肾阳虚，膀胱气化不足，则夜尿多；肾阳虚衰，虚阳浮越，阳不入阴，故见失眠多梦。舌淡暗，苔薄白，脉沉细均为肝肾不足，气血亏虚之象。

独活寄生汤出自《备急千金要方》："治腰背痛，独活寄生汤。夫腰背痛者，皆由肾气虚弱，卧冷湿地当风所得也，不时速治，喜流入脚膝，为偏枯冷痹缓弱疼重，或腰痛挛脚重痹，宜急服此方。"方中独活、细辛、桂枝能入足少阴肾经，温通血脉，配合秦艽、防风疏通经络，升发阳气而祛风邪。桑寄生益气血而去风湿，配合杜仲、牛膝强筋健骨固肝肾。熟地、当归、白芍、川芎、川牛膝活血养血，人参、茯苓、甘草益气补阳。所以本方既能驱风寒湿邪，又能补正气，为治疗久痹而致肝肾两虚，气血不足证之常用方。一诊时加用鹿角霜、淫羊藿以增强补益肝肾而强壮筋骨之力，龙骨、牡蛎重镇潜阳安神。

患者服药后则腰、膝关节疼痛明显改善，眠可，因此巩固、加强祛邪之法，继续在原方基础上去龙骨、牡蛎。患者凌晨3～4点腰骶部疼痛明显，此时为至阴之时，说明患者脾肾阳虚明显，故在原方上加用附子、五爪龙；附子味辛、甘，性大热，有补火助阳，散寒止痛之功；五爪龙有祛风除湿，祛瘀止痛之功。《灵枢•寒热病》云："骨痹，举节不用而痛，汗注烦心。取三阳之经，补之。"骨质疏松症的疼痛是以腰背部、膝关节等负重关节疼痛为主，而腰背部是太阳经脉循行路线，《伤寒论》第174条："伤寒八九日，风湿相搏，身体疼烦，不能自转侧，不呕，不渴，脉浮虚而涩者，桂枝附子汤主之。"第20条："其人恶风，小便难，四肢微急，难以屈伸者，桂枝加附子汤主之。"可见桂枝附子汤、桂枝汤及其类方，有很好的温经通络，舒筋止痛的作用。在本案中桂枝附子汤与独活寄生汤合用，以加强温经舒筋止痛之力。

（简小兵　陶　娣）

病案三

陈某，男，60岁，2017年12月18日初诊。

主诉：肩关节、腰部疼痛1月余。

病史简要：患者糖尿病10余年，目前降糖方案为：甘精胰岛素注射液，H，22U，1日1次，阿卡波糖0.1g，1日3次，达格列净10mg，1日1次，西格列汀100mg，1日1次，二甲双胍500mg，1日3次，血糖调控良好。近1个月肩关节、腰部疼痛，活动不利，无发热，无红肿，偶有头晕，无口干口苦，疲倦乏力，眠差，梦多，汗出，双下肢乏力，无抽筋，胃纳一般，夜尿多，大便调。

查体：血压 130/90mmHg，心率 80 次 / 分，下肢轻度浮肿，舌淡，苔薄白，脉沉。

辅助检查：PBG 11.2mmol/L，骨密度检查：符合骨质疏松症。

西医诊断：① 2 型糖尿病；②骨质疏松症。

中医诊断：消渴病；骨痹。证候诊断：脾肾阳虚。

辨证分析：患者患消渴病多年，由于素体阳虚，或久病伤阳，命门火衰，肾阳虚损，导致肾的温煦、气化功能下降；肾主骨，腰为肾之府，肾阳虚衰，不能温养筋骨腰膝，故腰部疼痛，活动不利；阳虚不能鼓舞精神，则疲倦乏力、双下肢乏力；肾虚不能上养清窍，脑窍失养，故头晕；肾开窍于二阴，肾与膀胱相表里，肾虚不固，膀胱失约，故夜尿增多；肾虚气化不及，水液内停，故下肢轻度浮肿；肾阳虚衰，不能温运脾土，脾失健运，故胃纳一般；阳虚而心神不宁，故见失眠。舌淡，苔白，脉沉，尺部尤甚，皆为肾阳不足之象。

治法：温阳健脾。

方药：茯苓四逆汤加味。

附子 10g	茯苓 15g	红参 15g	干姜 10g
茯神 15g	白芍 15g	杜仲 15g	牡蛎 30g（先煎）
熟地 10g	淫羊藿 20g	鹿角霜 30g	川芎 15g
磁石 30g（先煎）	百合 15g	炙甘草 10g	龙骨 30g（先煎）

每天 1 剂，水煎至 300ml，温服，共 7 剂，复渣再煎，三煎睡前沐足。

方解：方以茯苓四逆汤加味，四逆汤抚阳益阴，人参益气生津，扶正固本，俾心、肾、脾三阳得回而本固，阳复则阴生也。茯苓重用，甘淡健脾渗湿，使寒湿之邪得姜附之温阳而从小便利之；且红参、茯苓相配，益气健脾，培土以制水也；茯苓与茯神合用加强安神，定魂魄，除烦而宁心之力。附子、干姜均属温热之品，补火助阳，散寒止痛。杜仲、熟地、淫羊藿、鹿角霜补益肾气、强筋健骨，佐以川芎活血行气，祛风止痛；白芍缓急止痛。百合清心除烦安神。龙骨、磁石、牡蛎平肝潜阳，重镇安神，收敛固涩。使以甘草调和诸药。

二诊：2018 年 1 月 8 日。

患者诉服药后肩关节、腰部疼痛较前减轻，活动仍不利，畏寒，疲倦乏力，睡眠较前改善，少梦，无汗出，无发热，无头晕，无口干口苦，双下肢乏力，无抽筋，胃纳一般，

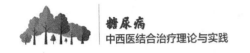

夜尿2~3次，大便调。

查体：下肢水肿较前减轻，舌淡，苔薄白，脉沉。

辅助检查：PBG 12.5mmol/L。

辨证分析：患者服药后后肩关节、腰部疼痛较前减轻，活动稍有不利，睡眠较前改善，少梦，无汗出，无头晕，疲倦乏力，在此基础上继续止痹痛，调补脾肾；由于患者久病，筋骨失养，日久不愈，累及脾、肝、肾。邪气客于肢体关节，气血运行不畅，故见腰膝疼痛，久则肢节屈伸不利，或麻木不仁，正如《素问•痹论》所言："痹在于骨则重，在于脉则不仁。"肾主骨，肝主筋，邪客筋骨，日久必致损伤肝肾，耗伤气血。腰又为肾之府，膝为筋之府，肝肾不足，则见腰痛。脾主运化，脾阳虚则运化失职，不能升清，则出现纳差等消化不良症状；脾虚至水湿停聚，故出现下肢水肿。肾阳为全身机能活动的原动力，肾阳虚弱，即出现人体机能活动低下，主要表现为疲倦乏力，畏寒，夜尿多，下肢浮肿，胃纳差，舌苔白，脉沉等。

治法：祛寒湿，止痹痛，益脾肾，补气血。

方药：独活寄生汤加减。

独活 30g	桑寄生 30g	巴戟天 15g	续断 15g
细辛 6g	茯苓 15g	杜仲 15g	牛膝 15g
熟地 15g	淫羊藿 15g	鹿角霜 15g	川芎 15g
当归 10g	白芍 15g	熟附子 10g（先煎）	桂枝 15g
牛大力 30g	五爪龙 30g	五加皮 15g	炙甘草 6g

每天1剂，水煎至300ml，温服，共14剂，复渣再煎，三煎睡前沐足。

方解：方中重用独活、桑寄生为君，独活辛苦微温，除久痹，且性善下行，以祛下焦与筋骨间的风寒湿邪；桑寄生补肝肾，强筋骨，兼可祛风湿。臣以细辛、桂枝，其中细辛入少阴肾经，长于搜剔阴经之湿邪，又除经络留湿；桂枝温经散寒，通利血脉；本证因痹证日久而见肝肾两虚，气血不足，遂佐入熟附子、杜仲、牛膝、续断、鹿角霜、淫羊藿、牛大力，以增强其温补肾阳、散寒通络作用，牛膝尚能活血以通利肢节筋脉；当归、川芎、熟地黄、白芍养血和血，五爪龙、五加皮、茯苓健脾益气，以取"气行则血行"之意。以上诸药合用，具有健脾益肾、补气血之功。且白芍与甘草相合，尚能缓急，以助舒筋。

三诊：2018年2月12日。

患者诉服药后肩关节、腰部无疼痛，双手可向上活动，腰部活动自如，无牵拉感，双下肢有力，精神佳，无畏寒，少许汗出，无头晕，无腹痛腹泻，胃纳可，无夜尿，眠可，二便调。

查体：舌淡红，苔薄白，脉沉。

辅助检查：PBG 12.3mmol/L。

辨证分析：患者症状明显改善，体质有所恢复，当继续服药巩固。患者因表阳虚，故有汗出，以桂枝加附子汤温经扶阳温煦阳气，阳气得复，肌表自固，不仅外邪可解，漏汗自止，而肢体不利等症亦可痊愈。继续以独活寄生汤补益肝肾，益气健脾。

治法：调和营卫，扶阳固表，补益脾肾。

方药：桂枝加附子汤合独活寄生汤加减。

桂枝 15g	甘草 10g（炙）	生姜 10g	熟附子 10g（先煎）
当归 10g	白芍 15g	细辛 6g	淫羊藿 15g
大枣 6g	桑寄生 50g	杜仲 15g	川牛膝 15g
川芎 15g	熟地 10g	鹿角霜 15g	独活 30g
牛大力 30g	五爪龙 30g		

每天 1 剂，水煎至 300ml，温服，共 7 剂，复渣再煎，三煎睡前沐足。

方解：《素问•生气通天论》云："阴阳之要，阳秘乃固。"阳虚不固，则阴不内守而汗漏不止；汗出津伤；筋脉失于濡养，则四肢酸痛，屈伸不利。方中附子温壮阳气，驱逐寒湿，与桂枝、细辛共用，共同达到振奋阳气，驱散风寒湿邪的目的；又加生姜、大枣、甘草健脾益气；其中生姜与桂枝共用，调和营卫，倍增振奋阳气，驱散寒湿之力；与附子相和，助阳而散寒，大枣补中益气，与桂姜合用以补阳。佐入独活桑寄生汤温阳、助阳、补阳，共奏温经散寒之功。患者口服 7 剂药后，痊愈。

（简小兵　陶　娣）

第十一章

糖尿病失眠

第一节　现代医学对糖尿病失眠的认识

　　糖尿病失眠是近些年来糖尿病伴发症及并发症研究的新热点，已有证据证明，糖尿病患者失眠的发生率远高于普通人群。糖尿病患者由于长期慢性高血糖可引起脑动脉硬化、脑组织供血不足、微循环障碍、神经元和神经纤维损伤，导致失眠；失眠又可引起血糖难以控制，临床表现为入睡困难、多梦易醒、早醒、精神萎靡及健忘等。轻则睡眠欠佳，或难以入睡，或睡后易醒，醒后难以入眠，或乱梦纷纭；重则整夜不能入眠。由于长期睡眠不足，患者表现为精神萎靡，头昏脑胀，心烦易怒，记忆减退，往往苦不堪言，甚者精神几近崩溃。

一、流行病学

　　糖尿病失眠以机体代谢紊乱为主要病理基础。有调查显示糖尿病患者的睡眠问题多于非糖尿病患者。芬兰一项纳入 1434 名女性的调查研究发现，患有糖尿病的女性患者睡眠时间存在异常。宋静等对国内 200 名 2 型糖尿病患者睡眠质量的调查结果显示，有 105 例睡眠较差，占总人数的 52.50%。刘军等的研究认为糖尿病失眠发病率约为 45.1%。因此，早发现，早干预和早治疗糖尿病失眠可减少糖尿病患者意外事故发生率、改善生活质量，对糖尿病患者意义重大。

二、发病机制

糖尿病与失眠之间可以相互影响，形成恶性循环。糖尿病通过影响中枢神经系统的神经递质，导致自主神经功能紊乱，进而诱发各种睡眠障碍。糖尿病并发症导致的血糖水平波动、胰岛素水平下降和身体不适、社会心理因素也会引起糖尿病患者的睡眠障碍。

同样，长期睡眠结构紊乱又可诱发糖代谢的负向调节激素（生长激素、糖皮质激素）分泌异常，促进糖异生，抑制糖原合成，引起胰岛素抵抗及糖耐量异常。睡眠障碍还可使糖尿病患者 HbA1C 水平升高，加速糖尿病的发展。

三、治疗

对于本病的治疗，现代医学主要是针对症状治疗，在治疗原发病、控制血糖的基础上使用一些促进睡眠的药物，常用的比如巴比妥类、苯二氮䓬类及非苯二氮䓬类药物等。但是长期应用容易出现依赖性及不良反应。

第二节　中医诊治进展

糖尿病失眠，中医古籍中虽无相应的病名，但据其临床表现应属中医"消渴不寐"的范畴，糖尿病属中医学消渴病范畴；失眠在中医学中称"不寐""不得眠""不得卧"。祖国医学认为，消渴的基本病机为阴虚燥热，阴虚为本，燥热为标；失眠的病机为阴阳不交，心神被扰。消渴患者素体阴虚，阴不潜阳，心神失养；加之燥热内盛，心神被扰，则发为不寐。故消渴不寐的基本病机为阳虚燥热、阴阳失交。

一、病因病机

中医认为阳气由动转静时，即为入睡状态；反之，阳气由静转动时，即为清醒状态。因此，人的正常睡眠，是阴阳之气自然而规律转化的结果。正如《类证治裁·不寐论治》中谓："阳气自动而之静则寐，阴气自静而之动则寤。"这种规律的破坏，可导致不寐的发生。脏腑功能失调导致机体气血失和是失眠症产生的关键。

高天舒认为，几乎所有糖尿病患者均存在不同程度的虚弱表现，脏腑亏虚是糖尿病发生的内在原因，燥热只是本病的标象。周铭等研究认为糖尿病失眠的病因一般多见于精神过度紧张，思虑过度等耗伤心脾或因饮食不节，损伤脾胃，脾胃虚弱，痰湿阻滞气机或久病耗气伤阴，气虚血瘀而诱发。在证型分布上虚证或虚实夹杂为多见，实证较少。病机多为阴虚燥热，阴阳失交，心神不安，脏腑功能失调，气血失和。余燕娜等提出在传统阴虚致病的基础上，结合临床工作，"阳气"在消渴病及其并发症的发生、发展、治疗中也起到重要作用，不容忽视。王敏淑认为 2 型糖尿病患者伴发的失眠以虚热导致热扰五脏者居多数，认为"热"为其病理因素的关键所在。多由心、肝、肾阴虚、血虚引发。阴虚日久产生内热，血虚导致心神失养，且血虚日久血行不畅，渐生瘀化热。此外，气滞、血瘀、痰湿日久也可化热，最终由"热"脏腑的阴阳失衡引起。

二、中医药治疗

（一）辨证论治

全小林教授治疗消渴所致不寐，结合消渴的病因病机，将糖尿病失眠辨证分为 7 型：①阴虚火旺证，治当滋阴降火、除烦安神。方用黄连阿胶汤或百合地黄汤加味。②胃失和降证，酌情选用保和丸及蒿芩清胆汤加减等。③痰热扰心证，治以清热除烦，燥湿化痰，用黄连温胆汤加味。④开多阖少证，治以补肾缩泉，方用缩泉丸加减为主。⑤湿毒浸淫证，治以益气填精、养血祛风。方用当归饮子。⑥寒阻脉络证，治以益气温经、活血通痹。方选黄芪桂枝五物汤。⑦不良生活习惯证，应对患者进行行为疗法的教育和指导。如睡眠卫生教育、刺激控制训练、睡眠约束、放松训练。余燕娜等结合阳气盛衰将糖尿病失眠辨证分为 5 型：①阴阳两虚，心肾失交证，治以交通心肾。方用桂枝甘草龙骨牡蛎汤合肾气丸化裁等。②脾肾阳衰阴盛证，治以扶阳安神。方用四逆汤合理中汤合苓桂术甘汤。③虚阳外浮之真寒假热证，治以扶阳、回阳救逆，沉降、收涩固脱。方用通脉四逆汤合理中汤。④阳虚寒邪阻滞，枢机不利证，治以扶阳祛邪，转运枢机。方用茯苓四逆汤合吴茱萸汤或柴胡温胆汤合吴茱萸汤。⑤阳虚热毒证，扶阳祛邪同时合用连、芩、柴胡等清其邪热。周铭等以 500 例糖尿病失眠症患者为研究对象，分析其中医证型的分布规律，发现临床中阴虚火旺证最多占 37.6%，痰火扰心证次之占 28.4%，此外，阴虚血瘀证占21.8%，胃失和降证 12.2%。

（二）专方专药治疗

现代医家结合个人临床经验及糖尿病失眠病因病机特点，拟定了许多专用协定方，取得较好疗效。王敏淑教授以滋阴养血，镇静安神治疗消渴不寐，选用自拟基本方加减如下：灵磁石 15 g，生龙牡各 15 g，炒枣仁 15 g，柏子仁 10 g，合欢皮 10 g，远志 10 g，五味子 6 g，夜交藤 12 g，灵芝 6 g。研究结果显示：本方治疗糖尿病失眠疗效满意。丘伟中用黄连温胆汤加味治疗 2 型糖尿病失眠 33 例，治疗组用黄连温胆汤加味，对照组口服唑吡坦片，治疗组临床总有效率 97%，对照组临床总有效率 84%。两组总有效率经两率卡方检验证实有显著性差异（$P<0.05$）。周冰峰观察天王补心丸治疗 2 型糖尿病（阴虚型）失眠 96 例。治疗组用天王补心丸，对照组用阿普唑仑，疗程 14 天。结果：睡眠改善总有效率治疗组为 91.67%，对照组为 89.58%，两组对比差异无显著性意义（$P>0.05$）。研究结果显示：天王补心丸治疗 2 型糖尿病（阴虚型）失眠症疗效确切。

三、中成药及其他治法

（一）中成药

百乐眠胶囊：滋阴清热，养心安神。用于肝郁阴虚型失眠症。

复方枣仁胶囊：养心安神。用于心神不安，失眠，多梦，惊悸者。

（二）外治法

（1）耳穴贴压

中医认为，耳者，宗脉之所聚也，人体各个脏腑器官在耳廓上都有相应的代表区。采用王不留行子按压耳穴，可以达到疏通经络、运行气血、调节脏腑功能的功效。耳穴贴压操作简单，经济安全，目前在糖尿病失眠的治疗中应用广泛。周英淳等观察了耳穴贴压配合辨证施护对消渴不寐症的作用，根据不同的证型选择不同的耳穴进行贴压，干预 12 天后，有效率达 86.7%。陈依静等在治疗的基础上选择心、神门、内分泌，配合辨证，选用皮质下、肝、脾、肾等穴，干预治疗 15 天，结果有效率达 87%，较对照组有明显提高。

（2）中药足浴联合足底按摩

中药足浴是利用热力的作用达到驱使药物直接刺激足部各个反射全息区的目的，从而起到调节脏腑功能，疏通全身经络，平衡阴阳和改善全身血液循环的作用。而按摩足底则可以促进全身血液的循环，加速积聚在人体内废物和毒素的排除，促进新陈代谢，最终起到整体调节的作用。涌泉穴具有改善睡眠，安神定志，清心除烦的作用。高展采用的是带有按摩功能的足浴器，在进行中药足浴的同时可以联合按摩，每天进行30分钟，如此治疗两周后，发现患者的睡眠质量得到了明显提高，有效率可高达98%。万丽萍等则采用中药足浴联合涌泉穴按摩，有效率也达到了93%。中药煎制后泡足，同时配以按摩，药物通过皮肤发挥镇静安神、调节气血、滋阴养肾的作用，配合穴位按摩，对足底穴位进行有效刺激，可以全面调整人体的气血阴阳。两者结合，可以补不足，泻有余，调虚实、和营卫、通经络以补养气血，宁心安神，令神可守舍，使气血得以调和，阴阳得以平衡，脏腑功能得以恢复正常，最终达到改善睡眠质量的目的。

（3）针刺疗法

古代医家认为失眠的病因多与阴阳失交、气血亏虚有关。针刺是以中医经络理论为基础，通过针具刺激经络穴位，调节气血阴阳，恢复机体正常生理功能以改善睡眠。林玉平等采用灵龟八法算出每日所开穴位，按公孙－内关、外关－足临泣、后溪－申脉、列缺－照海进行配穴，隔日1次，双侧采取平补平泻手法，共治疗4周，灵龟八法组有效率达87.09%，显著高于对照组的68.96%。王红梅等以四神聪、神门、三阴交为主穴，根据不同证型采取不同的配穴进行针刺治疗，每日1次，5天为1个疗程，2天后继续第2个疗程，2个疗程后总有效率为86.7%，显著优于对照组。

（三）运动疗法

王九云通过观察运动疗法干预对2型糖尿病患者情绪及睡眠质量的影响，运动组（20例）常规治疗下开展计划性运动训练，对照组治疗方式与运动组相同，但不参加运动训练，而以个人意愿进行活动。其研究结果显示，规律的运动对糖尿病失眠患者的睡眠有明显改善。杨莉运用"早太极、晚八段"对32例糖尿病失眠患者进行中医运动养生干预，对照组30例每天进行普通步行锻炼。研究结果显示："早太极、晚八段"对2型糖尿病失眠患者睡眠的改善优于普通运动。

四、调护

（1）强化健康知识教育：采用图片、示范、讲解、专业知识讲座等形式，强化知识教育，讲明糖尿病的危害性和可控制性，并教会其控制和监测血糖的方法，适时给予心理支持疗法等，可明显减轻患者心理障碍及焦虑抑郁。

（2）创造良好的睡眠条件和环境：指导患者进行适量的室外运动，有利于血糖的控制，促进睡眠；睡前中药泡脚、按摩涌泉穴、排尽小便、听轻柔的音乐或喝热牛奶等，以松弛其自主神经。

五、经验举要

（一）重视辨证论治

笔者擅长中西医结合治疗糖尿病失眠，经过多年临床经验，将糖尿病失眠辨证分为如下型：

（1）胆胃不和，痰热内扰

症状：心烦不寐，胸闷脘痞，泛恶嗳气，伴头重，目眩，口苦，舌偏红，苔黄腻，脉滑数。

治则：清胆和胃，理气化痰。

主方：柴胡温胆汤。

柴胡 10g	黄芩 10g	法半夏 10g	竹茹 15g
枳实 15g	天竺黄 10g	茯神 15g	胆南星 10g
黄连 10g	麦冬 15g	陈皮 6g	炙甘草 6g

加减：心烦甚加栀子、金礞石；大便不通加大黄、芒硝。

辨治思路：《景岳全书·不寐》曰："痰火扰乱，心神不宁，思虑过伤，火炽痰郁而致不眠者多矣。"消渴病患者长期饮食不节，损伤脾胃，脾失健运，化湿生痰，郁久化热，痰（湿）热交蒸，心神为之不安。故以柴胡温胆汤清热化痰，解郁安神；天竺黄、胆南星、黄连、金礞石加强清热化痰除烦之力。

（2）胃失和降，肠热燥结

症状：烦躁失眠，口渴喜冷饮，脘腹胀满，大便秘结，小便黄赤，舌燥苔黄，脉数。

治则：通腑泻热，除烦安神。

主方：桃核承气汤合大黄黄连泻心汤。

桃仁 10g	肉桂 3g（焗服）	大黄 10g（后下）	芒硝 6g（冲服）
炙甘草 6g	玄参 15g	麦冬 15g	生地 40g
黄连 10g	黄芩 10g	太子参 30g	

加减：心烦甚加栀子；多梦加磁石、金礞石；食滞加枳实、厚朴、神曲、鸡内金。

辨治思路：《素问•逆调论》："胃不和，则卧不安也。"消渴病患者过食肥甘厚腻，"饮食自倍，肠胃乃伤"，脾（肠）胃运化失常，饮食壅而生热，热盛伤津，或酿生痰热，痰热上扰，热扰心神，胃失和降，故见心烦失眠，脘腹胀满，大便秘结等症。故以桃核承气汤通腑泻热，大黄黄连泻心汤清热除烦安神。若食滞甚者可加用枳实导滞丸。

（3）阴虚火旺，心肾不交型

症状：心烦不寐，入睡困难，心悸多梦，伴五心烦热，潮热盗汗，头晕耳鸣，咽干少津，舌红苔少，脉细数。

治则：滋阴降火，交通心肾，除烦安神。

主方：黄连阿胶汤合天王补心丹或交泰丸。

黄连 10g	肉桂 3g（焗服）	黄芩 10g	白芍 15g
阿胶 10g（烊化）	生地黄 15g	百合 20g	麦冬 15g
天冬 15g	五味子 10g	牛膝 15g	鸡子黄 1 枚

加减：失眠甚加酸枣仁、夜交藤；梦多加鳖甲、龟板；心烦甚加栀子。

辨治思路：《景岳全书•不寐》："真阴精血之不足，阴阳不交，而神有不安其室耳""有因肾水不足，真阴不升，而心阳独亢者，亦不得眠"。消渴病的基本病机为阴虚燥热，加之五志过极，内热亦盛，真阴耗竭于下，心火独亢于上，心肾失交，心神不宁，故见失眠多梦，五心烦热。"少阴病……心中烦，不得卧，黄连阿胶汤主之。"故以黄连阿胶汤滋阴泻火，交通心肾；佐以交泰丸引火下行；并可加用鳖甲、龟板、磁石、龙骨、牡蛎等重镇安神之剂。

（4）肝郁气滞，热扰心神

症状：寐时多梦，常易惊醒，甚者彻夜不眠，心悸不安，急躁易怒，或伴头晕头胀，目赤耳鸣，胸闷气短，神疲倦怠。口干苦，大便干。舌红苔黄，脉弦。

治则：疏肝解郁，清肝泻火，重镇安神。

主方：柴胡加龙骨牡蛎汤。

柴胡 10g	黄芩 10g	法半夏 10g	茯苓 15g
大黄 10g（后下）	肉桂 2g（焗服）	黄连 10g	炙甘草 6g
龙骨 30g（先煎）	牡蛎 30g（先煎）	磁石 30g（先煎）	

太子参 30g

加减：心烦甚加栀子、郁金、合欢皮；大便不通加芒硝；痰多胸闷加竹茹、天竺黄、胆南星、金礞石。

辨治思路：消渴病患者多伴有抑郁、焦虑等精神症状，情志不畅，肝气郁结，郁久化热，热扰心神，故见不寐。柴胡加龙骨牡蛎汤有疏肝泄热，化痰宁心，镇惊安神之功。若肝火盛，宜加用专治"虚烦不得眠。若剧者，必反复颠倒，心中懊憹""烦热胸中窒"的栀子豉汤，栀子专泻肝火。若痰热壅盛，则加黄芩、竹茹、天竺黄、胆南星、金礞石、薏苡仁等加强清热化痰之力。

（5）心脾两虚，虚烦内扰

症状：心烦不寐，入睡困难，寐而易醒，心悸多梦，健忘，神疲食少，伴头晕目眩，四肢倦怠，面色少华，腹胀便溏，舌淡苔薄，脉细无力。

治则：补益心脾，养血安神。

主方：归脾汤合酸枣仁汤加减。

党参 15g	白术 15g	黄芪 20g	当归 15g
炙甘草 10g	茯神 15g	远志 10g	酸枣仁 15g
夜交藤 15g	木香 6g（后下）	龙眼肉 20g	大枣 10g

加减：惊悸不安多梦加桂枝、龙骨、牡蛎、磁石。

辨治思路：《类证治裁·不寐》曰："思虑伤脾，脾血亏损，经年不寐。"《景岳全书·不寐》云："劳倦、思虑太过者，必致血液耗亡，神魂无主，所以不眠。"又云："无邪而不寐者，必营气不足也，营主血，血虚则无以养心，心虚则神不守舍。"消渴病日久，脾虚气弱，运化不健，气血生化乏源，不能上奉于心，而致心神不安。故以归脾汤补益心脾，养血安神。

酸枣仁汤治疗"虚劳虚烦不得眠"，养阴柔肝，清热安神。若见惊悸不安多梦加龙骨、牡蛎、磁石等重镇潜阳之剂。

（6）阴阳两虚，心阳浮越

症状：失眠，多梦或者无梦，四肢末端欠温或冰冷或水肿，腰膝酸软，疲倦乏力，男子阳痿，女子性欲淡漠或月经量少，大便稀烂或干结难出，夜尿多，舌质淡黯，边有齿印，苔厚腻或水滑，脉沉细或弱。

治则：温通心阳，重镇安神。

主方：桂枝甘草龙骨牡蛎汤合茯苓四逆汤。

桂枝 15g	炙甘草 6g	龙骨 30g（先煎）	牡蛎 30g（先煎）
磁石 30g（先煎）	茯苓 15g	茯神 15g	熟附子 10g（先煎）
干姜 10g	党参 20g		

加减：口干加知母、牛膝；怕冷、夜尿多加鹿角霜、杜仲、仙灵脾；阳气虚甚党参改为红参。

辨治思路：《寿世保元•不寐》云："不寐有二种：有疾后虚弱及年高人阳衰不寐者"。清•郑寿全《医法圆通》曰："不卧一证……因内伤而致者，由素秉阳衰，有因肾阳衰而不能启真水上升以交于心，心气即不得下降，故不卧。"清•汪蕴谷《杂症会心录》亦曰："其人本体阳虚，虚阳浮越而不寐。"消渴日久，阴损及阳，致阴阳俱虚，阳虚浮越，阳不入阴，故见失眠不寐。同为治疗"烦躁者"的桂枝甘草龙骨牡蛎汤、茯苓四逆汤，桂枝甘草龙骨牡蛎汤有温通心阳，潜镇安神之功，茯苓四逆汤回阳益阴，两方合用，共奏阴阳双补，重镇安神之功。

（二）重视调和营卫

《内经》对于营、卫的概念及功能有明确的描述，《素问•痹论》"荣者水谷之精气也，和调于五脏，洒陈于六腑，乃能入于脉也，故循脉上下，贯五脏，络六腑也""卫者，水谷之悍气也，其气慓疾滑利，不能入于脉也，故循皮肤之中，分肉之间……"；《灵枢•本脏》"卫气者，所以温分肉，充皮肤，肥腠理，司开阖者也"。并在《灵枢•营气》和《灵枢•卫气行》中详细描述了其循行的路线，而睡眠与卫气运行有直接联系，卫气运行于脉外，昼行于三阳经、夜行于三阴经，各为二十五周。卫气行于阳则阳经气盛主动。神动出于舍则寤；卫气夜行于阴则阴经气盛主静，神入于舍则寐。《灵枢•营卫生会》亦指出："营在脉中，卫在脉外，营周不休，五十而复大会，阴阳相贯，如环无端""夜半为阴陇，夜半后而为阴衰，平旦阴尽而阳受气矣。日中为阳陇，日西而阳衰，日入阳尽而阴受气矣。夜半而大会，万民皆卧"。由此可见：只有人体营卫运行不失其常，才能出现正常的寤寐生理现象。而营卫不和谐，则"大会"不能而失眠。《灵枢•大惑论》："病而不得卧者……卫气不得入于阴，常留于阳，留于阳则阳气满，阳气满则阳跷盛，不得入于阴则阴气虚，故目不得瞑矣。"如果卫气不能入于阴分，而经常停留在阳分，就会使卫气在人体的阳分处于盛满状态，相应的阳跷脉就偏盛；卫气不能入于阴分，就会形成阴气虚，阴虚不能敛阳，所以就不能安睡。基于以上理论，笔者认为调和营卫应是治疗睡眠障碍的着眼点，最常选用的方剂是桂枝汤，本方出自张仲景的《伤寒论》。柯琴曰："此为仲景群方之魁，乃滋阴和阳、调和营卫、解肌发汗之总方也"，虽为主治太阳病中风之方剂，亦能切中本病之病机。桂枝汤及桂枝加龙骨牡蛎汤等对于营卫失调所致的不寐、多梦、睡眠中异常行为有较好的调节作用。

（三）辨证与辨病相结合

笔者临床重视辨证，强调只有辨证准确，才能据此制定正确的治疗方案，临床上表现复杂，常多种病机夹杂，消渴失眠证治不可囿于一方一法，当以"和"为总则，以切合病机为要，除上述辨证方剂，如柴胡温胆定志汤、血府逐瘀汤、龙胆泻肝汤、黄连温胆汤、当归芍药散、六味地黄丸、保和丸等均是笔者治疗失眠的常用基础方剂。临证根据患者实际情况辨证使用，每获良效。笔者在辨证的基础上施用对应的主治方剂，又选用夜交藤、百合、酸枣仁、合欢皮、远志、法半夏、茯苓等治疗失眠的专药，全方对证对病，相得益彰。

（四）重视调理气机、调理脏腑之阴阳

《素问·举痛论》载："怒则气上……恐则气下、惊则气乱、思则气结"，气机的运行常随情绪等刺激迅速发生变化，往往先于其他病机。"气为血之帅"，在病程发展中会逐渐由气及血，逐渐出现五脏精血的亏虚等，然而气机的紊乱，仍作为一个极为重要的影响因素贯穿始终。根据其气机失常之所在，因势利导，随气治之，或疏肝解郁，或健脾补气，或温阳化气，均能获得明显疗效，随后再辅以传统安神方剂，多能药到病除。

《类证治裁·不寐》曰："阳气自动而之静则寐；阴气自静而之动则寤；不寐者，病在阳不交阴也。"笔者认为不寐之病理变化总属阳盛阴衰，阴阳不交，故治疗上以补虚泻实，调整脏腑阴阳为原则。

（五）注重患者精神自我调摄的作用

古人谓："医者，意也"，吾师治疗因情志刺激致病者，不仅疗人之疾，还疗人之心，积极劝导患者陶冶情操，加强思想修养，保持心情乐观畅达，从而对提高临床疗效起到较好的裨益作用。

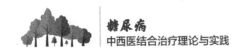

（六）内外合治，安神助眠

传统中医认为，人的耳朵上分布着的穴位均能与人的五脏六腑相对应，如果对其加以刺激，则能够起到治疗的作用。耳穴疗法选取神门、交感、皮质下、内分泌等为主穴并辨证配穴。这些穴位或有镇痛安眠的功效，或有调节植物神经的功能，或有治疗多梦的作用，总体而言起到了宁心安神、理气止痛的效果。

中药Ⅰ号硬膏外贴涌泉、足三里。穴位敷贴可以刺激穴位以激发经络之气，并使药物经皮肤吸收，由表及里，并通过经络传递药效，是中医内病外治的一种方法，具有调节身体气血阴阳，扶正祛邪的作用。涌泉穴属于少阴肾经，是人体位置最低的穴位。刺激涌泉穴，可引气血下行，可补益肾气，滋养肾阴。涌泉穴敷贴具有调节气血、安神定志的作用，从而达到治疗失眠的作用。

六、验案举要

病案一

患者黄某，男，53岁，患糖尿病10年，高血压病2年。目前予门冬胰岛素30早14U、晚8U皮下注射降糖，血糖控制在空腹6～8mmol/L，餐后2小时8～12mmol/L。近2年来夜间睡眠不实，多梦易醒，醒后再入睡困难，次日头晕乏力，心烦口干，二便尚调，舌红少苔，脉弦细。血压不稳，血糖也时超标。给予黄连阿胶汤加减。

处方：

黄连6g	黄芩10g	白芍5g	阿胶10g（烊化）
生地黄12g	天麻6g	龙骨30g（先煎）	炒枣仁30g
五味子10g	灯心草3g	生甘草5g	鸡子黄1个（搅拌入煎好的中药内）

7剂水煎服。

两周后复诊：服上药5剂后睡眠有改善，精神好转，效不更方，按原方再续7剂煎服，现睡眠基本正常，血压、血糖平稳。

按：失眠属中医学"不寐"范畴，发病原因很多，本患者阴虚体质，阴虚则火旺，虚火扰心，故眠差多梦。黄连阿胶汤滋阴降火，与此类病证合拍。成无己云："阳有余以苦除之，黄芩、黄连之苦以除热；阴不足以甘补之，鸡子黄、阿胶之甘以补血；酸收也、泄也，芍药之酸，收阴气而泄邪热。"方中加龙骨、酸枣仁、五味子养心重镇安神，加灯心草解决入眠困难效果很好。

病案二

患者王某，男，46岁，初诊日期：2016年6月3日，既往有糖尿病、慢性乙型病毒性肝炎病史。主诉：乏力伴失眠1个月。患者近1个月自觉疲倦乏力，右上腹部胀闷不适，睡眠差，入睡困难，睡后易醒，每晚睡3～4小时，无发热，间觉头晕，纳欠佳，大便量少，质黏，小便可，舌质暗红，苔黄腻，脉沉。体格检查：血压120/75mmHg，心率82次/分，律整。辅助检查：糖化血红蛋白9.8%。

中医诊断：消渴不寐。证候诊断：脾虚肝郁。

西医诊断：①糖尿病失眠；②慢性乙型病毒性肝炎。

治法：疏肝健脾，镇静安神。

处方：柴胡加龙骨牡蛎汤。

柴胡10g	法半夏10g	党参10g	黄芩10g
炙甘草6g	桂枝5g	茯苓15g	生姜10g
龙骨30g（先煎）	牡蛎30g（先煎）	磁石30g（先煎）	大黄10g（后下）

4剂，水煎服，日1剂。

复诊：6月8日复诊，患者诉乏力减轻，睡眠改善，大便较前易解。上方加白术30g，续服5剂，睡眠可。

按：本案患者长期患慢性肝炎，病毒外袭，肝气郁滞，肝胆气机不利，故见右上腹部胀闷不适；肝气郁滞，攻克脾土，生化乏源，气血亏虚，无以养心，则心神不宁，睡眠差；肝木克土致脾不运，且久病消渴，脾胃亏虚，则疲乏无力、食欲不振；脾不升清，则头晕眼花；脾胃气滞日久，郁而化热，大肠传导失司，故见大便质黏，量少，舌苔黄腻；脉沉主里、细主气血不足。治疗当以疏肝健脾，宁心安神为法。柴胡加龙骨牡蛎汤源自《伤寒论》107条"伤寒八九日，下之，胸满烦惊，小便不利，谵语，一身尽重，不可转侧者，柴胡加龙骨牡蛎汤主之。"方中以小柴胡汤和解少阳，疏肝解郁，加用龙骨、牡蛎、磁石重镇安神，党参、茯苓健脾宁心安神，桂枝通阳活血，大黄活血通便以除心烦。

病案三

患者陈某，女，67岁，2016年6月27日就诊，患者有糖尿病病史8年，服用阿卡波糖50mg，tid降糖，血糖控制在空腹7～8mmol/L，餐后10mmol/L左右。因"睡眠欠

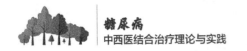

佳 2 周"就诊，患者近 2 周出现眠差，夜晚口干，难以入睡，易醒，醒后难以入睡，无噩梦，大便欠通畅。舌淡红，苔少而干，脉沉细。

中医诊断：消渴不寐；辨证为：瘀血阻络伤阴。

治以活血养阴安神，药用当归芍药散加味。

拟方如下：当归 15g　　　白芍 15g　　　茯苓 15g　　　泽泻 15g

　　　　　　川芎 15g　　　白术 15g　　　粉葛 45g　　　龙骨 30g（先煎）

　　　　　　牡蛎 30g（先煎）　酸枣仁 20g　　　赤芍 15g　　　薏苡仁 30g

　　　　　　4 剂，水煎服，日 1 剂，分两次服用。

服药 4 剂后，睡眠改善，口干改善，予上方去葛根，续服 4 剂，睡眠改善大半，后继续以此为原则，续服 20 余剂，嘱患者平日适度锻炼，保持心情平和。诸症悉除。

按：此案例之失眠，实乃瘀血阻络伤阴，予当归芍药汤养血活血疏肝，加龙骨、牡蛎重镇安神，酸枣仁养心安神，薏苡仁健脾渗湿，葛根养阴。药切病机，故疗效甚佳。

病案四

患者黄某，女，60 岁，初诊日期：2017 年 6 月 15 日，既往有高血压、糖尿病病史。主诉：失眠伴舌尖麻痹半个月。近半个月舌尖麻痹，伴口腔溃疡，睡眠差，口不干，口臭，颈后、背部汗多，胸闷不适，手心热，多食易饥，小便黄，大便正常。舌淡红，苔薄白干，脉沉。体格检查：血压 160/100mmHg，心率 75 次 / 分，律整。

中医诊断：消渴不寐。证候诊断：阴虚内热。

治法：养阴清热。

处方：大黄 10g　　黄芩 10g　　　黄连 10g　　　阿胶 5g（烊化）

　　　　麦冬 15g　　生地黄 15g　　淡竹叶 10g　　通草 10g

　　　　炙甘草 6g　　牡蛎 30g（先煎）　鸡子黄 1 个

　　　　7 剂，水煎服，日 1 剂。

2017 年 6 月 22 日二诊，患者诉服药后舌尖麻痹消失，睡眠明显好转，口腔溃疡减少，无胸闷心悸，无头晕头痛，口干减轻，纳眠可，二便调。舌淡红，苔薄白，中间苔干，脉沉。上方去阿胶、鸡子黄，加肉桂 3g（焗服），牛膝 15g，煅龙骨 30g（先煎）。

按：该患者失眠，口腔溃疡，舌尖麻痹，考虑乃心肾不交，阴虚内热所致。盖心与肾，心主火在上，肾主水在下，肾水上升，心火下降，水火相济，则寤寐正常。肾水亏于下，心火亢于上,心肾不交故失眠。治疗以黄连阿胶汤合大黄黄连泻心汤加减。两方均出自《伤寒论》,具有育阴清热、滋阴降火之功,方中黄连、黄芩泻心火;阿胶滋肾水;鸡子黄养心宁神;少佐肉桂、牛膝引火归元。诸药相合,滋阴降火,心肾相交。

（陈丽兰　简小兵）

参考文献

[1] Resnick HE, Redline S, Shahar E, et al.Diabetes and Sleep Disturbances：Findings from the Sleep Heart Health Study.Diabetes Care, 2003, 26（3）：702-709.

[2] Tuomilehto H, Peltonen M, Partinen M, et al.Sleep duration is associated with an increased risk for the prevalence of type 2 diabetes in middle-aged women - The FIN-D2D survey.Sleep Med, 2008, 9（3）：221-227.

[3]宋静.2 型糖尿病患者睡眠质量调查.中国误诊学杂志,2007,7（18）：4435-4436.

[4]刘军,李春梅.老年人糖尿病与失眠的关系.家庭护士(中旬刊),2008,6（7）：1805-1806.

[5] Vgontzas AN, Bixler EO, Lin HM, et al.Chronic insomnia is associated with nyctohemeral activation of the hypothalamic-pituitary-adrenal axis：clinical implications.J Clin Endocrinol Metab, 2001, 86（8）：3787-3794.

[6] Vgontzas AN, Papanicolaou DA, Bixler EO, et al.Sleep apnea and daytime sleepiness and fatigue：relation to visceral obesity, insulin resistance, and hypercytokinemia.J Clin Endocrinol Metab, 2000, 85（3）：1151-1158.

[7] Resnick HE, Redline S, Shahare, et al.Diabetes and sleep disturb-ances：fingdings from the Sleep Heart Health Study.Diabetes Care, 2003, 26（3）：702-709.

[8] Taub LF, Redeker NS.Sleep disorders, glucose regulation, and type 2 diabetes.Biol Res Nurs, 2008, 9（3）：231-243.

[9] Chasens ER.Understanding sleep in persons with diabetes. Diabetes Educ, 2007, 33（3）：435-436.

[10]李静,高天舒.高天舒教授治疗 2 型糖尿病合并失眠的经验.中华中医药学刊,2007,25（8）：1560-1561.

[11]周铭,张晓娜,田欣,等.糖尿病失眠症病因病机浅析.中国中医药现代远程教育,2013,11(5):107-108.

[12]余燕娜,张桂荣,朱章志.糖尿病合并失眠的扶阳辨治思路探究.中国医学创新,2012,09(15):109-110.

[13]周铭,高颜华,王改仙.王敏淑教授治疗糖尿病失眠经验.中国中医药现代远程教育,2010,08(12):9.

[14]董柳,王霞,李洪皎.仝小林治疗糖尿病失眠的经验.辽宁中医杂志,2007,34(4):402-403.

[15]丘伟中,陈杏梅.黄连温胆汤加味治疗2型糖尿病失眠症33例疗效观察.现代医院,2005,5(7):79-80.

[16]周冰峰,钟启腾,孙惠华.天王补心丸治疗2型糖尿病(阴虚型)失眠症的疗效.中国医药导报,2006,3(35):100-101.

[17]周英淳,金真,黄春容.耳穴压豆配合辨证施护改善消渴病不寐症的护理效果观察.中医临床研究,2012,(17):100-101.

[18]陈依静,郑建芬.耳穴压豆治疗2型糖尿病失眠患者54例.山东中医杂志,2013,32(4):261-262.

[19]陈群梅,黄益军,陈汝文,等.足底按摩、中药沐足及耳穴压豆对糖尿病失眠患者的影响.中国医药科学,2015,(21):71-73.

[20]倪艳,葛继荣,王忠云.静注利多卡因对老年患者术后早期认知功能的影响.江苏医药,2010,36(22):2646-2647.

[21]高展.足浴按摩治疗2型糖尿病失眠症的临床分析.中外医疗,2013,32(32):82-84.

[22]万燕萍,潘丽莉.中药足浴配合穴位按摩治疗2型糖尿病失眠症临床观察与护理.中国社区医师(医学专业),2012,14(30):188.

[23]何正保,何铝.针灸加中冲穴放血治疗失眠症临床疗效观察.内蒙古医学杂志,2016,48(9):1087-1089.

[24]林玉平,范冠杰.灵龟八法治疗2型糖尿病失眠的临床研究.中华中医药杂志,2014,29(9):2863-2866.

［25］王红梅，苏玉莲，李少彦. 针刺配合辨证施护改善消渴不寐症的护理体会. 中华高血压杂志，2015，23（3）：408.

［26］王九云，侯素芳，张立. 运动疗法干预 2 型糖尿病患者的情绪及其睡眠质量. 中国临床康复，2005，9（23）：4-5.

［27］杨莉. "早太极、晚八段" 对社区 2 型糖尿病失眠患者睡眠质量的影响. 护理实践与研究，2013，10（1）：16-18.

第十二章
糖尿病冠心病

第一节　现代医学对糖尿病冠心病的认识

糖尿病性心脏病是指因糖尿病，长期糖和脂肪代谢紊乱引起的心脏大血管病变、微血管病变及自主神经病变。其中，大血管病变主要为位于心脏表面的冠状动脉，也被称为糖尿病性冠心病；微血管病变是指心肌内的微小血管病变，即糖尿病心肌病；而支配并调控心脏活动的自主神经形态与功能异常主要引起心律失常。本章节主要讨论糖尿病与冠心病的关系。1883 年，Vergeley 医生首次在巴黎的医学杂志上报道了糖尿病与冠心病心绞痛相关，并推荐心脏病患者检测尿糖。Ledet 于 1979 年正式提出了糖尿病心脏病（diabetic cardiopathy，DC）这一特定概念。随着医学的发展，糖尿病与心脏病的关系已不容置疑，并且研究还发现糖尿病合并冠心病的患者病情往往更为严重。糖尿病性冠心病患者与非糖尿病患者相比起病更早，常表现为无痛性心肌梗死，一旦发生往往梗死面积比较大，穿壁梗死多，病情更严重，预后更差，病死率更高。

一、流行病学

糖尿病患者易合并心脏病，其发生概率为正常人群的 2 ~ 4 倍。流行病学资料显示，约 50% 的初诊 2 型糖尿病患者已伴有冠脉病变；70% 的糖尿病患者死于心血管并发症或伴随症，心肌梗死是 2 型糖尿病的首要致死病因。中华医学会糖尿病学分会糖尿病慢性并发症调查组对 1991—2000 年全国住院糖尿病患者慢性并发症及相关大血管病变进行了回顾性分析，发现在三甲医院中住院的 2 型糖尿病患者心血管并发症患病率为 17.1%，而防治心脑血管疾病所需的医疗支出是糖尿病医疗费用的最主要部分。相对应的，冠心病患者中糖尿病的发病率也更高，且随着血糖水平的升高，危害也更大。著名的英国福明翰心脏研究（Framingham Heart Study，FHS）发现，近 30 年的统计数据显示，血糖水平从 67mg/dl 上升至 100mg/dl 时的两年全因死亡率从 2.99% 上升至 7.23%，而上升至 133mg/dl 时全因死亡率更达到了 11.38%。中国住院冠心病患者糖代谢异常研究——中国心脏调查发现，糖尿病是冠心病的重要伴发疾病，并呈现出我国特有的表现：①中国冠心病患者的糖代谢异常患病率（包括糖尿病前期和糖尿病）约为 80%，高于西方人；②中国冠心病患者负荷后高血糖的比例更高；③冠心病患者单纯检测空腹血糖会漏诊 75% 的糖尿病前期和糖尿病患者。

二、糖尿病冠心病发病特点

1. 发病年龄提前

心脏病理学研究证明胰岛素依赖型糖尿病患者在肾移植前做血管造影，几乎半数以上患者有明显的冠心病，平均年龄仅 34 岁，对年龄较大的无症状糖尿病患者做无创性检查，约半数以上运动试验和（或）铊闪烁心肌显像证明有冠心病，平均年龄 49 岁。

2. 无痛性

糖尿病患者由于并发植物神经病变，痛阈升高，有 30% ～ 50% 的冠心病患者缺乏典型心绞痛，使无痛性心肌梗死发生率增高（35.5%），显著高于非糖尿病者（17.6%）。

3. 死亡率高

糖尿病并发心肌梗死时，由于冠状动脉多支狭窄，易发生动脉血栓，心肌内小动脉广泛狭窄，侧支循环障碍，所以梗死面积较大；同时易发生严重心功能不全、心源性休克、心脏破裂和严重的心律失常。

三、糖尿病冠心病病理特点

糖尿病冠心病者，其冠状动脉呈多支且为全壁性粥样硬化，不同于非糖尿病患者冠状动脉呈斑块或线条状，狭窄程度也较严重。有关资料证实，病史 30 年以上者，冠状动脉广泛闭塞，左主干严重狭窄者超过 75%，三支病变的发生率显著高于非糖尿病者。

远端小冠状血管伴有弥漫性病变,具有特征性改变,表现为毛细血管基膜增厚,内膜增生,血管周围和间质硬化伴糖蛋白和脂质沉积等,微小血管呈蛇状沿肌纤维长轴方向行走,与相邻血管形成吻合支,构成致密的微小血管网,血管呈节段性不规则的狭窄和扩张,严重者完全闭塞。

四、糖尿病冠心病的分型

1. 无症状性冠心病

又称隐匿性冠心病,是糖尿病冠心病最常见的类型。糖尿病患者临床缺乏典型心绞痛症状,无明确冠心病史,但做负荷试验(运动试验)时心电图有心肌缺血改变,表现为 ST-T 段改变。

2. 心绞痛性冠心病

心绞痛是指急性短暂性心肌缺氧、缺血出现心前区疼痛的综合征。疼痛部位不一定只出现于心前区,也可表现为胃脘部、肩背部、上臂或下颌部疼痛等,发作多与劳累相关。

3. 糖尿病冠心病心肌梗死

心肌梗死是严重程度最高的冠心病。在冠心病的基础上,发生急性冠状动脉血供急剧减少或中断,引起心肌严重缺血,易致部分心肌缺血性坏死。临床主要表现为持续而剧烈的胸骨后疼痛,血清心肌酶谱及心电图进行性改变,常伴有心律失常、心力衰竭和心源性休克。

五、糖尿病冠心病的诊断

1. 症状

与心肌缺血相关的胸部不适(心绞痛)通常从以下 4 个方面描述:①部位:心肌缺血引起的胸部不适通常位于胸骨体之后,可波及心前区,有手掌大小范围,甚至横贯前胸,界限不清。常放射至左肩、左臂内侧达无名指和小指,或至颈、咽、下颌部。②性质:胸痛常为压迫状、发闷、紧缩或胸口沉重感,有时被描述为颈部扼制或胸骨后烧灼感,但不像针刺或刀扎样锐性痛。可伴有呼吸困难,也可伴有非特异性症状如乏力或虚弱感、头晕、恶心、坐立不安或濒死感。呼吸困难可能为稳定性冠状动脉疾病(stable coronary artery disease,SCAD)的唯一临床表现,有时与肺部疾病引起的气短难以鉴别。胸痛发作时,患者往往被迫停止正在进行的活动,直至症状缓解。③持续时间:通常持续数分钟至 10 余分钟，大多数情况下 3~5 分钟，很少超过 30 分钟，若症状仅持续数秒，则很可能与心绞痛无关。④诱因：与劳累或情绪激动相关是心绞痛的重要特征。当负荷增加如走坡路、逆风行走、饱餐后或天气变冷时，心绞痛常被诱发。疼痛多发生于劳累或激动的当时，而不是劳累之后。含服硝酸酯类药物常可在数分钟内使心绞痛缓解。

典型和非典型心绞痛描述见表 6。对于大多数患者，根据典型心绞痛病史即可初步确立诊断。

表 6　典型心绞痛与非典型心绞痛

临床分类	临床特征
典型心绞痛（明确的）	同时符合下列 3 项特征： ①胸骨后不适感，性质和持续时间具有明显特征； ②劳累或情绪应激可诱发； ③休息和（或）硝酸酯类药物治疗后数分钟内可缓解
非典型心绞痛（有可能）	符合上述特征中的 2 项
非心绞痛性质的胸痛	仅符合上述特征中的 1 项，或都不符合

加拿大心血管病学会（Canadian Cardiovascular Society，CCS）将稳定型心绞痛分为 4 级。Ⅰ级：一般体力活动（如步行和登楼）不受限，但在强、快或持续用力时发生心绞痛；Ⅱ级：一般体力活动轻度受限。快步、饭后、寒冷或刮风中、精神应激或醒后数小时内发作心绞痛。一般情况下平地步行 200m 以上或登楼一层以上受限；Ⅲ级：一般体力活动明显受限，一般情况下平地步行 200m 以内，或登楼一层引起心绞痛；Ⅳ级：轻微活动或休息时即可发生心绞痛。

2. 体征

心绞痛通常无特异性体征。胸痛发作时常见心率增快、血压升高、表情焦虑、皮肤冷或出汗，有可能出现第三、第四心音和轻度的二尖瓣关闭不全，但均无特异性。体格检查对于鉴别由贫血、高血压、瓣膜病、梗阻性肥厚型心肌病引起的胸痛有重要意义。

3. 实验室检查

实验室检查是评估心血管危险因素及判断预后的重要方法。具体推荐见表 7。

表 7　实验室检查推荐内容

所有患者均建议行全血细胞计数检查，包括血红蛋白水平和白细胞计数
所有患者均建议行血清肌酐测定并评测肾功能（肌酐清除率）
所有患者均建议测定空腹血脂水平（包括低密度脂蛋白胆固醇）
若提示存在临床疑似甲状腺疾病，则建议行甲状腺功能检查
建议在开始他汀类药物治疗之前对患者行肝功能检查
建议服用他汀类药物且自诉症状提示肌病的患者行肌酸激酶检查
疑似心力衰竭的患者应考虑行 BNP/NT-proBNP 检查
所有患者均建议每年检查血脂、葡萄糖代谢和血清肌酐

注：BNP 为 B 型利钠肽；NT-proBNP 为 N 末端 B 型利钠肽原。

4. 心电图检查

对于疑诊冠心病的患者，应行静息心电图检查。静息心电图正常并不能除外心肌缺血，但静息心电图能提供患者罹患冠心病的某些信息，如既往存在心肌梗死或复极异常等。静息心电图可作为患者病情发生变化时的心电参照。动态心电图有助于发现日常活动时心肌缺血的证据和程度。

所有患者就诊时均建议行静息心电图；所有正发生或刚发生过胸痛，临床疑似急性冠脉综合征（acute coronary syndrome，ACS）的患者均建议行静息心电图；对疑似伴有心律失常的患者建议行动态心电图监测。

5. 胸部 X 线检查

胸痛患者应常规行胸部 X 线检查。对于 SCAD 患者，胸部 X 线不能为诊断或危险分层提供特征性信息。但胸部 X 线对某些可疑心力衰竭患者的评估是有意义的。另外，胸部 X 线有助于鉴别诊断肺部疾病。

心绞痛症状不典型或疑似肺部疾病的患者建议行胸部 X 线检查；疑似心力衰竭的患者应考虑行胸部 X 线检查。

6. 超声检查

静息经胸超声心动图可帮助了解心脏结构和功能。部分 SCAD 患者左心功能正常，但可见局部心室壁活动异常，这种情况提示罹患冠心病的可能性大。经胸超声心动图还有助于排除其他结构性心脏疾病，如瓣膜病、肥厚型心肌病等。另外，颈动脉超声检查若发现内膜中层厚度（intima-media thickness，IMT）增加和（或）存在粥样斑块，也提示罹患冠心病的可能性增加。

所有患者均建议行静息经胸超声心动图检查；对未确诊动脉粥样硬化性疾病，且疑似的患者，应考虑行颈动脉超声检查，以明确是否存在 IMT 增厚和（或）斑块形成。

7. 诊断心肌缺血的负荷试验

（1）负荷心电图：负荷心电图简单易行，对疑诊冠心病且中低风险患者，推荐行 12 导联负荷心电图。负荷心电图具有诊断意义的异常变化包括负荷运动过程中心电图 2 个以上导联 J 点后 0.06 ~ 0.08s 的 ST 段出现水平或下斜性下移 ≥ 0.1mV。但约 15% 的 SCAD 患者，具有诊断意义的 ST 段变化发生在负荷试验恢复期。

（2）负荷影像检查：①负荷超声心动图：有运动能力的患者首选超声心动图运动负荷试验，因其可提供生理状态下的数据，如运动时长和运动量，心率、血压和心电图变化等。如患者静息状态下存在室壁节段性运动异常，和（或）患者不能进行充分运动时，建议行药物负荷检查。多巴酚丁胺可作为负荷药物。负荷超声心动图只能以室壁增厚异常作为缺血的标志，心肌声学造影超声心动图还可额外评估心肌灌注水平，但临床应用经验还不多。②核素心肌负荷显像：^{99m}Tc 标记的放射性药物是最常用的示踪剂，配合单光子发射 CT（single photon emission computed tomography，SPECT）行运动试验。由于 ^{201}Tl 放射性更强，现在已不常应用。SPECT 较运动心电图能更精确地诊断冠心病。当患者无运动能力时，可使用药物负荷。腺苷是常用的负荷药物，通过激活 A2A 受体，可使心肌达到最大充血状态，而诱发缺血。但腺苷同时作用于 A1、A2B 和 A3 受体，可能诱发气管痉挛，因此多巴酚丁胺、瑞加德松（选择性 A2A 受体激动剂）可作为替代用药。无上述药物时可考虑使用三磷酸腺苷替代。使用正电子发射断层扫描（positron emission tomography，PET）进行心肌灌注显像，图像质量、诊断准确性优于 SPECT。但 SPECT 应用更为广泛，价格相对便宜。PET 在诊断 SCAD 方面不常使用，但在微血管疾病中对于血流定量具有独特优势。

8. 冠状动脉 CT 血管成像

冠状动脉 CT 血管成像（computed tomography angiography，CTA）有较高的阴性预测价值，敏感度为 95%~99%。若冠状动脉 CTA 未见狭窄病变，一般可不进行有创性检查。对于 PTP 为中低度风险的疑诊 SCAD 者，冠状动脉 CTA 的诊断价值较大。冠状动脉 CTA 的特异度较低，为 64%～83%。随着 PTP 的增加（尤其是年龄的增加），钙化越来越常见，而钙化会显著影响 CTA 对狭窄程度的判断，可能高估狭窄程度。因此，CTA 对此类患者仅能作为参考。

9. 冠状动脉造影（coronary angiography，CAG）

对无法进行负荷影像学检查、LVEF ＜ 50% 且有典型心绞痛症状的患者，或从事特殊行业（如飞行员）的患者，CAG 在冠心病的确诊或排除中有较高价值。经无创性检查危险分层后若需确定是否行血运重建治疗，则应行 CAG 检查。对高风险伴有典型性胸痛，或临床证据提示不良事件风险高的患者，可不进行无创性检查，直接行早期 CAG 以确立血运重建策略。CAG 检查发现心外膜下冠状动脉直径狭窄超过 50%，且患者有典型心绞痛症状或无创性检查显示患者有心肌缺血证据，可诊断为冠心病。

六、冠心病心绞痛防治

（一）药物治疗

糖尿病合并冠心病患者接受药物治疗有两个目的，即缓解症状及预防心血管事件。

1. 缓解症状、改善缺血的药物

目前缓解症状及改善缺血的药物主要包括 β 受体阻滞剂、硝酸酯类药物和钙离子拮抗剂（calcium channel blocker，CCB）三类。缓解症状与改善缺血的药物应与预防心肌梗死和死亡的药物联合使用，其中 β 受体阻滞剂同时兼有两方面的作用。

（1）β 受体阻滞剂：只要无禁忌证，β 受体阻滞剂应作为冠心病患者的初始治疗药物。β 受体阻滞剂通过抑制心脏 β 肾上腺素能受体，减慢心率、减弱心肌收缩力、降低血压以减少心肌耗氧量，还可通过延长舒张期以增加缺血心肌灌注，因而可以减少心绞痛发作和提高运动耐量。目前更倾向于选择性 β1 受体阻滞剂，如琥珀酸美托洛尔、比索洛尔。应用 β 受体阻滞剂治疗期间心率宜控制在 55～60 次/分钟。

（2）硝酸酯类：硝酸酯类药物为内皮依赖性血管扩张剂，能减少心肌需氧和改善心肌灌注，从而改善心绞痛症状。舌下含服或喷雾用硝酸甘油仅作为心绞痛急性发作时缓解症状用药，也可在运动前数分钟预防使用。心绞痛发作时，可舌下含服硝酸甘油 0.3～0.6mg，每 5min 含服 1 次直至症状缓解，15min 内含服最大剂量不超过 1.2mg。长效硝酸酯类用于降低心绞痛发作的频率和程度，并可能增加运动耐量。长效硝酸酯类不适用于心绞痛急性发作，而适用于慢性长期治疗。每天用药时应注意给予足够的无药间期（8~10h），以减少耐药的发生。

（3）钙离子拮抗剂：CCB 通过改善冠状动脉血流和减少心肌耗氧发挥缓解心绞痛作用。CCB 分为二氢吡啶类和非二氢吡啶类，共同的药理特性为选择性抑制血管平滑肌、使心肌 L 通道开放。不同点在于与钙通道孔隙结合位点不同，二氢吡啶类药物对血管的选择性更佳（包括氨氯地平、硝苯地平、非洛地平）。长效硝苯地平具有很强的动脉舒张作用，不良反应小，适合联合 β 受体阻滞剂用于伴有高血压的心绞痛患者。氨氯地平具有半衰期长的优势，可作为 1 次 / 日使用的抗心绞痛和降压药物。非二氢吡啶类药物可降低心率（包括维拉帕米、地尔硫草）。地尔硫草治疗劳力型心绞痛较维拉帕米不良反应小。心力衰竭患者应避免使用 CCB，因其可使心功能恶化，增加死亡风险，尤其是短效的二氢吡啶类及具有负性肌力作用的非二氢吡啶类。当心力衰竭患者伴有严重的心绞痛，其他药物不能控制而需应用 CCB 时，可选择安全性较好的氨氯地平或非洛地平。

若 β 受体阻滞剂禁忌或不能耐受时，可选 CCB 类药物中的氨氯地平、硝苯地平或非洛地平，必要时可选用地尔硫草或选择长效硝酸酯类药物。若 β 受体阻滞剂达到最大耐受剂量效果仍不理想时，可选用 CCB 类药物与长效硝酸酯类药物联合使用。

（4）其他药物：①曲美他嗪：曲美他嗪通过调节心肌能量底物，提高葡萄糖有氧氧化比例，能改善心肌对缺血的耐受性及左心功能，缓解心绞痛。可与 β 受体阻滞剂等抗心肌缺血药物联用。对于冠心病患者，曲美他嗪可作为二线用药。②尼可地尔：尼可地尔为烟酰胺的硝酸盐衍生物，可用于心绞痛的预防和长期治疗。尼可地尔可扩张冠状动脉血管，刺激血管平滑肌上 ATP 敏感性钾离子通道。长期使用尼可地尔还可稳定冠状动脉斑块。尼可地尔可用于治疗微血管性心绞痛。当使用 β 受体阻滞剂禁忌、效果不佳或出现不良反应时，可使用尼可地尔缓解症状。③伊伐布雷定：伊伐布雷定通过选择性抑制窦房结起搏电流达到减慢心率的作用，从而延长心脏舒张期，改善冠状动脉灌注、降低心肌氧耗，对心肌收缩力和血压无影响。在慢性稳定性心绞痛患者中，如不能耐受 β 受体阻滞剂或 β 受体阻滞剂效果不佳时，窦性心律且心率 > 60 次 /min 的患者可选用此药物。

2. 改善预后的药物

此类药物可改善冠心病患者的预后，预防心肌梗死、死亡等不良心血管事件的发生。

主要包括抗血小板药物、调脂药物、β 受体阻滞剂和血管紧张素转换酶抑制剂或血管紧张素 Ⅱ 受体拮抗剂。

（1）抗血小板药物：抗血小板药物在预防缺血性事件中起着重要作用。无 ACS 及经皮冠状动脉介入治疗（percutaneous coronary intervention，PCI）病史者，推荐阿司匹林长期服用（75~100mg/ 次，1 次 / 日）。冠心病患者接受 PCI 治疗后，建议给予双联抗血小板药物治疗（dual antiplatelet therapy，DAPT，即阿司匹林基础上合用 P2Y12 受体拮抗剂）6 个月。PCI 或 ACS 后病情稳定的冠心病患者，可根据临床危险因素或风险评分评价缺血和出血风险，如存在较高缺血和（或）出血风险，可考虑延长或缩短 DAPT 疗程。1~3 年前有心肌梗死病史的缺血高危患者，可考虑采用阿司匹林联合替格瑞洛（60mg/ 次，2 次 / 日）长期治疗。

（2）调脂药物：已有大量证据表明缺血风险的下降和 LDL-C 的降幅有关。冠心病患者如无禁忌，需依据其血脂基线水平首选起始剂量中等强度的他汀类调脂药物，根据个体调脂疗效和耐受情况，适当调整剂量，推荐以 LDL-C 为首要干预靶点，目标值 LDL-C < 1.8mmol/L。若 LDL-C 水平不达标，可与其他调脂药物（如依折麦布 10mg/ 次，1 次 / 日）联合应用。如果 LDL-C 基线值较高，现有调脂药物标准治疗 3 个月后难以降至基本目标值，可考虑将 LDL-C 至少降低 50% 作为替代目标。若 LDL-C 基线值已在目标值以内，可将 LDL-C 从基线值降低 30%。LDL-C 达标后不应停药或盲目减量。

（3）β 受体阻滞剂：对心肌梗死后患者，β 受体阻滞剂能显著降低 30% 死亡和再发梗死风险。对合并慢性心力衰竭的 SCAD 患者，琥珀酸美托洛尔、比索洛尔和卡维地洛与 ACEI、利尿剂伴或不伴洋地黄同时应用，能显著降低死亡风险，改善患者生活质量。β 受体阻滞剂对不伴有心力衰竭的 SCAD 患者可能也有保护作用，目前为止尚无安慰剂对照研究支持这一观点。

（4）ACEI 或 ARB：根据 HOPE、EUROPA 等研究结果，ACEI 类药物能使无心力衰竭的稳定性心绞痛患者或高危冠心病患者的主要终点事件（心血管死亡、心肌梗死、卒中等）风险降低。对冠心病患者，尤其是合并高血压、LVEF ≤ 40%、糖尿病或慢性肾病的高危患者，只要无禁忌证，均可考虑使用 ACEI 或 ARB。

（二）血运重建

对强化药物治疗下仍有缺血症状及存在较大范围心肌缺血证据的冠心病患者，如预判选择经皮冠状动脉介入治疗（percutaneous coronary intervention，PCI）或冠状动脉旁路移植术（coronary artery bypass grafting，CABG）治疗的潜在获益大于风险，可根据病变特点选择相应的治疗策略。

对合并左主干和（或）前降支近段病变、多支血管病变患者，选择 CABG 抑或 PCI 仍有争议。近年药物洗脱支架的广泛应用显著降低了 PCI 术后长期不良事件发生率，PCI 在 SCAD 中的适应证逐渐拓宽。建议对上述患者，根据 SYNTAX 评分和 SYNTAX Ⅱ 评分评估其中、远期风险，选择合适的血运重建策略。

对有典型心绞痛症状或无创性检查有心肌缺血证据的患者，建议以 CAG 显示的心外膜下冠状动脉病变直径狭窄程度及（或）血流储备分数（fractional flow reserve，FFR）作为是否干预的决策依据。病变直径狭窄 ≥ 90% 时，可直接干预；当病变直径狭窄 < 90% 时，建议仅对有相应缺血证据，或 FFR ≤ 0.8 的病变进行干预。

（三）危险因素管理

（1）血脂管理：饮食治疗和改善生活方式是血脂异常治疗的基础措施。无论是否选择药物调脂治疗，都必须坚持控制饮食和改善生活方式。强烈推荐患者坚持日常体育锻炼和控制体重。建议低脂饮食。药物治疗推荐以他汀类药物为主。

（2）血压管理：建议所有冠心病患者进行生活方式调整：控制体重、增加体育锻炼、节制饮酒、限盐、增加新鲜果蔬和低脂饮食、避免过度劳累。如果 SCAD 患者血压 ≥ 140/90mmHg，在生活方式调整的同时，考虑使用降压药物。降压药物应根据患者具体情况选择，但建议包括 ACEI 或 ARB 和（或）β 受体阻滞剂，治疗目标应 < 140/90mmHg。糖尿病患者血压控制目标建议为 130/80mmHg。

（3）糖尿病患者血糖管理：对于糖尿病病程较短，预期寿命较长的患者，HbA1C 目标值 ≤ 7% 是合理的。对年龄较大、糖尿病病程较长、存在低血糖高危因素患者，HbA1C 目标应控制在 < 7.5% 或 < 8.0%，对慢性疾病终末期患者，如纽约心脏协会心功能Ⅲ～Ⅳ级、终末期肾脏病、恶性肿瘤伴有转移、中重度认知功能障碍等，HbA1C 控制目标可适当放宽至 < 8.5%。美国《2019 ACC/AHA 心血管疾病一级预防指南》对于糖尿病患者给出了专门的降糖药物使用建议，患有 T2DM 的成年人在确诊后使用二甲双胍作为一线治疗和开始生活方式治疗是合理的，可以改善血糖控制并降低 ASCVD 风险。对于患有 T2DM 和有其他 ASCVD 危险因素的成年人，经过最初的生活方式改变和使用二甲双胍治疗后仍需

要降糖治疗，启动钠 - 葡萄糖协同转运蛋白 2 抑制剂或胰高血糖素样肽 -1 受体激动剂可能是合理的，以改善血糖控制并降低 CVD 风险。

（4）体育锻炼：建议所有患者在日常锻炼强度（如工作间歇的步行，家务劳动）的基础上，每周至少 5 天进行 30~60min 中等强度的有氧锻炼，如健步走，以增强心肺功能。对所有患者，建议根据体育锻炼史和（或）运动试验情况进行风险评估来指导治疗和改善预后。推荐首诊时发现具有缺血风险的患者参与医学监督项目（如心脏康复）和由医生指导下基于家庭的锻炼项目。

（5）体重管理：医生应建议冠心病患者通过有计划的锻炼、限制热量摄取和日常运动来控制体重，目标体重指数 18.5~24.9kg/m^2。减重治疗的起始目标为体重较基线下降 5%~10%。如成功，可尝试进一步减重。

（6）戒烟：糖尿病合并冠心病患者应戒烟，避免被动吸烟，必要时可借助药物戒断。

（7）社会心理因素管理：对于糖尿病合并冠心病的患者筛查是否合并抑郁、焦虑、严重失眠等心理障碍，如有指征，建议进行心理治疗或药物治疗。

（8）酒精管理：酒精对心血管系统的影响尚有争议，故不推荐饮酒。对于有饮酒史的患者，如对酒精无禁忌，建议非妊娠期女性每天饮用酒精不超过 15g（相当于 50 度白酒 30ml），男性每天不超过 25g（相当于 50 度白酒 50ml）。

第二节 消渴胸痹

一、源流及释名

糖尿病合并冠心病在中医学中并没有被直接命名，而是统属于中医学"消渴""胸痹"等范畴，但我国古代医家很早就认识到这两者的密切关系。一方面，"消渴"可出现胸痛症状，如《伤寒论》中记载"厥阴之为病，消渴，气上撞心，心中疼热"，《诸病源候论·消渴候》提出"厥阴之病，消渴重，心中痛"。另一方面，也认识到心脏疾患容易导致"消瘅""消渴"，如《灵枢·本脏》："心脆则善病消瘅热中"；《灵枢·邪气脏腑病形》："心脉微小为消瘅"；《医宗己任篇·消症》也提出："消之为病，源于心火炎炽……然其病之路，皆由不节嗜欲，不慎喜怒"。说明了心与消渴病发病的内在联系。现代医家往往将糖尿病合并冠心病称为"消渴胸痹"，既体现了该疾病来源于"消渴"这一病理基础，也很好地反映了疾病的相关症状。但也有一些医家认为，消渴合并冠心病者未必有痹痛症状，有可能合并心悸、水肿等表现，因此建议命名为"消渴心病"。如前文所述，本章节主要讨论的是糖尿病合并冠心病，对于糖尿病合并心肌病及自主神经病变者不作详述，因此仍沿用"消渴胸痹"之名。

二、病因病机

1. 发病因素

糖尿病合并冠心病多由禀赋不足、饮食不节、情志失调、劳欲过度引起。若是先天禀赋不足，则精元气化不足，五脏不强，气血津液生成不足，导致津液匮竭而成为消渴病的病理基础。若是饮食不节，过食肥甘厚味导致脾胃受损，脾胃运化失常，湿热、燥热内聚，耗伤津液，则出现多食易饥、口干口渴；脾胃运化失常，则清气不升、浊气不降，脾胃运化之精微不能润泽五脏，精微从小便流失，则出现消瘦、小便频数；脾为生痰之源，脾运受损，水湿不化，日久则化为痰浊，痰浊痹阻心脉，则出现心悸、胸闷等。若是性情易怒，怒则气上，血随气上行，使血积蓄于胸中，引起胸中血脉不畅，血积蓄则会化热，灼伤阴津，发为消渴；性情抑郁，易使肝气不疏，肝气郁结则全身气机不畅，又因肝藏血，气行则血行，气行不畅则血滞，导致血瘀，若血瘀闭阻心脉，则发为胸痹。若是劳欲过度，则耗损肾精，肾精为阴，阴虚则热，灼伤肾阴，使肾阴愈虚，肾之阴为阴之本，肾阴受损，导致全身阴液不足，肾中虚火上炎，灼伤心阴，心失所养，心肾不交，则发为消渴、胸痹。

2. 病机及演变规律

消渴日久，引起脏腑功能失调，心脉受损则发为胸痹，胸痹是在消渴的基础上转化而来的，本虚标实、虚实夹杂是其病机特点。消渴病合并冠心病多以气阴两虚、阴阳俱虚为本，挟以湿热、气滞、痰浊、血瘀、寒凝为病，病位涉及五脏。阴虚日久内生燥热，燥热灼津为痰，使心脉受阻；或是消渴病久，引起脾、肺、肾三脏功能失调，可致体内水湿运行失常，水湿停聚日久变为痰邪，痰遇热煎灼则为痰浊，若机体阳气不足，气化不足，则化为痰湿，痰邪停留心脉，则发为胸痹；或消渴患者情志不畅或湿热邪气阻滞气机运行，导致气滞则血行不畅，血停为瘀，瘀阻心脉发为胸痹；或久病必虚，耗伤心肾阳气，内生寒邪，寒凝血脉为瘀，损耗正气，气虚则无以为血之帅，运血无力，血行不畅为瘀，痹阻心脉则并发胸痹。

糖尿病合并心脏病初期临床症状多不明显，仅有缺血性心电图改变。大多数患者可见心悸气短、头晕乏力、胸闷或疼痛；进而胸痛彻背、背痛彻心，甚则心胸猝然大痛；或见晕厥，病变后期出现肢体冷汗、尿少水肿；重者腹大胀满、喘促不能平卧。根据病机演变和临床症状特征分三个阶段：

(1) 发病初期：糖尿病经久不愈，心脏气阴耗伤，心阴不足，心火偏旺，心神不宁；或心脾两虚，气血亏虚，心脉失养则心悸、怔忡。脾虚失运，肺失治节，肾气失司，痰浊内生；或因阴虚燥热，灼津成痰，痰浊阻滞，气机不利，胸阳不振，弥漫心胸，发为胸痹。

(2) 病变进展期："久病入络""久病必虚""久病必瘀"，气虚血瘀，血运不畅，或气滞血瘀，心络瘀阻，不通则痛，故胸中刺痛，甚者胸痛彻背、背痛彻心。阴损及阳，心脾阳虚，寒凝血瘀，阻闭心脉，则发为胸痹心痛。病情进一步发展，络脉绌急，心络瘀塞不通，可见心胸猝然大痛，而发真心痛。

(3) 病变晚期：糖尿病累及心脏日久，脾虚湿阻，阴阳俱虚，痰湿内盛，血液凝滞，痰瘀稽留脉络，瘀血与痰浊停聚，壅塞心络；或由虚损至衰微，脏腑血脉瘀阻不通，肺络瘀阻，肺气受遏，失其肃降，心肾阳虚，水邪内停，水饮上凌心肺则喘息、四肢逆冷青紫、尿少、水肿；重则虚阳欲脱，阴竭阳绝，阴阳离决而见大汗淋漓、四肢厥冷、脉微欲绝等。

3.病位、病性

糖尿病合并心脏病病位在心，涉及肺、脾、肝、肾。病性为本虚标实，虚实夹杂，以气血阴阳亏虚为本，以气滞、痰浊、血瘀、寒凝为标。

三、名医验案

1.魏子孝医案

患者，男，52岁，2015年10月22日初诊。自诉糖尿病病史10余年，3年前突发胸前区疼痛、憋闷，经冠状动脉CTA检查示冠脉回旋支狭窄75%，诊断为冠心病，后服用阿司匹林肠溶片、硝酸异山梨酯片、阿托伐他汀钙片等药物治疗，目前血糖控制尚可，胸闷、气短，神疲乏力，少寐多梦，口干舌燥，舌暗红、有瘀点，苔薄少津，脉弦细。

西医诊断：糖尿病性冠心病。

中医诊断：消渴病胸痹（气阴两虚、血脉瘀阻）。

治法：益气养阴、活血化瘀。

方药：生脉散合冠心Ⅱ号方加减。

处方：生黄芪 30g　　太子参 30g　　麦冬 15g　　五味子 10g

玄参 12g　　黄连 3g　　丹参 20g　　郁金 12g

赤芍 15g　　红花 10g　　川芎 12g　　酸枣仁 30g

合欢皮 15g

14 剂，水煎服，日 1 剂。

二诊：2015 年 11 月 5 日，患者胸闷、憋气、乏力、睡眠较前明显好转，近 1 周出现腹胀、便秘，舌暗红，苔薄黄，脉弦细，上方去红花、酸枣仁、合欢皮，加桃仁 10g，牛蒡子 12g，木香 10g，槟榔 15g，柏子仁 15g。继服 14 剂，后随访患者，诸症好转。

按：结合患者病史、症状、体征及理化检查，中医诊断为"消渴病胸痹"。主要病机为气阴两虚、血脉瘀滞，治以益气养阴、活血化瘀为法，标本兼顾，疗效明显。初诊予生脉散合冠心Ⅱ号方加减，气为血之帅，补气行血，益气养阴，通调血脉。二诊时患者气机郁滞突出，酌加行气导滞，润肠通便之品。

2. 林兰医案

患者，女，46 岁，2002 年 11 月 6 日初诊。糖尿病 2 年。心胸作痛 1 个月，伴心慌心悸、气逆喘促 1 天，含硝酸甘油不能缓解。症见面色苍白，口唇发绀，体型肥胖，舌质淡暗，苔白厚，舌边尖有齿痕，脉沉迟。理化检查：空腹血糖 7.2mmol ／ L，餐后 2 小时血糖 10.6mmol ／ L，糖化血红蛋白 6.8%；总胆固醇 5.12mmol ／ L，甘油三酯 2.6mmol ／ L；高密度脂蛋白 0.91mmol ／ L，低密度脂蛋白 3.4mmol ／ L，极低密度脂蛋白 1.17mmol ／ L。心电图提示Ⅱ、Ⅲ、avF T 波倒置，V1 ～ V4 ST 段抬高。动态心电图提示窦性心动过缓、房室传导阻滞。心脏彩超示：左室轻度肥厚，三尖瓣轻度关闭不全，LVEF 60%。

诊断为 2 型糖尿病并发冠心病，变异性心绞痛、心律失常、Ⅱ度房室传导阻滞，证属阴阳两虚、寒凝血瘀证。

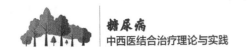

西药治疗：拜糖平 50mg，每天 3 次；单硝酸异山梨酯缓释注射液 20mg（20ml）加入生理盐水内静脉滴注。

治则益气养阴、温阳通痹、散寒止痛为主，以生脉散合瓜蒌薤白半夏汤加味。

太子参 15g	麦冬 12g	五味子 10g	瓜蒌 15g
半夏 10g	丹参 15g	桂枝 10g	郁金 10g
制附子 6g	干姜 3g	薤白 10g	枳实 10g

2 周后复诊，胸闷憋气、胸痛喘急好转；血糖控制尚满意，EKG 示 ST–T 改善。现门诊随诊观察，病情稳定。

按：本案患者禀赋不足，素体亏虚，阴阳失调。阳虚内寒，胸阳被遏，寒凝血瘀，痹阻心脉，不通则痛，故心胸疼痛，甚则彻背；气血虚亏不能荣于头面，阳虚不能温煦，故面色苍白，四肢欠温；兼之消渴病缠绵不休，更耗气阴，气虚肌表不固，寒邪乘虚而入，首先犯肺，肺失宣降，故气逆喘促，遇寒而剧；病位在心、肺。方中生脉散益气养阴，治疗消渴病导致心脏病表现的胸闷心悸，为君药；附子、干姜为辛热之品，以祛寒止痛，瓜蒌、桂枝、薤白以温通心脉、宽胸宣痹为臣药；枳实利气宽中，半夏和中降逆为佐药；丹参、红花、郁金活血化瘀、行气止痛为使药。全方共奏益气养阴、温阳通痹、散寒止痛之效。

3. 罗陆一医案

王某，女性，64 岁。于 2018 年 3 月 17 日初诊。患者诉胸闷胸痛，反复发作 8 年余，近 1 周加剧，胸痛如窒、心悸汗出、眩晕头痛、左半身麻木乏力、腰膝酸软、畏寒肢冷、面浮足肿等。查心电图示：ST 段下移。血糖高。在外院诊断为冠心病、颈动脉狭窄及糖尿病。察其面色淡黯，额头及两颧黄褐斑密布，两侧睛明穴处浮肿，唇色紫暗，舌体右歪，舌质紫暗、苔花剥，脉细、尺沉弱。

诊断：（肾阳亏虚型）胸痹，消渴。

治法：益气温阳，水火兼补。

方药：肾气丸加减。

熟地 20g	山茱萸 30g	淮山药 30g	茯苓 30g
泽泻 30g	丹皮 10g	肉桂 5g	制附子 10g
黄连 10g	丹参 30g	地龙 10g	水蛭 10g

共 13 服，日 1 服，水煎服，忌劳逸过度。

3月30日二诊：患者服上药两周后，胸痛、眩晕、肢体麻木、下肢水肿皆减轻，守上方继服30服后再查心电图ST段下移明显改善。

按：本例患者胸闷气短多年，眩晕耳鸣、腰痛如折、夜尿频短属肾气亏虚之范畴，为肾阳亏虚证，属《金匮要略》之肾气丸证。《金匮要略·血痹虚劳病脉证并治》第15条："虚劳腰痛，少腹拘急，小便不利者，八味肾气丸主之。"肾气丸方中熟地、山茱萸、淮山药、茯苓、泽泻、丹皮皆濡润之品，善补阳者，必阴中求阳，以肾气丸壮水之主；肉桂、制附子可壮心肾之阳、益火之源；黄连燥湿清上焦热；丹参、地龙、水蛭活血通络、破血逐瘀，此方冠心病、消渴病兼治。

"胸痹"最早记载于《内经》，胸为病位，痹为病机。《灵枢·五邪》曰："邪在心，则病心痛。"痹为闭塞不通，胸痹指胸部闷痛，轻者胸闷气短，甚则心痛彻背，背痛彻心，喘息不得卧。《金匮要略》论述胸痹病机是阳微阴弦，胸痹的发生在于心气、心阳不足而导致气滞、寒凝、痰邪阻痹心胸。罗陆一认为胸痹的临床表现为本虚标实、虚实夹杂；本虚多指脾肾二脏阳气虚衰、痹阻气机，标实多指痰浊、瘀血滞塞心脉。脾阳可健运脾胃，常用四君子汤从中焦涤痰醒脾、健脾益气以培育胸阳、调畅气机；肾阳可温煦五脏六腑，常用肾气丸补肾通阳，以温五脏，使心阳得通。标实多指痰浊、瘀血，以田七、丹参、地龙、水蛭活血化瘀、软坚散结，顾其根本同治其标；治疗冠心病需要扶正补虚，兼顾其标，健脾益肾与祛痰活血同行。

四、经验举要

（一）辨证论治

本病以气血阴阳两虚为本，气滞、痰浊、血瘀、寒凝为标。本虚者心胸隐痛而闷，因劳累而发，多属心气不足；绞痛兼见胸闷气短，四肢厥冷，则为心阳不振；隐痛时作时止，缠绵不休，动则多发，则属气阴两虚。标实者闷重而痛轻，兼见胸胁胀痛者多属气滞；胸部窒闷而痛，多属痰浊；胸痛如绞，遇寒则发，为寒凝心脉；刺痛固定不移，夜间多发，舌紫暗或有瘀斑，由心脉瘀滞所致。此外，还有虚实夹杂证，临证时应详细辨别。虚证当以益气养阴为主，根据兼痰、寒、水的不同，分别采用活血通络、健脾祛痰、宣痹通阳、祛寒通络、温阳利水等标本同治的原则。病到后期，虚中有实，病情复杂，则宜标本兼顾，攻补兼施。

　　我们在长期治疗消渴胸痹的过程中总结发现，该病的发病与"痰""瘀""虚"相关：

　　(1) 痰浊痹阻：人体的水谷精微依赖于脾的运化输布、肺的宣发肃降、肾的蒸腾气化，三焦通利，才能正常完成水液代谢。由于消渴病久，机体脏腑功能失调，脾失健运、肺失治节、肾阳不足，水液留积体内，聚而成痰，随气流注，阻于心脉则发为胸痹。痰浊有寒热之分，由于消渴病以阴虚燥热为主，故煎灼津液，凝为热痰(浊)；病程日久，阴损及阳，阳虚不化，转为寒痰(湿)。本型消渴胸痹的常用代表方为瓜蒌薤白半夏汤。该方载于《金匮要略》，为治疗胸痹代表方，原方用于治疗痰涎壅盛，胸阳痹阻的"胸痹不得卧，心痛彻背者"。方中半夏燥湿化痰，降逆散结；配以瓜蒌、薤白豁痰通阳，理气宽胸。因痰浊有寒热之分，故临证可在原方基础上施以清热化痰、温化痰饮、行气化痰等法。

　　(2) 瘀血阻滞：中医学认为血液在经脉中运行周流不息，循环无端，发挥着营养濡润作用。如果出现气机失调、寒热错杂则易出现血行异常，导致血瘀证。由于心主血脉，有生血的功能；脾统血，化生水谷精微；肝藏血，调畅气机；肺主气，助心行血；肾藏精，精化血；反之五脏亦赖于血的濡养滋润。所以五脏与血的关系非常密切，如有脏腑功能异常易致瘀血。瘀血阻滞的主要因素是气滞血瘀、寒凝血瘀及气虚血瘀等。

　　①气滞血瘀：中医学很早就认识到七情致病，糖尿病日久，情志不舒，或忧思气结导致气机不畅，气行则血行，气滞则血瘀，气机不畅则血脉亦阻，阻于心脉则发为胸痹。该型消渴胸痹的常用方剂为血府逐瘀汤。该方出自清代王清任所著《医林改错》，具有活血祛瘀，行气止痛之功效。原方用于胸中痹阻兼有气滞之证。方中桃仁、红花、川芎活血祛瘀为主药；当归、赤芍养血活血，牛膝祛瘀通脉并引血下行；生地黄配当归养血和血，祛瘀而不伤阴血，柴胡、枳壳、桔梗宽胸中之气滞，治疗气滞兼证，并使气行血亦行，共为方中佐药；甘草协调诸药为使。合而用之，使血行瘀化，诸症全消。该方实际上是四逆散与桃红四物汤的合方加桔梗、牛膝，因胸中为主血脉之心所居，胸胁为肝经所布，故血府瘀血证实为心、肝气血郁滞证，方中桔梗被誉为"舟楫之剂"，有载药上行、开宣气机之功，为引经之药，不可缺少。

　　②寒凝血瘀：久病心肾阳虚，胸阳不振，《灵枢·痈疽》曰："寒邪客于经络之中则血泣，血泣则不通"。故若感受寒邪或阴虚日久伤阳，寒凝血脉，血运失常，痹阻心脉而见心胸作痛、痛甚彻背、遇寒尤甚等真心痛的表现。

③气虚血瘀：气为血之帅，久病耗伤正气，气虚则推动血行无力，血运不畅，痹阻心脉而见胸闷气短，心悸乏力，心前区隐痛等表现。

（3）气血阴阳虚损：本病多发于中老年人，年过半百，肾气渐衰。肾阳虚衰则不能鼓动五脏之阳，引起心气不足或心阳不振，血脉失于阳之温煦、气之鼓动，则气血运行滞涩不畅，发为心痛；若肾阴亏虚，则不能滋养五脏之阴，阴亏则火旺，灼津为痰，痰热上犯于心，心脉痹阻，则为心痛。

（二）分证论治

1. 胸阳不振证

症状：胸闷气短，动则气耗，形寒肢冷，面色苍白，心悸怔忡，自汗出，舌质淡或紫暗，苔白，脉沉细无力或弱。

治法：温补心阳，通络止痛。

方药：枳实薤白桂枝汤（《金匮要略》）合参附汤（《圣济总录》）加减。

枳实　厚朴　薤白　桂枝

瓜蒌　人参　附子

加减：大汗淋漓加黄芪、煅龙骨、煅牡蛎；痰浊重者，加半夏、茯苓。

2. 痰浊阻滞证

症状：胸闷痛如窒，痛引肩背，心下痞满，倦怠乏力，肢体重着，形体肥胖，痰多，舌体胖大或有齿痕，舌质淡或暗淡，苔厚腻或黄腻，脉滑或迟。

治法：通阳散结，祛痰宽胸。

方药：瓜蒌薤白半夏汤（《金匮要略》）加减。

瓜蒌　薤白　半夏　白酒

干姜

加减：兼血虚者加丹参、三七、檀香；脾虚痰多加党参、茯苓、陈皮。

3. 心脉瘀阻证

症状：心痛如刺，痛引肩背、内臂，胸闷心悸，舌质紫暗，脉细涩或结代。

治法：活血化瘀，通络止痛。

方药：血府逐瘀汤（《医林改错》）加减。

桃仁　　当归　　红花　　赤芍

牛膝　　川芎　　柴胡　　桔梗

枳壳　　生地黄　甘草

加减：心痛甚加三七、延胡索、丹参；脉结代可加炙甘草、人参、桂枝。

（三）中成药

1. 口服药物

通心络胶囊，适用于冠心病心绞痛属心气虚乏，血瘀络阻证。症见胸部憋闷、刺痛、绞痛、固定不移等。

地奥心血康胶囊，用于冠心病、心绞痛，以及瘀血内阻之胸痹、眩晕、气短、心悸等。

速效救心丸，适用于气滞血瘀型冠心病、心绞痛。

参松养心胶囊，适用于冠心病心律失常属气阴两虚，心络瘀阻证。

芪苈强心胶囊，适用于轻、中度心功能衰竭属阳气虚乏，络瘀水停证。

复方丹参滴丸，适用于气滞血瘀所致的胸痹，症见胸闷、心前区刺痛等。

2. 中药注射剂

复方丹参注射液，用于胸中憋闷、心绞痛等。

参麦注射液，用于气阳虚型之休克、冠心病等。

参附注射液，用于阳气暴脱的厥脱（休克）等。

（四）外治法

可用针灸的方法治疗冠心病心绞痛。

主穴：巨阙、膻中、心俞、厥阴俞、膈俞、内关。

功用：益气活血，通阳化浊。

手法：捻转手法，久留。

五、验案举要

验案一

蔡某，男，82岁。糖尿病及高血压病史20余年。5年前开始反复出现胸闷，当时无胸痛，曾在我院住院行心电图示：二度Ⅰ型房室传导阻滞，诊断为"冠心病，心律失常"，予以扩冠、营养心肌等治疗，病情好转。近1周因劳累后再次出现胸闷，伴心悸，睡眠差，遂来诊。现症见：精神疲倦，胸闷，夜间甚，伴心悸，间有心前区疼痛，劳累活动后加重，睡眠差，无明显气促，无夜间阵发性呼吸困难，纳一般，夜尿多，大便干结难解。查体：血压 150/75mmHg，心率 50 次 / 分，律欠整，双下肢无浮肿。舌淡暗，苔薄白，脉沉涩。辅助检查：心酶谱及肌钙蛋白正常，心电图：二度Ⅰ型房室传导阻滞。

中医诊断：消渴胸痹（心脉瘀阻）。

治法：活血化瘀，行气止痛。

方药：血府逐瘀汤加减。

柴胡 10g	赤芍 15g	白芍 15g	炙甘草 6g
熟地黄 15g	生地黄 15g	当归 15g	川芎 15g
牛膝 15g	桔梗 10g	枳壳 10g	桃仁 10g
红花 6g	肉苁蓉 10g	北杏仁 10g	决明子 30g

4 剂，水煎服，日 1 剂。

一周后复诊：胸闷减轻，无胸痛发作，大便好转。舌淡暗，苔薄白，脉沉。

处方：上方去杏仁，加瓜蒌皮 10g，瓜蒌子 15g，法半夏 10g 加强宣阳通痹之效。

按：本病为消渴胸痹证，《素问·脏气法时论》曰："心病者，胸中痛，胁支满，胁下痛，膺背肩甲间痛，两臂内痛；虚者胸腹大，胁下与腰相引而痛"。该患者年老久病，五脏俱虚，加之平素嗜食肥甘厚味，以致脾胃受损，运化失健，聚湿生痰；气为血之帅，气行则血行，气滞则血瘀，痰瘀互生，心脉痹阻不畅，则见胸闷胸痛；心神失养，故睡眠差，心悸。治疗以活血化瘀，行气止痛为法。血府逐瘀汤出自王清任《医林改错》，原方由桃仁、红花、当归、川芎、赤芍、生地、牛膝、柴胡、枳壳、桔梗、甘草组成，具有活血化瘀、行气止痛之功。方中桃仁破血行滞而润燥，红花活血祛瘀以止痛，共为君药。赤芍、川芎助君药活血祛瘀；牛膝活血通经，祛瘀止痛，引血下行，共为臣药。当归、白芍、生熟地滋阴养血；桔梗、枳壳一升一降，宽胸行气；柴胡疏肝解郁，升达清阳，与桔梗、枳壳同用，尤善理气行滞，使气行则血行，以上均为佐药。合而用之，使血活瘀化气行，且患者大便不通，加用决明子、杏仁润肠通便，肉苁蓉助阳通便。消渴胸痹患者尤应注意保持大便通畅，以减少便秘诱发的急性心脑血管并发症，因消渴日久多有气血阴阳虚损等证候，故一般审慎使用大黄、芒硝等峻下热结之剂，多以滋阴益气润肠通便为法，肠道中津液复生、气机通畅，则大便自通而无耗液伤津之虑。

验案二

邓某，男，65岁，糖尿病及高血压病史20余年，冠心病病史10余年。近1年反复发作性胸闷胸痛，痛引肩背，动则尤甚，经外院冠脉造影检查提示多支病变并行PCI术，然术后仍有胸闷痛症状发作。现症见胸闷胸痛，劳累后加重，伴气短懒言，失眠多梦，查体：血压142/62mmHg，心率64次/分，律齐，双下肢无浮肿，唇舌紫暗，苔薄白，脉沉细。辅助检查：心电图显示窦性心律，ST-T段改变。心酶谱未见异常。

中医诊断：消渴胸痹（心脉瘀阻）。

治法：活血化瘀，行气止痛。

方药：血府逐瘀汤加减。

柴胡 10g	赤芍 15g	桃仁 10g	红花 6g
川芎 10g	田七片 10g	丹参 20g	延胡索 10g
当归 10g	牛膝 15g	桔梗 10g	枳壳 10g
党参 15g	炙甘草 6g		

7剂，水煎服，日1剂。

复诊见患者胸闷胸痛稍缓解，但时有反复，改善并不明显，且四肢不温，面色苍白，舌暗，苔薄白滑，脉沉细。改予温阳通痹，化痰通络为法，拟瓜蒌薤白桂枝汤加减：

瓜蒌皮 20g	瓜蒌子 20g	薤白 20g	桂枝 20g
党参 20g	干姜 10g	厚朴 15g	琥珀粉 5g
丹参 10g	田七片 10g	水蛭 10g	炙甘草 6g

7剂，水煎服，日1剂。

再次复诊患者胸闷胸痛症状明显减轻，每日发作次数较前明显减少，且手足不温、疲倦乏力及夜眠差等症状均较前改善，继续守方治疗。

按：首诊见患者胸痛明显，伴疲倦乏力，少气懒言，舌质紫暗，气虚血瘀症状明显，故在血府逐瘀汤基础上加用田七、丹参活血祛瘀，延胡索行气止痛，党参补中益气，但用药后患者症状改善不明显。次诊细察可见患者面色苍白、四肢不温，舌苔白滑，为寒饮之象。寒饮常居于下焦，因为胸阳不足，寒饮上泛，阴乘阳位，故见胸阳痹阻、心脉不通；心主血脉，心脉不通故见舌质紫暗；阴寒之邪凝结，阻遏阳气畅达，故见四肢不温。既往患者虽长期使用活血化瘀等药物治疗，但寒饮痼结不去，心脉稍通又闭，故病情时轻时重、反复发作，缠绵不愈，现应以温阳化痰通络为法。方中瓜蒌涤痰散结，开胸通痹；薤白通阳散结，化痰散寒，能散胸中凝滞之阴寒、化上焦结聚之痰浊、宣胸中阳气以宽胸，乃治疗胸痹之要药，二者共为君药。厚朴燥湿化痰，下气除满，助君药宽胸散结、通阳化痰为臣。佐以桂枝通阳散寒，降逆平冲，并予党参、干姜温阳益气，田七、丹参、水蛭活血祛瘀，琥珀镇静安神，炙甘草调和诸药。诸药配伍，使胸阳振，痰浊降，阴寒消，气机畅，胸痹乏力、肢体不温等症状可除。

验案三

刘某，男，54岁。糖尿病病史5年，既往有心律失常病史，曾行射频消融术（具体资料不详）。近1个月自觉胸闷心悸，汗多，动则汗出，疲倦乏力，睡眠差，入睡困难，间有头晕，多食易饥，小便可，大便1～2次/日，质烂，不成形。查体：血压110/70mmHg，颈静脉无充盈怒张，心率82次/分，律整，双下肢无浮肿，舌淡胖，伴有齿痕，苔薄白，脉沉。辅助检查：甲功五项及TRAb正常；心电图显示窦性心律，ST-T段无异常。

中医诊断：心悸（心阳虚损）。

治法：温通心阳，益气健脾。

处方：桂枝甘草龙骨牡蛎汤合理中丸。

桂枝10g	炙甘草10g	煅龙骨15g（先煎）	煅牡蛎15g（先煎）
党参10g	茯苓15g	白术15g	柴胡10g
黄芩10g	葛根15g	黄连5g	法半夏10g
防风10g	黄芪15g		

4剂，水煎服，日1剂。

复诊：患者诉服药后心悸明显减轻，汗出减少，睡眠间有改善，诉间有少许胸闷，需深呼吸，无头晕头痛，睡眠可，大便1～2次/日，质成形。舌淡胖，苔薄白，脉沉。

处方：上方去葛根、黄连，加香附10g，枳壳10g，瓜蒌皮10g，薤白10g增强宽胸理气之效。5剂，水煎服，日1剂。

按：糖尿病合并冠心病的患者因感觉神经病变导致感觉缺失，闷痛症状多不典型，但因合并植物神经病变多见心悸等不适，桂甘龙牡汤是常用方剂之一。《伤寒论》118条"火逆下之，因烧针烦躁者，桂枝甘草龙骨牡蛎汤主之。"桂枝甘草龙骨牡蛎汤主治心阳虚损较重，心神浮越于外证。本例患者素体阳虚，心阳亏虚，神失所养，心神浮越于外，故见心悸，睡眠差。阳虚津液外泄，故见汗多。脾阳亏虚，运化失职，故见大便烂。治疗以温补心阳，益气健脾，镇静安神为法。方中桂枝、炙甘草补益心阳，龙骨、牡蛎重镇收涩，安神镇潜敛汗。加用党参、茯苓、白术益气健脾温中，柴胡疏肝理气。全方共奏温通心阳、健运中州之效。

（赵志祥　王文英）

参考文献

［1］中华医学会心血管病学分会介入心脏病学组，中华医学会心血管病学分会动脉粥样硬化与冠心病学组，中国医师协会心血管内科医师分会血栓防治专业委员会，等.稳定性冠心病诊断与治疗指南.中华心血管病杂志，2018，46（9）：680-694.

［2］陈丽兰，伊娜，李慧枝.加味四逆瓜蒌薤白半夏汤治疗糖尿病性冠心病30例总结.湖南中医杂志，2011，27（6）：3-5.

［3］秦颖琦.糖尿病性冠心病心绞痛中医辨证浅析.辽宁中医杂志，2010，37：154-155.

［4］刘志龙，汪晓娟.2型糖尿病合并冠心病辨证分型研究.新中医，2013，45（9）：96-98.

［5］张雁南，张广德，魏子孝.魏子孝教授辨治糖尿病性冠心病经验.中医药导报，2017，23（20）：45-47.

［6］王洪武，倪青，林兰.林兰治疗糖尿病合并冠心病的辨治思路.中华中医药杂志，2009，（7）：334-337.

［7］李广元，张迎雪.冠心病合并糖尿病的中医研究概况.中华中医药学刊，2014，32（9）：2155-2157.

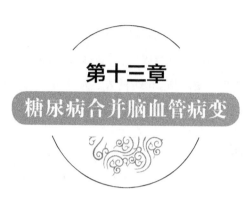

第十三章
糖尿病合并脑血管病变

第一节　现代医学对糖尿病合并脑血管病变的认识

　　糖尿病合并脑血管病为糖尿病的常见临床伴发症，以脑动脉粥样硬化所致缺血性脑病最为常见，如短暂性脑缺血发作、腔隙性脑梗死、多发性脑梗死、脑血栓形成等。糖尿病脑血管病变的发病机制较为复杂，且尚未完全阐明，主要与糖尿病代谢紊乱，内分泌失调，血液高凝状态，微血管病变及吸烟、肥胖等因素有关。

一、流行病学

　　糖尿病合并脑血管病的患病率为 16.4%～18.6%，其中脑出血的患病率低于非糖尿病患者，脑梗死的患病率为非糖尿病患者的 4 倍。糖尿病患者脑卒中的病死率、病残率、复发率较高，病情恢复慢。

二、发病机制

　　高血糖可通过诱导 tau 蛋白高度磷酸化和淀粉样蛋白的低聚反应而加速脑老化，还可导致广泛的微血管病变，从而影响认知功能。糖尿病患者糖代谢紊乱，脑组织微循环障碍、毛细血管通透性增加，引起多发、双侧分布的梗死灶，最易累及大脑皮质下基底核区。慢性糖尿病可引起脑部微血管病变及慢性缺血缺氧，慢性脑缺血可减少乙酰 CoA

的供应，使血氧供应下降，抑制三羧酸循环，而乙酰 CoA 和分子氧是海马 CA1 区中枢胆碱能系统的标志酶 ChAT 合成的重要原料，当其含量降低时，ChAT 随之相应减少，进而导致乙酰胆碱的合成下降。慢性脑缺血还可造成海马神经元的膜磷脂代谢障碍、自由基过量产生、兴奋性氨基酸大量释放、细胞内钙超载等。在上述因素的共同作用下，即可造成海马神经元死亡，使海马 ChAT 的表达及 Ach 的合成减少。多发性梗死可使皮质下白质传导纤维多处断裂，部分神经通路中断。

三、诊断方法

1. 实验室检查：①血糖检测及糖耐量试验，一般血糖偏高；②脑脊液检查，一般为阴性；③血脂、肾功能、血液流变学等。

2. 神经心理检查：血管性痴呆病可出现局灶性认知功能缺陷如失语、失礼、失用、遗忘等。

3. 脑电图检查：约 75% 的血管性痴呆病患者可见间发性单侧慢波、尖波或棘波。

4. 介入放射学：数字减影血管造影可发现阻塞血管的部位、范围（长度）、程度及侧支循环情况。

5. 脑影像学检查：颅脑 CT 或核磁共振检查是明确诊断，确定病灶部位、大小、性质的主要手段，可见多发性梗死灶。

四、治疗

本病的基础治疗是严格控制血糖，最好选用胰岛素降糖。治疗本病一般多以改善脑代谢药与改善脑循环药合并使用，基本原则是：

1. 激活脑代谢，间接抑制痴呆的发展

可用脑循环促进剂和脑代谢激活剂。脑循环促进剂可直接扩张脑血管，脑代谢激活剂通过促进葡萄糖吸收、代谢等，使脑血管扩张，改善营养代谢。两者密切相关，相互影响。

（1）脑代谢促进剂有：桂利嗪、氟桂利嗪、苄哌酚胺及麦角碱制剂等。禁用单纯扩血管药物，因为只扩张血管反而会引起血压下降，使痴呆加重。

（2）脑细胞激活剂有：盐酸吡硫醇、甲氯芬酯、双氢麦角碱、辅酶 Q10、胞磷胆碱、脑活素、阿米三嗪萝巴新片、长春西汀等。

2. 神经传递组织障碍的治疗

（1）高泛酸钙：可促进葡萄糖的脑内吸收和代谢，增加脑组织的 5- 羟色胺浓度和脑血流量，神经症状改善明显。用量 250mg，每日 3 次，饭后服。

（2）金刚烷胺：能促进多巴胺释放，抑制其重摄取。每日 100mg，2 周后可使痴呆患者进食增加，起立、穿衣、步行变灵活等，增加情感活动和提高兴趣能力。不良反应有头痛、嗜睡、胃肠代谢紊乱。大剂量可致惊厥。

（3）胆碱能药物：主要指胆碱酯酶抑制剂（毒扁豆碱、四氢胺基吡啶）和乙酰胆碱前体药（卵磷脂、氯化胆碱、二甲胺乙醇），可以增加乙酰胆碱系统的功能，改善临床症状。

（4）神经肽：能改善老年人认识记忆能力，减轻抑郁情绪和无力。用量：注射用促皮素（adreno cortico tropic hormone）加 5% 葡萄糖溶液 250 ～ 500ml 静滴，速度要慢，不可久用。

3. 对症治疗

临床上常应用抗精神病、抗抑郁、抗焦虑药物。特别是抗精神病药，能恢复正常睡眠-觉醒周期，控制急躁和过激行为，改善自理能力。

4. 支持疗法

对患者除应给予充足的营养和生活照顾外，还应与患者多接触，多交谈，并让其多看电视和书报杂志，参加一些社会活动和体育锻炼，避免患者与社会隔离，以减少孤独感。

第二节　中医诊治进展

糖尿病属于中医 "消渴病"的范畴，脑血管病变属于中医 "中风"的范畴，两者虽然属于不同类型的疾病，但中医认为二者关系密切，有着一定的共同发病机制而往往合而为病。早在两千多年前的《黄帝内经》中就有对消渴合并中风的记载，《素问·通评虚实论》云："凡治消瘅、仆击、偏枯、痿厥、气满发逆，肥贵人则膏粱之疾也；隔塞闭绝，上下不通，则暴忧之病也"。消瘅期即消渴并发症期，可出现偏枯、仆击、痿厥、气满发逆等并发症。明·戴思恭《证治要诀·消瘅》曰："三消久之，精血既亏，或目无所见，或手足偏废，如风疾然。" 可见消渴病日久可发展为中风。

中风：因气血逆乱、脑脉痹阻或血溢于脑所致。以昏仆、半身不遂、肢体麻木、舌謇不语等为主要表现的脑神疾病。

偏枯：即半身不遂，又称为"偏瘫"或"偏风"。指一侧肢体偏瘫或不能随意运动。久病则患肢比健侧枯瘦，麻木不仁，故称为"偏枯"或"偏废不仁"。多属中风后遗症等疾患。

消渴厥：消渴发展至严重阶段，脏器衰败，阴津亏竭，痰湿浊毒内蕴，虚火上扰，清窍被蒙，神明失主。在消渴症状基础上，出现以神识昏蒙为主要表现的脾病及脑的厥病类疾病。

一、病因病机

糖尿病合并脑血管疾病是糖尿病发展到后期（即合并症期）出现的脑系病变。主要在于患糖尿病日久，气阴两虚，气虚运血无力，血行不利，留着为瘀，脾气亏虚，运化失职，痰湿内盛，痰瘀互结，阻于脑脉，窍络窒塞，气血不相接续，神机失用；或阴亏于下，肝阳暴张，风阳内动，血随气逆，夹痰夹火，风痰瘀血上犯清空，蒙蔽清窍，而上实下虚，阴阳互不维系，神机失用。其病位在脑，涉及肝、心、脾、肾诸脏。其病理因素有虚、火、风、痰、气、血六端，病性多为本虚标实，上盛下虚。董彦敏等认为糖尿病患者病程日久，脏腑功能减退，气阴两虚是引发糖尿病脑梗死的病理关键。赵晶等认为气阴两虚，络脉瘀阻为糖尿病合并脑梗死的基本病机。鞠凤芝认为痰瘀是导致糖尿病的重要病理基础，也是出现糖尿病并发症的重要原因。消渴久治不愈致气阴两伤，阴阳俱虚，更加重痰瘀的形成，阻于经络，使经脉痹阻，痰蒙清窍，发为中风。谢琪等认为脑梗死当属"中风"范畴，气血瘀阻脉络乃病机之本。糖尿病性脑梗死亦属"中风"范畴，故其病机之本亦为气血瘀阻脉络。李希言等将本病的病因病机概括为：消渴病日久，燥热炽盛，阴伤气耗，痰瘀内生，复遇情志过激，饮食不节，劳累过度等因素而引发阳盛风动，夹痰夹瘀，扰蔽清窍，流阻经络。孟庆玲等认为肝脾不调，痰瘀互阻，经脉不和为本病的主要病机。

二、中医治疗

1. 基础治疗

中风急性期应绝对保持安静，减少搬运。恢复期保持起居适宜，顺应四时，保精养生。可以进行适当的体育锻炼，如五禽戏、太极拳等有助于身体恢复和预防复发。

2. 辨证论治

李红卫等运用养阴活血方(石斛、麦冬、玄参、葛根、丹参各15g，地龙10 g，水蛭5 g)辨证加减治疗糖尿病性脑梗死30例，并与26例西药常规治疗患者进行对照，结果显示养阴活血方治疗糖尿病性脑梗死在临床疗效、改善临床神经功能缺损程度评分积分、降低空腹血糖等方面优于西药常规治疗。赵世珂等采用补肾活血之中药汤剂治疗本病，基本方组成：生熟地各30 g、黄精30g、山萸肉10 g、山药15g、丹皮10g、枸杞30 g、麦冬10g、葛根30 g、当归10g、桃仁10 g、赤芍15 g、川芎10 g、牛膝20 g、地龙20 g。水煎服，1剂/天，连服28天。兼肾阳虚者加仙灵脾、附子；有痰浊者加瓜蒌、胆星、半夏；气虚明显加西洋参、黄芪。总有效率为95.7%。陈文娟等应用加味桃核承气汤治疗（48例）糖尿病并发脑梗死患者，药物组成：黄芪30g、生地黄20 g、玄参15g、麦门冬12g、桃仁12 g、桂枝9 g、生大黄9 g、芒硝5g（后冲）、甘草3 g。评价其临床疗效、神经功能缺损评分、血脂指标变化，并与对照组（52例）进行比较，治疗1个月后两组总有效率分别为89.6%和71.1%，有统计学意义（$P<0.05$）。治疗组神经功能缺损评分和血脂指标变化均优于对照组（$P<0.01$）。表明加味桃核承气汤对糖尿病并发脑梗死患者神经功能缺损的恢复具有促进作用。

三、中成药及其他治法

（一）中成药治疗

中成药治疗方面，董彦敏等中药组口服糖脉康(药物由成都中汇制药有限公司提供)，1袋/次、3次/天，1个月为1个疗程。中药治疗组能有效改善糖尿病脑梗死患者的主症、次症，对减少致残率，提高生存质量有较好的作用。黄倩倩等应用心脑宁颗粒冲剂治疗糖尿病性脑梗死，将58例糖尿病性脑梗死患者随机分为2组，对照组28例运用西医常规治疗，治疗组30例在西医常规治疗基础上口服心脑宁颗粒冲剂，2组均4周为1个疗程。结果显示治疗组总有效率为90.0%，对照组为75.0%，2组比较差异有统计学意义（$P<0.05$）；治疗组治疗前后血细胞比容、纤维蛋白原、血小板黏附率比较差异有统计学意义（$P<0.05$，$P<0.01$）；与对照组治疗后比较差异有统计学意义（$P<0.05$，$P<0.01$）。李英等将100例糖尿病合并脑梗死患者随机分为两组。治疗组50例和对照组50例，治疗组予0.09%氯化钠注射液250 ml加丹红注射液40ml静脉滴注，对照组

予川芎嗪注射液 320 mg 加入 0.09% 氯化钠注射液 250 ml 静脉滴注。治疗组总有效率为 92%，优于对照组 64%（$P<0.01$）；治疗后治疗组神经功能缺损评分及血流变学改善明显优于对照组（$P<0.05$，$P<0.01$）。所有患者出院后随访半年，治疗组再梗死率明显低于对照组。

清开灵注射液可用于消渴合并中风出现热病神昏，中风偏瘫，神志不清者。醒脑静注射液可用于热入营血，内陷心包，高热烦躁，神昏谵语者。

（二）中医外治法

1. 针灸

（1）体针：取内关、神门、三阴交、天柱、尺泽、委中等穴。语謇加金津、玉液放血；口角流涎，配颊车透地仓、下关透迎香；上肢取肩髃、曲池、外关、合谷；下肢加环跳、阳陵泉、足三里、昆仑；血压高加内庭、太冲。

（2）耳针：取皮质下、脑点、心、肝、肾、神门及瘫痪等相应部位，每次 3~5 穴，中等刺激，每次 15~20 分钟。

（3）头针：取对侧运动区为主。

（4）穴位注射：取穴肩髃、曲池、合谷、手三里、环跳、阳陵泉、髀关、解溪等，轮流选用，每穴注射当归注射液、丹参注射液等 1~2ml。

王玲等选择糖尿病性脑梗死患者 70 例，随机分成 2 组。在基础治疗的同时，治疗组给予针刺养阴通络法治疗，选取双侧阴经腧穴。上肢：极泉、尺泽、内关。下肢：血海、三阴交、太溪、太冲。诸穴留针 30 min，15 min 行针 1 次，缓慢出针，出针后紧按针孔。1 次/天，连续治疗 30 天。对照组给予口服补阳还五汤。结果显示治疗组总有效率为 86.11%，对照组为 55.88%，2 组总有效率比较，差异显著（$P<0.01$）。两组治疗后神经功能缺损程度评分比较有显著意义（$P<0.01$）。表明针刺养阴通络法治疗糖尿病性脑梗死有显著疗效。方惠等采用中药配合针刺治疗糖尿病合并脑梗死，治疗组在用药基础上加用针刺治疗，穴位选取足三里、三阴交、丰隆，半身不遂上肢加曲池、外关、合谷；下肢加阳陵泉、委中；语言不利加廉泉；吞咽困难加完骨；尿失禁加中极、关元。电针用疏密波 15 min，1 次/天，2 周为 1 个疗程，共 2 个疗程。结果显示治疗组患者综合证候总有效率明显优于对照组（$P<0.01$）；治疗组患者临床神经功能缺损程度（积分）恢复的总有效率优于对照组（$P<0.05$）。

2. 推拿

上肢取大椎、肩髎、臂臑、曲池、手三里、大陵、合谷。

下肢取命门、阳关、居谬、环跳、阴市、阳陵泉、足三里、委中、承山、昆仑。用推、拿、按、搓等手法。

四、调护

1. 生活护理

首先为患者创造舒适、清洁、安静的环境，减少对患者的打扰，使其能够获得充足的睡眠时间；指导患者家属为其更换干净的衣服，帮助患者翻身、拍背，避免发生皮肤感染、褥疮等并发症。为患者做好口腔护理、会阴部的常规清洁工作，避免发生误吸、尿路感染等。

2. 情志护理

糖尿病合并脑血管疾病患者多会出现性情急躁易怒、抑郁、焦虑等心理问题，同时易出现拒绝接受治疗的情况，导致治疗和护理工作难以进行，不利于患者病情的恢复，因此需要做好情志疏导工作。多鼓励患者、安慰患者，帮助患者树立战胜疾病的信心，鼓励患者说出心中的疑虑、想法等，有利于疏导情绪和消除不良心理问题。采用一些中医特色情志护理方法，如移情易性、音乐调节、清养心神等。

3. 饮食调护

糖尿病合并脑血管疾病患者的饮食总原则是低盐、低碳水化合物、低脂、优质高蛋白、高维生素、高纤维素等，以清淡、易消化的食物为主，注意适当饮水、忌烟忌酒等。另外给予此类患者辨证施膳，如痰火内扰者，应多摄入新鲜的蔬菜，忌食辛辣、油腻、易助湿生热的食物，如辣椒、姜、蒜、浓茶等，可选择中药薤白、陈皮、夏枯草等制成药膳服用；气虚者多摄入一些蛋白质，选择大枣、蜂蜜、黄芪等泡水饮用。

4. 功能锻炼

指导和帮助患者进行肢体功能训练、语言功能训练及吞咽功能训练等，根据病情每天进行适当的运动。中风患者应在病情允许时，在床上做主动或被动运动。健侧肢体可以自由活动，患肢可在护士或家人协助下进行偏瘫肢体综合训练等被动活动，并争取早日进行患肢的主动运动或下床活动。活动次数应由少到多，强度由小到大，时间由短到长。要劳逸结合，以免发生意外。另外，应嘱咐患者不论有无便意，均应养成每日定时排便的习惯；大便时不宜用力过猛，避免用力过度而复中。

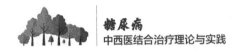

五、经验举要

糖尿病合并脑血管病变的特点是患者会出现多次的腔隙性脑梗死、早老性痴呆。消渴合并中风在临床上以头晕、行走不稳为主要表现，部分患者可出现偏身麻木、乏力，偏瘫等，以中经络较为常见，中脏腑出现神志异常的较少。消渴合并中风的辨证首辨病位深浅，邪中经络者浅，中脏腑者深。二辨病程的急性期、后遗症期等不同阶段。三辨标本主次，虚、火、风、痰、气、血六端的盛衰变化。四辨病势的顺逆，根据不同的表现分别治标、治本或标本同治。消渴合并痴呆以改善患者认知能力，提高患者的生活质量为主，注重补益肝肾，豁痰开窍。

（一）消渴合并中风

1. 急性期

（1）肝阳上亢证

症状：半身不遂，舌强言謇，口舌歪斜，眩晕头痛，面红目赤，心烦易怒，口苦咽干，便秘尿黄，舌红或绛，苔黄或燥，脉弦有力。

治法：平肝潜阳，活血通络。

方药：天麻钩藤饮合泽泻汤加减。

天麻	钩藤	石决明	栀子
黄芩	川牛膝	桑寄生	益母草
夜交藤	茯神	白术	泽泻
磁石	金礞石		

加减：面红烦热加栀子、丹皮；失眠加龙齿、生牡蛎。

（2）风痰入络证

症状：半身不遂，口舌歪斜，舌强言謇，肢体麻木或手足拘急，头晕目眩，舌苔白腻或黄腻。

治法：豁痰开窍、熄风通络。

方药：涤痰汤合牵正散加减。

半夏	陈皮	茯苓	甘草
枳实	竹茹	制天南星	石菖蒲
党参	白附子	僵蚕	全蝎

加减：痰涎壅盛、苔黄腻、脉滑数，加天竺黄、竹沥；头晕目眩加天麻、钩藤或泽泻汤。

（3）痰瘀腑实证

症状：半身不遂，舌强不语，口舌歪斜，口黏痰多，腹胀便秘，午后面红烦热，舌红，苔黄腻或灰黑，脉弦滑大。

治法：清热豁痰，通腑泻热。

方药：礞石滚痰丸合桃核承气汤加减。送服安宫牛黄丸。

> 生大黄　　桃仁　　桂枝　　芒硝
>
> 甘草　　　枳实　　黄芩　　金礞石
>
> 制天南星

加减：腹胀便秘加枳实、厚朴；偏瘫、失语，加白附子、地龙、全蝎。

（4）正虚中风证

症状：突然仆倒，半身不遂，口眼歪斜，手足震颤，语言謇涩，肢体麻痹，头目眩重，筋脉拘挛，屈伸转侧不便，舌暗苔白，脉细弱。

治法：祛风养正，通络疏经。

方药：小续命汤《备急千金要方》加减。

> 麻黄　　人参　　黄芩　　芍药
>
> 甘草　　川芎　　杏仁　　防己
>
> 桂枝　　防风　　熟附子　生姜

（5）阴虚风动证

症状：半身不遂，肢体软弱，偏身麻木，舌謇语塞，心烦失眠，眩晕耳鸣，手足拘挛或蠕动，舌红或暗淡，苔少或光剥，脉细弦或数。

治法：滋阴潜阳、熄风通络。

方药：防己地黄汤合大定风珠加减。

> 防风　　　防己　　　生地　　　桂枝
>
> 白芍　　　阿胶　　　生龟板　　生鳖甲
>
> 生牡蛎　　五味子　　鸡子黄　　火麻仁
>
> 麦冬　　　甘草

加减：头痛、面赤加牛膝、代赭石。

2. 后遗症期

（1）痰瘀互结证

症状：偏身麻木、乏力，甚至半身不遂，舌强不语，口舌歪斜，口黏痰多，舌暗红，苔黄腻，脉弦滑。

治法：化痰祛风，活血通络。

方药：桂枝茯苓丸合牵正散加减。

桂枝	茯苓	牡丹皮	桃仁
芍药	法半夏	陈皮	石菖蒲
白附子	僵蚕	全蝎	

（2）气虚血瘀证

症状：半身不遂，肢体软弱，偏身麻木，舌謇语塞，手足肿胀，面色白，气短乏力，心悸自汗，舌质暗淡，苔薄白或白腻，脉细缓或细涩。

治法：补气扶正，活血通络。

方药：补阳还五汤加减。

生黄芪	当归尾	川芎	赤芍
桃仁	红花	地龙	

加减：语言謇涩可选加石菖蒲、白附子、僵蚕等；吐痰流涎，加制半夏、石菖蒲、制天南星、远志。

（3）风痰阻络证

症状：半身不遂，口眼歪斜，手足震颤，语言謇涩，肢体麻痹，头目眩重，痰涎壅盛，筋脉拘挛，屈伸转侧不便，舌暗苔滑腻，脉弦滑。

治法：祛风化痰，温经通络。

方药：小续命汤《备急千金要方》合涤痰汤加减。

麻黄	人参	黄芩	芍药
甘草	川芎	杏仁	防己
桂枝	防风	熟附子	生姜
石菖蒲	半夏	茯苓	

（二）消渴合并痴呆

（1）髓海不足证

症状：头晕耳鸣，腰脊酸软，记忆模糊，神情呆滞，动作迟钝，肢体痿软，舌淡苔白，脉沉细弱，两尺无力。

治法：补精益髓，健脾豁痰开窍。

方药：补天大造丸（《杂病源流犀烛》）合定志小丸（《备急千金要方》）加减。

紫河车	熟地黄	枸杞子	杜仲
白术	生地黄	牛膝	五味子
黄柏	茴香	当归	党参
远志	茯苓石菖蒲	陈皮	法半夏

（2）肝肾亏损证

症状：头晕眼花，耳鸣，腰膝酸软，颧红盗汗，舌红少苔，脉弦细数。

治法：滋补肝肾，健脾豁痰开窍。

方药：左归丸合定志小丸（《备急千金方》）加减。

熟地黄	鹿角胶	龟板胶	山药
枸杞子	山萸肉	牛膝	菟丝子
茯苓	党参	远志	石菖蒲
陈皮	法半夏		

（3）阴阳两虚，痰蒙清窍证

症状：表情呆钝，语言謇涩，语音低微，下肢痿软，站立或行走不稳，面热头昏，记忆恍惚，或近事遗忘，舌淡红，脉沉细无力。

治法：温阳补阴，祛痰开窍。

方药：地黄饮子。

熟地黄	山萸肉	石斛	五味子
麦冬	石菖蒲	肉苁蓉	远志
官桂	茯苓	炮附子	巴戟天
生姜	大枣	薄荷	

（三）临证要点

（1）从风论治，善用小续命汤

人体正气亏虚，风邪入侵血脉，阻滞血液的运行，而致经脉痹阻。如《金匮要略方论本义》所言："脉者人之正气之道路也，杂错乎邪风……则脉行之道路必阻塞壅滞"；《诸病源候论》提出："风邪在经络，搏于阳经，气行则迟，关机缓纵，故令手足不随也"。气血痹阻于脉道，此为"不通则痛"。气血被遏，瘀阻脉络，枢机不利，气血津液不能荣达四肢，肌肉筋脉失养，"不荣则痛"。证见：面色暗紫，半身肢体牵掣疼痛，行走困难，或伴有言语不利，烦躁易怒，入夜时寐时醒，乱梦纷纭。舌下络脉曲张，舌紫，脉弦涩。因而治当以祛风活血通络为主，以使脉畅血行。笔者在临证过程中常以小续命汤为主方，随证加减。方药组成：麻黄、人参、黄芩、芍药、甘草、川芎、杏仁、防己、官桂、防风、附子。方义：小续命汤出自孙思邈《备急千金要方》，方用麻黄、防风、杏仁辛温发散，祛风逐湿通络，腠理开则经络之邪得以解散。以人参、附子、肉桂益气助阳；白芍、川芎养血和血；人参、附子、肉桂、白芍、川芎相合，既能增强补益气血的力量，也能增强麻黄、防风、杏仁发散之功；风邪外壅，里气不宣，易郁而生热，故加用苦寒之黄芩祛其标热作为反佐；甘草调和诸药。诸药相合，共奏补正祛邪，祛风解表之功。

（2）关注六经兼证

在应用小续命汤时，除关注中风主证以外，还要考虑六经兼证，兼而治之。若中风兼有汗恶风为太阳经中风，用桂枝续命汤（小续命汤加桂枝，倍芍药、杏仁）；若中风无汗恶寒为太阳经伤寒，用麻黄续命汤（小续命汤加麻黄，倍芍药、杏仁）。若中风兼有无汗，身热不恶寒或有汗，身热不恶风则为阳明经中风，前者用白虎续命汤（小续命汤加石膏、知母、甘草），后者用葛根续命汤（小续命汤加葛根，倍桂枝、黄芩）。若中风兼有无汗身凉则为太阴经中风，方用附子续命汤（小续命汤倍附子、干姜、甘草）。若中风兼有有汗无热则为少阴经中风，方用桂枝附子续命汤（小续命汤倍桂枝、附子、甘草）。凡中风无此四经六证混淆，系于少阴、厥阴，或肢节挛痛，或麻木不仁，宜羌活连翘续命汤（小续命汤加羌活、连翘）。

（3）活血通络和营卫

宋·陈自明言"治风先治血，血行风自灭。"中风者脑窍空虚，虚则邪气居之，瘀血久留不去。笔者治血善用水蛭、蜈蚣、丹参、桃仁、红花等。水蛭治血，取其善祛积瘀坚癥之功以治中风"留血"，即用水蛭有形之物，散其有形之血，叶天士"飞者升，走者降，灵动迅速，追拔沉混气血之邪"，言水蛭等蠕动之物，最能透达病根。常用水蛭打粉装入胶囊中，以护胃肠。丹参归心、肝经主破癥除瘕，活血祛瘀，生新血，去恶血。桃仁、红花归心肝经治血证相须为用。活血行血则心血畅，心血畅则营血旺，营血旺则营卫易和，陈士铎《外经微言》"人禀天地之二气，亦有阴阳，卫气即阳也。由下焦至中焦以升于上焦，从阴出阳也。营气即阴也，由中焦至上焦以降于下焦，从阳入阴也。二气并重，交相上下，交相出入，交相升降，而后能生气于无穷也"。故笔者治中风通过治血令营卫升降之机通达，风可自去。

（4）从痰论治

手足麻木为消渴合并中风的常见症状。手足为诸阳之本，脾土之末，痰湿食积死血阻滞其间，脾失健运，无力散津，四末失养而发为麻木。舌本乃心、脾、肝、肾四脏之络，湿痰风火煽灼其间，血气不能宣通上奉，故令舌本麻木。丹溪有云"痰者，身之津液也。气滞、血凝则津液化而为痰，是痰因病而生者也。"笔者亦认为中风后遗留肌肉舌体麻木，偏身感觉障碍者，其病机常与风痰阻络相关。风痰流窜，闭阻脑窍，则见头晕、神识昏蒙；滞于脏腑，则见口角流涎、喉中痰鸣、胸闷脘痞；经脉不通，机体失养则见半身麻木不仁。痰浊为有形实邪，故多见舌苔腻而黄，脉弦滑，常用半夏白术天麻汤或涤痰汤加减。方中以半夏、陈皮、生姜燥湿化痰，天麻、白芥子去风痰，通脑窍，白术、茯苓运脾燥湿，橘红理气化痰，大枣、甘草健脾和中，诸药相伍，共奏祛风化痰之功。痰阻日久，耗伤脾气，若气虚之象明显则宜加补中益气汤，脾健湿除，其证悉平。

（5）祛邪不忘扶正

中风半身不遂，肢体麻木疼痛之后，常见肢体痿软无力，或废用。清代王清任在《医林改错》中更明确地指出："中风半身不遂，偏身麻木，是气虚血瘀而成。"经络是气血运行的通道，中风病机总与本虚标实相关，素体正气虚弱，加之久卧伤气，血行无力，经络瘀滞，筋脉失养，而至关节不利，肌肉萎缩废用。笔者认为本病半身不遂后期，病机特点为正气愈虚，瘀滞更甚。证见偏身肢体乏力，弛缓不收、软弱无力，甚则瘫痪，部分患者伴有肌肉萎缩，乏力嗜睡。舌紫胖，边有齿痕，脉细无力。治必补益正气，活血化瘀方能气机顺畅，百脉相通。常以补阳还五汤加味拟方。气虚日久，脾失健运，气血生化乏源，血不化精，肾精失充，渐至肝肾亏虚，需加补益肝肾之品如杜仲、续断、

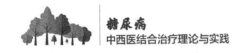

桑寄生，方能固护正气，可使血气和顺，肌肤、肌肉、筋骨得荣。

六、验案举要

病案一

患者张某，男，68 岁，2018 年 3 月 18 日初诊。既往糖尿病、高血压病病史，未规律服用降糖及降压药物，未系统监测血糖、血压情况，后因"言语謇涩，左上肢乏力 2 周"来诊，2 周前患者突发言语謇涩，左上肢精细动作欠灵活，曾于外院行 CT 检查提示急性脑梗死，于常规治疗后症状无明显好转，亦无明显加重。为求中医治疗来诊。刻诊：患者言语不利，左上肢乏力感，动作欠灵活，纳眠可，二便调。舌红、苔白，脉沉涩。

诊断：中风 - 中经络（气虚血瘀型）。

以续命汤加味。

处方：黄芪 90 g　　麻黄 12 g　　党参 30 g　　石膏 30 g

当归 25 g　　桂枝 15 g　　杏仁 15 g　　甘草 10 g

干姜 10 g　　川芎 10 g

5 剂，每天 1 剂，水煎温服。

2018 年 3 月 23 日二诊：患者诉服药后未见明显心悸、汗出，睡眠可，言语仍欠流利，上肢稍乏力。前方黄芪加到 120 g，麻黄 15 g（先煎），5 剂。

2018 年 3 月 29 日三诊：患者言语较前流利，上肢精细动作仍欠灵活，无明显不良反应。刻下心率 82 次 / 分，律齐。上方麻黄加到 18 g，继续服 7 剂。

2018 年 4 月 5 日四诊：患者言语謇涩明显改善，自觉上肢精细动作好转。纳眠可，二便调。守方续服。后患者坚持于门诊复诊，随访至 2019 年 1 月，左上肢乏力亦明显改善。

按：本患者为中风中经络轻证，表现为言语謇涩，上肢精细动作差，无疼痛，按照前文所说，符合"口不能言，身体不能自收持"之典型特点，有是证，用是方，本案用小续命汤加大量北芪。小续命汤方以辛散祛风药为主，如麻黄、桂枝、防风等，辛味药能散、能行，既可祛风，亦可行气、活血，故而能祛经络之瘀浊之邪，又古人曰"治风先治血，血行风自灭"，配以川芎、白芍等行气活血、柔筋缓急之品，大量北芪益气健脾，补益元气，意在气旺则血行，瘀去络通。处方用药精准，取得较好的临床疗效。

332

病案二

患者陈某，男，60 岁，工人，2017 年 8 月 5 日初诊。既往有高血压史 10 余年，间断服药，糖尿病病史 5 年，平素服用二甲双胍 0.5g，tid 治疗，未系统检测血糖情况。诉 1 个月前晨起突然感觉左侧肢体麻木，未予重视，7 天后呈进行性加重伴头晕头痛，某医院头颅 CT 提示：右脑部基底节区多发性梗死。到我院就诊，刻见：神清，言语不利，头晕目眩，面红，烦躁，左侧肢体无力，活动困难，左手肿胀，饮食可，大便干，小便正常，舌黯红，舌下瘀滞，苔黄厚腻，脉弦滑。肥胖体型，左上肢肌力 II 级，左下肢肌力 III 级。

中医诊断：中风（中经络），证属肝阳上亢，痰瘀内阻。

治宜熄风化痰，化瘀通络。方用天麻钩藤饮加减。

处方：天麻 10 g　　　钩藤 10 g　　　石决明 10 g　　　杜仲 6 g
　　　桑寄生 10 g　　　牛膝 9 g　　　清半夏 9 g　　　炒白术 6 g
　　　茯苓 6 g　　　黄芪 60 g　　　党参 20 g　　　地龙 6 g
　　　水蛭 7 g　　　三七 1.5 g（冲）　石斛 9 g　　　丹参 10 g
　　　石菖蒲 10 g　　　木瓜 10 g　　　蚕沙 10 g　　　厚朴 3 g

7 剂，水煎服，分 3 次服，饭后 2 小时服药。

2017 年 8 月 13 日复诊，患者肢体麻木，语言不利症状改善，头晕目眩减轻，左上肢肌力 III 级，左下肢肌力 IV 级。舌质黯红，苔薄白，脉弦滑。继服 7 剂，患者肢体肌力基本恢复，饮食二便正常。嘱其清淡饮食，控制血糖、血压。

按：本患者年老，肝肾阴虚，肝阳偏亢，肝风内动，加之形体肥胖，体内痰湿壅滞，风痰阻滞，而致血瘀脑脉，故半身不遂，偏身麻木，言语不利。头痛眩晕，面红烦躁，为风火上扰；舌黯，苔黄腻，脉弦滑为肝风夹痰瘀之象。治当以熄风、涤痰、化瘀为主，佐以补益肝肾。方中天麻、钩藤平肝熄风，化痰通络，石决明镇肝潜阳，牛膝引血下行，杜仲、桑寄生补益肝肾。《明医杂著》指出："若中风偏枯麻木之痰瘀，必用南星、半夏。"清半夏为生半夏用白矾加工炮制后入药者，其毒性及辛燥之性降低，化痰作用增强，更适宜阴虚年老体质。白术、茯苓健脾利湿，木瓜、蚕沙化湿和胃，以杜生痰之源。黄芪用量独大，补中益气功效显著。体现了"治痰者行气为先，不治痰而治气"的思想。虫类药物搜风通络，石菖蒲等芳香药物开窍宁神。厚朴燥湿消痰，下气除满，既可除无形之湿满，又可消有形之实满。全方共奏涤痰熄风，化瘀通络之功。

病案三

患者谢某，女，70岁，2018年8月27日初诊，主述：反复头晕3月余。病状：头晕反复发作，发无定时，长则数小时，短则数秒，耳鸣，面色红，手足冷，夜尿频，脉细弱，舌稍瘀，苔白稍腻。有糖尿病、高血压病史，CT示：脑干、右基底节区、双侧顶叶深部多发腔隙性脑梗。

辨证：风扰心肾脑海。

治则先温脾土，化湿滞，开上中焦。

处方：桂枝15g　　生白术15g　　石菖蒲20g　　　　天麻15g

　　　钩藤15g　　山楂20g　　　生牡蛎30g（先煎）　生龙骨30g（先煎）

　　　陈皮15g　　茯神15g　　　石决明30g　　　　草决明15g

　　　法半夏20g　淫羊藿15g　　炙甘草5g

7剂。用法：日1剂，水煎服，分2次温服。

2018年9月5日复诊，头晕发作减少，纳食好转，睡眠改善。治宜温肾阳，温中下焦。

　　　熟附子15g（先煎2小时）　桂枝15g　　生白术15g　　石菖蒲20g

　　　天麻15g　　　　　　　　钩藤15g　　山楂20g　　　生牡蛎30g(先煎)

　　　生龙骨30g（先煎）　　　陈皮15g　　茯神15g　　　党参30g

　　　丹参15g　　　　　　　　法半夏20g　淫羊藿15g　　炙甘草5g

　　　生姜20g

7剂。用法：日1剂，水煎服，分2次温服。

按：年过七旬，诸阳虚微，遇风扰心肾脑海，即上下不安，出现上重下轻之状，考虑为阴越阳位，使清阳失养，诸窍亏虚。治宜引太阳之清气达于颠顶，引阳明之浊归于大肠，先温脾土，化湿滞，开上中焦；再温肾阳，扶其真元，温中下焦。方解：先用桂枝起太阳之气交于太阴阳明，生白术、山楂、甘草益土补虚健中，通脾胃，理中宫，调运化，转枢机，化浊为清，引阴交阳；陈皮、法半夏、茯苓得桂枝、白术，行水化气，引太阴之脾湿，降胃肠痰湿，使少阳能上能下，能开能阖，太阳之气机无不鼓荡运行；淫羊藿导脾胃之精气归于沤中；加生龙骨、生牡蛎、决明、茯神镇定精神，共涤中上之焦。次用熟附子温肾阳，率领山楂、石菖蒲益脾行气，使水温而气升，脾肾之精随气机逐渐上升；用淫羊藿导脾胃之精气归于中焦，使水沸而气易升；桂枝引附子之温由少阴而太阳，缓转入太阴，交通于阴阳会合之处，而阳能化，阴能流，受纳与化机不停息，使精气神全。

（陈丽兰　简小兵）

参考文献

[1] 董彦敏，倪青，李惠林. 益气养阴活血药和氦氖激光治疗糖尿病脑梗塞 77 例分析. 中医药学刊，2003，21（10）：1736.

[2] 赵晶，任可. 糖尿病合并急性脑梗塞的 CT 表现及与中医分型的关系. 中国中西医结合杂志，1997，17（8）：500.

[3] 鞠凤芝. 从痰瘀论治 2 型糖尿病浅探. 实用中医内科杂志，2005，19（1）：22.

[4] 谢琪，刘琴，王芳顺，等. 补阳还五汤联合刺五加注射液治疗急性糖尿病性脑梗塞神经功能缺损 16 例. 衡阳医学院学报（医学版），2000，28（2）：160-161.

[5] 李希言，高士清. 中风与糖尿病. 上海：上海科技教育出版社，2000.

[6] 孟庆玲，谭凤梅. 苍蒺槐米汤治疗糖尿病性脑梗塞. 河南中医，1997，17（4）：247.

[7] 李红卫，汪栋材. 养阴活血方治疗糖尿病性脑梗死 30 例疗效观察. 新中医，2002，34（8）：29-30.

[8] 赵世珂，郭立华，李春红. 补肾活血法治疗糖尿病性脑梗死 70 例. 江苏中医药，2002，23（1）：17.

[9] 陈文娟，杨劲松，钟妙文. 加味桃核承气汤治疗糖尿病并发脑梗死 48 例. 中西医结合心脑血管病杂志，2006，4（3）：194-195.

[10] 黄倩倩，吴晓升. 心脑宁颗粒冲剂治疗糖尿病性脑梗死 30 例疗效观察. 河北中医，2004，26（6）：411-412.

[11] 李英，高建花，谭桂英，等. 丹红注射液治疗糖尿病合并脑梗死的临床研究. 中国现代药物应用，2007，1（3）：17-19.

[12] 王玲，刘筱慧. 针刺养阴通络法治疗糖尿病性脑梗死临床疗效观察. 实用中西医结合临床，2004，4（4）：9-10.

[13] 方慧，陈艺. 中药合针刺治疗糖尿病脑梗死临床研究. 浙江中西医结合杂志，2007，17（5）：273-275.

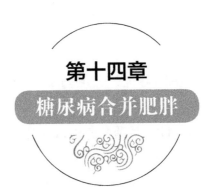

第十四章
糖尿病合并肥胖

第一节　现代医学对糖尿病合并肥胖的认识

随着生活方式的改变及人口老龄化的加速，T2DM 和肥胖的患病率呈快速上升趋势，并且已经成为全球性公共卫生问题。现代医学已明确，体重增加是 T2DM 发生的独立危险因素。体重或腰围增加均可加重胰岛素抵抗，增加 T2DM 的发生风险，以及血糖控制的难度。与单纯肥胖的患者相比，T2DM 合并肥胖患者减重并维持体重更加困难。首先，肥胖患者的胰岛素水平显著增高，而胰岛素具有抑制脂肪分解、促进脂肪合成的作用。其次，肥胖本身与糖尿病患者存在的其他代谢异常协同作用，可加重 T2DM 患者的胰岛素抵抗，而内脏脂肪增加可能是肥胖患者发生胰岛素抵抗的主要原因。减轻体重可以改善胰岛素抵抗、降低血糖和减少心血管疾病的危险因素，超重和肥胖 T2DM 患者减重 3%~5%，即能产生血糖、HbA1C、血压、甘油三酯显著降低等具有临床意义的健康获益，并且提高生活质量。在一定范围内，减重越多，获益越大。

肥胖与糖尿病存在的其他代谢异常协同作用可进一步加剧 T2DM 患者慢性并发症的发生。肥胖是糖尿病肾脏病变的独立危险因素，可导致慢性肾病的恶化。减轻体重有利于减少慢性肾脏病患者的蛋白尿，延缓肾功能衰退进程。T2DM 合并肥胖使心脑血管疾病患病风险升高。因此，针对 T2DM 合并肥胖患者，在降糖的同时加强体重管理，对于预防糖尿病并发症、提高患者生活质量具有重要意义。

一、流行病学

改革开放以来，我国人民生活水平不断提高，饮食结构及生活方式均发生了巨大改变，随之而来的是肥胖人数的节节攀升。以体重指数（体重/身高²）≥ 25kg/m² 为超重或肥胖计算，1982 年我国超重/肥胖发病率约 10%。而根据 2012 年国家体育总局、教育部、科技部等 10 个部门在全国 31 个省（区、市）开展的第三次国民体质监测工作发现，中国成年人超重率上升到 32.1%，老年人超重率上升到 39.8%，比 2005 年分别上升 3%、4.2%，成年人肥胖率 9.8%，老年人肥胖率 13.0%，比 2005 年分别上升 1.9%、1.7%。2016 年，《柳叶刀》杂志公布了最新世界肥胖流行病学数据，结果显示我国一举跃居世界肥胖人口第一大国。数据显示从 1975 年到 2014 年，全球男性肥胖人口从 0.34 亿增长至 2.66 亿，女性肥胖人口从 0.71 亿增长至 3.75 亿；与此同时，中国男性肥胖人口从 70 万增长至 4320 万，女性肥胖人口从 170 万增长至 4640 万，位居世界第一。除了以上成人数据，我国儿童肥胖的患者数量也非常巨大，因此肥胖已成为了一项非常严重的公共卫生问题。由于肥胖与糖尿病发病的密切相关性，肥胖合并糖尿病及糖尿病合并肥胖的患病率也很高，目前中国超重与肥胖人群的糖尿病患病率分别为 12.8% 和 18.5%；而在糖尿病患者中超重比例为 41%、肥胖比例为 24.3%、腹型肥胖 [腰围 ≥ 90cm（男）或 ≥ 85cm（女）] 患者高达 45.4%。与白种人相比，中国人肥胖程度虽然较轻，但体脂分布趋向于腹腔内积聚，更易形成腹型肥胖。糖尿病及肥胖患病率的飙升与饮食、运动等生活方式的改变密切相关，二十世纪八十年代初开始，随着生活质量的改善，我国人民体力劳动明显减少，传统中式饮食向高油高脂肪的西式饮食转变。资料显示，从 1991 年到 2006 年，中国成年人平均体力活动下降 32%，男性体力活动下降 80%。1952 年我国国民饮食结构中碳水化合物比例约 82%，到改革开放初期的 1982 年下降至约 72%，而到了 2009 年进一步下降至 56%，与此同时每日摄入的总热量及油脂类食物比例明显上升。统计显示，这些数据的改变与糖尿病及肥胖的发病率上升有密切相关性。

二、诊断

（一）基本信息与病史

1. 基本信息

包括姓名、性别、出生年月、种族、联系方式、省份、城市、联系地址。

2．超重或肥胖病史

（1）超重或肥胖史：超重或肥胖起始时间、持续时间、减重史（减重方法、持续时间、减重次数、减重效果）。

（2）超重或肥胖相关疾病：①超重或肥胖相关疾病前期：血压正常高值、血脂边缘升高、糖尿病前期、高尿酸血症等。②超重或肥胖相关疾病：2型糖尿病、血脂异常、高血压、冠状动脉粥样硬化性心脏病、非酒精性脂肪性肝病、多囊卵巢综合征、女性不孕、睡眠呼吸暂停综合征、骨关节炎、痛风等。③超重或肥胖相关疾病重度并发症：心肌梗死、心力衰竭、脑卒中、糖尿病慢性并发症（视网膜病变、肾功能不全：肾小球滤过率＜60ml/1.73m²）、肝硬化、肥胖相关性癌症等。

（3）继发性超重或肥胖原因筛查：①可导致超重或肥胖的疾病：多囊卵巢综合征、甲状腺功能减退、库欣综合征、生长激素缺乏、下丘脑疾病、性腺机能减退、假性甲状旁腺机能减退症、胰岛素瘤等。②可导致超重或肥胖的药物：抗精神分裂症/情感障碍药物、抗抑郁药物、抗癫痫/痉挛类药物、皮质类固醇类（糖皮质激素）、抗组织胺类药物（抗过敏药物）、口服避孕药等。此外，治疗超重或肥胖相关伴发性疾病的部分降糖药、降压药也可能引发体重增加。③其他因素：吸烟等。

（4）家族史：①家族超重或肥胖史：家族成员体重情况。②家族超重或肥胖相关疾病史：家族成员中超重或肥胖相关疾病情况。

（5）其他相关信息：减重目的、减重意愿、减重紧迫性、三餐是否规律、是否上夜班、作息是否规律、个人自律性、个人空闲时间情况等。

（二）体检及辅助检查

1．人体测量

（1）必选项目：身高、体重、腰围、臀围。

（2）可选项目：胸围、颈围、上臂围、下臂围、大腿围、小腿围、皮褶厚度。

2．人体成分检测

主要检测项目包括体脂率、体脂肪量、内脏脂肪、肌肉量、基础代谢等。

3．实验室及仪器检查

血压、OGTT及胰岛素释放试验、糖化血红蛋白、血脂、肝脏B超及肝功能检查、血尿酸指标等，必要时进行肥胖相关基因、维生素、微量元素、脂肪酸（ω-6/ω-3）

比例及炎性因子、肠道菌群测定。鉴别诊断应行皮质醇节律＋小剂量地塞米松抑制试验、甲状腺功能检查。筛查大血管并发症应行颈动脉彩超、心电图、动态心电图、冠脉CT、冠脉造影等检查。

（三）生活方式风险评估

1. 膳食营养

通过问卷对超重或肥胖患者膳食中全谷类、蔬菜、水果、优质蛋白、奶制品、加工肉制品、脂肪、添加糖、盐、酒精的摄入进行调查，得出膳食营养质量评估。评估问卷内容参见后文。膳食问卷总分为 100 分，＜ 60 分为膳食营养有风险，60~75 分为膳食营养风险可疑，＞ 75 分为膳食营养无风险。

2. 体力活动

体力活动评估从运动强度和时长两方面进行，具体如下：①体力活动缺乏：几乎没有任何体力活动或运动。②体力活动不足：每周中等强度有氧运动时间少于 150min 或高强度有氧运动少于 75 min，或者等量的中等强度和高强度相结合的有氧运动。③体力活动适宜：每周中等强度有氧运动时间 150 ～ 300min 或高强度有氧运动 75~150min，或者等量的中等强度和高强度相结合的有氧运动。④体力活动充足：每周中等强度有氧运动时间大于300min 或高强度有氧运动大于 150min，或者等量的中等强度和高强度相结合的有氧运动。

（四）评估与分期

1. 体重判定

（1）超重或肥胖：以 BMI 为依据对成人超重或肥胖进行判定，BMI 24.0～28.0kg/m² 为超重，BMI ＞ 28.0kg/m² 为肥胖。

（2）中心型肥胖：中心型肥胖可以用腰围直接判定。男性腰围 85 ～ 90cm，女性腰围 80 ～ 85cm 为中心性肥胖前期；男性腰围 ＞ 90cm，女性腰围 ＞ 85cm 为中心型肥胖。

2. 超重或肥胖分期

超重或肥胖分为 4 期，具体如下：① 0 期：超重，无超重或肥胖相关疾病前期或相关疾病；② 1 期：超重，伴有 1 种或多种超重或肥胖相关疾病前期，或肥胖，无或伴有1 种或多种超重或肥胖相关疾病前期；③ 2 期：超重或肥胖，伴有 1 种或多种超重或肥胖相关疾病；④ 3 期：超重或肥胖，伴有 1 种或多种超重或肥胖相关疾病重度并发症。

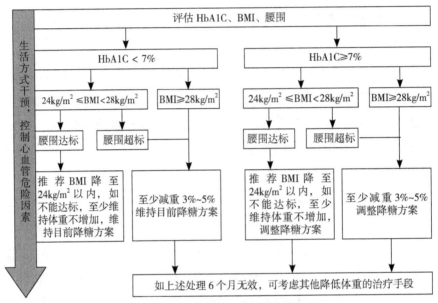 糖尿病
中西医结合治疗理论与实践

三、治疗与管理

（一）糖尿病合并肥胖的管理流程（图9）

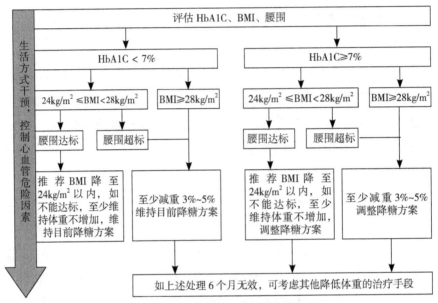

图 9　糖尿病合并肥胖管理流程

（二）糖尿病合并肥胖的综合管理目标（表8）

表 8　糖尿病合并肥胖综合管理目标

指标	目标值
HbA1C（%）	＜ 7.0
血糖（mmol/L）	
空腹	4.4 ～ 7.0
非空腹	＜ 10.0
BMI（kg/m^2）	＜ 24
腰围（cm）	
男性	＜ 85
女性	＜ 80
血压（mmHg）	＜ 140/90

续表

指标	目标值
总胆固醇（mmol/L）	< 4.5
HDL-C（mmol/L）	
男性	> 1.0
女性	> 1.3
TG（mmol/L）	< 1.7
LDL-C（mmol/L）	
未合并冠心病	< 2.6
合并冠心病	< 1.8

注：HDL-C：高密度脂蛋白胆固醇；LDL-C：低密度脂蛋白胆固醇。

（三）饮食、运动和心理干预

生活方式干预应当作为所有 T2DM 合并肥胖治疗的基础性措施并长期坚持。

1. 医学营养治疗

（1）控制总能量。高于正常体重的 T2DM 患者，推荐按照 25~30kcal/（kg•d）计算，再根据患者身高、体重、性别、年龄、活动量、应激状况等调整为个体化能量标准。不推荐长期 < 800kcal/d 的极低能量膳食。

（2）培养营养均衡的膳食习惯，蛋白质摄入量占总能量 15%~20%、脂肪占总能量 30% 以下、碳水化合物占总能量 45%~60%：①碳水化合物要注重食物品种的选择，不能单纯降低谷类主食量，以避免低血糖或酮症的发生。推荐增加低升糖指数（glycemic index，GI）食物的比例。②不建议超重或肥胖人群长期食用高蛋白质膳食；乳清蛋白有助于促进胰岛素分泌、改善糖代谢和短期内减轻体重。③应限制饱和脂肪酸与反式脂肪酸的摄入量，增加植物脂肪占总脂肪摄入的比例；膳食中宜增加富含 ω-3 多不饱和脂肪酸的植物油；每日胆固醇摄入量不宜超过 300 mg。④保证丰富的维生素、矿物质和膳食纤维摄入，推荐每日膳食纤维摄入量为 25~30g/1000kcal 或 10~14g/1000kcal。

2．运动治疗

合理运动可改善胰岛素敏感性、骨骼肌功能、代谢紊乱，对改善生活质量有正反馈作用。

（1）运动治疗前进行医学评估，严格把握适应证和禁忌证。

（2）根据病程、严重程度、并发症等，并综合考虑年龄、家庭状况、运动习惯、文化背景等多种因素，制定个体化运动处方。运动处方应包括运动频率、运动强度、运动时间、运动类型和运动量 5 大要素。运动类型应以有氧运动为主。

（3）注意事项：运动前、后监测血糖以预防低血糖，关键是自我监测与医师指导。如运动前血糖＜ 4.2 mmol/L 或有低血糖反应，应降低降糖药物的使用剂量。T2DM 合并肥胖患者，运动时应注意预防关节疼痛和不适。

3. 心理干预

肥胖和 T2DM 的共存使糖尿病的治疗变得更为复杂。肥胖和糖尿病的双重压力进一步加重患者的心理负担。对于肥胖或超重的 T2DM 患者应该加强心理干预，通过专业心理医生或者糖尿病专科医生的心理指导，帮助患者循序渐进地改善生活方式，建立自信。降低体重不仅会减轻 T2DM 患者的心理障碍，而且更容易使很多患者从减肥和运动中再次获得自信，提高生活满意度。

4. 药物治疗

（1）总体治疗原则：①在选择降糖药物时，应优先考虑有利于减轻体重或对体重影响中性的药物；②需要胰岛素治疗的 T2DM 合并肥胖患者，建议联合使用至少一种其他降糖药物，如二甲双胍、胰升糖素样肽 1（glucagon-like peptide-1，GLP-1）受体激动剂、α - 糖苷酶抑制剂、二肽基肽酶 4（dipeptidyl peptidase 4，DPP-4）抑制剂等，从而减轻因胰岛素剂量过大而引起的体重增加。③体重控制仍不理想者，可短期或长期联合使用对糖代谢有改善作用且安全性良好的减肥药。

（2）常用降糖药物对血糖、体重的影响：各种降糖药物的作用机制不同，对体重的影响也存在差异。T2DM 合并肥胖患者在选择降糖药物时，应兼顾血糖和体重，尽可能选择降糖效果肯定同时不增加体重的药物。常用降糖药物对血糖、体重及内脏脂肪的作用见表 9。

表 9　常用降糖药物对血糖、体重影响

分类	HbA1C	体重	内脏脂肪
胰岛素	↓↓↓	↑↑	—
噻唑烷二酮类	↓	↑	↓
磺脲类药物	↓↓	↑	—
格列奈类药物	↓↓	↑	—或↓
GLP-1 受体激动剂	↓↓	↓↓	↓↓
二甲双胍	↓↓	↓	—
α - 糖苷酶抑制剂	↓	←→或↓	—
DPP-4 抑制剂	↓	←→	←→
SGLT-2 抑制剂	↓	↓↓	↓

注：↓：降低；↑：增加；←→：中性；—：不明确。

5. 手术治疗

尽管肥胖伴 2 型糖尿病的非手术减重疗法如控制饮食、运动、药物治疗能在短期内改善血糖和其他代谢指标，但在有些患者中，这些措施对长期减重及维持血糖良好控制的效果并不理想。临床证据显示，减重手术治疗可明显改善肥胖伴 2 型糖尿病患者的血糖控制，甚至可使一些糖尿病患者的糖尿病"缓解"。手术治疗 T2DM 的前提是患者尚具备足够的胰岛 B 细胞功能。严格选择患者及适合的手术方式，充分进行术前评估和术前准备，并加强术后随访和营养、运动指导，是提高手术治疗 T2DM 有效性和安全性的关键。

来自国内的报道显示，手术 1 年后糖尿病缓解率可达 73.5%。有多项临床证据表明，与强化生活方式干预和降糖药物治疗相比，手术能更有效地减轻体重和改善血糖，同时可使血脂、血压等代谢指标得到全面控制，因此减重手术已更名为代谢手术。代谢手术尚能显著降低糖尿病大血管及微血管并发症的发生风险，明显改善肥胖相关疾病。2009年 ADA 在 2 型糖尿病治疗指南中正式将代谢手术列为肥胖伴 2 型糖尿病的治疗措施之一。2011 年，国际糖尿病联盟也发表立场声明，正式承认代谢手术可作为伴有肥胖的 2 型糖尿病的治疗方法。2011 年，CDS 和中华医学会外科学分会也就代谢手术治疗 2 型糖尿病达成共识，认可代谢手术是伴有肥胖的 2 型糖尿病的治疗手段之一，并鼓励内外科合作共同管理接受代谢手术的 2 型糖尿病患者。2016 年，国际糖尿病组织发布联合声明，代谢手术首次被纳入 2 型糖尿病的临床治疗路径。

（1）手术适应证：符合下述适应证患者可考虑进行减重手术治疗：① 2 型糖尿病病程≤ 15 年，且胰岛仍有一定的胰岛素分泌功能，空腹血清 C 肽≥正常值下限的 1/2；②患者的 BMI 是判断是否适合手术的重要临床标准；③男性腰围＞ 90cm、女性腰围＞ 85cm 时，可酌情提高手术推荐等级；④建议年龄为 16 ～ 65 岁。

（2）手术禁忌证：符合下述条件者不建议进行减重手术治疗：①明确诊断为非肥胖型 1 型糖尿病；②胰岛 B 细胞功能已基本丧失，血清 C 肽水平低或糖负荷下 C 肽释放曲线低平；③ BMI ＜ 25.0kg/m^2 者；④妊娠糖尿病及某些特殊类型糖尿病患者；⑤滥用药物或酒精成瘾或患有难以控制的精神疾病；⑥智力障碍或智力不成熟，行为不能自控者；⑦对手术预期不符合实际者；⑧不愿承担手术潜在并发症风险；⑨不能配合术后饮食及生活习惯的改变，依从性差者；⑩全身状况差，难以耐受全身麻醉或手术者。

（3）手术方式：减重代谢外科历经几十年发展，出现了多种术式，目前普遍被接受的标准术式有 4 种：腹腔镜 Roux-en-Y 胃旁路术、腹腔镜胃袖状切除术、腹腔镜可调节胃绑带术、胆胰分流并十二指肠转位术，其他改进或新术式仍缺乏长期证据支持。由于腹腔镜微创手术在术后早期病死率及并发症发生率方面明显低于开腹手术，故强烈推荐腹腔镜手术。

中国超重或肥胖人群体重管理膳食营养评估问卷

1. 您早餐吃粗粮类食物的频率是多少（早餐燕麦片，或糙米、玉米、小米、高粱、荞麦、薯类等）？

　　A. 从不 0 分　　　　　　　　　　B. 每周少于 1 次 1 分

　　C. 每周 1～2 次 3 分　　　　　　　D. 每周 3 ～ 5 次 4 分

　　E. 每天或几乎每天 5 分

2. 您中晚餐吃到粗粮类食物的频率是多少（燕麦片，或糙米、玉米、小米、高粱、荞麦、薯类等）？

　　A. 从不或每周不到 1 次 0 分　　　　B. 每周 1～2 次 3 分

　　C. 每周 3 次及以上 5 分

3. 三餐之外，您吃其他各类粗粮制品的频率是多少（如粗粮饼干、燕麦、麦麸片、玉米、豌豆、蚕豆、全麦面包等）？

A. 从不或每周不到 1 次 0 分　　　　B. 每周 1~2 次 3 分

C. 每周 3 次及以上 5 分

4. 您早餐喝纯果汁的频率为（鲜榨果汁或 100% 纯果汁）？

A. 从不或每周不到 1 次 0 分　　　　B. 每周 1~2 次 2 分

C. 每周 3~5 次 4 分　　　　　　　　D. 每天或几乎每天 5 分

5. 三餐之中，您食用水果的频率是？

A. 从不或每周不到 1 次 0 分　　　　B. 每周 1~2 次 2 分

C. 每周 3~5 次 4 分　　　　　　　　D. 每天或几乎每天 5 分

6. 三餐之外，您食用水果作为零食的频率是？

A. 从不 4 分　　　　　　　　　　　B. 每周不到 1 次 3 分

C. 每周 1~2 次 2 分　　　　　　　　D. 每周 3 次及以上 0 分

7. 您多久吃一次含糖速冲糊粉，如芝麻糊、核桃粉、豆浆粉、藕粉、魔芋粉等？

A. 从不 4 分　　　　　　　　　　　B. 每周不到 1 次 3 分

C. 每周 1~2 次 2 分　　　　　　　　D. 每周 3 次及以上 0 分

8. 您多久吃一次糖果或甜巧克力？

A. 从不 4 分　　　　　　　　　　　B. 每周不到 1 次 3 分

C. 每周 1~2 次 2 分　　　　　　　　D. 每周 3 次及以上 0 分

9. 您多久吃一次饼干、薯条或爆米花？

A. 从不 4 分　　　　　　　　　　　B. 每周不到 1 次 3 分

C. 每周 1~2 次 2 分　　　　　　　　D. 每周 3 次及以上 0 分

10. 您多久吃一次蛋糕、冰激凌、派等甜品？

A. 从不 4 分　　　　　　　　　　　B. 每周不到 1 次 3 分

C. 每周 1~2 次 2 分　　　　　　　　D. 每周 3 次及以上 0 分

11. 您多久吃一次果脯或蜜饯（果脯、蜜饯指的是加工过的水果，未经加工的水果干不算在内）？

A. 从不 4 分　　　　　　　　　　　B. 每周不到 1 次 3 分

C. 每周 1~2 次 2 分 　　　　　　　D. 每周 3 次及以上 0 分

12. 您多久吃一次洋快餐（麦当劳、肯德基、德克士等）？

A. 从不或每周少于 1 次 5 分 　　　　B. 每周 1~2 次 3 分

C. 每周 3 次及以上 0 分

13. 您多久吃一次腌肉、火腿、培根或香肠？

A. 从不或每周少于 1 次 5 分 　　　　B. 每周 1~2 次 3 分

C. 每周 3 次及以上 0 分

14. 您多久吃一次胡萝卜、西兰花、菠菜或其他深色叶类蔬菜？

A. 从不 0 分 　　　　　　　　　　　B. 每周少于 1 次 2 分

C. 每周 1~2 次 6 分 　　　　　　　　D. 每周 3 次及以上 8 分

15. 您多久吃一次鸡鸭等家禽肉类？

A. 从不或每周不到 1 次 0 分 　　　　B. 每周 1~2 次 3 分

C. 每周超过 3 次 5 分

16. 您多久喝一杯牛奶？

A. 从不或每周不到 1 次 0 分 　　　　B. 每周 1~2 次 1 分

C. 每周 3~5 次 3 分 　　　　　　　　D. 每天或几乎每天 4 分

E. 每天 1 次以上 5 分

17. 您经常食用油炸食物，包括方便面、炸薯片/条等食品吗？

A. 是 0 分 　　　　　　　　　　　　B. 否 1 分

18. 您常吃动物油（猪油、鸡油、鸭油等）炒的蔬菜吗？

A. 是 0 分 　　　　　　　　　　　　B. 否 1 分

19. 您常吃肥肉或动物内脏吗？

A. 是 0 分 　　　　　　　　　　　　B. 否 1 分

20. 您是否经常喝含糖饮料如碳酸饮料、果汁饮料等（或者喝水/咖啡等时加糖或蜂蜜）？

A. 是 0 分 　　　　　　　　　　　　B. 否 1 分

21. 您是否经常喝葡萄酒、啤酒或其他酒精饮料？

A. 是 0 分 　　　　　　　　　　　　B. 否 1 分

22．您多久吃一次鱼或海鲜（非油炸）？

A. 从不 0 分 　　　　　　　　　　B. 每周少于 1 次 1 分

C. 每周 1 次 3 分 　　　　　　　　D. 每周 1 次以上 5 分

23．您通常每天吃多少份牛奶／酸奶或奶酪（1 份 =200ml 牛奶／酸奶，25g 奶酪）？

A. 无 0 分 　　　　　　　　　　　B.1 份 3 分

C.2 份及以上 5 分

第二节　中医诊治进展

一、消渴肥胖的源流

肥胖最早见于《内经》，并详细论及了肥胖发病的病理生理、病因及分类。

《内经》认为肥胖发病与"膏脂"相关。何为膏脂？《说文解字》曰："戴角者脂，无角者膏"，《周礼·考工记·梓人》记载"宗庙之事，脂者、膏者以为牲"，即有角动物如牛、羊、鹿、马，以及鸟类体内脂肪称脂，而无角动物如猪、鼠、兔等体内脂肪称膏。古人观察到，通过喂养牲畜，牲畜会成长发育，长出"膏脂"，体格随之壮大，肉质肥美；以人体自身来看，也是吃好、休息好就会产生"膏脂"，因此发现"膏脂"是一种与饮食相关的，可以维持生命活动的物质。《灵枢·五癃津液别》曰："五谷之津液和合而为膏者，内渗入于骨空，补益脑髓，而下流于阴股。"《类经》云："膏，脂膏也。精液和合为膏，以填补于骨空之中，则为脑为髓，为精为血。故上至颠顶，得以充实；下流阴股，得以交通也。"由此可见，人食五谷，化生津液，变成膏脂，可化入血，是滋养人体的重要物质。这种朴素的观念与现代医学对胆固醇及脂肪的认识不谋而合。现代医学已明确，胆固醇广泛存在于动物体内，尤以脑及神经组织中最为丰富，在肾、脾、皮肤、肝和胆汁中含量也较高，既可以从饮食中摄取，也可以通过人体自身合成，是动物组织细胞不可缺少的重要物质，它不仅参与形成细胞膜，而且是合成胆汁酸、维生素 D 及各种激素的原料。而脂肪是生物体的组成部分和储能物质，脂肪细胞一方面是储蓄能量的重要器官，另一方面也是内分泌器官，可以分泌瘦素、脂联素、炎症因子等大量活性物质，对人体大脑、免疫系统乃至生殖系统的正常运作来说十分重要。这些观点，都和几千年前《内经》条文的观点不谋而合。而如果"膏脂"过多，脏腑功能失调、运化失司则导致病态改变，《内经》就明确提出，膏粱厚味、饮食失节是肥胖的重要病因，如《素问·奇病论》曰："喜食甘美而多肥"，《素问·通评虚实论》曰："肥贵人，则膏粱之疾也"，《素问·异法方宜论》提及："其民华食而脂肥"等。清代张志聪总结说，肥胖的发病乃"中焦之气蒸津液，化其精微，……溢于外则皮肉膏肥，余于内则膏肓丰满"。

除了肥胖的发病，《内经》还首次提出了肥胖的分类，《灵枢·卫气失常》曰："膏者其肉淖，……脂者其肉坚""膏者，多气而皮纵缓，故能纵腹垂腴；肉者，身体容大；脂者，其身收小"。《内经》把肥胖分为分成三类，一种为骨骼肌肉壮实，皮肉紧凑，肌理致密，称为肉人；一种躯体和四肢肥瘦比例均匀，脂肪多，肉松软，富有弹性，称为脂人；还有一种腰背腹部明显肥胖，而臀部、四肢却相对瘦小，腰腹围大于臀围，"纵腹垂腴"，称为膏人，其中的"膏人"相当于我们今天所说的"腹型肥胖""中心性肥胖"，是化生其他疾病的高危因素。后世《旧唐书》对安禄山的描写就是典型的"膏人"表现："……肥壮，腹垂过膝，重三百三十斤，每行以肩膊左右抬挽其身，方能移步。"因此后来出现了"以体肥，长带疮……而眼渐昏，至是不见物，又著疽疾"，进展为消渴、消渴目病、消渴脱疽等诸多变证，可谓"膏人"的典型病案。

后世医家对肥胖的发病做了进一步的研究和发挥，宋代杨仁斋在《仁斋直指方·火湿分治论》中第一次提出："肥人气虚生寒，寒生湿，湿生痰……故肥人多寒湿"，逐渐形成了因"痰湿"发病的共识。认为肥胖与痰湿相关的认识尤以朱丹溪为著，相关观点在《格致余论》及《丹溪心法》中多有论及，如《丹溪心法·中湿》："凡肥人沉困怠惰是湿热""凡肥白之人沉困怠惰是气虚"，《丹溪心法·痞》："肥人心下痞者，乃有痰"等。以后许多医家对此多加引证、发挥，形成了在中医学中特有的理论"肥人多痰湿""善病中风"等，为痰湿体质的确立奠定了理论基础。张景岳在《景岳全书·杂证谟》中也明确提出："何以肥人多气虚？盖人之形体，骨为君，且肉以血成，总属阴类，故肥人多有气虚之证。"叶天士《临证指南医案》云："夫肌肤柔白属气虚，外似丰溢，里真大怯，盖阳虚之体，惟多痰多湿"，在气虚、痰湿的基础上进一步提出肥胖的发病与"阳虚"有关。章虚谷在《医门棒喝》中云："如体丰色白，皮嫩肌松，脉大而软，食啖虽多，每日痰涎，此阴盛阳虚之质。"

2017年，糖尿病与中医药被写入《中国2型糖尿病防治指南》，这是消渴病的中医诊治第一次进入西医疾病的官方治疗指南。在该指南中，以仝小林为首的现代医家认为，由于现代糖尿病患者在发病初期"消""渴"症状均不明显，糖尿病的中医病名称为"糖络病"，可分为兼肥胖的"脾瘅"及消瘦的"消瘅"两大类型。"脾瘅"之名从《素问·奇病论》而来："有病口甘者，病名为何？何以得之？岐伯曰：此五气之溢也，名曰脾瘅。夫五味入口，藏于胃，脾为之行其精气，津液在脾，故令人口甘也。此肥美之所发也。此人必数食甘美而多肥也，肥者令人内热；甘者令人中满，故其气上溢，转为消渴。"仝小林认为，脾瘅的发病与单纯性肥胖的痰湿、气虚致病不同，其发病多以过食肥甘、久坐少动为始动因素，初期以中满内热为核心病机，中后期才出现虚损表现，建议治疗早期以"苦酸制甜"治其标，"釜底抽薪"清热源，"辛开苦降"调气机，后期"扶正补虚以求衡"，为消渴肥胖的中医治疗开辟了新的道路。

二、病因病机

（1）消渴肥胖的病因主要有饮食失节、缺乏运动、年老体弱及禀赋异常等。饮食是人类赖以生存和维持健康的基本条件，是人体后天生命活动所需精微物质的重要来源，饮食调和则身体康健。宋代严用和所著《济生方》中有："善摄生者，谨于和调，使一饮一食，入于胃中，随消随化，则无留滞为患。"但饮食要有一定的节制，如果饮食失宜，可成为病因而影响人体的生理功能，导致脏腑机能失调或正气损伤而发生疾病。《素问·痹论》说："饮食自倍，肠胃乃伤。"《金匮要略·禽兽鱼虫禁忌并治》云："凡饮食滋味以养于生，食之有妨，反能有害……若得宜则益体，害则成疾，以此致危。"饮食失宜可分为两类：一是摄食行为乖戾，有失常度，如饥饱失常、饮食偏嗜等；二是所食之物不洁或不当。饮食过度，水谷精微堆积可导致体重上升，长期饮食失节，损伤脾胃，导致水谷精微输布异常，津液无以上承于口，发为消渴，湿浊内蕴，聚而生痰，痰湿聚集体内，使肥胖加重。如《素问·奇病论》所说："此肥美之所发也，此人必数食甘美而多肥也。"而且痰湿郁久化热，口干多饮等症状也更为明显。改革开放以来，我国民众的中式（东方）饮食传统发生了巨大改变，蛋白质和油脂摄入增加，是近年来糖尿病及肥胖发病率升高的重要原因之一。

缺乏运动是糖尿病肥胖发生的重要原因之一。《素问·宣明五气》说："久视伤血，久卧伤气，久坐伤肉，久立伤骨，久行伤筋，是谓五劳所伤。"《吕氏春秋·尽数》说："形不动则精不流，精不流则气郁。"久卧伤气则气虚，伤肉则脾虚，脾气虚弱，运化失司，水谷精微失于输布，化为膏脂痰浊，内聚肌肤、脏腑、经络形成肥胖；另外，久坐久卧使气血运行缓慢，气机郁滞，运化无力，也可导致膏脂内聚，蕴积肌腠，发为肥胖。

中年以后，脏腑功能逐渐衰退，气血阴阳生成逐渐减少。《素问·阴阳应象大论》曰："年四十而阴气自半，起居衰矣。年五十，体重，耳目不聪明矣。"《素问·上古天真论》云："五八，肾气衰，发堕齿槁。六八，阳气衰于上，面焦，发鬓斑白。"人体的生理功能由盛转衰，脾胃运化功能减退，若过食肥甘厚味，运化不及，聚湿生痰，痰湿壅积，或肾阳虚衰不能化气行水，酿生水湿痰浊，也会导致肥胖。

先天禀赋异常也是消渴肥胖发病的重要原因之一，部分人天生容易消谷善饥，胃强脾弱，肥胖呈现家族性表现。人类遗传学家 James V.Neel 在 1962 年首次提出了"节俭基因"这一概念，认为现今人类肥胖症、糖尿病和高血压等代谢障碍的发病与此基因相关。"节俭基因"的发病学说与中医认为的禀赋异常不谋而合。这部分患者或为阳热体质，胃热偏盛；或胃之腐化水谷功能强盛，食量过大，脾胃难以运化；或水谷精微过剩，转为痰湿膏脂，发为消渴肥胖。

此外，消渴肥胖的发病还与性别、地理环境等因素相关。一般女性体力活动比男性少，肥胖的发生率相对较高，特别是在妊娠期或生产后，摄食增加，运动减少，肥胖的发生率更高。

(2) 消渴肥胖的病机初期多为中满内热，但因消渴均为终身性疾病，久病多虚，故总体而言核心病机仍为阳气虚衰，痰湿偏盛。《黄帝内经素问集注》曰："天主生物，地主成物。故阳化万物之气，而吾人之气由阳化之；阴成万物之形，而吾人之形由阴成之。"阳化气不足，阴成形过剩，水谷精微化为痰湿、水饮、瘀血等病理产物，积聚体内而发病。于人体而言，背为阳，腹为阴，上为阳，下为阴，正因为肥胖的基本病机为阳气虚衰、痰湿偏盛，故肥胖者发病多以腹部膏脂积聚、下身浮肿为主要表现。而阴阳互根，不断转化，其病机也会不断变化。如早期多饮多食，其后脾胃虚损，正气渐耗，是由正及虚的转化；因脾肾阳虚，水湿运化不利，聚而生痰，郁而化热，是从相对虚损向痰湿、气郁、瘀血相杂等虚实夹杂状态的转化；且痰湿、气郁、瘀血等在不断转化的过程中还会变生他病，如头痛、中风、胸痹等，需临证细察。

三、名家验案

1. 清·陈士铎《石室秘录·卷三（射集）·肥治法》

天师曰：肥治者，治肥人之病也。肥人多痰，乃气虚也。虚则气不能营运，故痰生之。则治痰焉可仅治痰哉，必须补其气，而后带消其痰为得耳。然而气之补法，又不可纯补脾胃之土，而当兼补其命门之火。盖火能生土，而土自生气，气足而痰自消，不治痰，正所以治痰也。方用人参三两，白术五两，茯苓二两，薏仁五两，芡实五两，熟地八两，山茱萸四两，北五味一两，杜仲三两，肉桂二两，砂仁五钱，益智仁一两，白芥子三两，橘红一两，各为末，蜜为丸。每日白滚水送下五钱。

此方之佳，全在肉桂之妙，妙在补命门心包之火。心包之火足，自能开胃以祛痰；命门之火足，始能健脾以祛湿。况方中纯是补心补肾之味，肉桂于补药之中，行其地天之泰，水自归经，痰从何积。此肥人之治法有如此。

张公曰："妙。肥人治法，不过如此，无可再言。此乃丸药方也，若有人不肯服丸药，当用煎方。予定一方，用人参三钱，白术五钱，茯苓三钱，熟地一两，山茱萸四钱，肉桂一钱，砂仁一钱，益智仁一钱，半夏一钱，陈皮五分，神曲一钱，水煎服。此方治气虚而兼补肾水、肾火者也。肾中水火足，而脾胃乏气自健，痰亦渐消矣。此方肥人可常用也。"

2. 国医大师赵绍琴肥胖案

沈某，男，51岁。形伟体丰，体重逾90kg，体检时发现血脂极高，服西药降脂效果欠佳，于1990年12月前来就诊。

观其面色潮红，油光发亮，舌红苔黄垢厚，脉象弦滑且数，按之有力。血生化检验甘油三酯高达18.86mmol/L。辨为痰湿瘀阻，久之恐有中风之虞，治宜涤痰活血化瘀之法，用三子养亲汤加味。

处方：苏子10g　　莱菔子10g　　白芥子6g　　冬瓜子10g

皂角子6g　　赤芍10g　　丹参10g　　茜草10g

水煎服。每日1剂。

半月后复查，甘油三酯降为12.64mmol/L，患者信心大增，继服前方加柴胡6g，川楝子6g，焦三仙各10g，1个月后复查甘油三酯降为7.56mmol/L。嘱其坚持控制饮食，加强锻炼，以善其后。

赵老据其形体肥胖、舌滑苔腻，诊断为痰湿瘀阻，借用治疗痰喘的三子养亲汤，加冬瓜子、皂角子名曰五子涤痰汤，以涤痰消腻。临床应用可随证加减，或配赤芍、丹参、茜草以活血化瘀，或配柴胡、黄芩、川楝子以泻肝热，或配焦三仙、水红花子、大黄以疏调三焦，对于高脂血症、单纯性肥胖等均有较好的治疗效果。

3. 国医大师周筱斋肥胖案

董某，女，38岁。1978年7月10日初诊。诉五六载来形体逐渐肥胖，并伴眩晕、闭经、漏乳等症，至1976年底体重增至88kg。于1978年7月10日来诊。患者形体呈均匀性肥胖，眩晕耳鸣，步履不实，时欲倾跌，肢体重滞不利，手握不紧，心悸间作，略吐大量白色黏稠细沫痰，痰出则神清气爽，口干欲饮，月经常延期或闭，舌苔腻，脉象沉滑。辨证属水谷成痰，痰凝气滞血瘀。治以运脾燥湿化痰，执中央以运上下。

处方：炒苍术 6g   炒白术 6g   法半夏 9g   陈皮 6g

茯苓 15g   黑豆皮 9g   生苡仁 12g   石菖蒲 3g

竹茹 9g   荷叶 15g   梗通草 3 扎

服药17剂，形肥减，腹围小，眩悸均轻，大便三四日一行，月汛后期旬日来潮。

处方：制半夏 9g   茯苓 12g   陈皮 5g   炒枳壳 9g

竹茹 6g   风化硝 4g（分冲）   全瓜蒌 12g   火麻仁 12g

川贝母 5g   桃仁 6g   石菖蒲 3g   荷叶 15g

连投药24剂，体重已降至76.5kg，肢体灵活，两手伸摄自如，体力增加。又间断服用上方药30剂，最后来诊，已无不适。

4. 国医大师李振华肥胖案

（1）李某，女，29岁。1980年4月23日初诊。

肥胖2年余，伴头晕头痛，咽喉干涩，五心烦热，日食0.75kg，倦怠乏力。诊查：对称性肥胖，体重92kg，身高1.72米，血压130/90mmHg，皮肤色暗无紫纹，心肺（-），下肢轻度凹陷性浮肿。舌苔薄黄，舌质暗红，脉象沉细。

辨证：肝肾阴虚，湿阻血瘀。为肥胖病。

治法：滋阴活血，祛湿清热。

处方：蒸首乌 20g   枸杞子 15g   丹参 20g   丹皮 10g

赤芍 15g   莪术 10g   桃仁 9g   郁金 10g

山楂 15g　　　鸡内金 10g　　草决明 15g　　荷叶 30g

泽泻 12g　　　　琥珀 3g（分二次冲服）

上方药服 35 剂，体重下降至 85.5kg，减少 6.5kg。头晕头痛、咽喉干涩，五心烦热等症消失，饮食减少，日食 0.5kg 左右，面色红润，四肢有力。继以原方减鸡内金、草决明、荷叶、琥珀，加云苓 20g、薏仁 30g、九节菖蒲 10g，以巩固疗效。

（2）李某，女，22 岁。10 岁时因他病长期服用大量激素后引起肥胖，导致身体变形，以后体重逐渐增加，近两个月来体重增加明显，先后在国内外采用多种减肥方法，效果均不佳。暑假回国慕名而来找李振华求诊，现在身高 155cm，体重 90kg。月经正常，纳食可，二便正常，精神佳，下肢无水肿，余无不适感，舌质淡，舌体胖大，舌苔薄白。脉沉滑。李振华诊为肥胖，属脾虚证，以益气健脾、化痰祛湿为法治疗。方用自拟健脾消脂汤加减：

白术 10g　　　苍术 10g　　　茯苓 18g　　　泽泻 18g

桂枝 6g　　　　陈皮 10g　　　半夏 10g　　　厚朴 10g

枳壳 10g　　　香附 10g　　　荷叶 25g　　　玉米须 20g

甘草 3g

20 剂，水煎服，日 1 剂。

二诊：上药服完体重下降 7kg。纳食、二便正常，精神尚可，无不适感。舌质稍淡红，舌体胖大较前有所好转，脉沉稍滑。

处方：白术 10g　　　茯苓 15g　　　泽泻 12g　　　桂枝 4g

陈皮 10g　　　半夏 10g　　　厚朴 10g　　　枳壳 10g

香附 10g　　　荷叶 25g　　　玉米须 20g　　知母 10g

甘草 3g

因需出国，带药 80 剂，水煎服，日 1 剂。

三诊，共服药 100 剂后，体重由 90kg 下降到 75kg 以后，体重逐渐共下降 25kg，患者精神佳，睡眠好，纳食可，血压、血糖、二便等均正常，经近三个月追访，体重无复发，身体无不适感。

健脾消脂汤方解：以苦温的白术和辛温的苍术健脾气而运化水湿，桂枝温中通脾阳，助膀胱之气化。用茯苓、泽泻、荷叶、玉米须之淡渗利湿之品，增强利水蠲饮之功，促使水分直达膀胱，湿从小便而出。陈皮、半夏、厚朴、枳壳、香附燥湿化痰，宽中理气，使中焦通畅，水谷之精微输布正常；气行则湿行，湿去则痰湿自消。甘草调和诸药。二诊患者舌质转红，是脾虚得健，阳气渐复之象，故去辛温之苍术，减少大辛大温桂枝的用量。本案患者属于脾虚性肥胖。在身体发育时期，由于大量使用激素，致使内分泌紊乱，导致身体变形，出现肥胖，而且肥胖一直在发展中，虽用各种减肥方法效果均不佳。李振华根据患者舌质淡，舌体胖大，舌苔薄白，脉沉滑，诊断为脾虚证，认为本病是由于脾虚失其健运，导致体内脂肪、痰湿及水谷之精微物质输布排泄失常所致。通过准确的辨证施治，不仅通过健脾祛湿，通阳利水，使脾运化恢复，痰湿及水谷之精微物质得以正常输布和排泄，肥胖自减，而且体重减轻以后精神、食欲更佳，身体无不适感。李振华曾多次强调治疗慢性病要有方有守，本案除辨证用药准确外，患者不间断服药100剂，才能收到如此好的效果。李振华认为，肥胖病主要由于饮食不节，嗜酒肥甘，过食膏粱厚味等，造成脾虚，失其健运，导致体内脂肪、痰湿及水谷之精微物质输布排泄失常而致病。脾虚后导致体内气机升降失常，营养物质和水湿不能正常排泄，脂肪、水湿郁积腹中，首先形成腹部胖大，肥胖逐渐波及四肢和全身，甚至出现下肢浮肿。痰湿易聚中焦，阻滞气机而化热，气血瘀滞中焦，易先出现脂肪肝，甚至胆囊炎、胆结石、糖尿病等。湿阻气机化热，肝失条达，肝火上逆可出现高血压。由于血脂高，血液浓度高，动脉可提前出现硬化，从而引起冠状动脉粥样硬化性心脏病，并致脑血管意外（中风）等。治疗上关键在于健脾祛湿，通阳利水，使脾运化恢复，痰湿得以排泄，则肥胖自减。脾胃纳降正常，气血生化有源，则疲劳乏力、大便失常症状自消。疏肝不仅可恢复肝的疏泄功能，还可以避免肝木克伐脾土，以利脾之恢复，同时气行则湿行，湿去则湿热无所存。由于肥胖者多湿多痰，痰湿为阴邪，故李振华对此病的治疗，以自拟的健脾消脂汤为基础方，重用桂枝以醒脾阳，助膀胱之气化，以利痰湿，同时重用泽泻、茯苓、玉米须、生薏苡仁以利水健脾。患者服药月余，不仅体重减轻，其他病症亦减轻或消除，精力恢复，无后遗症。此外，肥胖病虽在初期，常与高脂血症同时并见，甚至出现高血压，上述方药可另加鸡内金，重用生山楂、荷叶。如便秘者亦酌加草决明、生首乌。一般通过一至两个月治疗，可使肥胖消、血脂降、痰湿去，肝、脾、胃协调，则脂肪肝不治可自愈或大减。

5.黄煌教授治疗肥胖案

M女士年过七旬，体态丰腴，肤色黄白，腹松软而大。夏天以来经常口渴，有时口舌粘在一起，眼睛干涩，需要点人工眼泪。而且腰膝疼痛，走路困难。就诊时面部浮肿貌，有较大的眼袋，汗多。黄老处方：

生黄芪 60g　　粉防己 30g　　白术 30g　　生甘草 5g

桂枝 20g　　　茯苓 20g　　　泽泻 20g　　猪苓 20g

日 1 剂。症状缓解后 2 日 1 剂。

消渴肥胖的基本病机是气虚阳衰，痰湿瘀滞，除了脾虚湿盛外，症状稍轻的表虚夹湿患者也很常见，用于治疗表虚夹湿的代表方防己黄芪汤（汉防己、黄芪、白术、炙甘草、生姜、大枣）也是治疗肥胖的常用代表方剂。

本方出自《金匮要略·痉湿暍病脉证并治》："风湿，脉浮身重，汗出恶风者，防己黄芪汤主之。"以及《金匮要略·水气病脉证并治》："治风水，脉浮为在表，其人或头汗出，表无他病，病者但下重，从腰以上为和，腰以下当肿及阴，难以屈伸。"用于表虚夹湿，以水气着于下身、身重汗出为主证。临床上多用于中年妇女，尤其是活动少，表现为皮肤色白而无华的虚胖者，50 岁以上多伴膝关节疼痛，下午出现下肢浮肿，穿鞋袜困难，腹诊见全腹肥满，柔软无抵抗无压痛。方中的核心药物为防己。防风、防己二物皆走表行散之药，但一主风而一主湿，功用各不相同，方中不用防风散风，而以防己行湿。然病因表虚而来，若不振其卫阳，则虽用防己，亦不能使邪径去而病愈，故用黄芪助卫气于外，白术、甘草补土德于中，佐以姜、枣通行营卫，使防己大彰厥效。

当代经方大家黄煌教授也习用防己黄芪汤治疗以口渴、肥胖、关节疼痛为主要表现的患者，黄煌教授称此类疾病为"渴肿膝痛综合征"。

黄教授认为防己黄芪汤的方证特征是身体困重，浮肿，以下肢为甚；多汗，恶风；关节痛，特别是膝关节肿痛；而五苓散是古代治疗水逆病的专方。所谓水逆，就是口渴，入水即吐，还往往伴有腹泻、头晕、心悸等症状。本案患者的口渴、浮肿、多汗、腰膝痛等，正好是两方证的结合体。方证相应，所以症状很快缓解。黄教授指出像 M 女士这种体质的中老年女性十分常见。皮肤白净，肥胖，特别是下半身为主，时有浮肿、汗出，容易疲劳，经常口干渴、容易腰膝关节疼痛，体检多有血脂偏高、骨质增生等，用防己黄芪汤合五苓散有效。该病的病因大致与遗传因素、饮食因素、年龄、滥用药物等有关，先天肥胖者、后天饮食过于肥甘鲜美者，或进入老年者多见。其病理基础是水代谢及脂类代谢障碍。防己黄芪汤与五苓散是治疗本病的基本方，临床效果有利尿、减肥、止汗、解困、止渴等。

关于本方的剂量，日本医家丹波元简认为《金匮要略》上的 [防己一两、甘草半两（炒）、白术七钱半、黄芪一两一分（去芦）] 用量是后人改动的，而《千金方》所载却是原方。当为：防己四两、甘草一两、白术三两、黄芪五两、生姜三两、大枣十二枚。因此，有医家建议本方单独应用时防己可用大剂量，加味或合方时，可用小剂量。但无论剂量大小，都应注意使用不含马兜铃酸的汉防己（粉防己），以避免肾损害。防己自古以来分为汉防己和木防己两大类，一般习惯所称的汉防己实际上是防己科的粉防己，而不是马兜铃科的汉中防己，商品木防己则为马兜铃科的广防己和汉中防己，有时也包括防己科的木防己。现代中医认为，汉防己偏于利湿走里，可利小便以消肿；木防己偏于祛风而走外，用于祛风湿止痛。因此，无论从药效角度考虑还是从药物的安全性考虑都应选择汉防己（粉防己）。

四、经验举要

笔者根据肥胖症的特点，在饮食指导及控制、适当运动等改善生活方式的基础上，采取内外合治，针药结合的方法，进行体重管理。

（一）分证论治

1. 胃肠积热证

症状：肥胖多食，消谷善饥，脘腹胀满，面色红润，心烦头昏，口干口苦，或口渴引饮，便秘或大便不爽。舌红苔黄腻，脉弦滑数。

病机析要：胃热火郁，多食而消谷善饥；过多精微内聚，化为膏脂则肥胖；食多则脾运不及，积热内停，故脘腹胀满、便秘或大便不爽；火热上扰，面色红润，心烦头昏；火热伤津则口干口苦，口渴引饮。

治法：清胃泻火，导滞消脂。

代表方：枳实导滞丸加减。

枳实 15g	大黄 10g	黄连 10g	黄芩 10g
六神曲 10g	白术 15g	茯苓 15g	泽泻 15g
山楂 15g	葛花 30g	绵茵陈 15g	炙甘草 6g

按：肥胖之人多饮食过多，肥甘厚腻，嗜烟酒，致胃肠积热，故以大黄、黄连、黄芩清泻胃热；枳实、六神曲、山楂、葛花行气消积。饮食不节，损伤脾胃，脾失健运，

水湿内停,郁久化热,故常有肠道湿热之象,故以白术、茯苓、泽泻、绵茵陈健脾清热利湿,全方合用,共奏清胃泻火,导滞消脂之功。

风火积滞壅积肠胃,表里俱实,用防风通圣散(防风、荆芥、薄荷、麻黄、大黄、芒硝、栀子、滑石、桔梗、石膏、黄芩、连翘、川芎、当归、芍药、白术、甘草)。防风通圣散是应用频次最高的方剂之一,我国和日本医家均对该方剂的减重作用做了大量研究。动物实验及临床试验发现该方具有减轻体重、降低体脂含量的作用。近十余年研究发现该方还可影响白色脂肪、棕色脂肪、脂肪沉积,并能调节多种脂肪细胞分泌因子(包括胰岛素、瘦素、脂联素、抵抗素、肿瘤坏死因子-α、解偶联蛋白-1、酰基化胃促生长素、胆固醇调节元件结合蛋白-1等),从而改善代谢紊乱。临床上以口苦咽干,面部痤疮,二便秘涩,舌苔黄腻,脉数为主要辨证要点。方中防风、荆芥、薄荷、麻黄轻浮升散,使风热通过发汗而升散,大黄、芒硝走大便,栀子、滑石走小便,积热从二便泻下排出,桔梗、连翘、石膏、黄芩清肺、胃中上焦之热,当归、芍药、白术、甘草调血和中,从而使肥胖患者的积热及痰湿内外分消、上下分消、前后分消,取得良好的临床效果。

2. 痰湿内盛证

症状:形体肥胖,身体沉重,肢体困倦,脘痞胸满,或伴头晕,口干而不欲饮,大便少或多日不排。舌淡胖或大,苔白腻或白滑,脉滑。

病机析要:痰湿内盛,流于体内,阻滞气机,则形体肥胖而体重;湿性重着,湿困肌肉,则肢困懒动,痰湿阻滞三焦,则头晕、胸满脘痞,大便异常;湿邪内盛,津液输布失常,不能养窍,则口干而不喜饮。

治法:燥湿化痰,理气消痞。

代表方:导痰汤加减。

茯苓 15g	白术 15g	泽泻 15g	猪苓 15g
法半夏 15g	陈皮 6g	胆南星 10g	枳实 15g
苍术 15g	佩兰 15g	薏苡仁 30g	绵茵陈 20g

按:本证治法是燥湿化痰,理气消痞;代表方是导痰汤加减。方中陈皮、茯苓、法半夏乃祛痰的基本方"二陈汤"。其实对于痰湿型的肥胖,单纯的二陈汤也有良好的治疗效果,在动物实验中,二陈汤能促使肥胖小鼠增加自主活动及减少睡眠次数,通过增

加能量代谢而降低体重。朱丹溪说："善治痰者，不治痰而治气，气顺则一身之津液亦随气而顺"，所以在化痰的基本方上增加枳实导滞、胆星化风痰，就成为了导痰汤。这一类患者，不光有痰浊表现，更有各种湿性重浊的症状，所以还要加上猪苓、白术、泽泻健脾祛湿，苍术、佩兰燥湿化痰加强效果。如果要进一步加强祛湿的作用，还会加上荷叶、薏苡仁，而且荷叶、薏苡仁除祛湿作用外，药理实验提示其含有的各种生物碱及活性成分，对于消脂减肥有独到的效果，因此常作为增强减肥祛湿作用的药对。如果有化热心烦的可以加上竹茹，方子可变通为温胆汤加减。温胆汤相对于导痰汤，涤痰破气的效果稍弱，但有清热除烦的作用，加上浙贝母、黄芩、黄连、瓜蒌仁效果更为明显。

3. 脾虚湿盛证

症状：肥胖臃肿，神疲乏力，身体困重，胸闷脘胀，四肢轻度浮肿，晨轻暮重，劳累后明显，饮食如常或减少，有暴饮暴食史，小便不利，便溏或便秘。舌淡胖边有齿印，苔薄白腻，脉濡细。

病机析要：脾虚气弱，运化无力，水湿内停，则神疲乏力，饮食减少，肥胖臃肿，四肢浮肿，便溏或便秘，小便不利；湿浊中阻，气机不利，则脘腹痞闷；劳则耗气，阳气不足，故晨轻暮重，劳累后加重。

治法：健脾益气，利水渗湿。

代表方：五苓散合三子养亲汤加味。

白术 15g	茯苓 20g	泽泻 30g	猪苓 15g
桂枝 15g	白芥子 15g	莱菔子 15g	苏子 15g
决明子 15g	皂角刺 15g	荔枝核 15g	薏苡仁 20g

按："多有气虚之证本证""肥人多痰湿"，因此肥胖者脾虚湿盛是常态。痰湿、水液代谢与肺之宣肃、脾之健运密切相关，故以五苓散为主方健脾利水渗湿；三子养亲汤清宣肺气，化痰散结。现代药理研究证实，五苓散对水液代谢有双向调节作用；对排便也有双向调节的作用。五苓散是减重的常用方。湿气很重，脾胃之气受困，可加用藿香、佩兰芳香化湿之物。脾虚夹湿者，多为所谓的"肥白人"也，此类患者也常用防己黄芪汤。

4. 脾肾阳虚证

症状：形体肥胖，颜面虚浮，面色㿠白，神疲乏力，腹胀便溏，自汗，动则更甚，畏寒肢冷，下肢浮肿，小便清长或昼少夜频。舌淡胖，苔薄白，脉沉细。

病机析要：脾肾阳虚，气化不行，水饮内停，则颜面虚浮，面色㿠白，下肢浮肿，小便清长或昼少夜频；脾虚失运，气血亏虚，水湿不化，则神疲乏力，腹胀便溏；阳气亏虚，卫表失固，腠理开泄，则自汗；阳失温煦，则畏寒肢冷。

治法：温补脾肾，化气利水。

代表方：真武汤合苓桂术甘汤加味。

熟附子 10g（先煎）	桂枝 15g	茯苓 20g	白术 15g
薏苡仁 30g	白芍 15g	炙甘草 6g	生姜 10g
泽泻 20g	五爪龙 30g	五加皮 30g	桑寄生 15g

按：肥人多阳虚，真武汤及苓桂术甘汤分别是肾阳虚及脾阳虚的代表方。水液代谢有赖于肺的宣降、脾的运化、肾的气化、三焦的通调。真武汤走任督二脉，温肾之阳将水湿之气蒸腾至中焦，由苓桂术甘汤温化排出，因此对于脾肾阳虚湿重的患者，真武汤合苓桂术甘汤减重效果更为明显。

5. 气虚血瘀证

症状：肥胖身重懒动，喜太息，胸闷胁满，面晦唇暗，肢端色泽不鲜，甚或青紫，可伴心悸，气短失眠，男子性欲下降甚或阳痿，女子月经不调、量少，甚或闭经，经血色暗或有血块。舌质黯或有瘀斑、瘀点，舌苔薄，脉滑或涩。

病机析要：心肝气郁血瘀，膏脂内聚，故见肥胖身重，面晦唇暗，肢端色泽不鲜，甚或青紫，喜太息，胸闷胁满；心神失养，则心悸、气短、失眠；肝肾精血不足，痰浊内阻，故见男子性欲下降甚或阳痿，女子月经不调、量少甚或闭经。

治法：理气解郁，活血化瘀。

代表方：当归芍药散加减。

白芍 15g	当归 15g	川芎 15g	赤芍 15g
白术 15g	茯苓 20g	泽泻 15g	泽兰 15g
决明子 30g	合欢皮 15g	鳖甲 15g（先煎）	龟板 15g（先煎）

按：《灵枢·逆顺肥瘦》曰："广肩腋项，肉薄厚皮而黑色，唇临临然，其血黑以浊，其气涩以迟"，指出了肥胖在痰湿基础上存在气滞和血瘀的病理变化。临床上单纯应用理气活血祛瘀法减重的不多，但气滞血瘀的表现在其他证型中多有夹杂，因久病多虚、久病多瘀之故，因此在减重方剂中加用行气活血化瘀的药物可使效果更为明显。此型多

见于多囊卵巢综合征及脂肪肝患者。当归芍药散有养肝活血、健脾祛湿之效，有研究显示，当归芍药散对于多囊卵巢综合征及脂肪肝疗效显著。

（二）肥胖症针灸/埋线治疗

1. 针刺

每日 1 次，可加电针，每次留针 20 ~ 30 分钟。

主穴：中脘、天枢、曲池、丰隆、太冲、阴陵泉。

配穴：

胃肠积热证：上巨虚、内庭。

脾胃虚弱：足三里、三阴交。

肾阳虚：关元、中极。

2. 埋线

针刺完行埋线治疗，7 ~ 10 日 1 次。

主穴：中脘、天枢、大横、水道、丰隆。

配穴：

胃肠积热证：上巨虚、曲池。

脾虚湿盛：水分、滑肉门。

肾虚：气海、关元。

脾胃虚弱：阴陵泉、足三里。

3. 耳穴

口、脾、胃、肺、三焦、内分泌、皮质下，3 日 1 次。

中脘为胃经募穴、腑会穴、治疗胃腑诸病；天枢为大肠之募穴，通于三焦，疏导一切浊滞；大横为脾经穴位，可运转脾经水湿，水道为胃经之穴，可传输胃经的地部经水，两者合用，可将体内水湿运行至下部排出体外。丰隆为阳明经之络穴，有联络脾胃二经各部气血的作用，治疗痰湿诸症。上巨虚为大肠下合穴，曲池为大肠之合穴，合治内腑，胃肠积热者加上巨虚、曲池清利大肠湿热；脾虚湿盛者加水分、滑肉门，与丰隆共奏分利水湿，蠲化痰浊之效；肾虚者加气海、关元培补元气，益肾固精；阴陵泉为脾经合穴，"肚腹三里留"，足三里为治疗脾胃病第一穴，两穴合用可健脾和胃。

五、验案举要

验案一

女，52岁，2型糖尿病病史5年，近半年体重较前明显上升，伴头昏、口干、四肢乏力，就诊时 FBG 7.6mmol/L，体重68kg，身高154cm，BMI 28.67kg/m²，舌暗，苔薄白微腻，脉细。

诊断：消渴合并肥胖。证型：气阴不足，瘀浊内阻。

治则：益气养阴，化瘀泄浊。拟方：双降汤加减。

组成：水蛭3g　　地龙10g　　黄芪30g　　丹参15g

当归10g　　赤芍10g　　川芎10g　　泽泻30g

山楂10g　　豨莶草10g　瓜蒌子15g　瓜蒌皮15g

石斛10g　　甘草3g

7剂，水煎服，每日1次。

次诊患者觉头昏乏力减轻，仍有口干，去瓜蒌加葛根30g、玉竹10g，继续服药7剂后口干症状较前明显减轻。续方加减治疗1个月，配合饮食运动及生活方式干预，复测体重下降2kg，腹围减少4.5cm，口干乏力等症状基本消失。

按："双降汤"是国医大师朱良春治疗高血压、高血脂的名方，方中用水蛭、地龙破血逐瘀为主药；合丹参、当归、赤芍、川芎活血通脉；山楂、泽泻、豨莶草降脂泄浊，且能降压；重用黄芪补气，取其气行则血行，使血循畅达，免除破瘀伤正之弊。一直以来大量基础研究、动物实验及临床研究证实，双降汤可在有效降压调脂的基础上辅助减轻体重。消渴发病与气阴两伤有关，也与痰浊血瘀有着密切关系。《医学入门·消渴》曰："三消……总皆肺被火刑，熏蒸日久，气血凝滞。"提示瘀血既是病因，又是病理产物，贯穿疾病之始终。该患者消渴日久，气虚血运无力，血流不畅而成瘀；气虚运化无能，膏粱厚味变生痰浊致水谷精微运化不利，郁滞中焦而无以荣脑窍，故见身重肥胖，头昏不适，故治疗可予双降汤益气养阴，化瘀泄浊。次诊患者头昏乏力明显改善，提示化瘀泄浊效果明显，而仍有气阴不足的口干等证，故去瓜蒌加葛根、玉竹。葛根、丹参为施今墨治疗消渴病的常用对药之一，用于消渴偏于瘀血者；玉竹、丹参为我院名老中医验方"玉丹饮"的主药，取滋阴生津、活血化瘀之意。在本方中葛根生津止渴、活血通络，丹参养血活血、通血脉而不伤阴，玉竹滋阴润燥、生津止渴，可助黄芪化痰、助丹参活血而不伤阴、助葛根升举清气益胃生津，全方共奏益气养阴、化痰祛瘀之义，取得良好效果。

验案二

男性，45 岁，糖尿病病史 3 年，形体肥胖，喜食酒肉及奶制品，因血糖控制欠佳来诊，证见面赤口臭，小便短赤，腹部胀满，大便秘结，3～5 日一行。舌红，苔黄腻，脉弦滑数。体重 88kg，身高 172cm，BMI 29.75kg/m²。

诊断：消渴合并肥胖。证型：食积内停，腑气不通。

治则：峻下热结，消食导滞。拟大承气汤合保和丸加减：

大黄 10g（后下）	厚朴 30g	枳实 15g	芒硝 6g（冲）
黄芩 10g	黄连 10g	二芽 15g	焦山楂 10g
神曲 10g	莱菔子 10g	连翘 10g	陈皮 6g
法半夏 10g	茯苓 15g		

3 剂，水煎服，日 1 剂。

次诊大便已解，腹胀减轻，去芒硝，加用泽泻、薏苡仁、荷叶等，拟小承气汤合保和丸加减如下：

大黄 10g	厚朴 15g	枳实 15g	黄芩 10g
黄连 10g	二芽 15g	焦山楂 15g	神曲 10g
莱菔子 10g	连翘 10g	陈皮 6g	法半夏 10g
茯苓 15g	泽泻 30g	薏苡仁 20g	草决明 20g
荷叶 30g	玉米须 15g		

7 剂，水煎服，日 1 剂。

后续原方加减，加用耳穴压豆（脾、胃、饥饿点、大肠、内分泌等），配合饮食运动及生活方式干预，西药降糖方案二甲双胍增量，1 个月后体重下降约 3.5kg，精神状态好转，大便正常。

按：该患者为中年男性，素喜酒肉，饮食不节，痞满燥实四证俱全，且形体肥壮，故以大承气汤峻下热结为主，辅以保和丸消食导滞，待症状减轻，改予小承气汤轻下。视其形体，肥胖以腹部胀满为主，舌苔厚腻而黄，考虑为水湿运化不利，停聚中焦，郁而化热，应加强健脾祛湿之法，故加用泽泻、薏苡仁、荷叶、玉米须及草决明清热利水，祛湿通便。本患者除内服汤剂外还坚持耳穴治疗。中医认为耳并不是单独孤立的听觉器官，而是一个小的整体，和经络脏腑有密切联系，通过按压耳穴可调节人体脏腑的生理功能。该患者平素进食甚多，故取饥饿点抑制食欲，配合脾、胃、大肠功能调理，取得良好疗效。

验案三：当归拈痛汤减重二则

（1）梁某，男，33岁，2018年1月4日初诊。主诉：反复双侧足跟、跖趾关节肿痛2年余。患者2年前无明显诱因出现双侧足跟、跖趾关节疼痛，伴红肿，疼痛呈游走性，UA 799mmol/L，患者长期口服中药，疼痛反复发作，近半年疼痛发作频繁，现右侧足跟、外踝红肿、疼痛，呈游走性，伴轻微活动受限，遇风雨天疼痛加重，无发热，无腹痛腹泻，无咽痛，纳眠可，大便烂，质黏，小便可。体格检查：均匀肥胖，BMI 26kg/m^2，右侧足跟、外踝红肿，肤温稍高，无破损。舌暗红，苔白厚，脉滑。UA 713.9mmol/L。

中医诊断：痹证（湿热相搏，外受风邪）。

西医诊断：痛风性关节炎。

予当归拈痛汤加减，拟方如下：

羌活15g	茵陈25g	防风15g	苍术15g
当归15g	升麻10g	白术15g	葛根15g
泽泻15g	炙甘草10g	党参15g	苦参15g
百合30g	牛膝15g	忍冬藤15g	威灵仙20g
土茯苓15g			

水煎服，日1剂，共7剂。

嘱患者14天复诊1次，均以当归拈痛汤为主方，随证加减，经半年治疗，饮食控制，2018年7月4日复诊，患者无关节疼痛，无抽筋等不适，体重下降5kg。

（2）关某，男，30岁。2018年12月8日初诊。主诉：反复双膝关节肿痛1年余。患者1年前无明显诱因出现双侧膝关节肿痛，自服止痛药后可缓解，关节疼痛反复发作，3天前双膝关节疼痛加重，右侧为甚，可见红肿，行走时加重，偶有抽筋，口干，无发热，无腰酸，纳眠可，大便日3~4次，小便色黄。体格检查均匀肥胖，BMI 32kg/m^2，右侧红肿，肤温稍高。舌红，苔白腻，脉滑。既往有高尿酸血症病史。

中医诊断：痹证（湿热）。

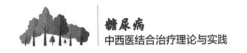

西医诊断：痛风性关节炎。

予当归拈痛汤加减，拟方如下：

羌活 15g	独活 15g	升麻 6g	桂枝 15g
白芍 15g	炙甘草 6g	忍冬藤 15g	防风 15g
茵陈 25g	当归 15g	威灵仙 20g	百合 30g
虎杖 30g	海风藤 15g	络石藤 15g	钩藤 10g

水煎服，日 1 剂，共 7 剂。

嘱患者 14 天复诊 1 次，均以当归拈痛汤为主方，随证加减，配合饮食控制，至 2019 年 5 月 3 日，患者无关节疼痛，无抽筋等不适，二便可，体重下降 7.5kg。

按：当归拈痛汤出自《医学启源》："治湿热为病，肢节烦痛，肩背沉重，胸膈不利，遍身酸疼，下注于胫，肿痛不可忍。"中医学对肥胖有"膏人""脂人"等记载，后世又有"肥人多痰而经阻气不运也"及"大抵素禀之盛，从无所苦，唯是湿痰颇多"之说，说明肥胖之人多痰湿较重而经络不通，二者互为因果，相互影响。而脾气亏虚为首要因素，脾失健运，三焦水道不畅，气化失常为其中心环节，痰湿困脾，水停三焦，进而影响气机运行，导致气机郁滞，进一步出现气郁化火，精微不布，最终化为脂膏。当归拈痛汤方中白术、苍术健脾以绝生痰之源，利水而除已成之湿，苦参、黄芩、茵陈苦寒以清热燥湿。升麻、葛根味薄引而上行，苦以发之，使三焦之气通利而促进湿邪排出体外。膏脂增多，湿阻日久，必然影响血运，导致瘀血产生，瘀血又会进一步加重湿邪的阻滞，当归养血活血，党参健脾益气，气行则血行，促进气血运行，更使苦寒之药不伤脾胃。再随证加忍冬藤、威灵仙等清热利湿。诸药合用，健脾益气，芳化湿浊，理气化痰，通利三焦，化浊降脂，上下分消其湿，使壅滞得以宣通，膏脂得以减。

（赵志祥）

参考文献

[1] 中华医学内分泌学分会. 中国 2 型糖尿病合并肥胖综合管理专家共识. 中华内分泌代谢杂志，2016，32（8）：623-927.

[2] 李超德，唐红珍. 从痰湿论治肥胖. 广西医学，2018，40（23）：2829-2831.

[3] 张野，刘明军，陈邵涛，等. 中医治疗单纯性肥胖症临床优选方案研究. 吉林中医药，2019，39（1）：125-128.

［4］中华医学会健康管理学分会，中国营养学会，中国医疗保健国际交流促进会生殖医学分会，等．超重或肥胖人群体重管理专家共识及团体标准．中华健康管理学杂志，2018，12（3）：200-207.

［5］中华医学会外科学分会甲状腺及代谢外科学组，中国医师协会外科医师分会肥胖和糖尿病外科医师委员会．中国肥胖及2型糖尿病外科治疗指南（2019版）．中国实用外科杂志，2019，39（4）：3011-306.

［6］黄煌．黄煌经方医话·临床篇．北京：中国中医药出版社，2017：99.

［7］彭建中，杨连柱．赵绍琴临证验案精选．北京：学苑出版社，1996.

［8］周筱斋．肥胖症治验．江苏中医药，1980（5）：20.

［9］徐彦飞，刘津，李振华．李振华教授治疗单纯性肥胖病经验．中华中医药杂志，2011，（7）：1542-1543.

［10］张明发，沈雅琴．甘草及其有效成分抗脂肪肝和抗肥胖的研究进展．药物评价研究，2015，38（4）：439-447.

［11］贾海荣，任小强．当归芍药散治疗多囊卵巢综合征47例．中医杂志，2011，52（9）：785-786.

［12］喻松仁，王萍，舒晴，等．肥胖痰湿衍变规律探析．中华中医药杂志，2018，33（4）：1483-1485.

［13］张岳，廖果．从《内经》膏脂理论谈中医对肥胖的认识．国际中医中药杂志，2011，33（8）：713-714.

［14］仲琴，王旭．中医药治疗肥胖Ⅱ型糖尿病研究．吉林中医药，2011，31（10）：969-971.

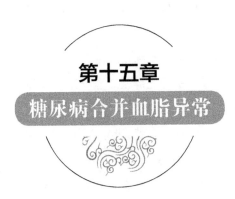

第十五章
糖尿病合并血脂异常

第一节 现代医学对糖尿病合并血脂异常的认识

DM 合并血脂异常是指在高血糖的同时，伴有血浆甘油三酯增高和高密度脂蛋白胆固醇降低，或伴有低密度脂蛋白胆固醇增高、IR 的一种状态。随着 T2DM 患病率逐年上升，DM 患者合并血脂异常越来越受到人们的关注，血脂异常对 DM 及其并发症的发生有着重要的作用。血脂异常是 T2DM 患者发生冠心病（coronary heart disease，CHD）常见和重要的危险因素，CHD 又是 DM 患者的主要死亡原因。

一、流行病学

研究表明，有 40%~50% 的 DM 患者合并血脂异常，因此，国内外有些学者将 DM 称为"糖脂病"。DM 大血管并发症是 DM 患者的主要死因。资料显示，近 80% 的 DM 患者死于心血管疾病，DM 患者冠心病的发病危险为非 DM 患者的 3~4 倍，密切关注 DM 患者血脂水平并及时加以干预，降低 LDL-C 和 TG 水平和（或）升高 HDL-C 水平，可减少心血管事件发生，延缓和控制 DM 大血管并发症。

二、发病机制

DM 脂代谢的基本特点是高甘油三酯血症。T2DM 患者脂代谢是由一系列因素调节的，血糖控制和 IR 是其最主要的两个因素，而 IR 是导致血脂异常的中心环节，IR 的结果是 VLDL 和 TG 在血中浓度升高，VLDL 和 TG 清除率下降。另外调节富含甘油三酯脂蛋白代谢的酶——肝脂酶，其活性在 T2DM 患者中是增加的。DM 患者中 VLDL 产生过多的另外一个病理机制是胰岛素可使固醇调节元件结合蛋白 1c 活性增加，固醇调节元件结合蛋白 1c 激活可使新生脂增加，其在肝脏的脂堆积中起重要作用，从而使合成 VLDL 的原料——甘油三酯增多。

餐后高脂血症是 DM 血脂异常的另一个显著特征，T2DM 患者与同性别、同年龄、同 BMI 的非 DM 患者相比，进食多脂肪餐后 TG 水平升高更明显。许多研究显示，餐后高脂血症与 T2DM 患者的内皮功能失调和氧化应激相关。残余颗粒尤其是富含胆固醇酯残余物被认为有高度的致动脉硬化作用。目前餐后高脂血症已成为研究的热点。

T2DM 患者的血脂谱以混合型血脂紊乱多见，其特征性的血脂谱包括：①空腹和餐后 TG 水平升高，即使在空腹血糖和 TG 水平控制正常后往往还存在餐后高 TG 血症；② HDL-C 水平降低；③血清总胆固醇水平和 LDL-C 正常或轻度升高，且 LDL-C 发生质变，小而致密的 LDL-C 水平升高；④富含 TG 脂蛋白的载脂蛋白异常，例如：apoB100 和 apoB-48 水平升高，apoC Ⅲ水平升高，apoC Ⅱ/apoC Ⅲ及 apoC Ⅲ/apoE 的比值升高。

三、治疗

脂代谢异常的防治包括非药物和药物治疗两个方面。国际上一致强调首选健康生活方式治疗，包括饮食、运动和控制体重治疗，同时注意控制高血糖和高血压等其他危险因素。

吸烟增加 DM 及其并发症如肾病、神经病变、视网膜病变的发生率，升高血脂水平、戒烟能够升高 HDL-C，降低 LDL-C 水平。DM 患者的每天总热量根据标准体重及工作性质决定，一般轻体力劳动者每天 25kcal/kg，中等体力劳动者每天 30kcal/kg，重体力劳动者每天 35kcal/kg。按碳水化合物、蛋白质、脂肪分别占总热量的 55%~65%、25%~35%、10%~15% 分配。规律的运动有助于避免体重超标和随之而来的血脂异常。运动能降低 TG 和小而密的 LDL-C 水平，升高 HDL-C 水平。通过每天总共摄入

250～500kcal 热量减轻体重，从而使 BMI 达到 19～25kg/m²。不管开始体重如何，适度减轻体重 5～9kg，可降低 TG、LDL-C 水平，升高 HDL-C 水平，减轻高血糖和高血压。过量饮酒与高血压及高甘油三酯相关。糖尿病患者未进食而饮酒可能导致低血糖，在胰岛素或口服降糖药情况下，酒精可抑制糖原生成。

所有 T2DM 合并血脂异常患者均应进行生活方式干预，在此基础上血脂仍未达标者接受中等强度的他汀类药物治疗。若他汀类药物不耐受，则换用另一种他汀类药物、减低他汀剂量或给药频次，或使用小剂量他汀合用胆固醇吸收抑制剂如依折麦布、前蛋白转化酶枯草溶素 9（PCSK9）。若 LDL-C 未达到预期目标，则进一步强化调整生活方式，并中等强度他汀合用胆固醇吸收抑制剂依折麦布或 PCSK9。若他汀治疗前 TG > 5.6mmol/L，服用降 TG 药物（如贝特类或高纯度鱼油）以减少急性胰腺炎发生风险；若他汀治疗后 TG ≥ 2.3mmol/L，可在他汀类药物治疗基础上合用贝特类或高纯度鱼油。T2DM 患者的血脂管理需根据其血脂异常情况及心血管危险程度，确定个体化的治疗目标及措施。

根据 2017 年《中国 2 型糖尿病合并血脂异常防治专家共识》，T2DM 患者动脉粥样硬化性心血管疾病（atheroscleretic cardiovascular disease，ASCVD）高危人群调脂的主要目标为 LDL-C < 2.6mmol/L，次要目标为 Non-HDL-C < 3.4mmol/L，其他目标为 TG < 1.7mmol/L。T2DM 患者 ASCVD 极高危人群调脂的主要目标为 LDL-C < 1.8mmol/L，次要目标为 Non-HDL-C < 2.6mmol/L，其他目标为 TG < 1.7mmol/L。基于 ASCVD 危险程度的分层管理策略是当前血脂管理的总体趋势，因此，全面评估 ASCVD 危险度是 T2DM 患者进行血脂管理的前提。在确诊 T2DM 后，应对患者的血脂水平、具有的心血管危险因素及临床疾患等进行综合评估，并根据评估结果制定相应的血脂管理目标和治疗措施。

T2DM 合并慢性肝炎、非酒精性脂肪性肝病、非酒精性脂肪性肝炎、代偿期肝硬化患者，在无肝功能不全征象时可安全使用他汀类药，通常无需减小剂量。在 DM 前期 /T2DM 患者及活检证实的非酒精性脂肪性肝炎患者中采用他汀类药物治疗是安全的。考虑到他们心血管疾病的高风险，对这类人群应该鼓励使用他汀类药物治疗。他汀类药物与治疗感染（如乙型和丙型肝炎）的药物同时使用时，应了解两类药物之间的相互作用，如果存在药物的相互作用，应更换一种与治疗感染无相互影响的他汀类药物或者限制其最低使用剂量。

他汀类药物本身可引起肝功能受损，主要表现为转氨酶升高，发生率 0.5%～3.0%，常见于开始用药或增大剂量 12 周内，且呈剂量依赖性，极少引起肝衰竭；当血清 ALT 或 AST < 2.5×ULN，同时 TBIL 正常，可观察，无需调整剂量；如血清 ALT 或 AST 在（2.5～3.0）×ULN 时可减量；如血清 ALT 或 AST ≥ 3.0×ULN 时应停药；当 ALT 恢复正常时，可酌情再次加量或换药。失代偿性肝硬化及急性肝功能衰竭是他汀类药物的应用禁忌证。

合并慢性肾病（chronic kidney disease，CKD）1～2 期，他汀类药物无需减量；合并 CKD 3 期，除普伐他汀限制使用，阿托伐他汀、辛伐他汀、氟伐他汀、瑞舒伐他汀均无需减量；合并 CKD 4 期，阿托伐他汀可不减量，辛伐他汀应减量使用，而氟伐他汀、瑞舒伐他汀、普伐他汀均应限制使用；合并 CKD 5 期，透析前使用他汀治疗的患者，他汀类药物谨慎续用，不推荐在此期起始他汀治疗。

大多数患者对他汀类的耐受性良好。在服用他汀类药物期间出现肌肉不适或无力症状及排褐色尿时，应及时监测肌酸激酶，注意排除甲状腺功能低下、过度运动等导致的肌肉症状和（或）肌酶升高。如果发生或高度怀疑肌炎，应立即停止他汀治疗。

近年随着科学技术的发展及研究的不断深入，从基因角度出发防治高脂血症已成为临床预防高脂血症的新思路。

第二节　中医诊治进展

祖国医学无血脂异常的概念，历代中医文献也无血脂异常的独立病名，但血脂异常的症状、病因、病机、治疗等在许多古医籍中有记载。早在《内经》中就有类似症状的记载，如《素问·通评虚实论》中记有"甘肥贵人则膏粱之疾也"。《灵枢·卫气失常》曰："人有膏、有脂、有肉。"清代张志聪注《内经》云："中焦之气，蒸津液化其津微……溢于外则皮肉膏肥，余于内则膏肓丰满。"糖尿病合并血脂异常属中医学"消渴""痰证""瘀证"范畴，根据其临床表现归入"眩晕""胸痹""中风""血瘀""痰湿"等病证范畴。

一、病因病机

DM 合并血脂异常病因与饮食、内伤、外感、体质等诸多因素有关，其病机复杂，病理基础为本虚标实。本虚为五脏俱虚，以脾肾为主；标实以痰湿、浊毒、瘀血多见，虚实错杂是其病理特征。痰湿、浊毒、瘀血侵犯不同脏腑、经络而变证多端。脾肾亏损是 DM 合并血脂异常之根本，脾肾亏虚与痰湿、浊毒、瘀血互相影响，互为因果。痰浊、瘀血作为消渴病发展过程中普遍存在的病理产物，往往也是导致消渴病的重要病理因素。现代 DM 以 T2DM 为主，患者体质多为痰湿、痰浊、痰热和痰瘀。

王宪波等认为高脂血症是因为嗜食肥甘、膏粱厚味，致脾胃运化失职，肝胆疏泄失司，肾气化失调，与肝、脾、肾三脏关系十分密切。屈松柏等认为本病是由于过食肥甘厚味和醇酒乳酪，使脏腑转化不及或脏腑功能失调，饮食不归正化，膏脂疏化障碍或先天禀赋不足，无以"阳化气，阴成形"，导致膏脂过多，渗入血中，发生高脂血症。郭美珠等认为 DM 合并高脂血症的基本病机是脾肾亏虚、痰瘀内阻，脾肾亏损是 DM 合并高脂血症病变之根本，消渴之初，多肺胃热盛，然病变日久，终归脾肾。因肾为先天之本，居下焦，内寓真阴真阳，为气血化生原动力，他脏之阴皆有赖于肾阴之濡养，他脏之阳皆有赖于肾阳之温煦。脾为后天之本，气血生化之源，居中州，灌溉四旁，运化水谷精微，充养五脏，培补先天，脾气虚馁、中州失运则健运、升清、统摄不能，肾精亏耗则滋养、温煦、封藏失职，变生浊邪，蓄积脉内，故脾肾亏虚是 DM 合并血脂异常本虚之根结所在。柴瑞蔼将高脂血症的成因归纳为四点：①痰浊凝聚注入血脉是高脂血症的病机关键。②脾虚失运，肾精亏虚是形成高脂血症的主要内因。③嗜食膏粱厚味是促成高脂血症的重要外因。④痰瘀互结，沉积血府，脉道失柔是高脂血症演变为心脑血管疾患的必然转归。吴深涛等提出了浊毒是 DM，特别是 IR 的起病要素，并贯穿 DM 之始终的假说，认为血浊内瘀是 DM IR 抵抗之启动因素，血浊内蕴进而酿致毒性是 DM 发生的病理基础，DM IR 及其相关的病机发展是血浊致毒的过程，而浊毒也是 DM 多种变证的核心所在，是发生 DM 合并血脂异常的基础。

二、中医药治疗

（一）辨证论治

林兰认为脾肾虚弱、酿痰成瘀是 DM 合并高脂血症的病理基础。认为该病是以脾肾气虚为本，痰瘀、湿浊、水湿为标之疾，重视健脾益肾，应用"急则治标""缓则治本""标本兼顾"的辨证论治原则。痰火搏结、蒙蔽清窍型，治宜清热化痰、醒神开窍，方选涤痰汤合生化汤化裁；寒痰痹阻、浊阴蔽窍型，治宜温通开窍、解郁化痰，方选苏合香丸加减；脾虚湿困、风痰上扰型，治宜化痰和中、平肝降逆，方选半夏白术天麻汤加减；心脾阳虚、痰浊阻络型，治宜补益心脾、化痰通络，方选枳实薤白桂枝汤合温胆汤加减。

刘倩根据审证求因、辨证论治、整体调节的原则，将 DM 合并血脂异常分为以下三型辨治：①痰湿内阻证：症见形体肥胖，口干不欲饮，头晕头沉，胸闷气短，体重懒动，小便不利，大便黏滞不爽，舌淡胖，边有齿痕，苔白腻或白滑，脉濡或滑实，治宜燥湿化痰、泻浊解毒，方用温胆汤加减；②痰热毒结证：症见形盛体胖，口干口苦，喜冷饮，胸满气短，心烦不寐，腹胀便干，小便短赤，舌质红，苔黄腻，脉弦滑而大，治宜化痰、泻热、解毒，方用清气化痰丸加减；③痰瘀互结证：症见形体肥胖，胸闷气短，或胸闷而痛，或肢体麻木疼痛，脘腹痞满，食欲不振，倦怠懒言，舌质紫黯，或有瘀斑瘀点，苔白厚，脉弦滑或沉涩，治宜化痰泄浊、理气活血，方用二陈汤合桃红四物汤加减。

吴深涛在提出由浊致毒病机制论的基础上，系统观察了化浊解毒扶正汤（黄连、苍术、玄参、佩兰、木瓜、丹参、生芪、生地黄等）对 DM 患者 IR 和血脂的影响及相关性。临证应用时可将化浊解毒法与他法兼容应用，以加强辨治的个体化和扩大治疗范围，如患者表现出口大渴、易饥、便秘等阳明腑实证时，则泻阳明腑实、化浊解毒，可用白虎加人参汤化裁；而当患者表现出口干、多饮、多尿、虚烦等阴虚燥热之象时，可养阴清热、化浊解毒，可加增液汤化裁应用，往往可有相辅相成之功。对于虚实夹杂之证，临床可随证将化浊解毒法融会于扶正补益之大法中，对于阴虚内热者，则益肾养阴、化浊解毒，合六味地黄汤化裁；兼有脾虚者，则健脾益气、化浊解毒，合七味白术散化裁；而兼有肝胆郁热者，则清肝利胆、化浊解毒，合加味逍遥散化裁等。

（二）专方专药治疗

现代医家结合个人临床经验及 DM 合并血脂异常的病因病机特点，拟定了许多专用协定方，取得较好疗效。唐爱华等用化浊降脂方（黄芪、白术、玄参、黄连、泽泻、瓜蒌、山楂、丹参、红花、水蛭、三七等）治疗 T2DM 合并高脂血症，治疗 2 个月后患者总胆固醇、甘油三酯、低密度脂蛋白均显著下降，高密度脂蛋白显著升高。程红认为本病以气阴两虚兼瘀发病较为常见，提倡把益气放在治疗的首位，中药遣方以益气养阴活血为主，兼顾补益肝肾，自拟方气血津液同治：黄芪20g，玄参15g，麦冬15g，生地黄15g，丹参15g，益母草30g，地龙20g，水蛭20g，葛根15g，黄连10g，知母15g，西洋参10g（研末，兑服），山药15g，荔枝核15g（舂），山萸肉10g，随证加减。临床观察显示，治疗后治疗组全血黏度及血浆黏度与治疗前相比均显著下降（$P < 0.05$）。

三、中成药及其他治法

（一）中成药

李天虹等用消渴降脂胶囊治疗糖尿病并血脂异常，治疗组103例，服消渴降脂胶囊治疗；对照组35例，口服脂必妥治疗。结果：治疗组总有效率为87.4%，明显高于对照组的51.4%。两组总有效率比较有显著性差异（$P < 0.05$）。姚荔玢用血脂康治疗T2DM伴血脂异常，86例T2DM伴血脂异常患者在原降糖方案的基础上，加服血脂康0.6g，每日2次，分别于治疗前、治疗后第4周、第8周、第12周检测TC、LDL-C、TG、HDL-C等指标。结果：治疗后TC、TG、LDL-C均明显下降（$P < 0.05$），HDL-C升高。

（二）针刺疗法

以针灸为主对T2DM患者进行调脂的研究报道尚不多见。张力峰等选取肾俞、脾俞、胰俞、足三里、三阴交、丰隆、中脘穴，每周治疗6次，共治疗4周。对于T2DM高脂血症的患者，针刺不仅可以降低血糖，还可以降低TG、TC、LDL-C，以及升高HDL-C水平，从而达到降糖降脂的作用，并在改善血糖、TC、LDL-C和HDL-C水平上优于对照组（$P < 0.05$）。袁爱红等用针刺配耳穴治疗T2DM伴血脂异常，结果总有效率为71%。

（三）耳针及穴位注射

治疗耳穴取内分泌、胰、胆、脾、交感。针尖进入皮下与耳软骨之间，用平补平泻捻转手法，两侧耳穴交替使用。

穴位注射可取脾俞、膈俞、胰俞、肾俞、三阴交，双侧腧穴交替使用。予当归注射液缓慢注入。

（四）推拿

用一指禅推法、肘推法、滚法等疏经活络，激发经气；直推法、捏法（分捏督脉和任脉）、旋推法、拿法等泻阴经，补阳经；摩法、擦法、叠转法、抖腹法等消脂、排脂。

四、调护

《素问·四气调神大论》："圣人不治已病治未病，不治已乱而治未乱。……夫病已成而后药之，乱已成而后治之，譬犹渴而穿井，斗而铸锥，不亦晚乎。"同时，我们还应该注意既病防变。《素问·玉机真脏论》："五脏相通，移皆有次，五脏有病，则多传其所胜。"清代医家叶天士称之为"务必先安未受邪之地"。因此，我们不得不做到未病先防、既病防变。应教育患者调整饮食结构，并提倡健康生活方式。调整饮食结构包括控制总热量、减少饱和脂肪酸的摄入、增加不饱和脂肪酸的摄入、控制胆固醇的摄入，以及增加富含维生素、纤维等食物的摄入。还可以通过药膳起到预防高血脂的效果，如马齿苋玉米汤、荷叶汁等；还可以适当饮用茶饮，如芹菜葛根茶、枸杞子绞股蓝茶。健康生活方式包括减肥、戒烟、控制酒精、限制食盐、坚持有氧运动、注重心理健康、保持乐观豁达的生活态度。

五、经验举要

（一）重视辨证论治

笔者擅长中西医结合治疗 DM 合并血脂异常，经过多年临床经验总结，将本病合并血脂异常进行如下辨证分型。

（1）气滞痰瘀型

临床表现：胁肋胀满，情绪抑郁，口黏腻，头晕失眠，或心前区隐痛，纳呆或恶心，或肢体疼痛，舌体胖大或有齿痕，有瘀斑，苔厚腻或白腻，脉弦滑。

治则：理气活血化痰。

主方：血府逐瘀汤合二陈汤加减。

方药：桃仁、红花、当归、川芎、赤芍、牛膝、桔梗、柴胡、枳壳、陈皮、茯苓、半夏、炙甘草等。

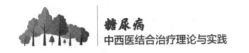

（2）痰热内蕴型

临床表现：形体肥胖，心烦不寐，胸闷脘痞，胁肋胀满，口干口苦，舌红，苔黄腻，脉弦滑。

治则：清热化痰。

主方：柴胡温胆汤加减。

方药：柴胡、黄芩、半夏、陈皮、竹茹、黄连、枳实、茯苓、甘草等。

（3）痰瘀互结型

临床表现：胸闷，心痛，痛有定处，舌质紫暗，或有瘀点、瘀斑，舌苔厚腻，脉弦滑。

治则：祛瘀化痰。

方用：桂枝茯苓丸加减。

方药：桂枝、茯苓、丹皮、桃仁、芍药等。

（4）脾虚湿盛型

临床表现：面色淡黄，体型丰满，四肢倦怠，头身沉重，眼睑或下肢浮肿，腹胀，纳呆，便溏，舌质淡，苔白腻或白滑，脉滑。

治则：健脾除湿、化浊降脂。

方用：参苓白术散、陈夏六君子汤加减。

方药：陈皮、半夏、党参、茯苓、白术、炙甘草、砂仁、薏苡仁、扁豆等。

（5）脾肾阳虚型

临床表现：胸闷，气短，形寒肢冷，面白，腰膝或腹部冷痛，久泻久痢，或五更泄泻，或小便不利，面浮肢肿，甚则腹胀如鼓，舌淡胖，苔白滑，脉沉迟无力。

治则：温补脾肾、降脂化浊。

主方：实脾饮或附子理中汤加减。

方药：熟附子、党参、干姜、白术、炙甘草、茯苓等。

（二）注重从痰论治

DM合并血脂异常的形成原因有内外两因，外因为过食肥甘厚味，暴饮暴食，过剩之水谷、肥甘不化而生痰浊。内因为肝、脾、肾三脏功能失调，导致湿聚、痰生、血瘀。脾主运化水谷，忧思伤脾，脾胃受伤，运化失常，痰湿内生；肝主疏泄，郁怒伤肝，肝气横逆犯脾，脾失运化，而生痰浊；年老体虚，肾精亏损，虚火内炽，灼津成痰；肾阳不足，气化蒸腾失司，水湿泛滥，聚集成痰。上述原因形成的痰浊之邪阻滞经脉，气血运行不畅，血脉瘀滞，因痰致瘀。本病基本病机为本虚标实，本虚为肝、脾、肾三脏虚损，标实为"痰浊""血瘀"。故标本同治，以健脾除湿，疏肝理气，益肾温阳治其本，以祛痰除湿，活血化瘀治其标。由于痰浊停留部位不同，产生病机不一，故治疗方法各异。①脾虚痰湿：乏力，倦怠，腹胀，纳呆，大便溏薄，舌苔腻，脉滑；其病机为素体脾胃虚弱，脾失健运，水湿不化，痰湿内生，故用健脾除湿祛痰法以振奋脾阳，使痰湿之邪得以布化，常用陈夏六君子汤加减。②痰瘀互结：胸闷，心痛，痛有定处，舌质紫暗，或有瘀点、瘀斑，舌苔厚腻，脉弦滑；其产生为素体肥胖，或过食肥甘厚味，痰浊内生，阻滞血脉所致，故用祛瘀化痰法，使痰湿祛，血脉通，以达降血脂目的。常用桂枝茯苓丸加减。③痰热内蕴：形体肥胖，头晕，嗜睡，胁肋胀满，口干口苦，舌红，苔黄腻，脉弦滑；多因嗜食辛辣、厚味，酗酒，湿热之邪内蕴，痰浊内阻所致，故用清热利湿祛痰法，常用柴胡温胆汤加减。④痰热腑实：此类患者大都较为年轻，食欲旺盛，大便秘结或数日不便，由于摄入过多，超出正常消耗，又由于大便秘结，或排便不畅，体内浊气（代谢产物）不能及时排出体外，致使能量过度蓄积，痰浊滞留体内，久而影响气化，出现乏力、神疲、口干、口臭、恶心、嗳腐等症。治宜化痰通腑泻浊，用星蒌承气汤加减。⑤阳虚痰凝：气短，形寒肢冷，面白，腰膝或腹部冷痛，面浮肢肿，舌淡胖，苔白滑，脉沉迟无力；多为脾肾阳虚，气化蒸腾失司，水湿泛滥，聚集成痰，故用温阳化痰法，常用五苓散合肾气丸加减。

（三）辨证与辨病相结合

笔者临床重视辨证，强调只有辨证准确，才能据此制定正确的治疗方案，临床上表现复杂，常多种病机夹杂，临证根据患者实际情况辨证处方，每获良效。笔者在辨证的基础上施用对应的主治方剂，又选用山楂、决明子、荷叶、泽泻、枳实、何首乌等治疗高脂血症的专药，全方对证对病，相得益彰。

（四）内外合治，消脂泻浊

传统中医认为，人耳朵上分布着的穴位均能与人的五脏六腑相对应，如果对其加以刺激，则能够起到治疗的作用。耳穴疗法选取胃、三焦、内分泌、大肠和缘中等为主穴并辨证配穴。这些穴位或有化痰消脂的功效，或有调补脾肾的功能。操作时先用75%

酒精消毒，再将粘有王不留行子的医用胶布贴在耳穴上，每次贴一侧耳穴，嘱患者每日三餐前适度按压穴位 3 分钟，每 3 天换另一侧耳穴贴敷。

针灸作为中医体系中一种历史悠久、运用广泛的治疗手段，具有简便易行、经济实惠、疗效显著、无毒副作用等突出优势。笔者在治疗 DM 合并血脂异常方面，依据中医基础理论和临床经验，将病机概括为"肝脾肾不足、痰浊瘀血内停"，制定了"疏肝健脾补肾、活血化瘀、涤痰降浊"的治疗原则，所取穴位包括疏肝健脾补肾之脾俞、中脘、足三里、肾俞、太溪、关元和祛痰要穴丰隆，三阴交既能健脾胃补肝肾，又能活血化瘀，标本兼顾，胃脘下俞则是治疗消渴病的特殊效穴。

通过内服中药及配合耳穴、针灸等方法，提高治疗效果。

六、验案举要

病案一

患者陈某，男，58 岁。T2DM 5 年，口服二甲双胍 1.0g，bid，沙格列汀 5mg，qd，空腹血糖控制在 6 ~ 8mmol/L，餐后血糖 8 ~ 12mmol/L。确诊高血压病 8 年，血脂紊乱 4 年。刻下症见：腹型肥胖，身高 169cm，体重 85kg，BMI 29.76kg/m^2，腰围 105cm，臀围 98cm。乏力，胸闷，耳鸣，偶有口干、口苦，夜尿 1~2 次，大便干燥，2 天一次，睡眠安。舌红，苔黄腻，脉弦滑略数，舌底络脉瘀闭。检查：空腹血糖 8.3mmol/L，HbA1C 7.7%，TC 6.76mmol/L（2.8 ~ 5.68mmol/L），TG 2.08mmol/L（0.56 ~ 1.7mmol/L），HDL-C 1.07mmol/L（1.13~1.76mmol/L），LDL-C 3.53mmol/L（1.2~3.12mmol/L）。

处方：柴胡 10g　　黄芩 15g　　黄连 15g　　　　清半夏 15g

瓜蒌仁 15g　生山楂 15g　生大黄 10g（后下）　蜈蚣 15g

生姜 3 片

服上方 10 剂，诸症悉减，复查空腹血糖 6.22mmol/L，HbA1C 6.2%，TC 5.22mmol/L，TG 1.32mmol/L，HDL-C 1.23mmol/L，LDL-C 2.48mmol/L。

按：患者患 2 型糖尿病，合并中心性肥胖、血脂紊乱、高血压病。症见口干、口苦、耳鸣等，为少阳枢机不利，肝胆郁热之表现；同时伴有大便干燥之阳明腑热内结表现；舌红，苔黄腻，脉弦滑略数均符合肝胃郁热之证。予大柴胡汤加减，以开郁泻浊清热。柴胡、黄芩和解少阳；黄连、清半夏、瓜蒌仁为小陷胸汤，宽胸清热化痰，为缓解胸闷乏力而设；

大黄通腑泻浊；山楂为降脂常用药物；患者长期血脂异常，血液运行壅滞不畅致舌底络脉瘀闭，故重用蜈蚣开瘀启闭，全方开郁清热，通腑泻浊，从肝而治，降脂调态，效如桴鼓。

病案二

患者刘某，男，44岁，2型糖尿病病史5年，劳力性胸闷、气促6个月。查体：体形肥胖，心界不大，心音有力，律齐，未闻及早搏及杂音，舌紫暗、舌边见少许瘀点，苔薄白，脉弦。心电图及运动试验均未发现异常；B超检查：脂肪肝，胆、脾、肾未见异常；血脂 TG 2.10mmol/L，TC 5.6mmol/L。

西医诊断：2型糖尿病；混合型高脂血症。

中医诊断：消渴、胸痹，痰瘀互结型。

处方：以温胆汤合血府逐瘀汤加减。

用药：柴胡10g　枳壳15g　香附15g　半夏15g

陈皮15g　红花15g　桃仁15g　丹参30g

赤芍15g　竹茹12g　川芎15g　三七10g（先煎）

甘草6g

上方服15剂后，查TG、TC均明显下降，劳力性胸痛、胸闷、气短好转。再服上方10剂，查TG、TC均降至正常范围，自觉症状消失。

按：患者患2型糖尿病，合并肥胖、血脂紊乱。有胸闷、气促、舌紫暗、舌边有少许瘀点、苔薄白、脉弦等痰瘀互结的表现，予温胆汤合血府逐瘀汤加减，以清热化痰，行气活血。方中三七、川芎、赤芍、桃仁、红花、丹参活血化瘀；柴胡、枳壳疏肝解郁，升达清阳；香附行气，使气行则血行；竹茹、半夏、陈皮化痰泻浊；甘草调和诸药，全方清热化痰，行气活血，药切病机，疗效显著。

病案三

吴某，男，61岁，干部，有糖尿病病史10年，发作性头晕2年。查体：血压正常，外院查混合型高脂血症。屡用减肥茶，间断服用他汀类药物治疗，症状时轻时重，血脂居高不降。刻诊：头晕阵作，动则加剧，甚则行走不稳，失眠健忘，耳鸣如蝉，四肢麻木，纳可，小便频多，大便略溏，血脂：TG 2.4mmol/L，TC 5.3mmol/L。舌红，苔薄黄，脉沉无力，BP 130/80mmHg，证属肾气亏虚，气化无力，痰浊内蕴，治宜补肾温阳，促使气化，化痰升清，方用五苓散、泽泻汤、肾气丸加减治之。

处方：桂枝 10g　　云苓 30g　　猪苓 30g　　泽泻 30g

白术 15g　　熟地 15g　　丹皮 10g　　山药 15g

山萸肉 15g　　仙茅 15g　　仙灵脾 15g

续服 20 余剂，头晕耳鸣消失，睡眠转佳，肢麻明显减轻。复查血脂明显下降。

按：患者为老年人，正值男子"七八"，女子"七七"上下。男子"肝气衰""天癸竭""肾脏衰"；女子"经脉虚""天癸竭""地道不通"，这说明，高脂血症的形成与肾气亏虚有着密切关系，肾藏命火，主一身阳气，为气化之源，强壮之本，若肾气亏虚，气化无力，可致水液代谢失常，水津停蓄，日久而凝，变生痰浊；或命火失温，健运失职，内生痰湿。痰浊（或痰湿）随血流窜，轻则壅塞经络，阻碍气血，致肢体麻木，活动不灵；重则困遏脾阳，阻塞清窍，致头晕、头昏、失眠、健忘、耳鸣、耳聋、纳呆、便溏等症。治宜补肾温阳，促使气化，兼以化痰降浊。方用五苓散、泽泻汤、肾气丸加减治之，药切病机，疗效显著。

（陈丽兰）

参考文献

[1]佟晓哲.从痰浊、瘀血辨治 2 型糖尿病合并高脂血症.辽宁中医药大学学报，2009，11（10）：39-40.

[2]邓怀道.观察益元清肝健运汤治疗 2 型糖尿病合并高脂血症的临床疗效.中医临床研究，2018，10（5）：54-55.

[3]王宪波.中西医治疗冠心病.北京：中国中医药出版社，1995：206-207.

[4]屈松柏.实用中医心血管病学.北京：科学技术文献出版社，1993：291.

[5]郭美珠，肖燕倩，杨志新.浅谈糖尿病高脂血症的基本病机与治疗.中医药信息，2005，22（3）：4-5.

[6]柴瑞蔼.高脂血症的病因病机与治法初探.山西中医，1997，13（2）：4849.

[7]吴深涛.糖尿病中医病机新识.中国中医基础医学杂志，2005，11（11）：808-811.

[8]倪青.脾胃肾虚生痰湿祛痰利湿重健脾——治疗糖尿病高脂血症的经验.辽宁中医杂志，2001（04）：195-196.

[9]刘倩，冯建华.脂毒性与 2 型糖尿病浅析.山东中医药大学学报，2004，28（4）：266-268.

［10］吴深涛，武娜杰，张罡，等．化浊解毒法对2型糖尿病葡萄糖毒性作用的临床研究．天津中医药，2005，22（2）：119-120.

［11］唐爱华，范冠杰，李双蕾，等．化浊降脂方治疗2型糖尿病合并高脂血症的疗效观察．广州中医药大学学报，2004，21（2）：105.

［12］程红.2型糖尿病合并高脂血症的中西医结合治疗临床观察．中国医药导报，2008，11（5）：25-26.

［13］李天虹，孟丽波，寇正杰，等．消渴降脂胶囊治疗糖尿病并血脂异常的临床疗效分．中国民族民间医药，2009，18（9）：67-68.

［14］姚荔玢．血脂康治疗2型糖尿病伴血脂异常的疗效和安全性观察．中国医药导报，2008，5（33）：22.

［15］张立峰，王晓臣．针刺疗法对2型糖尿病患者高脂血症临床研究.上海针灸杂志，2009，28（11）：623-625.

［16］袁爱红，刘志诚，魏群利，等．针刺配耳穴对2型糖尿病伴血脂异常的调整作用．贵阳中医学院学报，2009，31（5）：22-24.

［17］杨海燕．耳穴贴压对2型糖尿病合并高脂血症患者的疗效观察．求医问药（下半月），2012，10（4）：702-703.

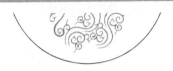

第十六章
经方在糖尿病及其并发症中的应用

第一节　桂枝汤方

1. 条文论述

桂枝汤证首见于《伤寒论·辨太阳病脉证并治》篇中，其中第 12 条、第 13 条对其有详述。第 12 条："太阳中风，阳浮而阴弱，阳浮者，热自发，阴弱者，汗自出，啬啬恶寒，淅淅恶风，翕翕发热，鼻鸣干呕者，桂枝汤主之。"第 13 条："太阳病，头痛，发热，汗出，恶风，桂枝汤主之。"桂枝汤证是第一证，桂枝汤方是第一方。

组成：桂枝、芍药、甘草、大枣、生姜。

功用：解肌发表，调和营卫。

用法：上五味，㕮咀三味，以水七升，微火煮取三升，去滓，适寒温，服一升。服已须臾，啜热稀粥一升余，以助药力。温覆令一时许，遍身漐漐微似有汗者益佳，不可令如水流漓，病必不除。若一服汗出病瘥，停后服，不必尽剂；若不汗，更服依前法，又不汗，后服小促其间，半日许，令三服尽。若病重者，一日一夜服，周时观之。服一剂尽，病证犹在者，更作服；若汗不出，乃服至二三剂。禁生冷、粘滑、肉面、五辛、酒酪、臭恶等物（现代用法：水煎服，温覆取微汗）。

本方外可解肌发表，内可调营卫、阴阳。生姜辛温，既助桂枝辛散表邪，又兼和胃止呕；大枣甘平，既能益气补中且可滋脾生津。姜枣相配，为补脾和胃、调和营卫的常用组合，共为佐药。炙甘草调和药性，合桂枝辛甘化阳以实卫，合芍药酸甘化阴以和营，功兼佐使之用。因其散中有收，散中寓补，一治卫强，一治营弱，双向调节，使卫气外固而营阴内守，营卫调和而津不外泄。桂芍合用，寓意有三：一为针对卫强营弱，体现营卫同治，邪正兼顾；二为相辅相成，桂枝得芍药，使汗而有源，芍药得桂枝，则滋而能化；三为相制相成，散中有收，汗中寓补。综观整方，发中有补，散中有收，邪正兼顾，阴阳并调。柯琴在《伤寒来苏集•伤寒附翼》中赞桂枝汤"为仲景群方之冠，乃滋阴和阳，调和营卫，解肌发汗之总方也。"

2. 临床应用

（1）糖尿病患者伴发外感疾病。糖尿病患者特别是血糖控制不佳者，易并发各种感染。若伴发感冒，症见发热恶寒，汗出，流涕，舌淡苔白，脉弦缓，证属太阳表虚证者，营卫不和，可选桂枝汤，祛风散寒，调和营卫。

（2）糖尿病患者伴发泌汗异常。汗腺由胆碱能交感神经支配，糖尿病患者由于高血糖导致微血管病变，使神经营养障碍甚至变性，导致交感神经受损，汗腺调节功能失常，故见泌汗异常。临床上，糖尿病患者出现泌汗异常，无论是全身的汗出，还是局部（例如仅头面部或背部，或半身）汗出（或无汗），无论是自汗还是盗汗，或是少汗、无汗，只要证属营卫不和，均可用桂枝汤。其病机多为久病体虚，阴阳失调、营卫不和。并根据脉症，予桂枝加龙骨牡蛎汤、桂枝加附子汤、黄芪桂枝汤等。营卫者，"阴阳相随，外内相贯"，营卫失和，不相贯通，营独行，卫不固，则汗出多，卫独行，肌表闭，则无汗出。故以调和营卫之代表方桂枝汤加减。桂枝解肌发表，白芍酸敛和营，且白芍用量较大，意在敛阴止汗。营不外泄，卫不独行，则汗多者减少，无汗者汗出。生姜、大枣助桂、芍以和营卫，甘草调药和中。桂枝汤加龙骨、牡蛎重镇固涩、潜阳入阴；加黄芪益气固表，加附子温阳益气。

（3）糖尿病周围神经病变。糖尿病周围神经病变多发生于中年以后，血糖控制不佳或病程较长者，与糖尿病患者微血管病变及代谢障碍密切相关。其临床表现相当于中医的"痹证""痿证"，与糖尿病患者久病不愈，气血不足、营卫不调、脉络瘀阻有关。以表之风邪为主，表现为以肢体麻木为主之病证，应以桂枝汤类方为主方。此类方剂，以桂枝汤为底方，以解肌祛风、调和营卫为主要治法，根据寒湿之兼杂，配伍黄芪、防风、独活、川芎等药，又根据气血阴阳之盛衰，加黄芪、人参、附子、当归等药。方用黄芪桂枝五物汤或桂枝新加汤，有益气养血、荣经通络的作用。有日本学者以桂枝汤加白术制成浸膏，治疗 12 例糖尿病并发神经痛的患者，结果有效 9 例（75%），稍有效者 3 例（25%）。

（4）糖尿病下肢血管病变。糖尿病下肢动脉硬化闭塞症是严重影响糖尿病患者生活质量的并发症，是一种可致残、致死的慢性、进行性并发症。其病机总体而言，在本为阴阳俱虚、营卫不足，在标为痰瘀阻滞，脉络痹阻。在疾病早期，严格控制血糖、血脂的同时，及时予以中药温经补血、通络止痛，常能取得良好的治疗效果。当归四逆汤即桂枝汤去姜倍枣，加当归、细辛、通草而成，有温经散寒，养血和营之功，契合此病病机。"手足厥寒，脉细欲绝者，当归四逆汤主之。"本方多由营血虚弱，寒凝经脉，血行不利所致，治疗以温经散寒，养血通脉为主。素体血虚而又经脉受寒，寒邪凝滞，血行不利，阳气不能达于四肢末端，营血不能充盈血脉，遂呈手足厥寒、脉细欲绝。本方中当归甘温，养血和血；桂枝辛温，温经散寒，温通血脉，为君药。细辛温经散寒，助桂枝温通血脉；白芍养血和营，助当归补益营血，共为臣药。通草通经脉，以畅血行；大枣、甘草，益气健脾养血，共为佐药。重用大枣，既合归、芍以补营血，又防桂枝、细辛燥烈太过，伤及阴血。甘草兼调药性而为使药。

（5）糖尿病心脏自主神经病变。糖尿病心脏自主神经病变由于心脏自主神经失衡，可导致心肌缺血、心肌梗死和猝死。其临床表现相当于祖国医学的"心悸""怔忡"，其病机有阴虚燥热、阳虚寒凝、痰瘀痹阻等。患者久病，素体气虚血瘀，外感病后心阳更虚，痰瘀易阻，扰于心神，故见乏力心悸，夜寐不宁。此类患者可用桂枝甘草龙骨牡蛎汤温补心阳，镇潜安神，加茯苓健脾化湿，养心宁神，制半夏化痰降逆，远志宁心安神，天花粉化痰通络，加入女贞子意在补养心气。《伤寒论》：火逆下之，因烧针烦躁者，桂枝甘草龙骨牡蛎汤主之。桂枝一两，甘草二两，牡蛎二两（熬），龙骨二两。右四味，以水五升，煮取二升半，去滓，温服八合，日三服。因此，对于糖尿病伴发心脏自主神经病变、心悸的患者，证属心阳虚的，可予桂枝甘草汤、桂枝甘草龙骨牡蛎汤温补心阳，安神定悸。

（6）糖尿病胃轻瘫（diabetic gastroparesis，DGP）。糖尿病胃轻瘫为糖尿病患者临床常见的并发症之一，以胃动力下降、胃排空迟缓、胃节律紊乱为主要特征，多表现为消化不良样症状，如早饱、恶心、腹胀、呕吐等，可能和感染幽门螺旋杆菌、神经病变、胃肠平滑肌及微血管病变、胃肠道激素改变、高血糖等有关，也可仅有胃动力障碍而无明显临床表现。现代医学对其具体发病机制尚未完全明确，但认为迷走神经的神经病变可能为引起胃动力障碍的主要原因。此外，高血糖可减少胃动素的分泌，影响胃窦收缩，延长排空时间。依据其临床表征可归于"呕吐""胃痛"等范畴，以消渴病为基础疾病的脾胃病证，由于消渴病耗气伤阴，燥热灼津，再加上降糖类西药对脾胃功能的损伤，造成患者胃阴亏乏，机体脾胃失去濡养，则运化失司，胃虚则无法受盛水谷，脾虚则无法化生精微，在胃内停积，机体气机升降失常，中焦气滞，进而发生湿阻、食滞、痰浊等病理影响。针对其病机本研究对 DGP 大鼠采用黄芪建中汤加减，认为脾胃虚弱为该病的主要病理原因。黄芪建中汤为治疗脾胃中气不足的经典方剂，方中黄芪为补气要药，可大健脾胃中气；桂枝伍甘草，辛甘化阳，助脾气之升；芍药伍甘草，酸甘化阴，助胃气之降；生姜、大枣、甘草调和脾胃；原方用饴糖，可采用生山药代替，一者饴糖购买不便，两者性味略同，可取而代之；二者饴糖味大甘，不宜于糖尿病患者。临床实践证实，换用生山药后效果理想，可作为饴糖的替代品使用。

参考文献

[1]徐志勇，杨军. 桂枝汤类方在糖尿病治疗中的应用. 浙江中医杂志，2012，47（12）：917-918.

第二节 柴胡类方

《伤寒杂病论》中属于柴胡类方的方剂共有八首，分别为小柴胡汤、大柴胡汤、柴胡加芒硝汤、柴胡加龙骨牡蛎汤、柴胡桂枝汤、柴胡桂枝干姜汤、四逆散、柴胡去半夏加瓜蒌汤。柴胡类方在治疗糖尿病及其并发症中应用广泛，现介绍如下：

（一）小柴胡汤证

1. 条文论述

小柴胡汤证首见于《伤寒论•辨太阳病脉证并治》篇中"太阳病，十日以去，脉浮细而嗜卧者，外已解也。设胸满胁痛者，与小柴胡汤。脉但浮者，与麻黄汤。"

其他亦有关于小柴胡汤的论述：

《伤寒论》第 96 条："伤寒五六日，中风，往来寒热，胸胁苦满、嘿嘿不欲饮食、心烦喜呕，或胸中烦而不呕，或渴，或腹中痛，或胁下痞硬，或心下悸、小便不利，或不渴、身有微热，或咳者，小柴胡汤主之。"

《伤寒论》第 97 条："血弱气尽，腠理开，邪气因入，与正气相搏，结于胁下。正邪分争，往来寒热，休作有时，嘿嘿不欲饮食，脏腑相连，其痛必下，邪高痛下，故使呕也，小柴胡汤主之；服柴胡汤已，渴者，属阳明，以法治之。"

《伤寒论》第 98 条："得病六七日，脉迟浮弱，恶风寒，手足温，医二三下之，不能食，而胁下满痛，面目及身黄，颈项强，小便难者，与柴胡汤，后必下重；本渴饮水而呕者，柴胡汤不中与也，食谷者哕。"

《伤寒论》第 99 条："伤寒四五日，身热，恶风，颈项强，胁下满，手足温而渴者，小柴胡汤主之。"

《伤寒论》第 100 条："伤寒，阳脉涩，阴脉弦，法当腹中急痛，先与小建中汤；不差者，小柴胡汤主之。"

《伤寒论》第 101 条："伤寒中风，有柴胡证，但见一证便是，不必悉具。凡柴胡汤病证而下之，若柴胡证不罢者，复与柴胡汤，必蒸蒸而振，却复发热汗出而解。"

《伤寒论》第 144 条："妇人中风，七八日续得寒热，发作有时，经水适断者，此为热入血室，其血必结，故使如疟状，发作有时，小柴胡汤主之。"

《伤寒论》第 148 条："伤寒五六日，头汗出，微恶寒，手足冷，心下满，口不欲食，大便硬，脉细者，此为阳微结，必有表，复有里也；脉沉，亦在里也。汗出为阳微，假令纯阴结，不得复有外证，悉入在里，此为半在里，半在外也；脉虽沉紧，不得为少阴病。所以然者，阴不得有汗，今头汗出，故知非少阴也，可与小柴胡汤；设不了了者，得屎而解。"

《伤寒论》第 149 条："伤寒五六日，呕而发热者，柴胡汤证具，而以他药下之，柴胡证仍在者，复与柴胡汤。此虽已下之，不为逆，必蒸蒸而振，却发热汗出而解；若心下满而硬痛者，此为结胸也，大陷胸汤主之；但满而不痛者，此为痞，柴胡不中与之，宜半夏泻心汤。"

《伤寒论》第 229 条："阳明病，发潮热，大便溏，小便自可，胸胁满不去者，与小柴胡汤。"

《伤寒论》第 230 条："阳明病，胁下硬满，不大便而呕，舌上白苔者，可与小柴胡汤；

上焦得通，津液得下，胃气因和，身濈然汗出而解。"

《伤寒论》第 231 条："阳明中风，脉弦浮大而短气，腹都满，胁下及心痛，久按之气不通，鼻干，不得汗，嗜卧，一身及目悉黄，小便难，有潮热，时时哕，耳前后肿。刺之小瘥，外不解。病过十日，脉续浮者，与小柴胡汤。"

《伤寒论》第 266 条："本太阳病不解，转入少阳者，胁下硬满，干呕不能食，往来寒热，尚未吐下，脉沉紧者，与小柴胡汤。"

《伤寒论》第 379 条："呕而发热者，小柴胡汤主之。"

《金匮要略·黄疸病脉证并治》21 条："诸黄，腹痛而呕者，宜柴胡汤。"

《金匮要略·呕吐哕下利病脉证治》15 条："呕而发热者，小柴胡汤主之。"

《金匮要略·妇人产后病脉证治》2 条："产妇郁冒，其脉微弱，呕不能食，大便反坚，但头汗出，所以然者，血虚而厥，厥而必冒。冒家欲解，必大汗出。以血虚下厥，孤阳上出，故头汗出。所以产妇喜汗出者，亡阴血虚，阳气独盛，敢当汗出，阴阳乃复。大便坚，呕不能食，小柴胡汤主之。"

《金匮要略·妇人产后病脉证治》附方："《千金》三物黄芩汤治妇人在草蓐，自发露得风。四肢苦烦热，头痛者，与小柴胡汤，头不痛但烦者，此汤主之。"

《金匮要略·妇人杂病脉证并治》第 1 条："妇人中风七八日，续来寒热，发作有时，经水适断，此为热入血室。其血必结，故使如疟状，发作有时，小柴胡汤主之。"

胡希恕先生及其学术继承人冯世伦教授总结了小柴胡汤的适应证：①小柴胡汤四大症：往来寒热、心烦喜呕、胸胁苦满、嘿嘿不欲饮食；②太阳证传少阳证而见脉浮细、嗜卧而胸满胁痛者，用小柴胡汤；③三阳并病，治从少阳。"身热、恶风、颈项强、胁下满、手足温而渴者"，用小柴胡汤；④往来寒热的"热入血室"，用小柴胡汤；⑤少阳阳明合病，"阳明病，发潮热，大便溏、小便自可、胸胁满不去者"或"阳明病，胁下硬满，不大便而呕，舌上白苔者"，因未热结成腑实，同时有柴胡证，用小柴胡汤；⑥"呕而发热者"，用小柴胡汤；⑦"诸黄，腹痛而呕者"，用小柴胡汤，具体治疗以加茵陈等祛黄为宜；⑧产后郁冒、产后发热者，因符合"血弱气尽"机制，用小柴胡汤。

组成：柴胡、黄芩、人参、半夏、生姜、大枣、炙甘草。

功效：和解少阳。

用法：上七味，以水一斗二升，煮取六升，去滓，再煎取三升，温服一升，日三服。

此方为少阳病的代表方。方中柴胡味苦微寒，气质轻清，既疏散少阳经中之邪，又疏理少阳气郁；黄芩苦寒，气味较重，使半里之邪清于里。二药相合，经腑同治，疏清并行，和解少之邪。柴胡用量重于黄芩，其外透之力强于内泄之功。生姜、半夏可助柴胡疏通气郁，又可和胃降逆止呕，还可以化痰消饮去水；人参、大枣、炙甘草即可扶正祛邪，又可实里以防邪入；炙甘草调和诸药。诸药合用，相辅相成，寒温并用，升降协调，攻补兼施。

2. 临床应用

（1）糖尿病。《灵枢•本脏》中记载"肝脆则善病消瘅易伤。"最早提出了消渴与肝有关系。清代黄元御在《四圣心源•消渴根源》中论"消渴者，足厥阴之病也，厥阴风木与少阳相火相为表里……。"并在《素灵微蕴•消渴解》中提出："消渴之病则独责肝而不责肺金。"《医理真传》"消症生于厥阴，风木主气，盖以厥阴下木而上火，风火相煽，故生消渴诸症。"肝主疏泄，当五志过极，情志失调，伤及肝脏，肝失疏泄，气郁化火，上灼肺津，中伤胃液，下耗肾水，而发为消渴。正如《灵枢•五变》篇说："怒则气上逆……转而为热，热则消肌肤，故为消瘅"。刘河间亦在《三消论》中说"此乃五志过极，皆从火化，热盛伤阴，致令消渴。"由此可见情志失调是消渴发生的重要因素，肝与消渴病的发生发展密切相关。若少阳枢机不利，气机升降紊乱易致疾病发生，故应用小柴胡汤打开少阳通道，宣通内外、调畅气机，使邪有去路，诸症可除。

（2）糖尿病合并外感。消渴病久，体质虚弱，卫外不顾，易受外邪侵袭，外感表证日久不愈，中医认为多有少阳证，小柴胡汤乃治疗少阳证之名方，本方以和解少阳为主，兼和胃气，既祛邪又兼顾扶正，可使上焦得通，津液得下，胃气因和，必蒸蒸而振，发热汗出而解也。

（3）糖尿病胃轻瘫。中医无与糖尿病胃轻瘫相应的病名，根据临床表现属"痞满""反胃"等范畴。消渴日久，耗气伤阴，脾胃失于濡养，脾胃虚弱，健运失职，脾气当升不升，胃气当降不降，阻碍气机，枢机不利，或兼情志不畅，肝失疏泄，肝气郁滞，气滞日久致血瘀，最终导致脾胃受损，故可用小柴胡汤加减以健脾升清、和胃降逆。有柴胡证，但见一证便是，不必待症候齐全。

（二）四逆散证

1. 条文论述

《伤寒论》第318条："少阴病，四逆，其人或咳，或悸，或小便不利，或腹中痛，或泄利下重者，四逆散主之。"

组成：柴胡、枳实、芍药、甘草。

功效：透邪解郁，调和肝脾。

用法：上四味，捣筛，白饮和服方寸匕，日三服。

方中柴胡和解透邪，疏畅气机；芍药养血柔肝敛阴；枳实理气消积，泻热降浊；炙甘草补益脾胃，调和诸药。柴胡、枳实相配，一升一降，增强疏肝理气之功；柴胡、芍药相伍，一散一敛，疏肝而不伤阴；芍药、甘草相合酸甘化阴，柔肝缓急。四药合用，调和肝脾，解郁缓急。

2. 临床应用

（1）糖尿病视网膜病变。现代中医学将糖尿病视网膜病变称之为消渴病目病。《灵枢·经脉》曰："肝足厥阴之脉……属肝……连目系，上出额……。"《灵枢·脉度》曰："肝气通于目，肝和则目能辨五色矣。"表明肝经之脉，途经眼目，且肝藏血，目受血能视。消渴日久，可因肝肾阴精亏耗，不能涵养瞳神，则视物不明。也有因阴精气血亏虚，血行不畅、瘀血阻滞脉络，更或有肝郁气滞、络脉阻塞而成瘀，久可化热，加之肝肾阴虚、阴虚阳亢、肝火上炎，血为热迫，离经妄行。消渴病目病与情志关系密切，多在情绪变化剧烈时，出现视网膜病变或原有病变加重，常用加味四逆散治疗。视物模糊，加谷精草、决明子、青葙子等；两目干涩，加玄参、石斛等；肝旺风动，常加钩藤、天麻、栀子等。

（2）糖尿病性周围神经病。肝在体为筋，消渴病日久，阴精亏损，伤及肝肾，肝血不足或肝血瘀阻，筋脉失养，导致肢体麻木不仁，痛如针刺而成消渴病痹证。肝气郁滞，疏泄失司，阳气难通达四末，则见肢体麻木发凉，痹阻于肢络，而为四逆之证，故可用四逆散化裁治之。随症可加木瓜、杜仲、全蝎、蜈蚣、海风藤、鸡血藤、络石藤、威灵仙、附子、肉桂等。

（3）糖尿病肾病。现代医家多将糖尿病肾病归属于"消渴病肾病"范畴。其发病多因消渴日久、肝肾亏损、肾气虚损或消渴病治不得法，终致真元虚损、肝肾阴虚、阴虚阳亢、肾元封藏无权所致。消渴病肾病多分期论治，若有气郁（滞）症状出现，当以解郁为先，可用加味四逆散治疗。

（4）糖尿病胃轻瘫。消渴病日久，脏腑气血阴阳亏虚、络脉瘀阻，气血津液升降出入失常，肝郁气滞、肝胃不和，或胃肠结热，或湿热内阻，或寒湿阻滞，致气机不通而致痞满。其基本病机是气机阻滞，以肝主气机，脾胃为气机升降之枢纽，故当疏肝理气，兼调脾胃，治疗以加味四逆散，临证可加陈皮、佛手、焦三仙等。

（5）糖尿病合并冠心病。临床消渴病合并胸痹患者较多，消渴病久则入络而气阴耗伤，血脉推动无力，气滞血瘀，心脉痹阻不通，则出现胸部憋闷、喘息不得平卧，甚则胸痛彻背。其发病亦与肝相关，肝郁气滞，瘀血、痰浊内生，心脉被瘀血、痰浊阻滞则可见胸闷、心悸、胁痛等症，故见消渴病并胸痹兼有气郁诸症，皆可使用四逆散加减，舌质紫暗或有瘀点（斑），加丹参、川芎、红花、桃仁等；心悸、失眠、烦热，加太子参、麦冬、五味子、枣仁等。

（6）糖尿病合并脑梗死。消渴病患者多痰湿。若患者肝肾阴虚为本，阴虚阳亢，则肝火常夹痰上蒙清窍，或热郁气逆、气血并走于上，则突发昏仆、半身不遂，或气虚血瘀、脉络受阻，则出现肢体活动不利等症，兼有中焦阻滞，可以加味四逆散为主施治。

（7）糖尿病合并脂肪肝。消渴病以阴虚为本，阴损及阳、气阴两伤并见为多。阴虚则灼津为痰，煎熬营血为瘀，或伤及脾胃、运化失职，聚湿生痰，或肝气郁滞，血滞为瘀血，痰瘀互阻于胁下，而致倦怠乏力、脘腹胀闷不舒，甚则胁下胀痛、口苦纳差等症。故治当标本兼顾、疏肝解郁、调和脾胃，用加味四逆散辨治。

（三）大柴胡汤证

1. 条文论述

《伤寒论》第 165 条："伤寒发热，汗出不解，心中痞硬，呕吐而下利者，大柴胡汤主之。"

《伤寒论》第 103 条："太阳病，过经十余日，反二三下之，后四五日，柴胡证仍在者，先与小柴胡。呕不止，心下急，郁郁微烦者，为未解也，与大柴胡汤，下之则愈。"

《伤寒论》第 136 条："伤寒十余日，热结在里，复往来寒热者，与大柴胡汤；但结胸，无大热者，此为水结在胸胁也，但头微汗出者，大陷胸汤主之。"

《金匮要略·腹满寒疝宿食病脉证并治》第 12 条："按之心下满痛者，此为实也，当下之，宜大柴胡汤。"

组成：柴胡、黄芩、芍药、半夏、生姜、枳实、大枣。

功效：和解少阳，通下里实。

用法：上七味，以水一斗二升，煮取六升，去滓，再煎，温服一升，日三服。一方加大黄二两，若不加，恐不名大柴胡汤。

此方主治阳明少阳合病，方中柴胡为君药，与黄芩配伍疏利少阳，清泻郁热；芍药缓急止痛，与大黄合用可治腹中实痛，与枳实相伍可以理气和血，以除心下满痛；大黄配枳实以泻阳明热结，行气消痞；半夏、生姜和胃降逆止呕；大枣和中缓急，与生姜相配，调和营卫而行津液，并调和脾胃。诸药合用外解少阳、内泻热结。

2. 临床应用

（1）糖尿病。糖尿病归属于中医学的"消渴病"，属本虚标实之证，以阴虚为本，燥热为标，两者互为因果，阴虚燥热，可变证百出。《素问·奇病论》曰："肥者令人内热，甘者令人中满，故其气上溢，转为消渴""肥则碍胃，甘则滞脾"，脾胃运纳迟滞，气机不调，食积停滞于中，则腑气不畅，胃气阻滞，肠道壅塞，脾气不运，津液内停则湿浊内生，久之成痰，痰热在胃在肠，表现为体胖，痞满，胀满，腹胀，口苦，大便不畅，或大便干结等。因此，内热是血糖升高的先决条件，可用大柴胡汤内泻热结降低血糖，且在一定程度上能降低血脂，减少体重，改善胰岛素抵抗。且肝失疏泄，少阳枢机不利亦为消渴病发病的重要因素，运用大柴胡汤以疏肝调肝治疗消渴病可获得良好效果。

（2）糖尿病视网膜病变玻璃体出血。魏春秀等在临床中发现糖尿病视网膜病变玻璃体出血患者多肥胖，有胃胀拒按，口苦，便秘，手脚发凉，脉弦数等症，且常合并高血压、高脂血症，治疗常以大柴胡汤加黄连、阿胶，此法既清热泻火，又能止血、消瘀，不仅有助于血糖的控制，且促进玻璃体出血的吸收，而无再出血之虞，并可改善视功能。

（3）糖尿病周围血管病变。糖尿病周围血管病变是糖尿病常见并发症之一，发病初期，患者会感觉到肢体有异常，严重时还有可能出现皮肤溃烂、肌肉萎缩等症状。中医学将糖尿病周围血管病变归于"血痹"，而其发生的原因主要为中满，症见往来寒热，胸胁苦满，呕不止，郁郁微烦，心下痞硬，或心下满痛，大便不解，或协热下利者可应用大柴胡汤治疗，张军华等运用大柴胡汤联合穴位贴敷治疗糖尿病周围血管病变，总体治疗有效率为95.00%。

（4）糖尿病酮症酸中毒并发急性胰腺炎。糖尿酮症酸中毒具有极大的危险性，具有病情急、恶化快、病死率高等特点，其中急性胰腺炎为糖尿病酮症酸中毒患者最为常见的并发症之一。中医认为急性胰腺炎的基本病机为实热壅滞中焦，腑气不通，大柴胡汤具有疏肝理气，清热燥湿，通腑降浊之功效，有学者运用大柴胡汤保留灌肠联合胰岛素泵治疗糖尿病酮症酸中毒并发急性胰腺炎可明显降低并发症的发生率，使病程缩短。

（四）柴胡加芒硝汤证

《伤寒论》第104条："伤寒十三日不解，胸胁满而呕，日晡所发潮热，已而微利，此本柴胡证；下之而不得利，今反利者，知医以丸药下之，此非其治也；潮热者，实也；先宜服小柴胡汤以解外，后以柴胡加芒硝汤主之。"

组成：柴胡、黄芩、人参、甘草、生姜、半夏、芒硝、大枣。

功效：解表攻里。

用法：上八味，以水四升，煮取二升，去滓，纳芒硝，更煮微沸，分温再服。不解，更作。

柴胡加芒硝汤即小柴胡汤加除热通便的芒硝，故治小柴胡汤证里有热而大便难者，柴胡加芒硝汤证病情较小柴胡汤证重，为中气虚弱、阳明已经成实而尚未全实者，可用于治疗消渴病合并便秘者。

（五）柴胡桂枝干姜汤证

1. 条文论述

《伤寒论》第147条："伤寒五六日，已发汗而复下之，胸胁满微结，小便不利，渴而不呕，但头汗出，往来寒热，心烦者，此为未解也，柴胡桂枝干姜汤主之。"

《金匮要略·疟病脉证并治》附方："……柴胡姜桂汤治疟寒多,微有热,或但寒不热。"

组成：柴胡、桂枝、干姜、瓜蒌根、黄芩、牡蛎、甘草。

功效：和解散寒，生津敛阴。

用法：上七味，以水一斗二升，煮取六升，去滓，再煎取三升，温服一升，日三服。初服微烦，复服汗出便愈。

方中柴胡、黄芩配伍能疏肝胆郁滞，清胸胁蕴热，解半表半里之邪；桂枝温经通阳，干姜温脾化饮，炙甘草和中，辛甘合用，能斡旋中州，温通扶阳；瓜蒌根、牡蛎有清热生津，化痰散结之效。诸药合用共奏疏理肝胆、健脾温肺、宁心化饮、顾护阴津之功。

2. 临床应用

（1）糖尿病自主神经病变。自主神经病变是糖尿病常见的并发症之一，据统计，血糖控制不良的患者常发生自主神经病变，其主要特征为广泛的神经变性，累及自主神经系统的交感和副交感神经分支末梢神经纤维，早期即可出现自主神经系统功能的异常，继而逐渐发展恶化。糖尿病自主神经病变可累及心血管、消化、泌尿、生殖等全身多个系统，具有起病隐匿、逐渐进展、于症状出现之前即可发生、难以自行缓解等特点。消渴病久，气虚及阳，脾阳亦虚，各种病理产物相继出现，使得糖尿病本病加重或自主神经病变出现与发展。临床所见糖尿病自主神经病变凡是以气郁津伤、阴阳失调为基本病机者，则以柴胡桂枝干姜汤为基础方解郁护津、调和阴阳。

①糖尿病心脏自主神经病变。本病属中医学消渴合并"心悸""怔忡"等的范畴，以心悸、胸闷、胸痛、头晕目眩为主要临床表现。心、肝、胆经络交互连属，《灵枢·经脉》曰："心手少阴之脉，起于心中……是主心所生病者，目黄，胁痛……。"又曰："胆足少阳之脉，……以下胸中，……循胁里，……其直者，从缺盆下腋、循胸、过季胁，……是动则病口苦、善太息、心胁痛、不能转侧。"足少阳胆经分支与前脉会合于缺盆后，进入体腔，穿过膈肌，络肝，属胆。明确揭示了心与肝胆经脉在生理上相互联系，故病理上亦相互影响。消渴日久，肝气郁结，气机不利致肺脾肾三焦水液代谢失常，而致饮停胸胁，水饮凌心，证属寒热虚实错杂者可用柴胡桂枝干姜汤主之，方中用桂枝、干姜温阳化饮，柴胡、半夏、瓜蒌根、牡蛎解郁，化痰热，散结聚。

②糖尿病胃肠神经病变。本病可归入中医学"痞满""胃胀""呕吐""泄泻"等范畴。糖尿病胃肠神经病变的发生以脾胃虚弱为基础，肝胆气郁为条件。肝胆郁滞或肝强脾弱，致使脾虚寒湿内生，出现各种太阴兼少阳的症候。根据"虚者补之，损者益之""治病必求于本，标本兼顾"的治疗原则，以柴胡桂枝干姜汤原方加减以疏肝解郁，温养脾胃。

③糖尿病神经源性膀胱。其主要表现为尿潴留或溢出性尿失禁，属于中医学"癃闭""遗尿"等范畴。糖尿病患者，因少阳枢机不利，气机郁滞，脾阳虚损导致气郁津伤或水饮内停均可致小便不利。柴胡桂枝干姜汤能解气机郁滞，温阳复津而助气化，令"上焦得通，津液得下"。

④糖尿病自主神经病变引起汗腺功能失常致泌汗异常。临床所见糖尿病患者以多汗者居多，可归入中医学"多汗证"的范畴。糖尿病以多汗为主诉者，若伴有胸胁胀满（苦

满）、心烦、失眠、易惊、口渴、口苦、小便不利等肝胆枢机不利，郁热伤津或水饮内停之表现者，用柴胡桂枝干姜汤合桂枝加龙骨牡蛎汤治之。

（2）糖尿病性肾病。糖尿病肾病症见少阳病兼水饮内结时可运用柴胡桂枝干姜汤加减，正如唐容川在《伤寒论浅注补正•太阳篇》中论述柴胡桂枝干姜汤："水饮内动，逆于胸胁，故胸胁满微结，小便不利。水结则津不升，故渴，此为猪苓汤证同一意也"。此为足少阳枢机不利，疏泄失常，手少阳三焦因之壅滞，决渎失职，而致水饮内结。

（六）柴胡加龙骨牡蛎汤证

1. 条文论述

《伤寒论》第107条："伤寒八九日，下之，胸满烦惊，小便不利，谵语，一身尽重，不可转侧者，柴胡加龙骨牡蛎汤主之。"

组成：柴胡、龙骨、黄芩、生姜、铅丹、人参、桂枝、茯苓、半夏、大黄、牡蛎、大枣。

功效：和解清热、镇静安神。

用法：上十二味，以水八升，煮取四升，纳大黄（切如棋子），更煮一两沸，去滓，温服一升。本云柴胡汤，今加龙骨等。

2. 临床应用

痛性神经病变合并抑郁症。本病是糖尿病患者中末期常见的并发症之一，临床以起病徐缓，双侧对称，自远端开始以上行性传导性疼痛为主要特征，为弥漫性多神经病变，是一种常见的较难治疗的糖尿病并发症，易引发抑郁、焦虑、认知障碍等心理问题。本病属于中医学"消渴""血痹"等范畴。临症常用柴胡加龙骨牡蛎汤治疗痛性神经病变合并抑郁症，抑郁症属于中医学"郁证"范畴。郁证的病位主要在肝，肝喜条达而主疏泄，长期的肝郁不解，肝失疏泄，引起五脏气血失调，或伤及肝，或伤及脾胃，或伤及心而发病。消渴病发病亦与肝密切相关，肝气郁结，气不行血而致气滞血瘀；气郁亦可化火，炼津为痰，痰瘀互结，痹阻经络，不通则痛，从而引发消渴的并发症，且长期的疼痛刺激，导致肝气郁结，郁久化热，使得少阳相火上炎，热扰心神，导致郁证。柴胡加龙骨牡蛎汤由大柴胡汤、小柴胡汤、柴胡桂枝汤、桂枝甘草龙骨牡蛎汤等方综合加减而成，既能疏利肝胆气机，畅达少阳郁热而止痛；又能泻火化痰降浊，镇静安神定志而解郁。对糖尿病或糖尿病神经病变引起的烦躁不安、失眠、纳差、胸胁苦满疗效显著。

（七）柴胡桂枝汤证

1. 条文论述

《伤寒论》第 146 条："伤寒六七日，发热，微恶寒、支节烦痛，微呕，心下支结，外证未去者，柴胡桂枝汤主之。"

《金匮要略·腹满寒疝宿食病脉证并治》附方："《外台》柴胡桂枝汤方，治心腹卒中痛者。"

组成：黄芩、人参、炙甘草、甘草、半夏、芍药、大枣、生姜、柴胡、桂枝。

功效：和解少阳，调和营卫。

用法：上九味，以水七升，煮取三升，去滓，温服一升。本云人参汤，作如桂枝汤法，加半夏、柴胡、黄芩，复如柴胡法。今用人参作半剂。

方用柴胡透泄少阳之邪从外而散，疏泄气机之郁滞，黄芩助柴胡以清少阳邪热，柴胡升散，得黄芩降泄，则无升阳劫阴之弊；半夏、生姜降逆和胃，人参、大枣扶助正气，俾正气旺盛，则邪无内向之机，可以直从外解。

2. 临床应用

此方可治疗糖尿病自主神经病变。刘完素认为消渴病病机为燥热盛、津液伤、气血涩。消渴病在长期病程发展过程中逐渐形成气血阴阳俱虚，以阳气虚为病变之根本，气虚则不能化生、敷布、运化阴津，易变生痰浊、瘀血，形成虚实夹杂之症状。中医认为糖尿病自主性神经病变是糖尿病患者气血功能失调的表现，气血失调是本病根本病机，治当以疏理气机、调和气血为法，可选柴胡桂枝汤治之。方中小柴胡汤和解少阳，疏理三焦气机，桂枝汤调和营卫气血，用之正切合本病。

参考文献

[1]胡希恕.胡希恕伤寒论讲座.北京：学苑出版社，2008：244.

[2]邓鑫，王文娟.大柴胡汤治疗肥胖型糖尿病 39 例.陕西中医，2011，32（9）：1171-1172.

[3]张海霞，王汉岑，李顺景，等.王国斌教授采用大柴胡汤治疗糖尿病经验.中医研究，2015，28（8）：42-43.

[4]魏春秀，罗旭昇，杨薇.大柴胡汤在眼科疾病治疗中的运用.广州中医药大学学报，2017，34（2）：290-292.

[5]张军华，詹文彦，李超，等.探讨大柴胡汤联合穴位贴敷治疗糖尿病周围血管病变临床效果.临床医药文献电子杂志，2018（10）：1-2.

第三节　五苓散方

1. 条文论述

《伤寒论》71 条："太阳病，发汗后，大汗出，胃中干，烦躁不得眠，欲得饮水者，少少与饮之，令胃气和则愈。若脉浮，小便不利，微热消渴者，五苓散主之。"

《伤寒论》72 条："发汗已，脉浮数，烦渴者，五苓散主之。"

《伤寒论》73 条："伤寒，汗出而渴者，五苓散主之；不渴者，茯苓甘草汤主之。"

《伤寒论》74 条："中风发热，六七日不解而烦，有表里证，渴欲饮水，水入则吐者，名曰水逆，五苓散主之。"

《伤寒论》156 条："本以下之，故心下痞，与泻心汤；痞不解，其人渴而口燥烦，小便不利者，五苓散主之。"

《伤寒论》244 条："太阳病，寸缓关浮尺弱，其人发热汗出，复恶寒，不呕，但心下痞者，此以医下之也。如其不下者，患者不恶寒而渴者，此转属阳明也。小便数者，大便必硬，不更衣十日，无所苦也。渴欲饮水，少少与之。但以法救之，渴者，宜五苓散。"

伤寒论 386 条："霍乱，头痛发热，身疼痛，热多欲饮水者，五苓散主之；寒多不用水者，理中丸主之。"

《金匮要略•痰饮咳嗽病脉证并并治》31 条："假令瘦人脐下有悸，吐涎沫而癫眩，此水也，五苓散主之。"

《金匮要略•消渴小便利淋病脉证并治》4 条："脉浮，小便不利，微热消渴者，宜利小便、发汗，五苓散主之。"

《金匮要略•消渴小便利淋病脉证并治》5 条："渴欲饮水，水入则吐者，名曰水逆，五苓散主之。"

组成：猪苓、泽泻、白术、茯苓、桂枝。

功效：健脾渗湿，化气利水。

用法：上五味，捣为散，以白饮和服方寸匕，日三服，多饮暖水，汗出愈，如法将息。

本方主治病症虽多，但其病机均为水湿内盛，膀胱气化不利所致。在《伤寒论》中原治蓄水证，乃由太阳表邪不解，循经传腑，导致膀胱气化不利，而成太阳经腑同病。太阳表邪未解，故头痛微热；膀胱气化失司，故小便不利；水蓄不化，郁遏阳气，气不化津，津液不得上承于口，故渴欲饮水；其人本有水蓄下焦，饮入之水不得输布而上逆，致水入即吐，故此又称"水逆证"；水湿内盛，泛溢肌肤，则为水肿；水湿之邪，下注大肠，则为泄泻；水湿稽留肠胃，升降失常，清浊相干，则为霍乱吐泻；水饮停于下焦，水气内动，则脐下动悸；水饮上犯，阻遏清阳，则吐涎沫而头眩；水饮凌肺，肺气不利，则短气而咳。治宜利水渗湿为主，兼以温阳化气之法。方中重用泽泻为君，以其甘淡，直达肾与膀胱，利水渗湿。臣以茯苓、猪苓之淡渗，增强其利水渗湿之力。佐以白术、茯苓健脾以运化水湿。《素问·灵兰秘典论》谓："膀胱者，州都之官，津液藏焉，气化则能出矣"，膀胱的气化有赖于阳气的蒸腾，故方中又佐以桂枝温阳化气以助利水，解表散邪以祛表邪，《伤寒论》示人服后当饮暖水，以助发汗，使表邪从汗而解。

2. 临床应用

（1）糖尿病。中医学认为糖尿病属于"消渴""肥胖"等范畴，《素问·奇病论》言"此肥美之所发也，此人必数食甘美而多肥也，肥者令人内热，甘者令人中满，故其气上溢，转为消渴"，故禀赋异常为内因，饮食情志为外因，内外因相合而致消渴，发病初期为情志失调，痰浊化热伤阴，以标实为主；继之为气阴两虚，终致阴阳两虚，兼夹痰浊瘀血，以本虚为主；故消渴病基本病机为湿热互结、气阴两伤、脾肾两虚、瘀血阻络。证属脾阳虚、水湿内停者，可用五苓散健脾益气、化气利水，方中泽泻咸寒，咸走水府，寒胜热邪，且咸味泄肾气，不令生消渴也，为君药；茯苓、猪苓共为臣药，甘淡渗湿；佐以白术，合茯苓健脾益气；桂枝温阳化气，火暖则水流，为使药。消渴病早期，体型偏肥胖者，多与湿热相关，乃因此类患者多过食肥甘，导致湿困脾阳，使脾失运化，聚湿生痰，郁久化热，或素体肥胖，少动或情志失调，肝失疏泄，脾失健运，脾不能为胃行其津液，脾不散精，物不归正化则为痰、为湿、为浊，终致郁热、痰浊、瘀血内蕴，可用茵陈五苓散以清热利湿健脾，茵陈五苓散由五苓散加茵陈组成，本方清热利湿为主，温化为辅，其中茵陈为清利湿热主药，用量为五苓散的两倍，配合泽泻、猪苓、茯苓利水渗湿，白术健脾燥湿，桂枝通阳化气行水。

（2）糖尿病性肾病。消渴日久不愈，病情迁延，伤津耗气，本病病机为气阴两虚，病久入络，使痰、瘀、湿交互阻络，深入肾络，发而为病，病本在肾，肾脏无法升清降浊，使湿、热、瘀内停，可选用五苓散加减治疗；消渴病肾病后期脾肾阳虚，气化不利，水湿内停为其根本病机，因此治则治法为健脾渗湿，补肾温阳，行气利水，五苓散中茯苓、猪苓甘淡，入脾、肾，健脾渗湿为君；泽泻甘咸，入肾，利水渗湿为臣；佐以炒白术健脾燥湿；使以桂枝温阳化气利水。现代药理学研究亦表明，泽泻、猪苓、茯苓具有明显的利尿作用，白术可增强人体免疫力，桂枝可促进血液循环，增加肾血流量。

（3）糖尿病神经源性膀胱。本病的发生与脾肾两脏关系密切。肾主水，与膀胱相表里，共司小便，体内水液的分布与排泄，主要依赖肾的气化。此外膀胱的气化，亦由肾气所主，肾与膀胱气化正常，则膀胱开阖有度，小便藏泄有序。脾居中焦，脾主运化，为水液升降之枢纽。消渴日久，脾肾受损，脾气虚弱，运化无力，肾阳不足，命门火衰，气化不及州都，则膀胱气化无权，发生癃闭，患者出现排尿频数，不能自控，或排尿困难，尿有余沥，甚则尿频点滴而下，以至不通，伴见腰酸乏力，面色苍白，疲倦，舌淡，苔白，脉细等脾肾两虚之象。五苓散为治太阳表邪未解，内传太阳之腑，以致膀胱气化不利，太阳经腑同病之蓄水证。方中泽泻、猪苓、茯苓甘淡性寒，直达肾与膀胱，利水渗湿；白术健脾益气，助脾运湿；桂枝辛温，通阳化气以行水，兼以解表，五药合方，外解表邪，内通水腑，助膀胱气化，使水有出路。亦有研究表明，五苓散水煎剂有明显的利尿作用。临床运用中，可重用猪苓、茯苓，以加强通利小便之力，桂枝在助膀胱气化时尤为重要，盖因猪苓、茯苓、泽泻三药均为甘淡渗湿，静而不动，白术苦辛而燥，运脾化湿，但动力不足，唯桂枝辛温走窜，通行十二经，外可行肌表腠理，内可温五脏六腑，亦可在本方基础上加黄芪，补气利尿，以增强利水之功。本方通过调节脾肾，使水液代谢如常，恢复患者正常排尿功能。

（4）糖尿病视网膜病变。糖尿病视网膜病变，属于中医学"消渴目病"范畴，其病机是由于阴伤气耗、燥热血瘀，是一种以燥热为标，阴虚为本的本虚标实之证，病久阴虚，虚火内生后扰于上窍，使视网膜血管内出现一系列病变，就糖尿病视网膜病变围光凝期而言，在临床上表现为眼底出血、水肿和渗出等，加上糖尿病气不摄血、血不循常道而溢于脉外；或饮食不节伤及脾胃，脾虚不运则痰湿内生，痰瘀互结，致使眼底水肿渗出，治疗当以利水渗湿、活血化瘀为主。马宇等研究表明复方血栓通胶囊联合五苓散加减能有效改善糖尿病视网膜病变围光凝期临床症状，其临床有效率可达87.12%。五苓散中猪苓、泽泻、茯苓均有利水功效，白术健脾益气、燥湿利水，桂枝助阳化气，同时主治三焦水湿，而三焦分布遍布全身，外通肌表，内连脏腑，上至颠顶，下至于足，五脏六腑无处不有，表里上下无所不包，三焦是水液运行的通道，气血津液升降出入的场所，同时又是驱邪外出的途径，故在临床上证属阳虚水湿者均可治疗。

参考文献

[1]王元飞，刘舫.五苓散的现代药理实验研究与临床应用概述.环球中医药，2010，3（1）：70-72.

[2]赵英永，崔秀明，张文斌，等.猪苓的化学成分与药理作用研究进展.中药材，2009，32（11）：1785-1787.

[3]钱丽萍，江月萍，阙慧卿，等.泽泻及复方制剂的化学成分及药理活性的研究进展.海峡药学，2010，22（12）：8-11.

[4]马宇，刘意，牛琳琳，等.复方血栓通胶囊联合五苓散加减辨治糖尿病视网膜病变围光凝期的临床研究.中国中医基础医学杂志，2015（5）：557-558.

第四节　肾气丸方

1.方药论述

肾气丸证首见于《金匮要略》，篇中有诸多关于此方的详细论述："虚劳腰痛，少腹拘急，小便不利者，八味肾气丸主之""男子消渴，小便反多，以饮一斗，小便一斗，肾气丸主之""夫短气有微饮，当从小便去之，苓桂术甘汤主之，肾气丸亦主之""妇人病，饮食如故，烦热不得卧，而反倚息者，何也？师曰：此名转胞，不得溺也。以胞系了戾，故致此病，但利小便则愈，宜肾气丸主之"。

组成：干地黄、薯蓣、山茱萸、泽泻、茯苓、丹皮、桂枝、附子。

功用：补益肾气。

用法：上八味末之，炼蜜和丸梧子大，酒下十五丸，加至二十五丸，日再服。

方中重用熟地以填补肾精亏虚，其性甘微温，归肝肾经，有填精益髓，补血养阴之功；山药性甘平，归肺脾肾经，补脾益胃，益肺生津，补肾涩精，治诸虚百损，疗五劳七伤；山茱萸酸涩微温，与山药相配，更可增强其收涩固精之效。地黄、山药、山茱萸"三补"，有益阴摄阳之功，使"虚气"得充，此谓"阴中求阳"。泽泻味甘淡，性寒，入肾、膀胱经，能利水渗湿，泻热通淋；茯苓甘淡，入心脾肾经，能健脾，利水渗湿，另外，茯苓"其属阳，浮而升"，泽泻"利水而泻下"，一升一降，使气机得运，则水湿自除；丹皮苦辛微寒，归心肝肾经，有清热凉血，活血祛瘀之功；泽泻、茯苓、丹皮亦称"三泻"，补中寓泻，使补而不滞，使"留滞"得除。桂枝辛甘温，入心肺膀胱经，具有温通阳气之功；附子辛甘热，归心脾肾经，能温阳补火。桂枝、附子二药相合，补肾阳，助气化。八药合用，共奏补肾助阳之功。

原文中虽证候表现各异，但其病机一致，均为肾精亏虚所致，肾气亏虚，气化蒸腾失职，则出现饮多、尿多等证；肾气亏虚，失于温煦，则出现腰痛、小腹拘急；肾气亏虚，膀胱气化失司，则出现小便不利；治疗均用温补肾阳之肾气丸。故此方可广泛用于治疗糖尿病及其相关并发症。

2. 临床应用

（1）糖尿病。《灵枢·邪气脏腑病形》中记载："肾脉微小为消瘅。"可见肾虚为消渴病发病的一项重要因素。肾为先天之本，肾阴、肾阳为肾中精气所化，补肾气即为补肾阴和补肾阳。肾气旺盛，则五脏之气皆旺，肾衰则五脏之气皆衰。故用肾气丸培补肾元以治疗肾阳虚之消渴。喻嘉言将肾气丸称为消渴圣药；赵献可也认为"八味肾气丸引火归元，使火在釜底，水火既济，气上熏蒸，肺受湿气而渴疾愈矣"；熊曼琪教授认为用肾气丸治疗消渴病之下消阳虚者疗效显著。若气虚甚者，重用黄芪益气；肾阳虚衰明显者，易桂枝为肉桂，以增温阳之功；并发高血压者，用黄芪配淮牛膝；小便多者，加金樱子和芡实；下肢轻度浮肿者，加牛膝、车前草以温肾活血利水。

（2）糖尿病肾病。糖尿病肾病是指糖尿病肾小球硬化症，是一种与糖代谢异常有关的糖尿病肾脏合并症，也是糖尿病微血管并发症之一，根据其临床表现相当于中医学的"消渴""水肿""尿浊"之证，其发病多由禀赋不足、饮食劳倦、六淫七情所伤，导致五脏虚弱、津亏液耗、引发诸邪。章老认为糖尿病肾病阴虚在先，阳损在后，最终伤肾，导致肾元虚衰，故常选用金匮肾气丸以温肾利水、益气养阴。若肾气虚弱、湿热蕴结下焦者，章老常选知柏地黄汤加减以补肾清热利尿。齐鲁光教授认为患糖尿病肾病后，因肾气亏虚，固摄无权或脾气受损，湿浊下注，致精气从尿中渗漏而出现蛋白尿，且肾虚日久，血运不畅，肾脏血管瘀滞，肾血流量降低，导致蛋白尿持久难消，故采取益气健脾补肾、活血化瘀之肾气丸加减治疗，效果颇佳。胡孝荣教授等在临床中随机抽取 68 例糖尿病肾病患者应用济生肾气丸治疗，一个疗程后，患者空腹血糖、尿白蛋白排泄率、尿素氮、肌酐、24 小时尿蛋白定量等均显著降低，较治疗前具有明显差异，能够良好的控制糖尿病肾病的进展，保护肾功能。

（3）糖尿病阳痿。糖尿病可以损害阴茎的神经支配和血液供应，从而导致阴茎勃起障碍。糖尿病阳痿可归属于中医"消渴""阳痿"等范畴，对本病的病因病机，历代医家多认为与禀赋素弱、先天不足、肾元亏虚密切相关。《素问•灵兰秘典论》"肾者，作强之官，伎巧出焉"，指出肾之精气充盛是阴茎勃起的物质基础。《古今录验方论》"消渴饮水不能多，但腿肿，脚先瘦小，阴痿弱，数小便者，此时肾消病也"。糖尿病阳痿多由于肾精不足，肾之阴虚燥热所致，肾阴亏虚，阴不济阳，阳失所依，宗筋失养，终致阳痿。《诸病源候论•虚劳阳痿候》谓："劳伤于肾，肾虚不能荣于阴器，故痿弱。"《医贯》所谓："阳事先痿者，命门火衰也。"糖尿病阳痿为肾阳不足，亦即命门火衰所致，先天肾气不充，肾元精气衰减，则肾阳无以温煦，故阳痿之症作。明•赵献可《医贯》"夫一阳居于二阴为坎，此人生与天地相似也。今人入房盛而阳事易举者，阴虚火动也。阳事先痿者，命门火衰也。真水竭则隆冬不寒，真火息则盛夏不热。是方也，熟地、山萸、丹皮、泽泻、山药、茯苓皆濡润之品，所以能壮水之主。肉桂、附子，辛润之物，能于水中补火，所以益火之原……。"肾气丸中温阳药和滋阴药并用，以阴中求阳，阴阳同调，补益肾气，温壮命火，且现代药理研究证明，金匮肾气丸能改善雄性激素和提高性功能。若兼见腰膝冷痛、畏寒肢冷、脉象沉、舌淡白等阳虚症状，可用右归丸，右归丸乃金匮肾气丸去三泻，加鹿角胶、杜仲、枸杞子、菟丝子、当归以助阳壮火，其温阳力峻，适用于阳虚火衰较重者；而见五心烦热、口干舌燥、舌红少苔，脉数或细数等虚热证候时，可选左归丸，左归丸弃丹皮、泽泻、茯苓，增用菟丝子、龟鹿二胶及川牛膝，增加补益肝肾的作用。

（4）合并症。是指与排尿活动相关的脊髓反射中枢神经、体神经、交感神经和副交感神经等受到损害，引起膀胱感觉和排空功能障碍的一种疾病。现代中医学多认为糖尿病神经源性膀胱属于"淋证"和"癃闭"的范畴，其病因多为素禀阳虚，或消渴病日久迁延，肾阴亏损、肾阳亏虚，即"无阴则阳无以化"，或阴损及阳，"无阳则阴无以生"，致膀胱气化无权，或消渴之治，囿于阴虚燥热，寒凉太过，水胜火湮，致肾阳不足，命门火衰，膀胱气化失司。且阳虚寒凝，易致血液运行不畅，更碍州都气化。临床上糖尿病患者见肾阳虚而水液代谢失常时，可选用金匮肾气丸以温肾利水，亦可选用肾气丸之衍生方之桂附地黄丸、济生肾气丸，三者皆可对证选用。桂附地黄丸易肾气丸中生地为熟地，以加强温补肾阳之功，济生肾气丸在以上药物基础上加川牛膝、车前子，加强了利尿祛湿的功能，三者均可温阳益气、化气行水、补肾利尿，往往可以起到减少膀胱残余尿量的理想疗效。

参考文献

[1]汪栋材，朱章志，蔡文就.熊曼琪运用经方治疗糖尿病经验.中国医药学报，2000，15（5）：42-44.

[2]郑翔.章真如治疗糖尿病性肾病的经验.甘肃中医，1994（2）：11-12.

[3]赵娟朋，杜续，杜新芝.亓鲁光教授采用益气健脾补肾法治疗糖尿病肾病举隅.中医临床研究，2011，03（20）：90-91.

[4]胡孝荣，朱小刚，陈颖.济生肾气丸治疗临床期糖尿病肾病的临床研究.四川中医，2005，23（7）：38-39.

[5]汪悦，黄瑜，周欣.金匮肾气丸对雄性2型糖尿病大鼠睾丸酮与一氧化氮的影响.中华中医药杂志，2012，27（3）：740-741.

第五节　桃核承气汤方

1. 方药论述

《伤寒论·辨太阳病脉证并治》106条曰："太阳病不解，热结膀胱，其人如狂，血自下，下者愈。其外不解者，尚未可攻，当先解其外。外解已，但少腹急结者，乃可攻之，宜桃核承气汤。"

组成：桃仁、桂枝、大黄、甘草、芒硝。

功效：清热活血化瘀。

用法：上五味，以水七升，煮取二升半，去滓，纳芒硝，更上火，微沸下火，先食温服五合，日三服，当微利。

此方主治血热互结于下焦之证。方中桃仁为君，在《神农本草经》中言其"味苦，平。主瘀血、血闭、癥瘕、邪气"，功效入血，活血破瘀；大黄在《神农本草经》中"味苦，寒。主下瘀血、血闭、寒热,破癥瘕积聚,留饮宿食,荡涤肠胃,推陈致新,通利水谷",方中大黄常规煎煮,未予后下,意在减其寒性而取其苦泄之味,桃仁与大黄合用,瘀热并治。芒硝咸苦寒,泻热软坚,助大黄下瘀泻热;桂枝辛甘温,通行血脉,既助桃仁活血祛瘀,又防硝、黄寒凉凝血之弊。桂枝与硝、黄同用,相反相成,桂枝得硝、黄则温通而不助热;硝、黄得桂枝则寒下又不凉遏。炙甘草护胃安中,并缓诸药之峻烈。

2. 临床应用

(1) 糖尿病。糖尿病是一种以血糖升高、多饮多尿、多食消瘦、乏力为主要特点的常见终身性疾病,属中医学之"消渴病"等范畴。瘀血是消渴病常见的病理产物和致病因素,是影响糖尿病发生发展的一个重要机制,消渴病早期,燥热内盛,伤津灼血,血脉涩滞,且血受热灼易于壅塞,使血脉运行不利,导致瘀血阻滞,瘀血形成,又成为新的致病因素,如血瘀气滞可影响水津的输布和吸收,使水液停蓄成痰,痰瘀互结,从而导致糖尿病及多种慢性并发症的发生,故瘀热互结是糖尿病的病机特点之一,而桃核承气汤正是泻热逐瘀的主方。熊曼琪等根据糖尿病患者多见疲倦、口渴便秘、肢麻等症状,认为其基本病机为气阴不足、燥热内结、血脉瘀阻,运用桃核承气汤加味(大黄、桃仁、桂枝、芒硝、生地黄、麦冬、甘草、玄参、黄芪)以泻热通瘀、益气养阴,治疗179例2型糖尿病患者,经用本方治疗后,患者各种临床症状缓解或消失,其降低血糖的总有效率为86%,且可使糖尿病患者的总胆固醇、脂蛋白等有显著下降。亦有研究表明加味桃核承气汤能使 β 细胞分泌能力提高,加强 β 细胞分泌内源性胰岛素,抑制胰高血糖素分泌,有利于胰岛内分泌细胞功能恢复,降低胰岛素抵抗,使胰腺微循环得以改善,对肝糖原分解产生抑制,进而控制患者血糖。

(2) 糖尿病性肾病。糖尿病肾病属于糖尿病患者多发的并发症之一。病情分期严重影响患者的治疗效果与预后,早期患者经过治疗后可恢复正常。糖尿病肾病为消渴病的变证,属于"消渴病肾病"的范畴,消渴病病机属阴虚燥热,发展至肾消,由于胃肠燥热,灼伤阴血,血脉瘀塞不通,以至瘀血燥热相互搏结,故治宜泻热通下、益气养阴、活血化瘀,选用桃核承气汤;临床部分患者亦可表现为本虚标实之证,本虚主要包含五脏六腑阳、阴、气、血虚损,标实主要包括湿热与瘀血,本病证候一般较少单独出现,往往随着病程、病情的不断发展,呈一定的规律演变,本虚主要责之为脾肾,脾虚运化失健,肾虚阴津亏损,水谷精微输布失常,引发血行不畅的情况,最终发展为瘀血,阻碍肾络，产生尿蛋白，而更因大量蛋白从尿中丢失，血脂代谢紊乱，血液聚集性和黏滞度增加，容易形成血栓，也就是瘀血的表现，故糖尿病肾病中医病机应以瘀血内阻为标，脾肾气虚为本，可采用益气活血的思路进行论治，选取桃核承气汤加减。

（3）糖尿病合并下肢动脉硬化闭塞症。本病主要出现在中小动脉及微血管，不但主要供血动脉闭塞，而且缺血区侧支循环严重不良，属中医"脉痹""脱疽"等范畴，在疾病早期，在控制血糖、血脂的基础上及时予以中药温经通络、活血化瘀，可获得较好的治疗效果。《汉书•艺术志》曰"通闭解结"，方中桃仁、大黄并用为君，桃仁活血破瘀，大黄破瘀泄热，两者配伍，瘀热并治。桂枝通行血脉，助桃仁活血行瘀，配于寒凉破泻方中，亦可防止寒凉凝血之弊；芒硝泄热软坚，助大黄下瘀泄热，共为臣药。甘草辛温甘缓，调和诸药，亦可配伍全蝎、蜈蚣等虫类药，升降搜剔，活血破瘀，气血流通。本方亦可用于糖尿病足介入治疗后，可降低糖尿病足术后的再闭塞率。

（4）糖尿病便秘。糖尿病便秘是糖尿病常见的植物神经病变之一，糖尿病患者长期高血糖状态下易导致大肠水分减少，引起大便干结，且高血糖对植物神经有损害作用，以致胃肠蠕动无力，大肠排空减慢，故糖尿病患者多伴有便秘，尤其常见于老年患者。消渴病以阴虚为本，燥热为标，阴虚其本在肾，少阴热化，津伤肠燥，腑气不通，日久则易燥热与瘀血互结于阳明，胃肠燥结成实，故大便坚硬，糖尿病患者大多有便秘倾向，有些患者便秘非常顽固严重，大便结块，呈羊屎状，数日一行，故糖尿病患者常易出现便秘干结，腹部胀满疼痛等症，"积聚陈莝于中，留结寒热在内"。可采用桃核承气汤急下瘀热，以存阴津，寓补于通中。

（5）糖尿病合并脑梗死。糖尿病并发脑梗死属中医缺血性中风范畴，消渴病久，气阴两虚，气虚则水液运化失调，津液不归正化，聚湿生痰；阴虚则燥热内生，燥热与痰湿互结为瘀，瘀久化热，瘀热互结于里，上窜阻滞神府脑脉，神机不利而发为本病。本病属本虚标实之证，气阴亏虚为本，瘀热阻络为标，治法应以益气养阴，逐瘀活血，泻热通下为主。有研究采用桃核承气汤加味治疗本病，使邪去正安，病情得以控制。且现代医学研究表明本方有较强的抑制血小板凝聚作用。

（6）糖尿病心脏病变。李赛美等研究不同治法对 STZ 致糖尿病大鼠心脏病变超微结构影响及复加冠状动脉结扎致心肌缺血的预防作用，综合组（加味桃核承气汤组：黄芪 30g，生地黄 15g，大黄、桂枝各 6g，麦冬、玄参各 12g，桃仁 10g，芒硝、甘草各

3g）＋水蛭组，可显著改善心肌缺血面积。

参考文献

［1］熊曼琪，张国梁.加味桃核承气汤治疗Ⅱ型糖尿病的临床和实验研究.中国中西医结合杂志，1992，12（2）：74-75.

［2］张凤瑞，阎琦.桃核承气汤的临床应用及药理研究近况.中成药，1993，15（6）：36-38.

［3］徐恒,于文慧,王爱林,等.桃核承气汤预防超声消融治疗糖尿病足术后再闭塞.中国中西医结合外科杂志，2010，16（5）：604-605.

［4］陈文娟，杨劲松，钟妙文.加味桃核承气汤治疗糖尿病并发脑梗死48例.中西医结合心脑血管病杂志，2006，4（3）：194-195.

［5］谢鸣.方剂学.北京：人民卫生出版社，2007：304-305.

［6］李赛美，熊曼琪，林安钟，等.不同治法对糖尿病大鼠心脏病变影响的实验研究.新中医，1999，31（10）：39-41.

第六节　乌梅丸方

1. 方药论述

乌梅丸证首见于《伤寒论•辨厥阴病脉证并治》篇第338条"伤寒脉微而厥，至七八日肤冷，其人躁无暂安时者，此为脏厥，非蛔厥也。蛔厥者，其人当吐蛔。今病者静而复时烦者，此为脏寒。蛔上入其膈，故烦，须臾复止，得食而呕又烦者，蛔闻食臭出，其人常自吐蛔。蛔厥者，乌梅丸主之。又主久利。"《金匮要略》第十九篇亦有对该证的论述"蛔厥者，当吐蛔，令病者静而复时烦，此为脏寒，蛔上入膈，故烦，须臾复止，得食而呕又烦者，蛔闻食臭出，其人当自吐蛔。蛔厥者，乌梅丸主之。"

组成：乌梅、细辛、干姜、附子、川椒、桂枝、黄连、黄柏、当归、人参。

功用：清上温下、补中和肝。

用法：上十味，异捣筛，合治之，以苦酒渍乌梅一宿，去核，蒸之五斗米下，饭熟捣成泥，和药令相得；纳臼中，与蜜杵二千下，丸如梧桐子大。先食饮服十丸，日三服，稍加至二十丸。禁生冷、滑物、臭食等。

本方上清肝胆，下温脾胃，既有调和寒热、降逆缓急之力，复有和肝温胃、安蛔除厥之功。本方组成，辛温多于苦寒，方中乌梅酸温安蛔，涩肠止痢，为君药。花椒、细辛性味辛温，辛可伏蛔，温能祛寒，共为臣药。附子、干姜、桂枝温脏祛寒；人参、当归养气血，共为佐药。全方共奏缓肝调中，清上温下之功。

2. 临床应用

（1）糖尿病。糖尿病归属中医学消渴的范畴，消渴的病因与禀赋异常、饮食不节、情志失调等因素有关，本虚标实，气阴两虚是其根本病机。《医理真传》记载"消证生于厥阴，风木主气，盖以厥阴下木而上火，风火相煽，故生消渴诸症"，黄元御在《四圣心源•消渴根源》中指出："消渴者，足厥阴之病也"，又云"消渴之病，则独责肝木，而不责肺金"。清代名医陈修园论消渴："厥阴乃风木之脏，内寄相火，若木郁生热，则风火相煽，燔烁津液则成消渴。"可见厥阴肝与消渴病有关，厥阴属肝，禀风木而寄相火，病至厥阴，木郁而化火，风火相煽，消灼体内津液，胃津不足，引水相救，故见渴而多饮，虚热而消谷，故见消渴。且肝失疏泄，肝郁化火，上灼肺金、中乘脾土、下劫肾精，肝火上灼肺津则多饮；肝火中阻，土壅木郁，胃火盛则多食；肝火下劫肾精，肾气不固，则多尿。三多症状突出，日久阴损及阳，可致阴阳俱虚，肺胃火盛而脾肾阳虚，上热下寒，升降失调，从而出现本虚标实、寒热错杂的症状。故治疗当培补阴阳，寒热并用，补虚泻实，调其升降平衡，选用益气生津、寒热并用、邪正两顾之方。陈修园在《伤寒真方歌括》言："厥阴者，阴尽阳生之脏，与少阳为表里者也，故其为病，阴阳错杂，寒热混淆，……若夫乌梅丸，温补之中，加以苦寒，乃治寒以热，凉而行之之意，最得厥阴之和法。"由此可知乌梅丸为治疗厥阴病之主方。乌梅丸方中重用醋渍乌梅，大酸以制甘，敛泄肝木以生津，与甘草酸甘化阴，滋养阴液，以治疗口渴之上消症状；人参益气以扶脾，当归补血而柔肝，气血双补，扶正祛邪；干姜、附子、蜀椒、细辛、桂枝温肾暖脾，辛热壮其少火，温阳化气，生津止渴；黄连、黄柏苦寒同用，可清热燥湿解毒，可清中上焦之热毒，以解中焦脾胃之热，泻火除烦，清上滋肾，以治胃内嘈杂，消谷善饥之中消之症，且黄柏坚阴，入肾经，治下消；诸药合用，使水暖、土和、木达，以治消渴。

（2）糖尿病周围神经病变。糖尿病周围神经病变是糖尿病神经病变中最常见的类型，因发病机制不明，至今尚缺乏特异的治疗措施。乌梅丸为厥阴病寒热错杂之主方，临证见手足冰冷，双足底刺痛难忍等阳虚、阴寒内生，兼口苦、大便干、苔白腻、脉弦等肝胆内热之象者，可用本方以清上温下。李兰用乌梅丸方治疗40例糖尿病周围神经病变患者，热重者加重黄连、黄柏用量，寒重者加重熟附子、蜀椒等辛温药物用量，其临床症状、体征的改善及神经传导速度均优于对照组，且治疗组总有效率可达90%。

（3）糖尿病胃轻瘫。糖尿病胃轻瘫的发病率为30%～50%，临床上常表现为食后饱胀、恶心、呕吐、厌食、上腹不适等。临证表现为心烦，口苦，胃脘灼热，痞满不痛，饥不欲食，虚烦不眠，大便黏腻，四末欠温等，证属脾胃气虚、寒热错杂者可选用本方治疗，且现代药理研究表明，乌梅具有刺激唾液腺、胃腺分泌消化液、促进消化等功效；桂枝可改善微循环；黄连有抑制胃酸分泌和抗菌作用；干姜、蜀椒有抗菌和改善胃肠道功能作用；肉桂能增加胃黏膜血液量，改善微循环；乌梅、黄连、人参有降糖作用；附子、细辛有镇痛作用。

（4）糖尿病性腹泻。糖尿病性腹泻由糖尿病自主神经障碍引起，属于胃肠系统功能异常疾病，属中医学之"泄泻""下利"范畴。消渴病日久，损伤脾胃，加之饮食不节、情志失调及寒邪外袭等，重伤于脾，致使脾气虚弱或虚寒，脾失健运，运化失司，水液运化失调，聚而生湿，湿郁久化热，甚则伤及脾肾之阳而腹泻。乌梅丸可用于消渴病木旺乘土、寒热错杂之泄泻，缘消渴患者易脾胃虚弱，湿浊内生，日久导致肾阳不足，脾失温煦，阴寒内停，湿寒相裹，泻于下；同时，脾虚则肝木乘之，肝疏泄过度，进一步加重腹泻，形成上热下寒、寒热错杂之证。乌梅丸中乌梅固涩；黄连止痢而厚肠胃，黄柏清热燥湿；炮附子、干姜逐中下焦之寒，增强温肾健脾之力，全方寒温并用，上下同调。

（5）糖尿病下肢血管病变。糖尿病下肢血管病变属中医学之"血痹""脱疽"等范畴。消渴日久，气阴两虚，经脉瘀阻，血行不畅，肢端失养，血滞阳微，遂成血痹、脱疽。乌梅丸证具有上热下寒、寒热并见的特点，而此特点亦是糖尿病下肢血管病变的体现，其上热下寒之上热是消渴病气阴两虚之虚热，而下寒则是下肢远端阳滞血瘀之阳虚而寒。刘渡舟言："厥阴疏泄不利，气机失调，以致寒热格拒上下，上热下寒，阴阳气不相顺接，升降失常也。"可见厥阴不调，肝阳不能升发疏泄，阴阳二气不接而失调，终成上热下寒之格拒。且糖尿病下肢血管病变之肢体麻痹感、肢端冷痛、间接性跛行等症皆是消渴病之下寒的表现。方中乌梅敛肝滋肝，制厥阴风木；黄连、黄柏滋阴泄火、苦寒趋下；用附子、干姜、细辛、蜀椒、桂枝辛热之品以疏通阳气、温四末；合人参、当归调养气血。

诸药合用，以寒制热，温以制凉，清泻上之虚热，温通上下之阳气，破除寒热之格拒，而使一身之气升降有序。

（6）糖尿病性心脏病。糖尿病性心脏病是糖尿病最常见的并发症之一。糖尿病心血管并发症也已成为糖尿病患者的主要威胁和病死的重要因素，有数据统计，约70%～80%的糖尿病患者死于糖尿病慢性心血管并发症。糖尿病性心脏病早期可表现为劳累时呼吸困难、心悸、胸闷、气短乏力，以及心律不齐、心脏扩大等症。中医学无糖尿病性心脏病这一病名，但是根据其临床症状及体征，可将其归属于消渴胸痹、心痛等范畴，杨娟等用本方合活络效灵丹治疗35例糖尿病性心脏病，可有效改善患者的临床症状及体征，且对血脂有调节作用，有效改善微循环，其总有效率为94.3%。

（7）糖尿病神经源性膀胱。李赛美教授用运用本方治疗清阳下陷、寒热错杂之糖尿病神经源性膀胱，临床表现为小便困难，淋漓不尽，无尿痛、尿血，口干喜热饮，腰酸，畏寒，双下肢冷麻，大便可，舌淡红，苔白，脉细弱者，认为肝脾肾三虚不能升清，导致清阳下陷，脾虚不升，不能制水；肾虚不升，二阴失司；肝虚不升，木郁化火，热灼伤阴从而形成上热下寒，虚实夹杂之症。选用寒热并调之乌梅丸治疗本病可获良效。

参考文献

［1］李兰.乌梅丸治疗中重度糖尿病周围神经病变临床疗效研究.广州：广州中医药大学，2012.

［2］巩昌镇，刘一凡.乌梅丸.北京：中国中医药科技出版社，2009：218-241.

［3］丁学屏.中西医结合糖尿病学.北京：人民卫生出版社，2004：242-260.

［4］杨娟.乌梅丸与活络效灵丹加减治疗糖尿病性心脏病临床研究.新中医，2012，44（2）：39-40.

［5］冯鑫.李赛美教授巧用乌梅丸验案二则.湖南中医药导报，2003，9（7）：11-12.

第七节　桂枝茯苓丸方

1.方药论述

桂枝茯苓丸方证首见于《金匮要略·妇人妊娠病脉证并治》，篇中论述此方为"妇人宿有癥病，经断未及三月，而得漏下不止，胎动在脐上者，为癥痼害。妊娠六月动者，前三月经水利时，胎也。下血者，后断三月衃也。所以血不止者，其癥不去故也，当下其癥，桂枝茯苓丸主之"。

组成：桂枝、茯苓、牡丹、桃仁、芍药。

用法：上五味，末之，炼蜜和丸，如兔屎大，每日食前服一丸。不知，加至三丸。

功用：活血化瘀，缓消癥块。

方中桂枝温通经脉而行瘀滞，为君药；茯苓消痰利水、渗湿健脾，以助消癥之力，丹皮既能散血行瘀，又清退瘀久所化之热，桃仁味苦甘平，为化瘀消癥之要药，三者共为臣药；佐以芍药和血养血，与诸祛瘀药合用，有活血养血之功；白蜜缓和诸药破泄之力。诸药合用共奏活血、化瘀、消癥之效。

2. 临床应用

（1）糖尿病肾病。糖尿病肾病是糖尿病微血管的并发症之一，又属于糖尿病肾小球硬化症，其发生率为 20%～30%，约三分之一的终末期肾病患者由糖尿病肾病引起。本病属祖国医学"消渴病肾病""水肿"等范畴，本病属本虚标实之证，以阴虚为本，瘀血、痰湿为标，涉及肝脾肾诸脏，消渴病日久，阴损及阳，脾肾亏乏，脾失健运，肾虚气化不利，水液输布代谢障碍，水湿内停，发为水肿，气虚而无力推动血液运行，血停为瘀，水湿、瘀血搏结，痹阻脉络是本病发病的关键。因此可用桂枝茯苓丸治疗脾肾阳虚、水瘀互结型消渴病肾病患者，方中桂枝温阳化气，助膀胱气化以利水，并能温阳通脉，助丹皮、桃仁、赤芍活血化瘀之功；茯苓健脾渗湿、利水消肿，诸药合用，虚实兼顾、功补兼施，共奏化瘀通络、利水泻浊、温阳益气之功。何灵芝等用桂枝茯苓丸治疗糖尿病肾病肾功能不全 20 例，有明显减少蛋白尿、改善肾功能的作用。

（2）糖尿病皮肤瘙痒症。糖尿病皮肤瘙痒症是指糖尿病患者无肌肤的原发性损害，以全身或局部皮肤瘙痒为主要临床症状，或伴见肌肤抓痕、结痂、色素沉着、苔藓样变、继发湿疹样变的一种皮肤病。现代中医学根据其临床症状及体征，多将其归属于"风瘙痒""痒风""阴痒"等范畴。"阴津亏虚，燥热偏盛"乃消渴病的基本病机，消渴病迁延日久或治疗不当，导致脏腑功能失调，气血阴阳亏虚，气虚生痰，久病致瘀，痰瘀互结，则变证由生，糖尿病皮肤瘙痒为消渴之变证。桂枝茯苓丸具有活血化瘀、缓消癥块的功效,黄煌教授将其视为活血化瘀的祖方,是经典的活血化瘀方,可运用本方治疗糖尿病皮肤瘙痒属瘀血内阻者。且现代医学研究表明,糖尿病患者不仅血糖升高,且血脂、血液黏稠度、血浆黏稠度等均高,易产生栓塞或血管内皮增厚,影响到皮肤的血供,从而皮肤微血管受累而产生病变,此类血管病变相当于中医之"瘀血",故选取桂枝茯苓丸进行活血化瘀,可达到止痒的目的,吴贻军等运用柴胡桂枝干姜汤合桂枝茯苓丸加减治疗25例糖尿病皮肤瘙痒症患者能有效改善患者症状,总有效率可达92%。

(3)糖尿病周围神经病变。糖尿病周围神经病变起病隐匿,早期没有明显的自觉症状,病变呈渐进性发展,通常以感觉受累为主,以肢体麻木、疼痛等为主要表现,现代中医学根据糖尿病周围神经病的临床症状及发病特点将其归属"麻木""血痹""痛证""痿证"等范畴,病机早期为阴虚夹瘀,逐渐发展为气阴两虚夹瘀,最终为阴阳两虚夹瘀,瘀血贯穿整个疾病发展过程的始终。临床上症见麻木不止,常有定处,舌质紫暗,脉沉涩者可用桂枝茯苓丸治疗。

(4)糖尿病合并脑梗死。糖尿病脑梗死是糖尿病常见的脑血管并发症,属中医学之"中风"等范畴,消渴发病与禀赋异常、饮食不节、情志失调等因素有关,患者饮食不节、贪图安逸、多卧少动,日久必形盛气虚,脾气虚弱,水谷精微不得敷布,津液运行阻滞,导致气血瘀滞,瘀血闭阻清窍,故易导致中风,桂枝茯苓丸本为《金匮要略》中的消癥祛瘀之剂,根据"异病同治"的理论,证属瘀血阻滞之糖尿病脑梗死可用本方治疗,且现代药理研究表明,桂枝茯苓丸具有抗血小板聚集、降低血液黏度、降低纤维蛋白原浓度、增加红细胞变形能力、改善脑梗死红细胞聚集亢进等作用。另外,方中单味药物也具有抗自由基损伤、增强细胞免疫反应和吞噬细胞功能等作用,其中尤以桂枝作用最强。

参考文献

[1]朱成英,李鸣,莫燕新.糖尿病肾病病因病机探讨.河南中医,2010,30(11):1050-1051.

[2]何灵芝,李学铭.桂枝茯苓丸治疗糖尿病肾病肾功能不全20例.浙江中西医结合杂志,2001,11(9):584.

[3]吴贻军,胡曾凡.柴胡桂枝干姜汤合桂枝茯苓丸治疗糖尿病皮肤瘙痒症临床疗

效观察.亚太传统医药，2017，13（21）：146-147.

[4]任世禾，谢家骏.桂枝茯苓丸对血液流变学的影响.中成药研究，1988，（5）：84.

[5]古田一史.淤血证的血液流变学研究：桂枝茯苓丸的效果.国外医学（中医中药分册），1994，16（4）：1.

[6]黄欣.桂枝茯苓丸对多发性陈旧性腔隙性脑梗塞患者红细胞凝集的作用.国外医学（中医中药分册），2009，17（1）：27.

[7]户田静男.桂枝茯苓丸的组成生药对活性氧引起的脑脂质过氧化的抑制作用.日本东洋医学杂志，1995，45（5）：129-132.

第八节　验案举例

1.柴胡龙骨牡蛎汤案

患者，男，51岁。因"多汗1月余"就诊，1月前患者无明显诱因下开始出现汗多，以夜晚全身汗出为主，白天汗少，汗液清稀，夜晚冲凉后易出风团，瘙痒，以关节部位为主，半小时后风团可自行消退，偶有心悸、饥饿感，在当地医院予中药调理（具体不详），症状无明显改善，遂于今日至我科就诊，诉夜晚出汗多，冲凉后常有风团，伴瘙痒，半小时后风团可自行消退，心悸，时有饥饿感，无恶寒发热，无口干口苦，纳可，眠一般，多梦，二便调。既往有2型糖尿病史，平时血糖控制可。

体格检查：HR 100次/分，律齐。甲状腺未扪及肿大，无压痛，未闻及心血管杂音。舌暗红，苔薄白，脉细数。

辅助检查：甲功三项：正常。

中医诊断：汗证；证候诊断：营卫不和。

西医诊断：糖尿病伴泌汗异常。

治法：调和营卫，敛阴止汗。

处方：柴胡龙牡汤合过敏煎加减。

柴胡 10g	黄芩 10g	法半夏 10g	桂枝 10g
白芍 15g	大枣 10g	炙甘草 6g	龙骨 30g（先煎）
党参 10g	乌梅 15g	五味子 15g	牡蛎 30g（先煎）

防风 10g　银柴胡 10g

水煎服，日 1 剂，共 5 剂。

二诊：服药后汗出量较前减少，但仍起风团，伴瘙痒，纳眠可，二便调。舌暗红，苔薄白，脉弦细。守原方，日 1 剂，共 5 剂。

三诊：汗量明显减少，风团发作次数较前减少，仍有瘙痒，精神稍倦。舌暗淡，苔薄白，脉弦滑。

处方：桂枝 15g　　白芍 15g　　　　大枣 10g　　　　炙甘草 15g

　　　干姜 10g　　煅龙骨 30g（先煎）　煅牡蛎 30g（先煎）　乌梅 15g

　　　五味子 10g　防风 15g　　　　银柴胡 15g　　　黄芪 30g

　　　熟附子 5g（先煎）

　　　日 1 剂，共 5 剂。

四诊：症状皆除，舌淡红，苔薄白，脉弦。

按：柴胡龙骨牡蛎汤出自《伤寒论》"伤寒八九日，下之，胸满烦惊，小便不利，谵语，一身尽重，不可转侧者，柴胡龙骨牡蛎汤主之"，乃小柴胡汤加减而来，其含介类潜物，故疏通三焦、调和营卫效果较柴胡桂枝汤强。本案患者夜晚汗出异常，皮疹多在冲凉后发作，可自行缓解，其"发作有时"与小柴胡汤"休作有时"病机相同，故选用柴胡为主药的小柴胡汤作为基础方，且患者睡眠多梦、汗多，故加龙骨、牡蛎重镇潜阳安神，桂枝调和营卫、止汗，诸药配伍而成柴胡龙骨牡蛎汤和解少阳兼镇静安神。患者时有皮疹，伴有瘙痒，故合用祝谌予的过敏煎（乌梅、五味子、防风、银柴胡、甘草），对顽固性荨麻疹及各种皮肤瘙痒，均可获得良效。

2. 肾气丸案

患者，男，64 岁。因"口干多饮多尿 14 年，双下肢浮肿 1 月余"就诊。患者 2002 年治疗颈背部肿物（具体不详）时发现血糖升高，空腹血糖 17mmol/L，诊断为"2 型糖尿病"，曾在广州市荔湾区第三人民医院住院治疗，完善相关检查后诊断为"①冠心病，心绞痛型，心功能Ⅱ级；②2 型糖尿病；③高血压病 3 级，极高危组"。现降糖方案改为伏格列波糖 0.2mg，3 次 / 日；长秀霖 6U 睡前。1 个月前无明显诱因出现双下肢浮肿较前加重，时有胸闷气促，活动后加重。精神疲倦，口干多饮，双下肢浮肿，无咳嗽气促，无夜间阵发性呼吸困难，腰膝酸软，畏寒，纳可，眠一般，夜尿 4~5 次 / 晚，小便清长，大便干，3~4 天 1 次。

既往史：有冠心病、高血压病病史。

体格检查：血压 130/70mmHg，体重 61kg，身高 170cm，BMI 21.1kg/m²；10g 尼龙丝试验 (-)。面色㿠白，心肺查体未见明显异常。双下肢中度浮肿。舌淡胖，苔白，脉沉细。

辅助检查：葡萄糖：17.2mmol/L，尿素：12.8mmol/L，肌酐：255μmol/L，白蛋白：25.5g/L，C 反应蛋白：15.9mg/L；尿常规：尿蛋白（±），尿糖（+）；血常规：血红蛋白 75g/L，血小板 356×10⁹/L。

中医诊断：消渴病肾病；证候诊断：肾阳虚。

西医诊断：2 型糖尿病性肾病 V 期，高血压病。

治法：温肾化气，利水消肿。

处方：济生肾气丸加味。

熟地 10g	山药 20g	山茱萸 10g	丹皮 10g
茯苓 20g	泽泻 15g	熟附子 10g（先煎）	车前子 15g
生姜 10g	牛膝 15g	桂枝 10g	白术 30g

上方水煎至 200ml，饭后温服，日 1 剂。

服上方后双下肢浮肿减轻，气促较前好转。夜尿减少为 1～3 次/晚，大便 1～2 天 1 次，精神及睡眠好转。

按：肾阳虚，命门火衰，不能温煦，故畏寒，小便清长，腰膝酸软。阳虚致膀胱功能失司，水湿内停，故水肿。舌淡胖，苔白，脉沉细为肾阳虚之象。治以温肾化气，利水消肿的济生肾气丸。方中地黄滋补肾阴，少加肉桂、附子助命门之火以温阳化气，乃"阴中求阳"之意；山茱萸、山药补肝益脾，化生精血；牛膝滋阴益肾；泽泻、茯苓利水渗湿，并可防地黄之滋腻；丹皮清肝泄热，车前子清热利湿，补中寓泻。诸药共奏温肾化气，利水消肿之功。加生姜、白术亦有用真武汤之义。

3. 桂枝芍药知母汤案

患者，女，65 岁。因"双手麻木痹痛 3 年余，加重 1 周"就诊。缘患者于 3 年前无明显诱因出现双手痹痛，无关节肿胀变形及晨僵，稍许活动不利，未做特殊处理，后痹痛加重，渐出现麻木，伴双手发凉，痹痛多于寒湿天气发作，夏天减轻，曾去当地医院就诊，查风湿三项提示"类风湿因子阴性"，予中成药对症处理（具体不详），经治疗后症状好转但时有反复，期间未再规律用药，1个月前做家务，接触冷水受凉后双手麻木痹痛加重，指间关节冷痛，局部发凉，热水泡手后减轻，疼痛多于夜间及晨起时加重，甚则影响睡眠，无明显晨僵，为求进一步诊治，遂至我院门诊就诊。症见：患者神情，精神疲倦，双手麻木痹痛，双手发凉，无抽搐及晨僵，关节无肿胀变形，纳食欠佳，伴口干口苦，小便黄，大便稍硬，睡眠一般。

既往史：既往有2型糖尿病10余年，规律用药，现血糖控制可，否认肝炎、结核等传染病，否认手术史及输血史。

体格检查：血压120/84mmHg，心率85次/分，律整。双肺呼吸音清，未闻及干湿性啰音。腹平软，无压痛，无反跳痛，腹部未扪及包块，肝右肋下、剑突下未及。四肢关节无畸形。舌暗红，苔薄黄干，脉弦数。

辅助检查：外院（2013年9月5日）：风湿三项阴性。笔者医院（2016年10月8日）：自身抗体二项正常。

中医诊断：痹证；证候诊断：寒热错杂证。

西医诊断：糖尿病周围神经病变。

治法：温经散寒，清热除湿。

处方：桂枝芍药知母汤加减。

桂枝15g	白芍15g	知母10g	麻黄5g
白术15g	防风10g	熟附子10g（先煎）	葛根15g
黄连10g	炙甘草6g	川牛膝10g	玉米须15g
生地黄15g			

二诊：患者双手痹痛及发凉感较前明显减轻，小便仍色黄，大便可，心烦，夜间难以入睡，减用熟附子至5g，去麻黄，加用黄芪30g，肉桂3g。

按：患者为老年女性，既往有2型糖尿病10余年，双手指间关节麻木痹痛，须与风湿性及类风湿性关节炎相鉴别，据辅助检查及症状可排除，考虑由糖尿病周围神经病变引起。《内经》："风寒湿三气杂至，合而为痹也。"中医认为，通则不痛，痛则不通，风寒湿邪侵袭人体，阻滞于肌肉经络之间，局部气血循行不畅故见痹痛，经脉失养则麻木。《金匮要略·中风历节病脉证并治》："诸肢节疼痛，身体魁羸，脚肿如脱，头眩短气，温温欲吐，桂枝芍药知母汤主之。"患者双手麻木痹痛，伴发凉，且口干口苦，小便黄，属于痹证之寒热错杂。舌暗红苔黄干，脉弦数皆为寒热错杂之象。本病为感受寒湿之气，郁而化热。桂枝与附子通阳宣痹，温经散寒；桂枝配麻黄、防风，祛风而温散寒湿；白术助附子除湿；知母、芍药益阴清热。加用川牛膝活血化瘀，引血火下行；黄连清中焦胃热；玉米须清热利尿；生地黄清热凉血，养阴生津。温散寒湿之邪，佐以清热。《医学入门》曰："麻，气虚也。……盖麻犹痹，虽不知痛痒，尚觉气微流行。"故二诊时加用黄芪30g益气补虚，肉桂3g引火归元。本病治疗体现了辨病与辨证治疗的结合。

4.五苓散案

患者，女，77岁。因"尿频、尿急1个月"就诊。近1个月来出现尿频尿急。症见：尿频尿急，夜尿多，每小时一次，每次小便量少，小腹胀闷，左膝关节疼痛，口干，胃纳欠佳，大便干结，需用开塞露方能解出。

既往史：有糖尿病病史8年，目前使用门冬胰岛素30笔芯，早20U晚12U，餐前皮下注射降糖，血糖控制可。空腹血糖6～8mmol/L，餐后2小时血糖7～10mmol/L。

体格检查：血压130/78mmHg，心率74次/分，律整。腹软，无压痛及反跳痛，双肾区无叩击痛。舌质淡暗，苔黄腻，脉滑。

辅助检查：尿常规：尿白细胞（3+）。膀胱残余尿量：排尿后膀胱残余尿量约140ml。

中医诊断：淋证；证候诊断：水湿内停，膀胱气化失职。

西医诊断：泌尿系感染，糖尿病神经源性膀胱。

治法：健脾祛湿，化气利水。

处方：五苓散加减。

茯苓15g	猪苓10g	泽泻15g	白术15g
桂枝15g	佩兰15g	石菖蒲10g	厚朴30g
陈皮6g	法半夏15g	枳实15g	生姜10g

5剂，水煎服，日1剂。

复诊：患者1月25日复诊，诉服药后小便频数较前改善，夜尿2小时一次，大便较前通畅，舌淡暗，苔微黄，脉滑。上方加黄芪15g，柴胡6g，升麻6g，加强益气升提之力。

按：《素问•经脉别论》曰："饮入于胃，游溢精气，上输于脾，脾气散精，上归于肺，通调水道，下输膀胱。"在水液代谢过程中，肾脏为主，肺之宣降为其动力，三焦通调水道，为中渎之腑，总司人体气化。本案患者年老体虚，久病消渴，正气亏虚，脾肾亏虚，脾虚水湿不化，津液输布障碍，膀胱为州都之官、津液之腑，膀胱气化失职，水道不调，故见小便不利，尿频，每次量少，小腹胀满；膀胱气化失职，津液不布，上焦虚燥，故见口干；中焦脾胃运化水谷失职，故见纳差。方中泽泻、茯苓、猪苓利水渗湿；白术健脾，运化水湿；桂枝通阳化气，恢复三焦、膀胱功能；加用石菖蒲、佩兰芳香化湿，枳实、厚朴行气消胀除满，陈皮、生姜醒脾开胃。诸药合用，共奏化气利水之效，治疗糖尿病神经源性膀胱、泌尿系感染每收良效。

5. 乌梅丸案

患者，男，60岁。发现血糖升高10年余，双足底麻痹1周。

现病史：患者10年前体检发现血糖升高，具体不详，在外院诊断为"2型糖尿病"，一直予运动饮食控制，近期服用"糖脉康5g，3次/天"，自诉空腹血糖控制在5.6~6.5mmol/L，餐后血糖7.0~9.0mmol/L。1周前患者受凉后开始出现咳嗽，咳少量白色稀痰，双足底麻痹、灼热感，无恶寒发热，无周身骨痛，予中药（射干麻黄汤之类）调理后，咳嗽、咳痰症状较前明显减轻，但双足底麻痹、灼热感无明显改善，遂至我科就诊。现症见：双足底麻痹、灼热感，间有蚂蚁咬感，左小腿内侧灼热疼痛，疼痛为针刺感，几声咳嗽，咳少量白痰，怕冷，无发热，纳眠可，二便正常，平素常觉手足心热。

既往史：否认既往"高血压""冠心病"等病史。

体格检查：BP 150/80mmHg，HR 80次/分，律齐。双足底浅感觉减弱，基本对称。舌暗红，苔薄白，脉弦无力。

辅助检查：FBG：6.5mmol/L。

中医诊断：消渴病痹证；证候诊断：上寒下热。

西医诊断：2型糖尿病并周围神经病变。

治法：寒热并调。

处方：乌梅丸加减。

乌梅15g	桂枝10g	白芍30g	熟附子10g（先煎）
黄连10g	黄柏10g	牛膝15g	炙甘草15g

柴胡 10g　　　干姜 10g　　　细辛 4g　　　木瓜 30g

水煎服，日 1 剂，共 7 剂。

二诊：患者咳嗽、咳痰症状好转，足底灼热感减轻，仍觉左侧小腿上针刺感。舌暗红，苔薄白，脉弦无力。上方去木瓜，加黄芪 30g，鸡血藤 30g，连服 7 剂。

三诊：诸症基本消除。舌暗红，苔薄白，脉沉。

按：乌梅丸出自《伤寒论》厥阴病篇，由乌梅、细辛、蜀椒、桂枝、干姜、附子、黄连、黄柏、当归、人参等药物组成。原主治蛔厥、久痢。而吾师认为乌梅丸乃肝气亏虚，厥阴不合，阳气外越，虚寒内生，相火内郁化热导致的寒热错杂之证，对虚实兼有、阴阳错杂、寒热混淆的病症尤为有效。本案患者既有"咳嗽、咳白痰、怕冷"等上寒之象，又有"足底灼热"之下热之象，属寒热错杂之证，故选用乌梅丸加减，以温上清下，寒温并用，攻补兼施，终获良效。在临床上亦有许多疑难杂症，寒热错杂，虚实并见，选方用药一时很难定夺，但凡病机符合寒热错杂者，不必拘泥于条文，均可选用乌梅丸，随证加减，异病同治。

6. 消渴病痹证案

患者，女，61 岁。2018 年 7 月 2 日初诊。口干多饮 6 年，四肢麻痹疼痛半年。

现病史：患者 6 年前于当地医院诊断为 2 型糖尿病，平素规律口服降糖药：二甲双胍 500mg，3 次 / 天；格列本脲片 1.25mg，1 次 / 天，未监测血糖。近半年来患者反复出现四肢麻木、疼痛，于当地医院就诊，予对症处理后症状未见缓解，故求诊于我科。

刻下：疲倦乏力，四肢麻木、疼痛，双下肢，尤其是小腿时有抽筋，口干多饮，胃纳差，睡眠一般，大便干结难解，3～4 天 1 次，小便正常。

体格检查：T 37℃，P 82 次 / 分，R 16 次 / 分，BP 110/70mmHg；体重 37kg，身高 157cm，BMI 15kg/m²；形体消瘦，甲状腺无肿大，双肺呼吸音清，心率 82 次 / 分，心律齐，无杂音，双侧足背动脉搏动正常，10g 尼龙丝实验 (+)，舌脉象：舌暗红，苔白腻，有裂纹，质干，脉细。

实验室检查：尿常规：尿糖（+++），尿酮体 (-)。尿蛋白 (-)。PBG 25.2mmol/L。

中医诊断：消渴病痹证；证候诊断：瘀热互阻，兼气阴两虚。

西医诊断：2 型糖尿病并糖尿病周围神经病变。

处理：

（1）建议患者住院治疗，患者及家属拒绝。

（2）完善血脂、肝肾功、糖化、血清 β - 羟基丁酸检查。

（3）修改降糖方案为：瑞格列奈 2mg，3 次 / 天；沙格列汀 5mg，1 次 / 天；嘱患者多饮水，不适随诊。

（4）中医治疗：

治法：泻下瘀热，益气养阴。

处方：桃核承气汤加味。

大黄 10g（后下）	芒硝 4g（冲）	炙甘草 10g	太子参 30g
麦冬 15g	玄参 20g	生地黄 60g	黄芪 20g
桃仁 10g	桂枝 10g	白芍 30g	玉竹 30g
丹参 20g			

3 剂，每天 1 剂，复渣再煎。

二诊：2018 年 7 月 6 日。

诉服中药后大便通畅，口干多饮稍缓解，双下肢抽筋减，仍疲倦乏力，四肢麻木、疼痛。

查体：BP 112/78mmHg，舌暗红，苔白腻，有裂纹，质干，脉细。

实验室检查：FBG 15.84mmol/L，PBG 22.5mmol/L，β - 羟丁酸 0.005mmol/L，HbA1C 12.8%，血脂四项 CHOL 5.26mmol/L，TRIG 0.81mmol/L，HDL-C 2.06mmol/L，LDL-C 2.11mmol/L；肝肾功能：ALT 276U/L，AST 141U/L，CR 39.08μmol/L，UA 152mmol/L，BUN 6.3mmol/L。

修正诊断：2 型糖尿病并糖尿病周围神经病变，血脂紊乱，肝功能异常。

处理：

（1）停服口服降糖药。

（2）予门冬 30 胰岛素：12U、6U 早晚餐前皮下注射。

（3）嘱多饮水。

（4）中药治疗：

治法：益气养阴清热。

处方：糖一方。

熟地 15g	山萸肉 12g	茯苓 15g	丹参 30g
天花粉 15g	知母 15g	黄连 6g	仙鹤草 30g
黄芪 15g	莲须 15g	玉米须 15g	

7 剂，每天 1 剂，复渣再煎。

三诊：2018 年 7 月 20 日。

诉近期体重增加 3kg，口干多饮缓解，四肢麻木疼痛较前稍减轻，睡眠稍差，大便偏硬，舌暗红，苔白，脉沉。

查体：BP 112/70mmHg，体重 40kg；辅助检查：FBG：19.4mmol/L。

处理：

（1）门冬 30 胰岛素由 12U、6U，2 次 / 日改为门冬 30 胰岛素 14U、6U、8U 三餐前皮下注射。

（2）中药：

治法：益气养阴，清热利湿。

处方：甘露饮加减。

熟地黄 15g	生地黄 20g	天冬 15g	玄参 20g
黄芩 10g	枇杷叶 15g	玉竹 20g	丹参 20g
枳实 15g	绵茵陈 20g	柏子仁 10g（打碎）	

7 剂，每天 1 剂，水煎煮为 300ml，分早晚服。

四诊：2018 年 8 月 3 日诉疲倦乏力减轻，上肢麻木疼痛明显好转，下肢麻痹仍较明显，无肢体抽筋，睡眠、胃纳可，大便通畅，1 天 1 次。

查体：体重：40kg，BP：90/60mmHg，PBG：15.9mmol/L，自测睡前血糖：14.2mmol/L，

处理：

（1）门冬 30 胰岛素由 14U、6U、8U 改为门冬 30 胰岛素 16U、6U、12U 三餐前皮下注射。

（2）中药：

治法：滋阴养血，温经通脉。

处方：防己地黄汤合当归四逆汤加减。

防风 15g	防己 15g	桂枝 15g	黄芪 20g

生地黄 20g　　　玉竹 20g　　　丹参 30g　　　鸡血藤 15g

地龙 10g　　　　赤芍 15g　　　蜈蚣 2 条　　　苏木 25g

当归 15g　　　　细辛 4g

共 7 剂，每天 1 剂，水煎煮为 300ml，分早晚服。三煎沐足。

五诊：2018 年 8 月 31 日。

诉近期体重无增加，肢体麻木不适、痹痛感明显减轻。纳眠可，二便正常，舌暗红，苔薄白，脉沉。

查体：自测 FBG：11.5 ～ 14.4mmol/L，自测 PBG：12 ～ 17mmol/L。自测睡前血糖：8.4 ～ 16.3mmol/L。

处理：

（1）门冬 30 胰岛素由 16U、6U、12U 改为门冬 30 胰岛素 16U、8U、12U 三餐前皮下注射。

（2）磷酸西格列汀片 100mg，2 次 / 天。

（3）甲钴胺分散片 0.5mg，3 次 / 天。

（4）中药：

治法：益气养血，温经通脉。

处方：当归四逆汤合阳和汤加减。

防风 15g　　　桂枝 15g　　　黄芪 20g　　　玉竹 20g

丹参 30g　　　地龙 10g　　　蜈蚣 2 条　　　苏木 25g

当归 15g　　　细辛 4g　　　　麻黄 10g　　　芥子 15g

鹿角霜 10g　　熟地黄 15g　　杜仲 15g　　　熟附子 10g（先煎）

7 剂，每天 1 剂，水煎煮为 300ml，分早晚服。三煎沐足。

六诊：2018 年 9 月 7 日。

诉肢体麻木不适、痹痛感明显减轻。稍口苦，眠可，纳稍差，二便正常，舌暗红，苔薄白，脉沉。自测 FBG：10 ～ 12mmol/L，自测 PBG：8.6 ～ 14.9mmol/L。

处理：

（1）门冬 30 胰岛素由 16U、8U、12U 改为门冬 30 胰岛素 16U、8U、14U 三餐前皮下注射。

（2）磷酸西格列汀片 100mg，2 次 / 天。

（3）甲钴胺分散片 0.5mg，3 次 / 天。

（4）复查肝功能。

（5）中药：

治法：益气养血，温经通脉。

处方：防己地黄汤、当归四逆汤合阳和汤加减。

柴胡 10g	黄芩 10g	防己 10g	生地 40g
防风 15g	桂枝 15g	黄芪 20g	地龙 10g
蜈蚣 2 条	苏木 25g	当归 15g	细辛 4g
麻黄 10g	白芥子 15g	鹿角霜 10g	杜仲 15g

熟附子 10g（先煎）

7 剂，每天 1 剂，水煎煮为 300ml，分早晚服。三煎沐足。

按：本案是临床常见的初发糖尿病合并糖尿病周围神经病变，患者初诊热象明显，"降糖不远寒"，故以泻热为主，方以桃核承气汤加味，随着病机的转变，相应的治法、方药亦进行调整，由泻热（桃核承气汤加味）→益气养阴（糖一方、甘露饮）→滋阴养血（防己地黄汤）→温阳养血（当归四逆汤合阳和汤加减），虽然患者的血糖远未达标，但症状得到了明显的改善，这正是中医中药的优势所在。

（谢恬恬　王文英）

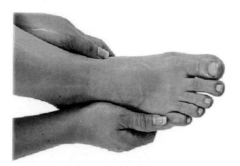
彩插 1　Wagner 0 级

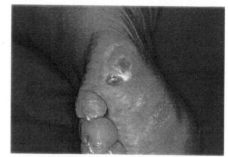
彩插 2　Wagner 1 级

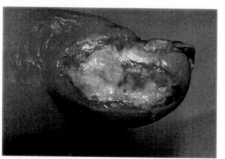
彩插 3　Wagner 2 级

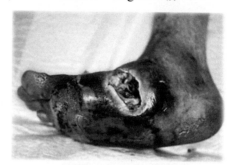
彩插 4　Wagner 3 级

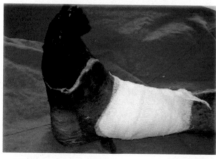
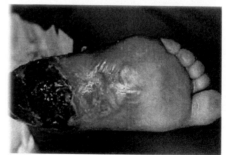
彩插 5　Wagner 4 级

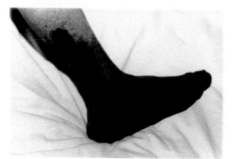
彩插 6　Wagner 5 级